科学出版社"十四五"普通高等教育本科规划教材

普通高等教育基础医学类系列教材

供基础、临床、预防、口腔、护理等医学类专业使用

U0248785

医学遗传学

（第三版）

马用信　郭风劲　主编

科学出版社
北　京

内 容 简 介

本教材延续了前两版的编写框架,在系统介绍医学遗传学的基础理论、基本技术的同时,力求反映医学遗传学近年来研究的新进展、新成果。同时,编写过程中特别注意了课程思政的重要性,力求更多地反映我国医学遗传学的成就。另外,本教材遗传病的诊断和遗传病的预防部分内容由临床一线工作者编写,旨在更好地联系和结合临床,从而使本教材更好地适用于医学遗传科医师的培训和医学遗传学专业研究生的培养。

本教材可供医学院校各专业本科、研究生及其他层次的师生使用,也可供住院医师、临床医生及科研人员等参考学习。

图书在版编目(CIP)数据

医学遗传学 / 马用信,郭风劲主编. —3 版. —北京:科学出版社,2022.11
科学出版社"十四五"普通高等教育本科规划教材
普通高等教育基础医学类系列教材
ISBN 978 − 7 − 03 − 073384 − 9

Ⅰ. ①医… Ⅱ. ①马… ②郭… Ⅲ. ①医学遗传学-高等学校-教材 Ⅳ. ①R394

中国版本图书馆 CIP 数据核字(2022)第 189524 号

责任编辑:闵 捷 丁星星 / 责任校对:谭宏宇
责任印制:黄晓鸣 / 封面设计:殷 靓

科学出版社 出版
北京东黄城根北街 16 号
邮政编码:100717
http://www.sciencep.com

南京展望文化发展有限公司排版
广东虎彩云印刷有限公司印刷
科学出版社发行 各地新华书店经销

*

2013 年 8 月第 一 版 开本:889×1194 1/16
2022 年 11 月第 三 版 印张:17 3/4
2024 年 11 月第十四次印刷 字数:575 000
定价:65.00 元
(如有印装质量问题,我社负责调换)

《医学遗传学》
（第三版）
编委会

主 编

马用信 郭风劲

副主编

白 云 李 亚 卫荣华

编 委

（以姓氏拼音为序）

白 云（陆军军医大学基础医学院） **卢亦路**（四川大学华西临床医学院）

蔡晓明（川北医学院基础医学与法医学院） **罗海玻**（四川大学华西基础医学与法医学院）

范梦恬（重庆医科大学基础医学院） **马用信**（四川大学华西临床医学院）

郭风劲（重庆医科大学基础医学院） **潘克俭**（成都医学院）

韩桂琪（成都中医药大学医学技术学院） **孙 艳**（重庆医科大学基础医学院）

李 琛（湖北医药学院基础医学院） **卫荣华**（湖北医药学院基础医学院）

李 亚（成都医学院） **杨 元**（四川大学华西临床医学院）

李锡花（湖北医药学院基础医学院） **杨季云**（电子科技大学医学院/四川省人民医院）

李小丽（重庆医科大学基础医学院） **曾永秋**（西南医科大学基础医学院）

刘丹丹（湖北医药学院基础医学院） **张 坤**（成都医学院）

刘运强（四川大学华西临床医学院） **张 珍**（成都大学）

学术秘书

刘运强（四川大学华西临床医学院） **卢亦路**（四川大学华西临床医学院）

第三版前言

近年来，为了满足人们对遗传病诊断、预防和遗传咨询的需求，医学遗传科作为临床科室在国内许多医院成立。为了培养医学遗传学专业人才，2014年，国家制订了《医学遗传科住院医师规范化培训基地标准细则》，2020年，增列了医学遗传学专业学位研究生的培养。党的二十大报告对"推进健康中国建设"和"加快建设教育强国、科技强国、人才强国"作出全面而系统的部署，这些都迫切需要高质量的《医学遗传学》教材。

本教材保持了前两版的基本框架，在遵从教材"三基"和"五性"的同时，每个章节都进行了不同程度的修改，力求反映医学遗传学近年来研究的新进展、新成果，同时加强基础与临床的联系和结合，以适应目前培养医学遗传学专业人才的需要，并在编写过程中特别注意了课程思政的重要性。

本版教材的编委做了大幅度调整，邀请了四川大学、重庆医科大学、陆军军医大学、成都医学院和湖北医药学院等22位长期从事医学遗传学的医、教、研一线工作者参加编写。编写过程中大家充分发扬学术民主，对全书的内容编排提出了许多有益的意见和建议，这些也促使了此次编写工作能够在规定时间内高质量地完成，在此对所有编委的敬业精神和负责态度表示衷心的感谢。

此外，本教材的编写是在前两版的基础上进行的，在此谨向所有参加前两版编写工作而因种种原因退出本版教材编写的各位专家表达我们崇高的敬意和衷心的感谢。

由于编者学识和水平的限制，教材中如有不妥和疏漏之处，希望使用本教材的师生们一如既往地提出宝贵的意见和建议，使它能不断完善，以更好地推动医学遗传学的教学和学科发展。

主　编

2023 年 5 月修订

第二版前言

《医学遗传学》自 2013 年出版后,受到各用书院校师生的欢迎,同时也收到了许多师生提出的意见和建议。这些,使我们备受鼓舞的同时,也感受到教材修订的紧迫性。另外,近年来医学遗传学学科发展迅速,作为一本好的教材和参考书,理应对学科发展作出较为全面的综合性反映。鉴于此,我们启动了第二版教材的编写工作。

《医学遗传学》(第二版)保持了第一版的基本框架,在遵从教材的"三基"和"五性"的同时,系统展现了医学遗传学的新发展、新成果,力求使本教材内容让教师好用、学生易读。在第二版教材编写的过程中,我们认真总结了第一版教材中存在的问题,在各章节内容和编排体系等方面做了不同程度的修改和调整,部分图表制作也作了相应的更新。例如,在绪论部分增加了"精准医学"的相关内容,体现医学遗传学在临床应用方面的重要任务和意义。同时,根据美国医学遗传学与基因组学学会(American College of Medical Genetics and Genomics,ACMG)新发布的《遗传变异分类标准与指南》,增加了基因变异辨析的相关内容。另外,还对"表观遗传学""免疫遗传学""药物遗传学""遗传病诊断""遗传病治疗"五章内容做了一定程度的修改,使表述更严谨、文理更通顺。

本教材可供不同学时、不同教学要求的本科生及研究生教学选择使用,亦可供医学遗传学相关学科临床参考。

参与本版教材编写的有来自四川大学、西南医科大学等 11 所高等医学院校长期从事医学遗传学医、教、研的一线工作者,他们学术造诣深厚、教学经验丰富。同时,本版教材的编写是在第一版基础上进行的,在此,谨向所有参加第一版编写工作的各位专家表达我们崇高的敬意和衷心的感谢,感谢他们对《医学遗传学》教材建设的支持。

医学遗传学是一个不断发展的学科,由于编者学识和水平的限制,本教材如有不足之处,希望使用本教材的师生们一如既往地提出宝贵的意见和建议,使它能不断完善,以更好地推动医学遗传学的教学和学科发展。

主　编
2017 年 4 月

第一版前言

　　本教材借鉴了国内外现有同类教材的优点，同时力求反映医学遗传学近年来研究的新进展、新成果。因此，内容组织上除医学遗传学的基础理论和基本技术外，各部分均有新知识介绍，同时增加了"人类疾病相关基因的鉴定与功能研究"等前沿内容，以体现人类基因组计划完成后，"后基因组纪元"生命医学研究重点转移至解析基因组功能的新趋向。本教材适用于高等医学院校本科生及研究生，也可作为临床医生和临床遗传学工作者的参考书。

　　参与本教材编写的有四川大学、泸州医学院等 11 所高等医学院校共 19 位长期从事医学遗传学的医、教、研一线工作者，学术造诣深厚、教学经验丰富。在编写过程中，大家充分发挥学术民主，对全书内容进行了充分讨论，以认真负责的态度高质量地完成了全部书稿，在此谨对他们的敬业精神和严谨治学态度表示感谢。

　　医学遗传学是一门知识更新速度快、涉及范围广的学科。由于编者学识和水平所限，教材中如出现缺陷与不足，诚恳希望使用本教材的各位师生提出宝贵的意见和建议。

主　编

2013 年 4 月

目　　录

绪 论

医学遗传学（medical genetics）是医学与遗传学相结合的一门交叉学科，是遗传学知识在医学领域中的应用。医学遗传学以人类疾病为研究对象，研究人类疾病的发生发展与遗传因素的关系，通过人类疾病遗传规律和物质基础的认识，为诊断、预防、治疗遗传病和与遗传有关疾病提供科学根据及手段，从而改善人类健康水平。

医学遗传学已成为一门涉及基础医学和临床医学的综合学科，是发展现代医学的重要基础。医学遗传学不仅与细胞生物学、生物化学、微生物学与免疫学、病理学、药理学、组织学与胚胎学、卫生学等基础医学密切有关，而且已经渗入各临床学科之中。

第一节 医学遗传学的研究内容

遗传学新概念、新理论和新技术的不断出现和发展，促进了医学遗传学的迅猛发展。医学遗传学的研究内容和涉及范围越来越广泛，目前，主要包括下列领域。

（1）细胞遗传学（cytogenetics）：主要研究人类染色体的数目和结构畸变类型、发生机制及其与疾病的关系。细胞遗传学又可分为：临床细胞遗传学（clinical cytogenetics），侧重研究染色体畸变与临床疾病的关系；群体细胞遗传学（population cytogenetics），主要研究染色体畸变和染色体多态在人群中的发生率；微细胞遗传学（microcytogenetics），应用高分辨显带技术探讨染色体的细微变化；分子细胞遗传学（molecular cytogenetics），将分子生物学和细胞生物学技术相结合，从染色体深入到基因水平上揭示疾病的本质。

（2）生化遗传学（biochemical genetics）：主要研究人类遗传物质的理化特性、蛋白质的生物合成及遗传调控、基因突变（gene mutation）的机制，以及由于基因突变而产生的分子病和遗传性代谢病。

（3）分子遗传学（molecular genetics）：是生化遗传学的深入和发展。主要从 DNA 分析入手，在分子水平上研究人类遗传物质的结构和功能，探索疾病的基因诊断和基因治疗的途径和方法。

（4）群体遗传学（population genetics）：研究群体中的遗传组成及其演变规律，包括群体中各种基因频率、基因型频率的分布，以及影响群体基因频率的因素。而临床群体遗传学（clinical population genetics）或遗传流行病学（genetic epidemiology）则侧重于通过对人群中遗传病的种类、发病率、致病基因频率、携带者频率、突变率及其影响因素进行研究，为遗传病的群体监控和预防制定措施。

（5）免疫遗传学（immunogenetics）：主要研究抗原、抗体、补体和干扰素等免疫活性物质的遗传控制，以及免疫反应的遗传机制，同时阐明人类有关免疫性疾病的遗传背景。

（6）肿瘤遗传学（cancer genetics）：研究肿瘤发生和发展的遗传学原理。现已认识到恶性肿瘤的发生是以遗传变异为基础的，恶变细胞以克隆的方式获得增殖优势而形成恶性肿瘤。近年来，癌基因和抗癌基因的研究进一步从分子水平揭示了恶性肿瘤的发生机制，这将为人类有效防治肿瘤奠定基础。

（7）药物遗传学（pharmacogenetics）：主要研究药物代谢的遗传差异和个体对药物不同反应的遗传基础。它对疾病治疗中的合理用药，减少不良反应，达到有效的治疗目的具有极为重要的意义。

（8）体细胞遗传学（somatic cell genetics）：是以体外培养的二倍体细胞为材料，研究 DNA 复制、基因突变、基因调控形成机制等遗传学基本问题。细胞培养、细胞杂交和基因转移等已成为体细胞遗传学的主要研究技术，而且是个体发育、细胞分化、基因定位、单克隆抗体制备、肿瘤发生及基因治疗等方面的重要研究手段。

（9）发育遗传学（developmental genetics）：主要研究遗传因素对发育过程的控制，阐明基因在发育不同阶段的表达及调控机制。

临床遗传学（clinical genetics）是遗传学理论和技术在临床的具体运用，主要研究临床各种遗传病的发病机制、临床表现、诊断、预防和治疗等。

表观遗传学（epigenetics）是研究不涉及 DNA 序列改变的基因表达和调控的可遗传变化，如 DNA 甲基化、组蛋白的修饰、染色质高级结构的重建等。表观遗传学是继人类基因组测序以后人类遗传学的重要研究方向之一，它的研究和应用不仅对阐明基因表达、调控、遗传有重要作用，而且在肿瘤、免疫等许多疾病的发生和防治、干细胞定向分化研究、基因芯片中亦具有十分重要的意义。

第二节　医学遗传学的发展简史

一、早期对遗传现象的认识

关于遗传的概念至少可追溯到古希腊 Hippocrates 时代之前，当时人们就已经认识到某些疾病可能在家庭中传递。大约 1 500 年之前，犹太教法典就有对"易出血者"的某些男性家属免除割礼的规定，表明人们已经认识到了血友病具有一定的遗传规律。18 世纪，Maupertuis 研究了多指（趾）及皮肤和毛发缺乏色素者（白化症）的家系，指出这两种症状有各自不同的遗传方式。

1866 年，奥地利人 Mendel 通过豌豆杂交实验首先提出遗传性状由成对的遗传因子决定。在生殖细胞形成时，成对的遗传因子彼此分离，分别进入两个生殖细胞；而在同一个生殖细胞中，不同对的遗传因子可以自由组合。孟德尔的遗传因子学说在当时并未引起人们的注意，直到 1900 年荷兰人 De Vries、德国人 Correns 和奥地利人 Seysenegg‐Tschermak 分别在不同的植物中证实了孟德尔的发现，重新认识并总结了孟德尔遗传定律。从此遗传学开始形成，也为医学遗传学的形成和发展奠定了基础。

1900 年，兰德斯坦纳（Landsteiner）首先报道了人类的 ABO 血型系统。1924 年 Bernstein 在此基础上阐明了 ABO 血型的遗传规律，这被认为是孟德尔遗传定律在医学中的首次应用。

1901 年，Garrod 报道了 4 个家系共 11 人患尿黑酸尿症。他注意到尿黑酸尿症表现出明显的家族性，且 11 位患者中至少有 3 人的父母是表亲，据此猜测尿黑酸尿症是隐性遗传病。Garrod 于 1908 年出版了《先天性代谢缺陷》一书，认为人体内某一代谢环节出现先天性差错可导致遗传病。

1903 年，Sutton 和 Boveri 分别注意到孟德尔遗传因子的行为跟生殖细胞形成和受精过程中染色体的行为完全平行，提出遗传因子就在染色体上。1909 年，Johannsen 将遗传因子改称为基因（gene），并首次提出了基因型（genotype）和表现型（phenotype）的概念。

1908 年，Hardy 和 Weinberg 研究人类群体中基因频率的变化，共同提出了哈迪‐温伯格（Hardy‐Weinberg）定律即遗传平衡定律。该定律指出，在一个随机婚配的大群体中，在没有突变、选择、迁移的条件下，基因频率和基因型频率世代保持不变。并指出，如果是一个遗传不平衡的群体，只要经过一代的随机婚配，就可达到遗传平衡。哈迪‐温伯格定律是群体遗传学的基本理论。同年，Nilsson-Ehle 对数量性状的遗传进行研究，提出了多基因遗传理论，用多对基因积累效应和环境因素的共同作用来阐明多基因遗传的发生机制。

1910 年，Morgan 和他的学生开始研究果蝇性状的遗传方式，发现果蝇的性状分为 4 个遗传连锁群，这与其染色体对数相吻合。Morgan 认为，染色体是遗传的传递单位，位于一条染色体上的连锁基因也伴随染色体一起传递给子代。但在生殖细胞形成中，同源染色体之间可发生部分交换，使连锁基因发生重组。这就是 Morgan 的连锁与交换定律（law of linkage and crossing-over），染色体遗传学由此产生。

二、医学遗传学的发展

医学遗传学的发展离不开染色体技术的发展。1923 年 Painter 采用睾丸组织制备了人类染色体标本并进行了观察，认为人的染色体是 48 条。这个错误结论一直被沿用到 20 世纪 50 年代中期。1952 年，美籍华人徐道觉等建立了低渗法制片技术，通过对分裂细胞进行低渗处理，使细胞膨胀、染色体分散，便于观察。染色体研究方法因此得到重大改进。1956 年，另一位华裔学者 Tjio 和瑞典学者 Levan 使用秋水仙素处理分裂中的细胞，阻止细胞进入分裂后期，使中期分裂相的数目增多。他们采用人胚胎肺组织为研究材料，首次正确地鉴定人类体细胞的染色体数目是 46 条，纠正了 48 条的错误结论。1960 年，Nowell 等应用植物血球凝集素（phytohaemagg lutinin，PHA），促使体外培养的人淋巴细胞进入分裂期。同年，Moorhead 等综合运用各项新技术，建立了人体外周血体外培养和染色体制片等一系列简便可靠的实验技术。由于染色体分析技术迅速应用于临床，一批学者相继发现了人类的某些疾病与染色体异常有关。

1959 年，法国细胞遗传学家 Lejeune 发现先天愚型患者的体细胞中有 47 条染色体，比正常人多出一条 21 号染色体；Jacob 等发现先天性睾丸发育不全患者的性染色体组成是 XXY；Ford 发现性腺发育不全症患者的性染色体组成是 XO。这些发现首次确认了染色体病的存在。1960 年，美国费城地区一个研究小组在慢性粒细胞白血病（chronic myelocytic leukemia，CML）患者的细胞中发现了特定的染色体结构畸变，将其命名为费城染色体（Philadelphia chromosome，Ph chromosome）。这种恶性肿瘤细胞的标记染色体（marker chromosome）的发现，推动了染色体异常与肿瘤关系的研究。同年在美国丹佛召开了第一届国际染色体研究会议，制定了染色体的丹佛体制，这不仅对染色体的研究发展起了重要作用，而且开辟了染色体病的研究领域。

1969 年，Caspersson 用荧光染料喹吖因处理细胞，使每对染色体上沿纵轴显现出不同荧光强度的带纹，称为喹吖因显带（又称 Q 显带），开辟了染色体显带的研究。以后相继出现了 C 显带和 G 显带技术，提高了人们对染色体分析的精确性。1975 年，Yunis 应用同步培养法，使细胞分裂的晚前期和早中期的染色体上显示出高分辨显带。这种高分辨显带技术，使染色体上被观察到的带纹由 320 条提高到 1 000 条以上，对染色体的分析达到了亚带的水平，这既有助于发现染色体结构的细微改变，也有助于深入研究染色体疾病。

与此同时，医学遗传学的迅速发展也与生物化学实验技术发展紧密相连。20 世纪 50 年代以来，生化实验技术和分析方法的发展，提高了对先天性代谢病的研究和临床诊断水平。例如，借助电泳技术检出异常血红蛋白分子；通过层析法检出尿液中的异常代谢产物等。1949 年，Pauling 在研究镰状细胞贫血患者的血红蛋白分子后提出了分子病（molecular disease）的概念。1956 年，Ingram 证实了镰状细胞贫血患者的血红蛋白（HbS）与正常人的血红蛋白（HbA）相比只有一个氨基酸的差异，即 HbS 分子中 β 链的第 6 位氨基酸是缬氨酸而不是谷氨酸。此外，由葡萄糖-6-磷酸脱氢酶（glucose-6-phosphate dehydrogenase，G6PD）缺乏所引起的溶血性贫血的阐明，以及用饮食控制疗法治疗苯丙酮尿症（phenylketonuria，PKU）的开展，使遗传性代谢病的防治达到了新的水平。

20 世纪 70 年代以来，由于分子生物学的迅速兴起，医学遗传学的发展进入了一个新的阶段，对遗传病进行分子水平的研究分析已成为医学遗传学的主要方向。分子生物学技术诸如 DNA 序列分析、限制性内切酶的应用、重组 DNA 技术、核酸分子杂交技术、DNA 聚合酶链反应（polymerase chain reaction，PCR）等等，在人类遗传病的基因诊断和基因治疗等方面的研究中都已取得了一些重要的成果。1976 年，简悦威等利用胎儿羊水细胞 DNA 实现了对 α 地中海贫血的产前诊断，后又于 1978 年实现镰状红细胞贫血的产前诊断。近年来，包括苯丙酮尿症、血友病等在内的多种遗传病都已能在 DNA 水平上作出诊断。

20 世纪 70 年代中期，通过 DNA 标记连锁分析等医学遗传学手段，能够在不知道某种遗传病蛋白质异常的情况下，直接寻找致病的 DNA 变异，进而揭示这种变异所导致的蛋白质异常，如进行性假肥大性肌营养不良（Duchenne muscular dystrophy，DMD）的致病基因即是通过这一方法定位得到。

70 年代以来，发展的肿瘤遗传学阐明了癌基因和肿瘤抑制基因的突变是肿瘤发生的分子基础，从而确定肿瘤是一种体细胞遗传病。而发生在体细胞的遗传物质改变也可能是自身免疫性疾病和衰老过程的分子基础。对体细胞遗传病和表观遗传病的认识，扩大了医学遗传学的研究领域和涉及范围。遗传因素不仅是一些基因的直接致病原因，也可与环境因素一起在疾病的发生、发展和转归过程中起关键作用。

随着分子遗传学的进一步发展，20 世纪 90 年代初，基因治疗进入了临床试验阶段。所谓基因治疗就是将某个正常基因导入患者体内细胞中使之表达，对患者缺乏的或异常的某种蛋白质提供其正常的表达产物，从而起到治疗作用。虽然基因治疗技术目前尚未成熟，但在一些临床试验中已得到令人鼓舞的治疗效果。

三、我国医学遗传学的发展

我国医学遗传学的研究始于 20 世纪 60 年代。1962 年，项维、吴旻等首次报道了中国人染色体组型。1963 年，报道了血红蛋白病和 G6PD 缺乏症的一些研究成果。1978 年，我国成立了中国遗传学会；1979 年，成立了人类和医学遗传学专业委员会；1980 年，出版了我国第一本医学遗传学论著《医学遗传学纲要》（李璞主编）；1983 年，出版了专著《医学遗传学》（杜传书、刘祖洞主编）。1986 年，中华医学会医学遗传学会成立，标志着我国医学遗传学研究发展到了一个新的阶段。随着高分辨染色体显带、荧光原位杂交（fluorescence in situ hybridization，FISH）和比较基因组杂交（comparative genome hybridization，CGH）等技术的引进、普及和推广，我国的医学遗传学进入分子细胞遗传时代，对于分子病、遗传代谢病、血友病等遗传性疾病，具备了在基因水平上进行诊断研究的能力。

进入 21 世纪以来，我国在基因组领域的研究取得了重要进展，不但分离克隆了许多疾病相关新基因，还参与人类基因组有关的国际合作项目，承担并完成了人类基因组 1% 的测序、国际人类基因组单体型图计划（The International HapMap Project）10% 的构建；并先后启动了人类肝脏蛋白质组计划（2003 年）和肿瘤基因组计划（2006 年）。这些成果表明我国在人类遗传学和医学遗传学领域已跻身于研究大国的行列。

随着以高密度基因芯片和高通量测序为核心的基因组学技术迅速发展，特别是 2005 年以来新一代测序（next-generation sequencing，NGS）技术的问世，这种以大规模数据为导向的研究模式，极大地提高了疾病研究的效率，对于阐明疾病的病因、解析疾病发生的分子机制、寻找疾病特异的生物标志和药物靶点进而提升疾病的预防、诊断和治疗水平具有重要意义。我国在这一领域的研究虽起步较晚，但也取得了多项重要的成果。国内运用基因芯片和全基因组关联分析（genome wide association study，GWAS）等技术，对精神类、代谢类和自身免疫性疾病进行了遗传易感性的研究，达到了与国际同步的水平。当前，我国医学遗传学的发展已出现了突飞猛进的新局面。

第三节　医学遗传学在现代医学中的地位

医学遗传学作为现代医学教育中的一门重要课程，它与细胞生物学、分子生物学、神经生物学、免疫生物学被誉为现代医学的五大支柱课程。该课程在国内外引起重视的原因有以下几个方面：

第一，遗传病对人类健康威胁日益严重。随着现代医学的发展，一些威胁人类健康的传染病已得到控制而发病率逐渐下降，而遗传病的相对发病率则显著上升。据《中国出生缺陷防治报告（2012）》提供的数据显示，我国 2011 年围产期出生缺陷总发生率为 1.53%，其中以先天性心脏病、多指（趾）、唇腭裂、神经管缺陷、先天性脑积水等最为常见。出生缺陷在全国婴儿死因中的构成比顺位由 2000 年的第四位（12.5%）上升至 2011 年的第二位（19.1%）。而这些出生缺陷绝大多数与遗传因素有关。

第二，严重危害人类健康的某些常见病与遗传因素有关。随着研究的不断深入，现已证明一些严重危害人类健康的常见疾病，如冠心病、糖尿病、高血压、动脉粥样硬化、恶性肿瘤等，与遗传因素有关。这类疾病发病机制的进一步阐明，将有助于人们从遗传和环境两个方面制定防治措施。

第三，优生优育是关系人口素质提高的大事。应用遗传学原理、方法和技术进行预防、诊断和治疗遗传病，从而达到改善和增强人类子孙遗传素质的目的，也是医学遗传学的一项极其重要的艰巨任务。

在我国，由于历史原因，不少医务工作者缺乏医学遗传学的理论和知识，因此在对疾病的认识和开展临床服务过程中，包括遗传咨询、进行产前诊断、预防遗传病患儿出生、推广优生优育措施时，十分渴求医学遗传学知识与技术的指导和帮助。不难看出，在大力普及遗传学知识的同时，在高等医学院校加强医学遗传学的教学，已成为培养新一代医务工作者的重要任务。

为了满足社会对医学遗传学专业人才的需求，2014 年在国家卫生计生委印发的《住院医师规范化培训管理办法（试行）》文件中明确列出医学遗传科医师的规范化培训细则。随后，2020 年教育部批准在临床医学专业学位类别下增列医学遗传学专业。

第四节 遗 传 病 概 述

一、遗传病的概念

遗传病（genetic disorder）是指因遗传物质结构和功能异常而导致的疾病，这种异常既可能发生在生殖细胞，也可能发生在体细胞。

随着现代医学的发展，特别是对表观遗传（epigenetic inheritance）等的认识，遗传病的范围有所扩大。遗传因素不仅是一些疾病的病因，也可与环境因素一起在疾病的发生、发展和转归过程中起关键作用。综合来看，任何疾病的发生都是遗传因素与环境因素共同作用的结果，但在不同的疾病中它们所起的作用不尽相同，可归纳为：

（1）完全由遗传因素决定发病，几乎看不出环境因素的作用。例如，一些染色体病和单基因遗传病。

（2）基本上由遗传因素决定，但需要环境中一定诱因的作用。例如，单基因遗传病中的苯丙酮尿症，摄入含苯丙氨酸量多的食物可诱发本病；蚕豆病除有遗传基础外，食用蚕豆会诱发溶血性贫血。

（3）遗传因素和环境因素共同决定发病。在这类疾病中，不同的疾病遗传因素所占的比重不同，例如唇裂（cleft lip）、腭裂、先天性幽门狭窄等的遗传度在 70%~80%，说明遗传因素对这些疾病的发生较为重要，但环境因素也起了一定作用。另一些疾病如先天性心脏病、十二指肠溃疡和某些糖尿病的遗传度为30%~40%，说明环境因素的作用比较重要，但也具备发病的遗传基础。还有些疾病如脊柱裂、无脑儿、高血压、冠心病等，遗传度为 50%~60%，遗传因素和环境因素对发病具有几乎等同的作用。此外，感染性疾病虽然环境因素起主要作用，但不同个体之间也存在着易感性的差异，而这种差异也是受遗传因素影响的。

（4）发病完全取决于环境因素，与遗传基本无关，如外伤等。

二、遗传病的分类

通常可将人类遗传病分为下列五大类。

（一）染色体病

人类正常体细胞为二倍体，含 46 条染色体。如果在生殖细胞发生或受精卵早期发育过程中染色体发生了差错，就会产生染色体数目或结构异常，表现为各种先天发育异常，例如唐氏综合征即多了 1 条 21

号染色体，成为 21 三体。

（二）单基因遗传病

单基因遗传病（single-gene disorder, monogenic disorder）主要由单个基因异常引起的疾病。由于在一对同源染色体上，可能其中一条带有突变基因，也可能两条染色体对应位点都带有突变基因，突变基因的性质也有不同，单基因遗传病通常呈现特征性的家系模式。单基因遗传病通常发病率较低，最高也仅为 2‰左右，但由于发现的病种越来越多，总体而言，危害性很大。

（三）多基因遗传病

多基因遗传病（polygenic disorder）是多个基因和环境因素相互作用而形成的复杂疾病，包括一些先天性发育异常及若干人类常见病，如高血压、糖尿病、哮喘、癫痫、精神分裂症等。

（四）线粒体遗传病

线粒体 DNA 编码部分呼吸链蛋白、rRNA 和 tRNA。这些线粒体基因突变可致线粒体遗传病（mitochondrial genetic disorder），随同线粒体传递，呈细胞质遗传。

（五）体细胞遗传病

已知肿瘤起源于遗传物质的突变，体细胞癌肿病灶具有克隆性，其形成必以体细胞遗传物质突变为直接原因，故肿瘤属于体细胞遗传病（somatic cell genetic disorder）。有些先天畸形也属于此类遗传病。

三、遗传病的特征

遗传病通常具有下列特征。

（1）遗传性：遗传病具有由亲代向子代垂直传递的特征。但需要说明的是，由亲代传递给子代的并非现成的疾病，而是某种疾病的遗传基础。

（2）先天性：所谓先天性疾病是指婴儿出生时即显示症状或表型特征，如白化病是一种常染色体隐性遗传病，新生的患儿就表现有"白化"体征。但并非所有的遗传病都是先天性发病，如亨廷顿病（Huntington disease）是一种典型的常染色体显性遗传病，虽然患者先天即带有致病基因，但发病时间一般在 25~45 岁。

（3）家族性：遗传病的致病基因在家系中传递，因而一般表现有发病的家族聚集。但并非所有的家族性疾病都是遗传病。由于生活条件相同，共同的环境因素引起家族聚集的疾病，如长期缺乏维生素 C 饮食造成的坏血病等，虽然具有家族性，但不是遗传病。

除此之外，遗传病还往往有罕见性、终生性等特点，一些遗传病可通过治疗改善症状或改变疾病的表型特征，但目前所采用的治疗方法尚不能修复或改变发生突变的遗传物质而根治遗传病。

四、识别疾病遗传因素的方法

识别疾病的遗传基础，可以采取以下方法。

（1）群体筛查法：采用一种或几种高效、简便并有一定准确性的方法，对某一人群进行某种遗传病或性状的普查。这种普查需在一般人群和特定人群（如患者亲属）中进行。通过患者亲属发病率与一般人群发病率比较，从而确定该病与遗传是否有关。

（2）系谱分析法：通常用以辨别单基因遗传病或是多基因遗传病、确定其遗传方式、开展遗传咨询及产前诊断、探讨遗传异质性等。

（3）双生子法：同卵双生（monozygotic twin, MZ）是受精卵在第一次卵裂后，每个子细胞各发育成一个胚胎，故而同卵双生子有完全相同的先天遗传背景；异卵双生（dizygotic twin, DZ）来源于两个卵子分别与精子受精而发育成的两个胚胎，相同的基因只有 50%，因此，同卵双生子在不同环境中的发育成长显示了不同环境对表型的影响；异卵双生子在同一环境中的发育成长显示了不同的基因型的表型效应。通过比较同卵双生子和异卵双生子中某一疾病发生的一致性，可以估计该疾病发生中遗传因素所起作用的大小，一般用同病率（concordance rate）来表示。例如，结核病的 MZ 同病率为 74%，DZ 同病率为 28%，则可认为结核病的发生有一定的遗传背景。

（4）种族差异比较：种族是繁殖上隔离的群体，也是在地理和文化上相对隔离的群体。各种族的基因库彼此不同，种族间的差异具有遗传学基础。如果某种疾病在生活于同一地区的不同种族中的发病率、临床表现、发病年龄、性别比和合并症有显著性差异，则应考虑该病与遗传因素密切相关。

（5）疾病组分分析：对于比较复杂的疾病，特别是其发病机制未完全弄清的疾病，如果需要研究其遗传因素，可以将疾病"拆开"来对其某一发病环节（组分）进行单独的遗传学研究。这种研究方法又称为亚临床标记（subclinical marker）研究。如果证明所研究的疾病组分受遗传控制，则可认为这种疾病也有遗传因素控制。

（6）伴随性状研究：在疾病的研究中，如果某一疾病经常伴随另一已经确定由遗传因素决定的性状或疾病出现，则说明该病和遗传有关。性状的伴随出现可以是由于基因连锁（linkage），即两个基因座位于同一条染色体上；也可以是由于关联（association），即两种遗传上无关的性状非随机地同时出现。

除上述经典的医学遗传学方法外，还可以通过染色体分析、动物模型建立，以及众多的分子生物学和生物信息学手段，对疾病的遗传基础进行分析。

五、遗传病的研究策略

医学遗传学是以遗传病为研究对象，因而对遗传病的研究策略也就要围绕遗传病的病理、诊断、治疗和预防等内容进行。就目前的研究水平和技术手段而言，疾病相关基因的定位与克隆是首要的任务，因为只有真正从基因组中分离出疾病的相关基因，才能从根本上研究遗传病的病理基础，并找出相应的预防和治疗对策。随着对遗传病研究的不断深入，人们发现不同的遗传病在遗传方式和发病率上都有着巨大的差别，因此在疾病相关基因的分离方法和策略上也要有所区别。对临床上已经发现明确的遗传病，首先要进行遗传规律的研究，判断是常染色体遗传或性染色体遗传，单基因遗传或多基因遗传，显性遗传或隐性遗传。然后根据此遗传病是否有可检测到的生化指标或蛋白质异常，是否和某一遗传标志共分离等资料，决定对疾病相关基因进行定位和克隆的策略。

（一）单基因遗传病的研究

单基因遗传病是最先被认识和研究的遗传病。对于已知特定蛋白质生化功能异常所引起的遗传病，可通过设计核酸探针筛选特定的文库，获得相应遗传病的致病基因，这就是所谓的功能克隆（functional cloning）。然而，迄今发现的六千多种单基因遗传病绝大多数基因产物不明，因此需要借助定位克隆（positional cloning）的方法，通过染色体定位、连锁分析等方法筛选并确定候选基因。目前，运用定位克隆策略克隆的人类疾病基因已有很多成功的范例，如慢性肉芽肿基因、亨廷顿病基因等。

（二）多基因遗传病的研究

多基因遗传病虽具有一定程度的家族聚集倾向，但并不表现出典型的孟德尔遗传现象，通常由多个基因和环境因素共同作用而形成。因此多基因疾病相关基因的定位相当困难。目前较为理想的多基因疾病的分析方法，包括患病同胞对法（affected sib-pair，ASP）和由此演化出的患病家系成员法（affected pedigree member，APM）。多基因疾病相关基因定位的另一方法是建立于群体水平上，即在病例和对照群体中寻找某一遗传标志与疾病表型的关联。

近年来，生物信息学的迅速发展，特别是 NGS 技术和 GWAS 技术的应用，为人们打开了一扇通往研究复杂疾病的大门。从基因组水平上对患者所有的单核苷酸多态性（single nucleotide polymorphism，SNP）

位点进行分析，从而避免了像候选基因策略一样需要预先假设疾病相关基因，为复杂疾病的发病机制提供了更多的线索。

自 NGS 技术问世以来，利用外显子组测序（exome sequencing）等手段在临床疾病致病基因的鉴定研究中取得前所未有的成果。这些成果不仅集中在单基因遗传病，还在多基因影响的复杂疾病中获得大量相关基因的发现。在单基因遗传病中，如视网膜色素变性、终端骨发育不良等发现新基因或已知基因新突变。在一些罕见的疾病中，如歌舞伎面谱综合征（Kabuki syndrome，KABUK）、家族性混合型低脂血症和脊髓小脑共济失调症等疾病中发现新的致病基因。同时，在小细胞肺癌、慢性淋巴细胞性白血病等肿瘤研究和诸如肥胖症、脑皮质发育不良等复杂疾病的研究中也取得丰硕成果。

随着人类基因组计划（Human Genome Project，HGP）和国际人类基因组单体型图计划的完成以及高通量生物芯片技术的成功研发，人们广泛利用高通量全基因组生物芯片的技术手段，进行全基因组关联研究来筛选复杂疾病易感基因。与以往的候选基因关联分析策略明显不同的是，GWAS 不再需要在研究之前构建任何假设，即不需要预先依据那些尚未充分阐明的生物学基础来假设某些特定的基因或位点与疾病相关联。而是通过对大规模的群体（病例/对照）DNA 样本进行包括 SNP、拷贝数变异（copy number variation，CNN）在内的全基因组高密度遗传标记分型，从而寻找与复杂疾病相关的遗传因素的研究方法。自 2005 年《科学》(Science) 杂志首次报道了年龄相关性视网膜黄斑变性的 GWAS 结果以来，已对多种常见疾病进行了 GWAS 研究，发现和重复验证了近 2 000 个 SNP 或位点，其中包括以前未检测到的而与疾病密切相关的基因及部分未知基因。

由于多基因疾病致病因素的复杂性，易感基因的克隆只是揭示疾病发生机制的开端，其致病机制要通过基因之间及基因与环境间相互作用的网络结构关系来研究。从目前的研究水平来看，对多基因疾病的风险预测和产前诊断还相当困难。

（三）染色体病的研究

由于染色体病往往涉及数十乃至上百个基因的增减或位置改变，故常表现为多发的先天性异常或畸形，在治疗上具有极大困难，因而防止患儿的出生被提到首要位置，这就需要准确的产前诊断技术。对于染色体病的产前诊断而言，最常用的是通过羊水、绒毛和胎儿血检查胎儿染色体有无异常。

近年来，随着对一些发病率较高的染色体疾病（如唐氏综合征）研究的进一步深入，开始具体探讨染色体不分离过程中所涉及的分子机制、生理途径及环境诱因，以期找出可靠的指标对有关人群出生患儿的风险进行预测和评估。

第五节　医学遗传学的任务和展望

医学遗传学的任务在于揭示各种遗传性疾病的遗传规律、发病机制、诊断和防治措施，为遗传病患者提供临床服务，包括遗传病的诊断、治疗、筛查、预防、咨询、随访等。其最终目的在于尽可能减少遗传病的发生和患者的痛苦，提高他们的生活质量。

医学遗传的服务内容随着医学及遗传学知识的进步而不断扩展。在现阶段，医学遗传服务主要涵盖遗传病和遗传相关的先天畸形的诊断、治疗和预防，包括以下几个方面。

（1）遗传病的诊断：包括对某种病症是否是遗传性疾病及疾病类型作出确切诊断。

（2）遗传病的治疗：是对遗传病患者采取一定的措施以纠正或改善机体的病理性状的医学措施，包括普通的临床治疗和基因治疗。

（3）遗传咨询：通过询问和检查，收集有关的家庭成员患病情况并加以分析，然后回答患者或询问者关心的各种问题。这些问题不仅与疾病的诊断、治疗有关，还常常影响到咨询者本人或其亲属在婚姻和生育方面的选择。

（4）遗传病的预防：主要是利用遗传学原理和技术，防止遗传病患儿的出生。

近年来，随着现代遗传学与分子生物学领域取得的巨大进步，医学遗传学也扩展了新的内容，同时提出了许多新的研究课题。

（1）人类疾病相关基因及其变异的研究：HGP 揭示了人体遗传物质的全部核苷酸序列。但是当阅读这个由 30 亿对核苷酸代码组成的序列时，发现要理解这些序列所代表的意义还需要付出更艰巨的努力。已经确定编码蛋白质的基因序列仅占整个基因组序列的不到 10%。因此为了有效地发现在医学上有重要意义的基因，首先必须确定基因及其在染色体上的位置，确定基因的表达调控元件，由此绘制出人类基因定位图。在此基础上才有可能找出与疾病有关的基因和基因突变，进一步研究这些基因如何通过指导蛋白质的合成来实现其正常或异常的功能。同时还必须了解基因的转录和剪接的规律、基因编码蛋白质的多样性、蛋白质翻译后修饰的方式等对这些基因功能的影响。

（2）疾病的表观遗传学研究：除了隐藏在 DNA 序列之中传统意义的遗传信息外，近年来，科学家们发现了大量隐藏在 DNA 序列之外更高层次的遗传信息。DNA 序列的变异确实是疾病的基础，但是许多研究发现在 DNA 序列不发生变异的情况下的疾病发生机理。基因的 DNA 序列没有发生改变的情况下，基因功能发生了可遗传的变化导致病理性表型即疾病，它不完全符合孟德尔遗传定律的核内遗传。目前认为，这些高层次基因组信息主要包括非编码 RNA（non-coding RNA）、DNA 甲基化（DNA methylation）和组蛋白（histone）共价修饰等表观遗传学信息（epigenetic information）。

（3）疾病的系统生物学研究：系统生物学（Systems Biology）是研究一个生物系统中所有组成成分（基因、mRNA、蛋白质等）的构成，以及在特定条件下，这些组分间的相互关系的学科。也就是说，系统生物学不同于以往的实验生物学仅关心个别的基因和蛋白质，它要研究所有的基因、所有的蛋白质、组分间的所有相互关系。显然，系统生物学是以整体性研究为特征的一门学科。

多基因遗传病涉及多个基因的效应及环境因素的综合作用，可以看成是一个复杂的系统。用系统生物学的方法，首先对多基因遗传病的组分（基因、mRNA、蛋白质、环境因子等）进行了解和确定，通过数据整合描绘出该病理系统的结构和相互作用网络，观察系统结构和功能的相应变化，包括基因表达、蛋白质表达和相互作用、代谢途径等的变化，最终设计可以对系统进行干预的参数和条件。

（4）药物基因组学和个体化用药：药物基因组学的研究是研究遗传因素对药物体内代谢和生物学效应的影响，确定药物作用的靶点，研究从表型到基因型的药物反应的个体多样性。药物基因组学的核心目的是通过对个体基因遗传多态性的研究，预测其对某种药物的反应性及可能发生的毒性，把基因检测用于指导个体化药物使用。由于它可以使得真正意义上的个体化治疗成为现实而受到全世界遗传学家和临床学家的广泛关注。

由于每个人基因方面（0.5%左右）的微小差异，使每个人对药物的反应有很大的不同。例如，有的人对青霉素高度过敏，误用会导致死亡，而有的人可以用来治疗。又如用同一种药治疗同样的癌症，对有的患者有效，而对有的患者不但无效反而有明显的毒副作用。通过对选定的基因进行检测，可为检测对象的个性化用药和个性化治疗指导提供重要依据。

（5）精准医学：精准医学（Precision Medicine）是应用现代遗传技术、分子影像技术、生物信息技术，结合患者生活环境和临床数据，实现精准的疾病分类及诊断，制定个性化的疾病预防和治疗方案。

随着 HGP 的完成和生物信息学技术的迅速发展，生物治疗及个体化诊疗技术不仅是公众的需求，更是临床发展的需求，包括对风险的精准预测、对疾病的精准诊断与分类、对药物的精准应用、对疗效的精准评估、对预后的精准预测。

2011 年，美国国家科学院（National Academy of Sciences，NAS）、美国国家工程院（National Academy of Engineering，NAE）、美国国立卫生研究院（National Institutes of Health，NIH）及美国国家科学委员会（National Science Board，NSB）共同发出迈向精准医学的倡议，提出了通过遗传关联研究和与临床医学紧密接轨，来实现人类疾病精准治疗和有效预警。

我国也对精准医学十分重视，提出并启动了我国的"精准医学研究"计划。2015 年 3 月，科技部举办首届国家精准医疗战略专家会议，计划 2030 年前在精准医疗领域投入 600 亿元。当前我国精准医学研究主要涉及：新一代的临床用生命组学技术的研发；大规模人群队列研究；精准医学大数据的资源整合、存储、利用与共享平台建设；疾病防诊治方案的精准化研究；精准医疗集成应用示范体系工程。

　　医学遗传学是医学科学领域十分活跃的前沿学科，分子生物学方法的引入及人类基因组计划的推动促进了医学遗传学的飞速发展。目前，人们对遗传病的认识已达到了新的高度，不仅对单基因遗传病和多基因遗传病的诊断、发病机制、治疗和预防达到了分子水平，对染色体病的诊断也已深入到相关基因片段的水平；癌基因及肿瘤抑制基因的深入研究使人们对肿瘤发生、发展的机制有了更深入的理解；表观遗传学和精准医学的研究进展，以及基因治疗的各种策略为战胜遗传病、肿瘤、心血管疾病等疾病展示了光明的前景，必将引导 21 世纪的生物医学结出丰硕成果，造福于人类。

（马用信）

第一章

人类基因与基因组

基因（gene）是遗传信息的结构和功能单位。人类基因以脱氧核糖核酸（deoxyribonucleic acid，DNA）的化学形式存在于细胞核和线粒体中，决定和控制着生物体的各种性状，并通过生殖细胞从亲代向子代传递。基因组（genome）是细胞内一套完整遗传信息的总和，人类基因组包含了核基因组与线粒体基因组（见第八章线粒体遗传病）。核基因组结构和功能庞大，包含了细胞的绝大部分遗传信息，如无特别注明，人类基因组通常指核基因组，本章介绍核基因组。

第一节　人类基因组的组成

HGP 完成的数据信息显示每个核基因组的 DNA 约有 32 亿个碱基对（3.2×10^9 bp），编码蛋白质的基因数目有 20 000~25 000 个。人类基因组复杂程度高，按 DNA 序列的拷贝数不同，可分为单拷贝序列和重复序列（图 1-1）。

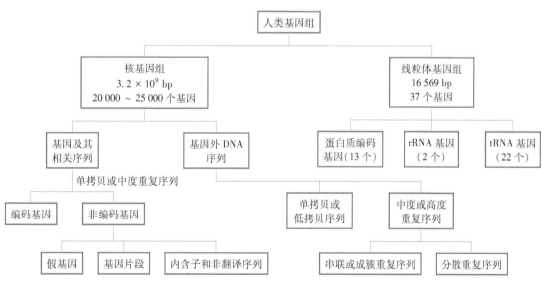

图 1-1　人类基因组的组成

一、单拷贝序列

单拷贝序列（single copy sequence）在基因组中仅有一个拷贝或少数几个拷贝，占人类基因组长度的 45% 左右，往往分散在重复序列中。大多数蛋白质编码基因为单拷贝序列。单拷贝序列体现了生物的各种功能，其序列变异通常与人类疾病密切相关，因此这些 DNA 序列的研究对医学实践有特别重要的意义。

二、重复序列

人类基因组 DNA 存在大量重复序列，约占 55%，其重复单元长度不等。短的重复序列仅两个碱基，长的多达数百，乃至上千个碱基。重复次数变异较大，可分为：高度重复序列（highly repetitive sequence）和中度重复序列（moderately repetitive sequence）。高度重复序列的重复次数从几十万到几百万次不等，在人类基因组中占基因组长度的 20% 左右。中度重复序列的重复次数从数十到数万次不等，约占基因组长度的 12%。大多数中度重复序列与单拷贝基因间隔排列。这些序列大多不编码蛋白质，功能可能类似于高度重复序列。根据重复序列的分布特点又可以分为串联重复序列（tandem repetitive sequence）和分散重复序列（interspersed repeated sequence）。

（一）串联重复序列

串联重复序列指以不同长度核苷酸序列为重复单位，首尾相接，串联连接在一起而形成的重复序列，约占基因组的 10%。根据重复单位大小可分为三种：卫星 DNA、小卫星 DNA 和微卫星 DNA。

1. 卫星 DNA　卫星 DNA（satellite DNA）由很大的串联重复 DNA 排列组成，分布在 100 kb 至数个 Mb 范围内。当基因组 DNA 经氯化铯密度梯度离心时，卫星 DNA 可以与总基因组 DNA 分开，可见 DNA 主带之外还有小的卫星带，这是由于卫星 DNA 中 GC 含量少于主带所致。人类基因组中卫星 DNA 占 5%~6%，多聚集在染色体着丝粒异染色质区。已知 α 卫星 DNA 存在于所有染色体上，由一个 171 bp 重复单位的串联组成，并构成着丝粒异染色质的主体，其重复单位通常含有一个着丝粒蛋白的特异结合位点。

2. 小卫星 DNA　小卫星 DNA（minisatellite DNA）是由 6~64 个核苷酸为重复单位，串联形成的序列，这些序列的总长度为 0.1~20 kb，分布于所有染色体的端粒，绝大部分不转录。其中端粒 DNA 是由"TTAGGG"六核苷酸串联重复形成的长度为 3~20 kb 的序列，由特异的端粒酶添加在染色体末端，担负着端粒的功能。另外，由于小卫星 DNA 可变的串联重复次数造成了许多等位基因，因此又称为可变数目串联重复（variable number tandem repeat，VNTR），其在人群中存在多态性现象，是一种重要的遗传学分析的遗传标记（genetic marker）。

3. 微卫星 DNA　微卫星 DNA（microsatellite DNA）的重复序列较为简单，仅由 2~6 个核苷酸的重复单位串联排列而形成，又称为短串联重复序列（short tandem repeat，STR），在人群中也存在多态性现象，是一种重要的遗传标记。它们数量众多，主要分布在内含子、间隔 DNA 中，少数在编码区。微卫星 DNA 一般构成染色体着丝粒、端粒和 Y 染色体长臂的染色质区，大多由复制滑动产生的。双核苷酸重复排列是最常见的类型，约占基因组的 0.5%，出现频率依次是：CA/TG 重复为 1/36 kb，AT/TA 重复为 1/50 kb，AG/TC 重复为 1/125 kb，CG/GC 重复为 1/10 Mb。有些微卫星 DNA 位于基因的编码序列，由于复制滑动而成为突变热点，如（CAG）n 等三核苷酸重复的动态突变（dynamic mutation）导致了一些神经肌肉系统的疾病。

（二）分散重复序列

分散重复序列是指分布于基因组中散在的重复序列，与单拷贝基因间隔排列，多为中度重复序列，约占基因组的 45%。分散重复序列主要有两类，根据重复序列的长度可分为：短分散核元件（short interspersed nuclear segment，SINE）和长分散核元件（long interspersed nuclear segment，LINE）。

1. 短分散核元件　该重复序列的平均长度为 100~400 bp，与平均长度约为 1 kb 的单拷贝序列间隔排列，拷贝数可达 100 万以上。例如，Alu 序列是人基因组中含量最丰富的一种散在重复序列，平均每 3 kb 就有一个 Alu 序列，重复达 30 万~50 万次，占人基因组的 3%~6%。Alu 家族每个成员的长度约 300 bp，由于每个单位长度中有一个限制性内切酶 Alu I 的切点（AG丨CT），从而可被限制性内切酶 Alu I 切成长度为 130 bp 和 170 bp 的两个片段，因而命名为 Alu 序列（或 Alu 家族）。Alu 序列可由 RNA 聚合酶转录成 RNA 分子，再经反转录酶（reverse transcriptase）的作用形成互补 DNA（complementary DNA，cDNA），然后重新插入基因组中。Alu 序列存在于人类和一些灵长类基因组中,具有种属特异性,因而可作为人和这类动物基因组的重要标记。

2. **长分散核元件**　该重复序列的平均长度为 3.5~5 kb,与平均长度为 13 kb(个别长几万 bp)的单拷贝序列间隔排列,拷贝数 100~10 000。Kpn I 家族(LINE1)是一类长分散核元件,是人类基因组中仅次于 Alu 家族的第二大家族,也是最重要的人类转座因子。用 Kpn I 限制性内切酶消化人类 DNA,可以检测到 4 种不同长度的 DNA 序列片段,分别为长度 1.2、1.5、1.8 和 1.9 kb,这就是所谓的 Kpn I 家族。与 Alu 家族相似,Kpn I 家族中有一部分是通过 Kpn I 序列的 RNA 转录产物的 cDNA 拷贝重新插入到人基因组 DNA 中产生的。这些序列构成可转座元件(transposable element),使 DNA 可在基因组内由一个染色体转移至另一染色体。

三、多基因家族与假基因

人类基因组的另一结构特点是存在多基因家族(multigene family)。多基因家族是指由某一祖先基因经过重复和变异所产生的一组基因。多基因家族大致可分为两类:一类是基因家族成簇地分布在某一条染色体上,它们可同时发挥作用,合成某些蛋白质,如组蛋白基因家族就成簇地集中在第 7 号染色体长臂 3 区 2 带到 3 区 6 带区域内;另一类是一个基因家族的不同成员分布于不同染色体上,这些不同成员编码一组功能上紧密相关的蛋白质,如珠蛋白基因家族。一个多基因家族中可有多个基因,根据结构与功能的不同又可以分为亚家族(subfamily),例如,人的低分子量小 G 蛋白家族至少有 50 多个成员,其中又进一步分为 Ras、Rab、Rho、Arf 和 Ran 等亚家族。

人类基因组中存在假基因(pseudogene)。假基因是基因组中存在的一段与正常基因非常相似但不能表达的 DNA 序列。这类基因可能曾经有过功能,但在进化中获得的一个或几个突变,造成了序列上的细微改变,从而阻碍了正常的转录或翻译功能,使它们不再能编码蛋白质产物。与相应的正常基因相比,假基因往往缺少正常基因的内含子,两侧有顺向重复序列。人们推测,假基因的来源之一可能是基因经过转录后生成的 mRNA 经反转录产生 cDNA,再整合到基因组 DNA 中去,便可能成为假基因。

第二节　人类基因的结构与功能

一、基因的结构

基因的结构通常包括两个部分:一是蛋白质或功能 RNA 的基因编码序列;二是为表达这些基因所需要的启动子、增强子等调控区序列。大多数真核生物的蛋白质编码基因序列是不连续的,由非编码序列将编码序列隔开,形成割裂基因(split gene)。编码序列称外显子(exon),间隔于编码序列之间的非编码序列称内含子(intron)。每个结构基因在第一个和最后一个外显子的外侧都有一段不被转录的非编码区,称侧翼序列(flanking sequence),它对基因的表达起调控作用。图 1-2 为人类 β 珠蛋白基因的结构,它由 3 个外显子、2 个内含子和上下游调控序列组成。

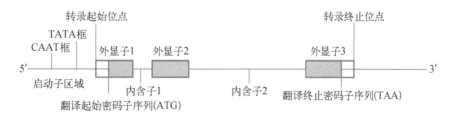

图 1-2　人类 β 珠蛋白编码基因的结构示意图

（一）外显子和内含子

外显子多数是基因内的编码序列，而内含子是基因内的非编码序列，二者间隔排列。在基因中，外显子是直接为多肽链的氨基酸编码的 DNA 序列，而不编码的内含子虽也能转录成为初始 hnRNA，但在 hnRNA 加工时被剪切掉，不存在于成熟的 mRNA 序列中。每个外显子与内含子的接头部位，都有一段高度保守的 DNA 序列，称为剪接识别信号，每个内含子 5′端的 2 个核苷酸都是 GT，3′端的 2 个核苷酸都是 AG，这种连接方式称为 GT – AG 法则，是真核细胞中基因表达时剪切内含子和拼接外显子的共同机制。

基因一般有若干外显子和内含子组成，外显子的数目总是内含子的数目加 1。但有些人类基因没有内含子，如干扰素基因和组蛋白基因，而另一些基因又有数十个内含子。例如，胶原蛋白基因 COL2A1 有 50 多个内含子，进行性假肥大性肌营养不良基因 DMD 有 70 余个内含子。一般而言，没有内含子的基因较小，有较多的内含子的基因较大，由于内含子的长序列在转录时会消耗时间和能量，因此，对于表达水平高的基因来说，自然选择短的内含子。

（二）启动子

启动子（promoter）是由一组短序列元件簇集在一个基因的上游构成的，一般位于基因转录起始位点上游 100~200 bp 范围内，转录因子与启动子结合能够激活 RNA 聚合酶，在特定位置起始 RNA 合成。真核生物主要有三类启动子，分别对应细胞内三种不同的 RNA 合成酶和相关蛋白质。

1. Ⅰ类启动子　Ⅰ类启动子富含 GC 碱基对，主要调控 rRNA 基因的编码。它包括核心元件（core element）和上游调控元件（upstream control element，UCE）两部分，前者位于 -45 bp 到 +20 bp，转录起始效率低，后者位于 -156 bp 到 -107 bp，能提高转录的起始效率。

2. Ⅱ类启动子　Ⅱ类启动子具有 TATA 盒特征结构，主要是调控蛋白质和一些小 RNA 基因，是占绝大多数的一种启动子。TATA 盒一般位于转录起始位点上游 -25 bp，有一核心序列 TATA（A/T）A（A/T），与转录因子 TFⅡ结合，再与 RNA 聚合酶Ⅱ形成复合物，决定着 RNA 合成的起始位点。有的Ⅱ类启动子在 TATA 盒的上游还存在 CAAT 盒、GC 盒等特征序列。CAAT 盒有一段保守序列 GGC（T）CAATCT，能够与转录因子 CTF 结合，提高转录效率。GC 盒由 GGCGGG 组成，能够与转录因子 SP1 结合，促进转录过程。

3. Ⅲ类启动子　Ⅲ类启动子包括 A、B、C 盒，能够调控包括 5S rRNA、tRNA、U6 snRNA 等 RNA 分子的编码基因。它在基因中的位置较独特，如 tRNA 基因的启动子 A、B、C 三盒部分分别位于 +10 bp 到 +20 bp 以及 +50 bp 到 +60 bp 两个区域。

（三）增强子

增强子（enhancer）是可以增强真核基因启动子转录效率的顺式作用元件（*cis*-acting element），其特异性地与反式作用因子（*trans*-acting factor）结合，在启动子和增强子之间形成 DNA 环，促使增强子的结合蛋白与启动子的结合蛋白相互作用或者与 RNA 聚合酶相互作用，增强基因的转录活性。增强子可以位于基因的任何位置，且其功能与在基因中的位置和序列方向无关，可以是 5′→3′方向，也可以是 3′→5′方向。

（四）沉默子

沉默子（silencer）是与增强子具有相似性质的特定 DNA 序列，但是其结合一些反式作用因子时对基因的转录起阻遏作用，使基因沉默。

（五）终止子

终止子（terminator）位于基因末端，由多聚腺苷酸附加信号 AATAAA 和一段回文序列组成，转录后能够形成发夹结构，阻遏 RNA 聚合酶继续移动，终止转录。

（六）隔离子

隔离子（insulator）是处于抑制状态与活化状态的染色质结构域之间，阻止不同状态染色质结构域的结构特征向两侧扩散的 DNA 序列。隔离子可以保护基因免受邻近凝缩染色质沉默效应的影响，位于增强子和启动子之间的隔离子也可以干扰它们之间的相互作用，维持基因的时空表达特性。

二、基因的功能

（一）基因的复制

基因的复制即 DNA 复制，是在细胞分裂周期的 S 期，以 DNA 分子自身为模板，按照碱基互补原则，在 DNA 聚合酶的作用下，合成新 DNA 分子的过程。DNA 复制过程具有半保留性、不对称性、不连续性等特点。

（二）基因的表达

如图 1-3 所示，基因的表达包括两个过程：以 DNA 为模板合成核糖核酸（RNA）的过程称为转录（transcription）；以 mRNA 为模板合成蛋白质的过程称为翻译（translation）。

1. 转录　RNA 是由 4 种核糖核苷酸组成：腺苷一磷酸（adenosine monophosphate，AMP）、鸟苷一磷酸（guanosine monophosphate，GMP）、胞苷一磷酸（cytidine monophosphate，CMP）和尿苷一磷酸（uridine monophosphate，UMP），通过 3′，5′-磷酸二酯键连接而形成多核苷酸长链。转录是在 RNA 聚合酶的催化下，以 DNA 的一条链为模板，按照碱基互补原则，以腺苷三磷酸（adenosine triphosphate，ATP）、胞苷三磷酸（cytidine triphosphate，CTP）、鸟苷三磷酸（guanosine triphosphate，GTP）、尿苷三磷酸（uridine triphosphate，UTP）为原料合成 RNA 的过程。转录产物根据其生物学功能分为：蛋白质翻译的模板——信使 RNA（messenger RNA，mRNA）、氨基酸转运的载体——转运 RNA（transfer RNA，tRNA）、蛋白质翻译的场所——核糖体 RNA（ribosomal RNA，rRNA），以及一些非编码 RNA。

其中，mRNA 是转录基因组 DNA 遗传信息的碱基排列顺序，它指导蛋白质合成中的氨基酸排列顺序。在 mRNA 分子中，中间的一部分序列是一个特定多肽链的序列信息，这一段核苷酸序列称为多肽链编码区或开放阅读框（open reading frame，ORF），此段核苷酸序列决定着多肽链分子的一级结构。ORF 通常从 mRNA 分子 5′ 端的第一个 AUG 开始，每 3 个核苷酸决定肽链上一个氨基酸，称为三联体密码（triplet code）或密码子（codon），直到终止密码子结束。在开放阅读框的 5′ 端上游和 3′ 端下游的核苷酸序列没有

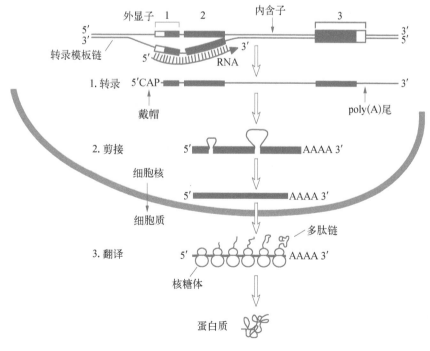

图 1-3　基因表达示意图

编码功能，称为非翻译区（untranslated region，UTR）。mRNA 是初始 hnRNA 转录物经过一系列的加工而形成的，这个加工过程一般包括剪接（splicing）、戴帽（capping）和加尾（tailing）。

（1）剪接：在剪接酶的作用下，将转录产生的包括外显子和内含子的初始 hnRNA 中的内含子部分切除，再将外显子序列由连接酶逐段连接起来的过程称为剪接。剪接识别保守位点"GU－AG"是 RNA 剪接酶复合体的识别信号，在 RNA 剪接过程中起至关重要的作用。

（2）戴帽：mRNA 的 5′末端以 7－甲基鸟嘌呤-三磷酸鸟苷为起始结构，这种 $m^7G_{ppp}N$ 结构被称为帽子结构（cap sequence），是在初始 hnRNA 转录物的基础上添加的。帽子结构中的鸟苷酸及相邻的 A 或 G 都可以发生甲基化，由于甲基化位置的差别可产生数种不同的帽结构。帽子结构与一类帽结合蛋白（cap binding protein，CBP）分子结合，对 mRNA 从细胞核向细胞质的转运、与核糖体的结合、与翻译起始因子的结合，以及 mRNA 稳定性的维系等均有着重要意义。

（3）加尾：mRNA 的 3′末端有一段由数十个至百余个腺苷酸连接形成的多腺苷酸结构，称为多聚 A 尾［poly（A）尾］。poly（A）结构是在转录完成后额外加入的。Poly（A）在细胞内与 poly（A）结合蛋白［poly（A）-binding protein，PABP］相结合，与 5′端帽结构一起负责 mRNA 从核内向胞质转位、mRNA 的稳定性维系，以及翻译起始和终止的调控。去除 poly（A）和帽结构是细胞内 mRNA 降解的重要步骤。

2. 翻译　翻译是以 mRNA 为模板指导多肽链合成的过程，是在 mRNA、tRNA 和核糖体协同作用下进行的。核糖体小亚基识别 mRNA 5′端帽结构，沿着 mRNA 序列移动到起始密码子 AUG，识别起始密码子后，多种 tRNA 携带特定的氨基酸依据 tRNA 上的反密码子逐一识别 mRNA 上互补的密码子，核糖体的大亚基结合小亚基开始精确地合成多肽链，整个过程按进位、转肽、移位和脱落等步骤不断重复，直到终止密码子（UAA、UAG 或 UGA），使多肽链从核糖体上释放出来。

三、基因表达的调控

人类基因表达的特点是能在特定时间和特定细胞中激活特定的基因，从而实现机体有序的生长发育过程，即基因的表达具有时空性。不当的基因表达可能与疾病的发生、发展有关。因此，认识基因表达的调控机制对了解人类生命本质及疾病发生机理都是十分重要的。真核生物的基因表达调控是通过多阶段实现的，包括转录、转录后、翻译和翻译后等。其中，转录水平的调控是基因表达的重要控制环节，也是研究最深入的。转录水平的调控因素主要包括顺式作用元件和转录因子、基因组 DNA 的表观修饰、非编码 RNA 的调控等。

（一）顺式作用元件和转录因子

前面提到真核基因启动子具有顺式作用元件和其特异性的反式作用因子——转录因子。真核细胞中的 RNA 聚合酶本身不能启动转录，必须有许多转录因子特异结合在顺式作用元件上后才激活 RNA 聚合酶，从转录起始位点开始合成 RNA。在已知的众多转录因子的结构中都有一些相似的结构域基序，这些基序是蛋白质与 DNA 特定序列结合的部位，它们分为 4 种结构：螺旋-转角-螺旋（helix-turn-helix）、锌指（zinc finger）、亮氨酸拉链（leucine zipper）和螺旋-环-螺旋（helix-loop-helix）结构。转录因子不仅与 DNA 靶序列结合，而且它们之间也相互作用，正是它们这些相互作用共同决定了人类基因表达的复杂调控过程。

（二）基因组 DNA 的表观修饰

真核细胞 DNA 需要与组蛋白结合，形成核小体（nucleosome），然后进一步形成染色质。细胞内的染色质分为有转录活性和无转录活性两种，无转录活性的染色质呈高密度，在细胞周期的 S 期晚复制，DNA 甲基化（methylation）程度高，与组蛋白紧密结合。有转录活性的染色质较松散，在 S 期早复制，DNA 甲基化相对少，与组蛋白结合较弱。目前研究表明：① 基因启动子区 CpG 岛序列的胞嘧啶的甲基化可以阻碍基因的表达，造成基因的沉默。在特定条件下的 DNA 去甲基化可以启动相应基因的转录。② 组蛋白的修饰与基因表达的水平也有关，这些修饰包括乙酰化（acetylation）、甲基化（methylation）、磷酸化

（phosphorylation）、泛素化（ubiquintylation）和 SUMO 蛋白修饰化（sumoylation）等。DNA 的表观修饰与基因表达更多的内容将在表观遗传学章节中详细介绍。

（三）非编码 RNA 的调控

非编码 RNA（non-coding RNA，ncRNA）泛指不翻译蛋白质的 RNA。除了前面介绍的 rRNA 和 tRNA 外，近年来其他 ncRNA 的研究日趋增多，逐渐变成研究热点。这些 ncRNA 根据 RNA 分子大小又分为：小非编码 RNA（small non-coding RNA，sncRNA），包括 microRNA、siRNA 和 PIWI 相互作用 RNA（PIWI-interacting RNA，piRNA）等；长非编码 RNA（long non-coding RNA，lncRNA）。它们在染色质构象的形成、转录水平调控、RNA 的加工与转运、mRNA 的稳定与翻译，以及蛋白质翻译后的修饰等过程中发挥作用，具有调控基因表达的功能。

第三节　人类基因组 DNA 多态性

人类个体之间在形态和机能上的差异都是由遗传决定的，它反映了个体基因组的差异，这种基因组间的个体差异称为遗传多态现象或多态性。确切地说，遗传多态性（genetic polymorphism）是指群体中存在两种或两种以上常见的变异型或等位基因，其中罕见的一种在人群中的比例不少于 1%。

人类的遗传多态现象普遍存在，除同卵双生子外，没有两个个体的基因组 DNA 是完全相同的。这些 DNA 变异是长期进化过程形成的，是一种分子水平的多态（molecular polymorphism）。

一、人类基因组 DNA 多态性的类型

人类基因组 DNA 多态性有多种类型，包括 SNP、插入/缺失多态性（insertion/deletion polymorphism）和 DNA 片段拷贝数多态性（copy number polymorphism，CNP）或拷贝数变异（copy number variation，CNV）。

（一）单核苷酸多态性

单核苷酸多态性（SNP）是指基因组特定位置的两个等位基因存在两种不同碱基排列。SNP 广泛存在于人类基因组中，平均约 1 kp 内出现 1 个，人类基因组 DNA 序列中共有 300 万以上的 SNP。

SNP 涉及的单个碱基的变异可由单个碱基的转换（transition）或颠换（transversion）所引起。理论上，基因组 DNA 的任何碱基均有可能发生变异，因此 SNP 既有可能在基因序列内，也有可能在基因序列外。根据 SNP 在基因中的位置，可分为基因编码区 SNP（coding-region SNP，cSNP）、基因周边 SNP（perigenic SNP，pSNP），以及基因间 SNP（intergenic SNP，iSNP）等三类。因为外显子内的碱基变异率仅及周围序列的 1/5，所以 cSNP 比较少，但是，它在遗传性疾病研究中却具有重要意义。

人类基因组中，相邻近的 SNP 位点倾向于以一个整体遗传给后代。位于一条染色体上或某一区域的一组相关联的 SNP 位点被称作单体型（haplotype）。如果一个单体型有 n 个变异位点，理论上就可能有 2^n 种可能的单体型。实际上，大多数染色体区域只有少数几种常见的单体型（每个常见单体型具有至少 5% 的频率），它们代表了一个群体中人与人之间的大部分多态性。一个染色体区域可以有很多 SNP 位点，但是只用少数几个标签 SNP，就能够提供该区域内大多数的遗传多态模式。目前已经确定和分类了全世界人群的几百万个 SNP，其中约 10% 的常见 SNP 被选为高密度人类基因组图谱——人类基因组单体型图（Haplotype map，HapMap，http：//hapmap. ncbi. nlm. nih. gov/）的遗传标志。

（二）插入/缺失多态性

在人类基因组中，存在一类 DNA 多态性，它是由 2~100 个核苷酸插入或缺失引起的，称为插入/缺失

多态性。这种 DNA 多态性有成百上千个，其中一半只存在一对等位基因，另外的为复等位基因型，即插入/缺失的 DNA 片段在特定位置串联重复，重复数目在个体间差异很大，该类型 DNA 多态性多指由微卫星 DNA 和小卫星 DNA 等重复序列形成的可变数目串联重复序列（variable number of tandem repeat，VNTR）。

（三）拷贝数多态性

人类基因组中还存在一些拷贝数可变的较大 DNA 节段（segment），它们每个拷贝的大小从 200 bp 到 2 Mb 不等，称为拷贝数变异（CNV）或拷贝数多态性（CNP）。CNV 可能存在两种形式：DNA 节段存在或丢失，也可能与插入/缺失多态性一样，存在复等位基因。研究认为 CNV 是一种主要的基因组结构变异（structural variation），可能导致基因组病（genomic disorder）的产生。

二、人类基因组 DNA 多态性的医学意义

随着全面深入地了解人类基因组 DNA 的多态性，人们发现某些 DNA 多态性具有可遗传性和可识别性的特征，可以作为遗传标记（genetic marker）用于人类基因的鉴定，也可以解释个体间的表型差异、不同群体对疾病特别是复杂疾病的易感性，以及对各种药物的耐受性和对环境因子的反应。

（一）连锁分析与关联分析

SNP、微卫星序列等都可以作为遗传标记。利用遗传标记，通过家系的连锁分析（linkage analysis）或比较病例组和对照组候选遗传标记位点序列差异的关联分析（association analysis），可以找到与某一人类性状或疾病连锁或关联的遗传标记，进行该性状或疾病致病基因的定位和鉴别。

（二）疾病发生分子机制的阐明

遗传病研究中已经积累了大量碱基置换或 CNV 引起基因功能或表型异常的病例。如果能系统地鉴定和记录基因的变异，那么通过病例—对照的 DNA 变异的功能分析，就有可能明确 DNA 多态性与异常表型之间的关系，从而阐明疾病发病的遗传机理。

（三）环境因子易感基因的检出

个体或群体对环境致病因子的易感性不同，这是由遗传基础差异决定的。人类基因组 DNA 多态性有助于阐明这些差异。绝大多数 SNP 本身虽不是易感性的原因，但在全基因组范围内比较易感和非易感人群之间的 SNP 图谱，则可显示易感人群基因组的结构特点，并通过关联分析或连锁不平衡分析寻找易感基因。

当然，个体或群体的易感性并不完全由其基因型决定。在环境致病因子作用下的基因表达往往起着更重要的作用。因为即使基因型一致，基因表达还会受到 DNA 甲基化、组蛋白修饰、体细胞突变、X 染色体的随机失活等影响。随着 DNA 微阵列芯片在基因表达研究中的应用，如果能够确定易感基因的关键组织或细胞，那么理论上只需有限的个体或标本就可确定环境因子对基因组表达的影响，并找出相应的易感基因。

（四）指导用药和药物设计

不同个体对同一种药物具有不同的反应（如药效和安全性）。这种不同不仅是受到环境因素（如食物和其他药物）的影响，更是受到遗传因素的影响。人类基因组 DNA 多态性，尤其是 SNP 能充分地反映个体间的遗传差异。通过研究个体遗传多态性与药物敏感性或耐受性的相关性，可以阐明遗传因素对药物效用的影响，从而为医生针对性地用药和药物的开发提供指导和依据（见第十四章）。

（五）法医学应用

人类基因组 DNA 多态性作为遗传标记可以用于基因分型，由于具有足够的多态性，从而在法医 DNA 检测（如个人识别和亲权鉴定）中发挥重要作用。早期，法医 DNA 检测技术以 DNA 指纹（DNA fingerprint）技术为代表，以串联重复序列单链作为限制性片段长度多态性（restriction fragment length polymorphism，RFLP）分析的探针，其多态性信息量极大，个体的条带模式独一无二，类似经典的指纹。90 年代中期后，逐渐过渡到应用 PCR 技术分析短串联重复序列（short tandem repeat，STR）基因座的多态性，称为 STR 分型技术，其具有高鉴别能力、高灵敏度、高准确性、快速和易于标准化等优点，是目前法医 DNA 检测最常用的技术。除同卵双生子外，人群中找不到 STR 分型完全相同的个体，可用于个人识别。同时，由于其是严格按照孟德尔遗传定律传递的，可同时检测基因组中多个 STR 位点（通常超过 20 个），子女的每个等位基因必定来自父亲或母亲，可用于亲权鉴定。

第四节　人类基因组计划

HGP 是人类基因组学研究中的全球性重要研究项目，它由美国提出并启动，随后英国、日本、法国、德国、中国等国家相继加入，与"曼哈顿原子弹计划""阿波罗登月计划"一起被誉为 20 世纪自然科学史上"最伟大的三个计划"。它实现了人类基因组的破译和解读，对于认识各种基因的结构和功能，了解基因表达及调控方式，理解生物进化的基础，进而阐明所有生命活动的分子基础具有十分重要的意义。

一、人类基因组计划的研究内容

HGP 主要研究内容包括对组成人类基因组的 32 亿个碱基对序列进行测定，并鉴定出存在于其中的基因。同时计划还完成了一些模式生物，包括大肠杆菌、酵母、果蝇、线虫、小鼠、水稻、拟南芥等基因组的序列测定。此外，HGP 还建立了数据库存储测序结果，供所有人免费访问。计划内容还包括了基因组研究技术的开发和创新，以及一些与人类基因组相关的伦理学、法学和社会议题的研究。其中，HGP 的主要任务是通过制作人类高分辨率的基因组遗传图、物理图，最终完成人类基因组全序列测定，即序列图的绘制（图 1-4）。

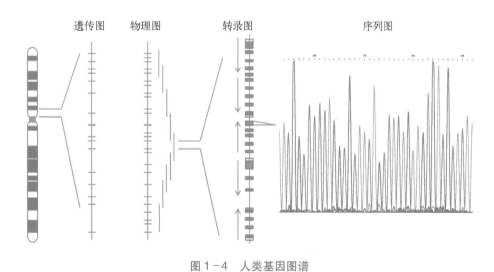

图 1-4　人类基因图谱

（一）遗传图

遗传图（genetic map），又称连锁图（linkage map），通过计算连锁的遗传标记之间的重组频率，确定它们的相对遗传距离，即以具有遗传多态性的遗传标记作为"位标"，遗传距离作为"图距"的基因图谱。

（二）物理图

物理图（physical map）是通过测定遗传标志的排列顺序与位置而绘制成的，即以一段已知核苷酸序列片段为"位标"，以 DNA 实际长度（Mb 或 kb）为"图距"的基因图谱。HGP 在整个基因组染色体每隔一定距离标上序列标签位点（sequence tagged site，STS）之后，随机将每条染色体酶切为大小不等的 DNA 片段，以酵母人工染色体（yeast artificial chromosome，YAC）或细菌人工染色体（bacterial artificial chromosome，BAC）等作为载体构建 YAC 或 BAC 邻接克隆系，确定相邻 STS 间的物理联系，绘制以 Mb、kb、bp 为图距的人类全基因组物理图谱。

（三）转录图

转录图（transcriptional map），又称 cDNA 图或表达图（expression map），是一种以表达序列标签（expressed sequence tags，EST）为位标绘制的分子遗传图谱。通过从 cDNA 文库中随机挑取的克隆进行测序所获得的部分 cDNA 的 5' 或 3' 端序列称为表达序列标签。将 mRNA 反转录合成的 cDNA 或 EST 的部分 cDNA 片段作为探针与基因组 DNA 进行分子杂交，标记转录基因，绘制出可表达基因的转录图，最终绘制出人体所有组织、所有细胞，以及所有发育阶段的全基因组转录图谱。EST 不仅为基因组遗传图谱的构建提供了大量的分子标记，而且来自不同组织和器官的 EST 也为基因的功能研究提供了有价值的信息。此外，EST 还有助于基因的鉴定，通过分析基因组序列能够获得基因组结构的完整信息，如基因在染色体上的排列顺序、基因间的间隔区结构、启动子的结构及内含子的分布等。

（四）序列图

序列图（sequence map），即人类基因组核苷酸序列图，是分子水平上最高层次、最详尽的物理图。其绘制方法是在遗传图谱和物理图谱基础上，精细分析各克隆的物理图谱，将其切割成易于操作的小片段，构建 YAC 或 BAC 文库，得到 DNA 测序模板，测序得到各片段的碱基序列，再根据重叠的核苷酸顺序将已测定序列依次排列，获得人类全基因组的序列图谱。

二、功能基因组学

HGP 于 1990 年启动，2003 年 4 月，在 DNA 双螺旋结构发表 50 周年之际，宣布基本完成。2004 年 10 月，国际人类基因组测序联盟在《自然》（Nature）上公布了人类基因组的完成图，认为人类只有 2 万~2.5 万个基因。

人类基因组完成图的公布使我们对基因组的结构特征有了一个相对全面的认识，但是我们对基因组的功能仍然知之甚少。于是，又启动了一个大型的国际合作计划——"DNA 元件百科全书"计划（Encyclopedia of DNA Elements，ENCODE），该计划的目标是鉴定人类基因组序列中所有的功能元件，为人类基因组做进一步的注释。2007 年 6 月，ENCODE 研究详尽地描述 1% 人类基因组的全部生理功能基础，随后又揭示了人类基因组不是由孤立的基因和大量"垃圾 DNA 片段"组成的，而是一个复杂的网络系统，包括单个基因、调控元件，以及与编码蛋白无关的其他类型的 DNA 序列一道，以交叠的方式相互作用，共同控制着人类的生理活动。

三、人类基因组计划与医学

HGP 的直接动因是要解决包括肿瘤在内的人类疾病的遗传学问题，因此，HGP 大大促进了疾病相关基因的鉴定，以及基因诊断和靶向治疗的发展。

（一）疾病相关基因的鉴定

在 HGP 的遗传与物理作图技术的推动下，基因鉴定与克隆技术已经从传统的"表型—蛋白质—基因"

功能克隆方式转向"反求遗传学（reverse genetics）"或"定位克隆方式（positional cloning）"。人类基因组序列图的完成，大量的人类基因被精确地定位在染色体的各个区域。目前，一旦某个疾病位点被定位，即可从局部的序列中筛选出结构、功能相关的候选基因进行分析，即"定位候选克隆（position candidate cloning）"的策略。迄今为止，通过定位克隆和定位候选克隆方式，发现了一大批单基因遗传病的相关基因。

随着 HGP 的完成或人类基因组 DNA 多态性研究的进展，对诸如心血管疾病、糖尿病和精神类疾病等多基因复杂性疾病的相关基因研究可以进行全基因组的扫描分析，使得疾病易感基因的识别变得更加容易。

（二）疾病的基因诊断

HGP 的实施不仅促进疾病相关基因的序列和表达模式确定，而且众多研究技术和数据库的建立，极大地促进了遗传病的诊断技术。目前在基因诊断方面，迅速增加的基因诊断方法使得许多单基因疾病得以精确诊断。至于多基因疾病，虽然它们的遗传因素来自多个基因的共同作用，难以通过单个基因进行诊断，但是，随着测序技术的发展，基因诊断已经应用于一系列肿瘤的临床分型中。例如，针对乳腺癌中的乳腺癌相关基因（breast cancer-related gene，BRCA）变异研究发现，BRCA1 和 BRCA2 基因变异会显著降低携带者的总体存活率和乳腺癌特异性存活率。最新的国际指南已推荐对所有复发或转移性的乳腺癌患者行胚系 BRCA1、BRCA2 突变检测以评估是否存在多聚腺苷二磷酸核糖聚合酶抑制剂的应用指征。但像乳腺癌中的 BRCA 变异这种如此精准地利用 DNA 基因检测的诊断和预后目前仍仅限于少数例子，因此"多基因风险评分"逐渐成为基因诊断的另一方向，其利用大量影响很小的基因变异作为预测疾病的工具对人群进行筛查和干预，虽然无法做到像乳腺癌中的 BRCA 变异这般精准，但有证据表明这种方式结合算法和机器学习可以有效改善健康。

（三）疾病的基因靶向治疗

以疾病相关基因或其蛋白表达产物作为药物靶点，是新药开发的有效手段。HGP 及功能基因组学研究大大扩展了药物靶点的范围。同时，疾病发生的分子机制阐明也为药物的更好疗效提供了理论基础。基因微阵列技术用于确定新药的特异性和作用机制，可以更为精确地评价药物在分子水平的作用。结合药代动力学与药效动力学相关基因，综合患者的生理、病理、疾病表型和环境暴露等多种因素，可以为特定患者选择合适的药物与剂量。药物基因组学还在药物安全性与预防药物毒副作用与新药研究等方面产生重要作用。

另外，疾病相关基因的鉴定与克隆也为基因治疗提供了更多的靶基因。随着功能基因与疾病相关基因的进一步阐明，个体化基因治疗将成为临床医学的重要组成部分。

本章小结

基因是细胞内遗传信息的结构和功能单位。人类基因组是人所有遗传信息的总和，包括核基因组和线粒体基因组。核基因组约 32 亿碱基对，编码结构基因 2 万~2.5 万个，含有单一序列、大量的高度和中度重复序列及一些基因家族和假基因。

人类基因的结构通常包括蛋白质或功能 RNA 的基因编码序列和表达这些结构基因所需要的启动子、增强子等调控区序列。人类基因通过自我复制将遗传信息稳定、忠实地传递给子代，并通过表达过程将所携带的遗传信息表现出来，生产各种 RNA 和蛋白质，行使生物学功能，以维持机体的正常生长和发育。

人类基因组 DNA 具有多态性，包括单个碱基变异形成的单核苷酸多态性、碱基插入或缺失引起的插入/缺失多态性和 DNA 大片段 CNP。DNA 多态性具有可遗传性和可识别性，可作为遗传标记用于人类基因的鉴别和定位，也可以解释不同群体对疾病特别是复杂疾病的易感性，以及对各种药物的耐受性和对环境因子的反应。

　　HGP 完成了基因组作图及序列分析，进行了一系列基因的鉴定、基因组研究技术的建立与创新。为人类疾病相关基因的识别、基因诊断和基因靶向治疗提供了理论基础和新的思路。

【思考题】

（1）简述人类基因的结构特征及功能。

（2）简述人类基因组的组成及其功能。

（3）人类基因组 DNA 多态性的类型及其医学意义是什么？

（4）说明 HGP 的主要研究内容及其在医学研究中的意义。

（罗海玻）

第二章

基 因 突 变

突变（mutation）是指生物体在一定内、外环境因素作用下，其细胞内基因序列发生的任何可遗传的改变，通常不包括遗传重组。它是生物界普遍存在的遗传学现象之一，也是物种存在和发展过程中不断适应环境的动力来源。突变有广义和狭义之分。广义的突变，既包括在细胞水平上的染色体数目和结构变化，也包括发生在分子水平上 DNA 碱基对组成和序列的改变；其中，前者称为染色体畸变（chromosome aberration），后者称为基因突变，而狭义的突变则指基因突变。

基因突变既可发生在生殖细胞，也可发生在体细胞，若发生在生殖细胞中，则可通过有性生殖传递给子代；而发生在体细胞中，即体细胞突变（somatic mutation），虽不能传递给子代，但可通过突变细胞的分裂增殖，在所产生的细胞克隆（cellular clone）中传递，此类体细胞克隆多为细胞癌变的基础。

第一节　基因突变的类型

基因突变可分为静态突变（static mutation）和动态突变（dynamic mutation）两种主要形式。

一、静态突变

静态突变是指在一定条件下，生物各世代中以相对稳定的频率发生的基因突变。可分为点突变（point mutation）和片段突变。

（一）点突变

点突变是指 DNA 链中一个或一对碱基发生改变。它有两种形式：碱基置换（base substitution）和移码突变（frame shift mutation）。

1. **碱基置换**　是指 DNA 分子中脱氧核糖核苷酸链的某一种碱基被另一种碱基所替代。根据替换碱基间的种类差异，可将碱基置换分为转换（transition）和颠换（transversion）两种。其中，转换为同类碱基之间的相互替换，即一种嘌呤被另外一种嘌呤所取代，或一种嘧啶被另一种嘧啶所取代；颠换则是不同类碱基之间的替换，即嘌呤被嘧啶所取代，或嘧啶被嘌呤所取代（图 2-1）。

根据碱基置换所引起的遗传学效应，可将其分为以下几类。

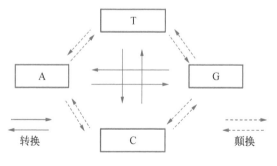

图 2-1　碱基间的转换与颠换

（1）同义突变（synonymous mutation）：由于遗传密码的简并性，碱基替换发生后，虽然改变了原有三联体遗传密码子的碱基组成，但新、旧密码子编码同一种氨基酸，具有完全相同的编码意义（图2-2）。需要注意的是，同义突变虽不改变蛋白质的氨基酸顺序，但在一定条件下，也可能会对个体表型产生影响，例如，突变破坏一个内在的调控元件后，可影响基因的表达水平。此外，若突变恰好产生或删除了一个隐秘的剪切位点，则会影响功能转录物的产生。因此，这种突变也可能具有生物学意义。

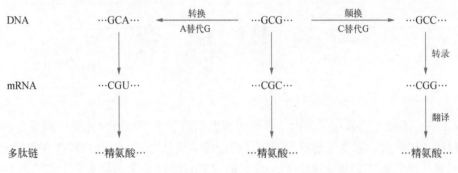
图2-2 同义突变

（2）错义突变（missense mutation）：基因中单个碱基替换后，编码某种氨基酸的密码子变成了编码另一种氨基酸的密码子，从而在翻译后使多肽链的氨基酸种类和序列发生改变（图2-3）。错义突变可使多肽链原有功能发生异常或导致原有功能的丧失，人类的许多分子病和代谢病就是由此而造成的。

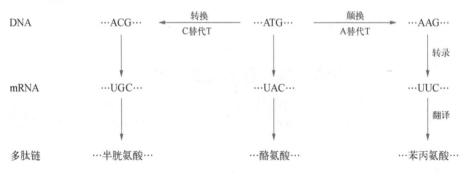
图2-3 错义突变

（3）无义突变（nonsense mutation）：基因中单个碱基被替换后，编码某一种氨基酸的遗传密码子变成不编码任何氨基酸的终止密码子（UAA、UAG或UGA），从而引起多肽链合成提前终止（图2-4），这种突变可造成蛋白质功能异常或丧失。

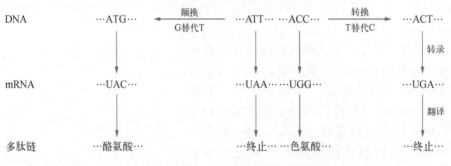
图2-4 无义突变

（4）终止密码突变（terminator codon mutation）：DNA分子中某一终止密码子发生单个碱基替换后，变成具有氨基酸编码功能的遗传密码子，导致多肽链的合成非正常地继续进行（图2-5）。这样形成的多肽链比正常的多肽链分子长，其结果也可能形成功能异常的蛋白质。

```
            精      （终止）
正常        CGU   UAA   GCU   GGA   ……   GAA   UAA
终止密码突变  CGU   CAA   GCU   GGA   ……   GAA   UAA
            精    谷胺    丙    甘    ……    谷    （终止）
```

图 2-5 终止密码突变

（5）剪切位点突变（splice site mutation）：在任意外显子和内含子连接处，发生碱基置换，导致转录后加工异常，进而不能形成正确的 mRNA，从而使多肽链的合成发生障碍。

（6）抑制基因突变（suppressor gene mutation）：基因内部或者基因之间，不同位置上发生 2 次替换，其中 1 次突变抑制了另 1 次突变的遗传效应。例如，Hb Harlem 是血红蛋白 β 链第 6 位谷氨酸突变成缬氨酸，同时第 73 位天冬氨酸变成天冬酰胺。如果单纯 β 链第 6 位谷氨酸→缬氨酸，就会造成患者死亡，但是由于存在 β 链第 73 位突变抑制了前一突变的有害效应，使患者临床表现变得较轻。

2. 移码突变　指基因 DNA 多核苷酸链中插入或缺失一个或多个（非 3 整倍数）碱基对，导致自插入或缺失位点下游 DNA 序列发生位移（图 2-6），从而改变了原编码链核苷酸序列排布，进而导致遗传信息改变。该突变的遗传学效应是导致其所编码的多肽链的氨基酸在组成种类和顺序上出现变化。

```
①正常          苏     赖    丝    脯    丝    缬    脯    亮
              —ACG   AAA   AGU   CCA   UCA   GUU   CCU   CUU

②插入一个碱基   门冬    谷    赖    丝    异    丝    丝    丝
              —AAC   GAA   AAG   UCC   AUC   AGU   UCC   UCU   U—
                ↑

③插入三个碱基    苏     门冬   脯    丝    脯    丝    缬    脯    亮
              —ACG   AAC   CCA   AGU   CCA   UCA   GUU   CCU   CUU—
                        ↑

④缺失一个碱基    精     赖    缬    组    谷    苯    亮
              —A↓GA   AAA   GUC   CAU   CAG   UUC   CUC   UU

⑤缺失三个碱基    苏     赖    苏    丝    缬    脯    亮
              —ACG   AAA   A↓CA   UCA   GUU   CCU   CUU
                        GUC
```

图 2-6 移码突变

当基因组 DNA 多核苷酸链的密码子之间插入或缺失 3 个或 3 的倍数个碱基，即以三联体密码的方式增加或减少，不造成读码框的改变，结果导致多肽链中增加或减少一个或几个氨基酸的突变（图 2-7），这称为整码突变（codon mutation）。

```
①正常               苏     赖    丝    脯    丝    缬    脯    亮
                   —ACG   AAA   AGU   CCA   UCA   GUU   CCU   CUU

②第 2 与第 3        苏     赖    苯    丝    脯    丝    缬    脯    亮
  密码子间插入 UUU   —ACG   AAA  [UUU]  AGU   CCA   UCA   GUU   CCU   CUU

③第四个密码子        苏     赖    丝    丝    缬    脯    亮
  CCA 缺失          —ACG   AAA   AGU   UCA   GUU   CCU   CUU
```

图 2-7 整码突变

（二）片段突变

片段突变（fragment mutation）是指在基因组 DNA 分子中某些小的序列片段发生的改变，包括缺失、重复、重排或重组等。在减数分裂中，同源染色体的错误配对和不等交换是造成缺失、重复和重组的主要原因，而 DNA 断裂后片断的倒位重接则是重排的分子基础。

1. 缺失　缺失（deletion）是基因组 DNA 分子中某段核苷酸序列的丢失。根据缺失片段的大小可包括整个基因；也可发生在一个基因的内部，若缺失的碱基对位于基因开放阅读框内，则缺失部位下游的密码子要重新组合，可导致移码突变；若造成多个密码子缺失则导致其编码的多肽链若干个氨基酸的缺少。

2. 重复　重复（duplication）是在基因组 DNA 分子中增加了某一段同源的核苷酸序列。结果导致编码的多肽链中增加了若干个重复的氨基酸序列，这种增加也可能打乱基因组的读码框，造成移码突变，也可能由此产生新功能基因。

3. 重排　当基因组 DNA 分子中发生两处或者两处以上的断裂，所形成的核苷酸片段两端颠倒重接，或者不同的断裂片段改变原来的结构顺序重新连接，从而形成重排（rearrangement）。基因编码序列发生重排，会引起多肽链中某些氨基酸的排列顺序发生改变，进而影响蛋白质的功能。

4. 重组　重组（recombination）是指在基因组 DNA 分子中两种不同基因的核苷酸片段相互拼接或融合，又称为融合突变（fusion mutation）。发生重组后的核苷酸片段称为融合基因，它可编码融合多肽或蛋白质，融合蛋白可能表现非正常的生物学功能。

二、动态突变

动态突变（dynamic mutation）是指在基因组 DNA 分子中，微卫星序列尤其是三核苷酸重复序列的重复次数可随着世代传递而逐代递增，这种增加达到一定程度后会产生突变效应，从而引起某些疾病。

动态突变是导致某些人类遗传病的一种新的基因突变机制，由动态突变所引起的疾病统称为三核苷酸重复扩增病（trinucleotide repeat expansion disease，TRED）。例如，脆性 X 染色体（fragile X chromosome，Fra X）综合征患者的致病基因脆性 X 智力低下基因（fragile X mental retardation 1，FMR1）的 5′上游序列中，正常人的（CGG）$_n$ 拷贝数为 6~54 个，拷贝数达到 54~200 时称前突变，为携带者，多无临床表现；超过 200 时称全突变，表现脆性 X 染色体综合征症状；该序列拷贝数最高可达 2 000。表 2 - 1 列出了部分 TRED 及其遗传学特征。

表 2 - 1　部分已知 TRED 的临床及其遗传学特征

疾　病	基因定位	所在位置	重复单位	正常值	异常值	异常蛋白
脆性 X 染色体综合征	Xq27.3	5′端非翻译区	CGG	6~53	200~2 000	FMRP
亨廷顿病	4p16.3	编码区	CAG	9~35	36~121	Huntington
脊髓延髓肌萎缩	Xq11 - q12	编码区	CAG	11~33	36~66	雄激素受体
脊髓小脑共济失调（SCA）1 型	6p22 - p23	编码区	CAG	6~39	40~81	ataxin - 1
脊髓小脑共济失调（SCA）2 型	12q24.1	编码区	CAG	15~29	35~59	ataxin - 2
马查多-约瑟夫病（Machado-Joseph disease）	14q24.3 - q31	编码区	CAG	16~36	68~82	ataxin - 3
齿状核、红核、苍白球、丘脑下部萎缩（dentatorubral-pallidoluysian atrophy，DRPLA）	12pter - p12	编码区	CAG	3~28	49~75	atrophin
强直性肌营养不良	19q13.3	3′端非翻译区	CTG	5~35	50~4 000	DMPK
弗里德赖希共济失调症（Friedreich ataxia）	9q13 - q21.1	内含子	GAA	7~22	200~1 186	frataxin

第二节　基因突变的诱发因素与作用机制

根据突变发生的原因不同，可将基因突变分为自发突变（spontaneous mutation）和诱发突变（induced mutation）。自发突变是指在自然条件下发生的突变。而诱发突变则是指在人为干涉的情况下导致的突变。

凡能诱发基因突变的各种内外环境因素均被称为诱变剂。诱变剂的种类复杂多样，就其性质和对 DNA 的作用方式而言，可分为物理因素、化学因素和生物因素等几种类型。

一、物理因素

1. 紫外线　细胞内 DNA 的嘌呤和嘧啶吸光能力较强，特别是波长 254～260 nm 波段的紫外线（ultraviolet light ray，UV），该波段的 UV 能通过 DNA 光化学变化诱发基因发生突变。导致其结构改变，主要表现为 DNA 序列中相邻的嘧啶类碱基间形成共价键，产生嘧啶二聚体，如胸腺嘧啶二聚体（thymine dimer）。嘧啶二聚体的形成使 DNA 局部结构变形，从而影响 DNA 的复制和转录，引起新合成的 DNA 或 RNA 链的碱基改变。

2. 核辐射（nuclear radiation）　各种放射性物质以波或微粒形式发射出的电磁波或粒子流（如 X、α、β 和 γ 射线）带有很高的能量，当其作用于细胞的染色体或 DNA 分子多核苷酸链时，引起染色体或 DNA 的断裂性损伤，断裂后的染色体或 DNA 序列片段可发生重排。

二、化学因素

1. 亚硝酸盐　亚硝酸可使碱基发生氧化脱氨作用，从而造成原有碱基分子结构及化学性质的改变。例如，它能使腺嘌呤（A）被氧化脱氨后衍生为次黄嘌呤（H）；H 不能与胸腺嘧啶（T）正常配对，转而与胞嘧啶（C）互补结合。经过 DNA 复制之后，即由原来正常的 T-A 碱基对变成了 C-G 碱基对（图 2-8）。

亚硝酸也可使胞嘧啶（C）变成尿嘧啶（U），从而发生转换；同时，还可使鸟嘌呤（G）变成黄嘌呤（X），但这时不能引起转换。

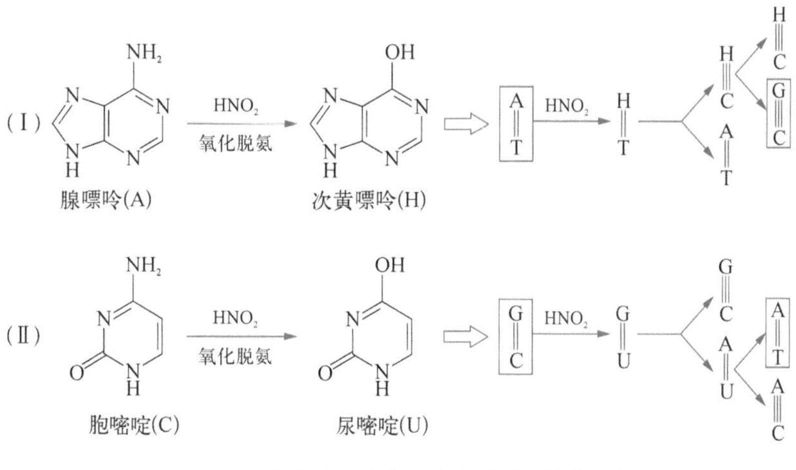

图 2-8　亚硝酸对腺嘌呤和胞嘧啶脱氨基作用机制

（Ⅰ）亚硝酸使腺嘌呤（A）氧化脱氨形成次黄嘌呤（H），最终 A-T 转换为 G-C，
（Ⅱ）亚硝酸使胞嘧啶（C）氧化脱氨形成尿嘧啶（U），最终 G-C 转换为 A-T

2. 碱基类似物　一些碱基类似物可以掺入 DNA 分子中，从而取代某些正常碱基，引起突变的发生。如 5-溴尿嘧啶（5-bromouracial，5-BU）的化学结构与 T 极为相似，它一般与 A 互补配对（酮式状态），但它也可与 G 互补配对（烯醇式状态，图 2-9）。一旦其由酮式转换为烯醇式，便取代 T 形成了与 G 的配对；因此，经过 DNA 的二次复制，就会使原来的 A-T 碱基对变成突变的 G-C 碱基对（图 2-10）。

3. 嵌入剂　吖啶橙（acridine orange）和原黄素（proflavine）类化学物质，此类化合物诱导基因突变的机制至今仍不十分清楚。有人认为，由于它们是一种平面型三环分子，其结构与一个嘌呤-嘧啶对十分相似，故能嵌入两个相邻 DNA 碱基对之间，造成双螺旋的部分解开，形成插入或丢失，结果导致插入或丢失点之后的整个编码序列的改变（图 2-11）。

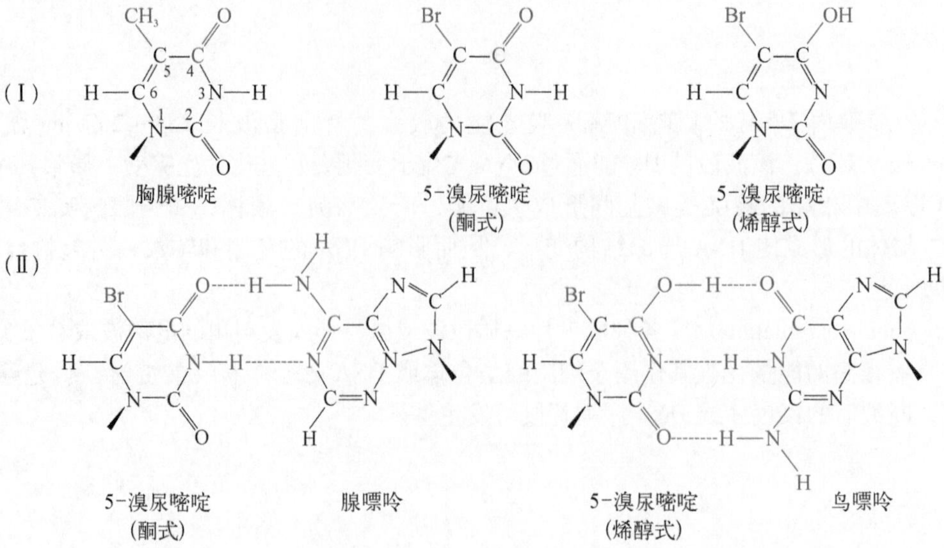

图 2-9　碱基类似物 5-BU 结构式与碱基配对特性

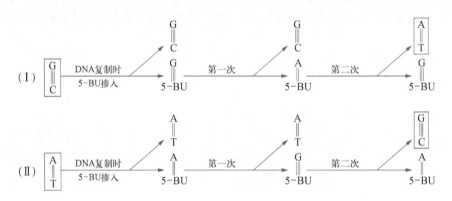

图 2-10　碱基类似物 5-BU 诱变示意图

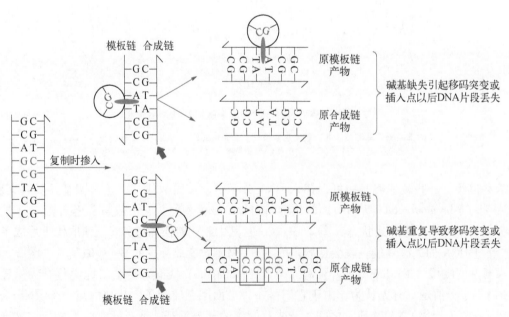

图 2-11　羟胺类化合物诱变示意图

4. **烷化剂**　甲醛、氯乙烯、氮芥等均具有高度的诱变活性。这一类物质能够将烷基基团引入多核苷酸链上的任一位置，从而造成被烷基化的碱基发生错误配对，从而导致突变的发生。如烷化鸟嘌呤（G）可与 T 配对，形成 G-C→A-T 的转换（图 2-12）。

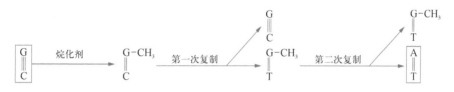

图 2-12　烷化剂引起的 DNA 碱基对的改变

5. **羟胺类化合物**　羟胺（hydroxylamine，HA）是一种还原性化合物。它作用于遗传物质 DNA，只引起 DNA 分子中胞嘧啶（C）C_6 位置上的氨基羟化，变成类似于胸腺嘧啶（T）的结合特性。因此，它不能与其互补碱基鸟嘌呤（G）正常配对，转而与腺嘌呤（A）配对结合。经两次复制后，原本的 G-C 碱基对即变换成突变的 A-T 碱基对（图 2-13）。

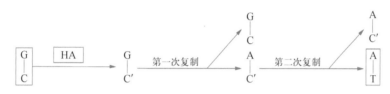

图 2-13　羟胺引起的 DNA 碱基对改变

三、生物因素

1. **病毒**　多种 DNA 病毒，如麻疹病毒、风疹病毒和人类免疫缺陷病毒等是常见的生物诱变因素。这些病毒诱发基因突变的确切机制目前尚不十分清楚。有人认为，DNA 病毒可通过整合到宿主细胞 DNA 中引起基因突变。此外，RNA 病毒也具有诱发基因突变的作用，RNA 病毒可能通过反转录酶的作用，以病毒 RNA 为模板，逆向合成 cDNA，其 cDNA 再整合到宿主细胞 DNA 中，引起基因突变或细胞癌变。

2. **细菌与真菌**　细菌与真菌所产生的毒素或代谢产物往往具有很强的诱变作用。如生活中常见的花生、玉米等作物中的黄曲霉菌所产生的黄曲霉素，就具有致突变作用，并被认为是肝癌发生的重要诱发因素之一。

第三节　基因突变的特性与生物学效应

一、基因突变的一般特性

1. **多向性**　基因突变的多向性是指一个基因座位（locus）可以向多个不同的方向发生突变，形成新的、不同的等位基因（allele）。复等位基因（multiple allele）就是基因多向突变形成的，例如，决定人类 ABO 血型系统抗原合成的 ABO 血型基因，包含 I^A、I^B 和 i 三种复等位基因则是多向突变形成。

2. **重复性**　基因突变的重复性是指已经发生突变的基因，在一定的条件下，还可能再次独立地发生突变而形成另外一种新的等位基因形式。例如，某一基因座上的基因 a 可突变为其等位基因 A；基因 A 有可能独立地发生突变形成其新的等位基因 A_1；同理，A_1 也可能发生突变形成 A_2；A_2 还可能突变为 A_3……从某种角度而言，突变重复性的群体遗传学效应与突变多向性的结果相似，但突变的形式却有不同。

3. 平行性　基因突变的平行性是指亲缘关系相近的不同物种间因遗传基础较相似，往往可发生相似基因突变的现象。

4. 可逆性　突变的可逆性是指基因突变的方向是可逆的，既可以由显性基因突变为隐性基因，也可以由隐性基因突变为显性基因，前者称为正向突变（forward mutation），后者称为回复突变（reverse mutation）。通常用 u 表示正向突变频率、v 表示回复突变频率。一般情况下，正向突变率总是远远高于回复突变率，值得注意的是缺失突变无法发生回复突变。

5. 随机性　基因突变是生物界普遍存在的遗传学事件之一。对于任何一种生物，任何一个个体、任何一个细胞乃至任何一个基因而言，突变的发生都是随机的。只是不同的物种、不同的个体、不同的细胞或者基因，其各自发生基因突变的频率可能并不完全相同。

6. 稀有性　尽管基因突变是生物界普遍存在的一种遗传学事件，但也是一种稀有事件。在自然状况下，生物世代遗传过程中，其遗传物质需要保持稳定性，以让子代更好地适应相对稳定的外界环境。因此，各种生物的自然突变率较低。基因的突变率（mutation rate）代表了一个基因的一种等位形式在某一世代突变成其等位形式的概率。据测算，一般高等生物基因的突变率为 $10^{-8} \sim 10^{-5}$／（生殖细胞·位点·代）；人类基因的突变率也仅为 $10^{-6} \sim 10^{-4}$／（生殖细胞·位点·代）。

7. 有害性和有利性　生物遗传性状的形成，通常是在长期进化过程中，生物体与其赖以生存的自然环境相互适应的结果，是自然选择的产物；而基因突变却打破了生物体的这种平衡，从而造成对生物体的有害效应，这也是绝大多数人类遗传病发生的根本原因。

基因突变对生物体的有害效应往往只是相对的、有条件的；并非所有的基因突变都会对生物的生存及其种群繁衍带来不利或者有害的影响。在一定条件下，基因突变也存在对生物体有利的一面。例如，在农业生产中，利用基因突变培养出优良、高产的植物品种，提高农作物的抗旱、抗寒、抗病性及其抗病虫害的能力；在微生物育种中，利用射线作用于青霉菌诱发基因突变，可培育出高产青霉素的优良菌株等。

二、基因突变的生物学效应

从进化的角度看，一些基因突变为中性突变（neutral mutation），一般不对个体的适合度产生影响，而是生物多样性的源泉。同时，一些基因突变可对蛋白质的功能产生不同的影响，主要包括功能丧失（loss of function）、功能获得（gain of function）、新功能产生（novel property mutation），以及基因异时或异位表达（heterochronic or ectopic gene expression）等（图 2 - 14）。

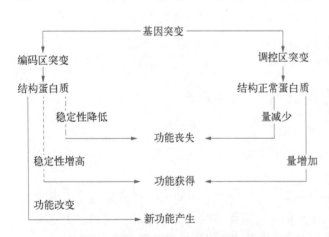

图 2 - 14　基因突变影响蛋白质功能的效应

1. 功能丧失　无论是编码区突变，还是调控区突变，一些突变往往导致蛋白质失去正常功能或表达水平，这称为功能丧失的突变。例如，一些基因突变引起所编码的酶蛋白三维空间结构的不同程度改变，从而导致：① 酶完全失去活性；② 酶虽具有部分活性，但稳定性降低，容易迅速裂解而失去活性；③ 酶与底物的亲和力降低；④ 复合酶的酶蛋白分子与辅助因子的亲和力下降。

2. 功能获得　在某些情况下，基因突变也有可能因增强了突变蛋白的活性而改变机体的生化表型，这称为功能获得的突变。造成突变蛋白活性增加的主要原因之一是蛋白质结构的改变使蛋白质活性增强；另外，调控区域突变可使该蛋白质合成数量增加。这些蛋白功能的加强同样可以导致疾病的发生，例如，抑癌基因 TP53 的一些功能获得性突变往往参与肿瘤的发生。

3. 新功能产生　一些基因突变可使其编码蛋白质产生新的特性，并导致疾病的发生，这称为新功能产生的突变。例如，镰状细胞贫血，其中 β 珠蛋白基因点突变形成了异常的血红蛋白 HbS，HbS 具有相对正常的运氧能力，但却因为在缺氧的情况下产生相互聚集的新功能，使红细胞变形能力下降，从而易受损造成溶血性贫血等症状。

4. 异时或异位表达　异时表达是指基因突变导致基因在错误的时间表达，异位表达是指基因突变导致基因在错误的地点表达，这些突变常发生在肿瘤患者体内。当正常细胞中不表达或低表达的癌基因发生了突变导致其异常表达，从而形成肿瘤。

5. 中性突变　是指基因突变后遗传学效应轻微，对机体不产生可觉察的有害或有利影响。中性突变是生物进化、发展和多样性产生的动力。人类基因组中，这类基因突变也是 DNA 多态性（DNA polymorphism）的遗传基础。此类突变包括前面所述同义突变；不影响基因功能的重复序列和基因间隔序列的突变；某些虽导致蛋白质中氨基酸组成改变，但不影响机体生理功能，仅是正常人体生化组成的遗传学差异的错义突变，如人类 ABO 血型、血清蛋白类型、人类白细胞抗原（human leucocyte antigen，HLA）类型和各种同工酶型等。

第四节　DNA 损伤的修复

在漫长的自然演化进程中，生物体为其生存的需要，与其生存环境不断地建立和形成了一种完善的安全保障体系。该机制在生物体的世代延续中能自动地对其遗传物质所受到的损伤进行自我保护与修复。损伤后如果按原样修复，不会引起变异，偶然出现差错，则会引起变异。从某种意义上讲，突变就是损伤和修复相互作用的结果。常见的 DNA 损伤修复机制包括以下几种。

一、直接修复

光复活修复（photoreactivation repair）是 DNA 损伤直接修复的一个例子，在波长为 300~600 nm 的可见光照射下，由激活的光复活酶特异性地识别、结合嘧啶二聚体，形成酶-DNA 复合体。然后利用可见光所提供的能量，打开嘧啶二聚体，完成修复；光复合酶亦随之从 DNA 上解离、释放（图 2-15）。

二、切除修复

切除修复（excision repair）是指在 DNA 复制之前，对受紫外线照射后所形成的嘧啶二聚体进行的修复。相对于光修复而言，其修复过程无需光能的作用，因此也称为暗修复（dark repair）。该修复过程由细胞内的解旋酶、核酸内切酶、DNA 聚合酶和连接酶等协同参与完成。首先由解旋酶打开 DNA 双链，然后核酸内切酶在嘧啶二聚体 3′端一侧特定部位，切断该 DNA 单链，在链内形成一个缺口。随后以其互补的正常链为模板，在 DNA 聚合酶的催化下，合成一

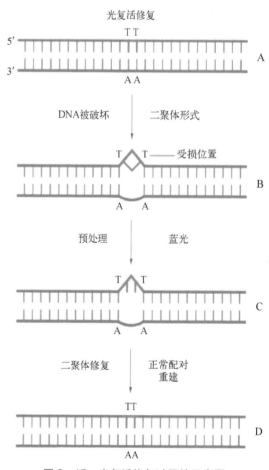

图 2-15　光复活修复过程的示意图

A：显示完整的 DNA 序列区段；B：显示受损伤后形成 TT 二聚体，DNA 空间构型改变；C：光复活酶特异性识别、结合损伤部位，形成酶-DNA 复合体；D：复合体吸收可见光能量，TT 二聚体解聚；酶释放，修复完成，DNA 恢复正常构型

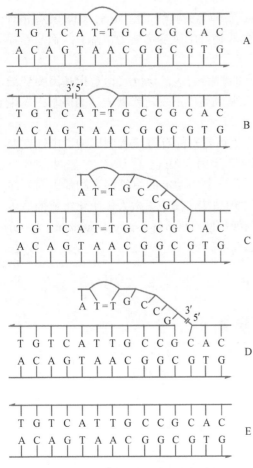

段相应的单链碱基序列片段。最后，由特异性核酸外切酶在嘧啶二聚体 5′端一侧特定部位切割，去除含有异常嘧啶二聚体的一段单链碱基序列片段；与此同时，DNA 连接酶催化新合成片段在缺口处与被修复链的连接，完成对损伤 DNA 的修复（图 2-16）。

三、重组修复

重组修复（recombination repair）是指发生在 DNA 复制过程中和复制完成之后的一种不完全的修复形式。需要指出的是，通过这种修复，只能使新合成的两个 DNA 分子中的一个具有完全正常的结构，原来的损伤则依然保留于另一个 DNA 分子而并不能被修复、消除。重组修复的大致过程和机制是：当 DNA 复制进行到损伤部位时，复制中的 DNA 子链在此留下缺口；随后在 DNA 损伤处诱导形成重组蛋白酶，该酶使带有缺口的子链与另一个 DNA 分子中极性相同的、完整的母链发生片段的交换和重组，使缺口转移到该母链上；接着，母链上的缺口再由 DNA 聚合酶催化合成互补片段，最后在 DNA 连接酶的作用下连接起来，从而使复制后 DNA 结构恢复正常（图 2-17）。

虽然此种修复不能使 DNA 损伤得以根本消除，但经过若干次复制之后，却可以逐渐地降低受损 DNA 在生物体中的比例，从而起到一种"稀释"突变的积极作用。

DNA 的损伤修复是生物体正常机能的保障，如果修复机制发生缺陷，就会引起机体功能障碍，甚至引起疾病。例如，着色性干皮病（xeroderma pigmentosum，XP）就是典型的 DNA 损伤修复酶缺陷导致的人类疾病，已有研究表明，本病患者的 DNA 损伤切除修复缺陷与八个基因相关，其中任何一个基因缺陷就会造成核酸内切酶的功能失活。

图 2-16 DNA 切除修复机制示意图

A：显示损伤后含有嘧啶二聚体的 DNA 片段；B：核酸内切酶在嘧啶二聚体 3′端一侧特定部位切割；C：在 DNA 聚合酶催化下，以互补的正常链为模板，合成一段相应的单链碱基序列片段；D：核酸外切酶在损伤部位 5′端特异性切割，去除含有嘧啶二聚体的损伤片段，并形成缺口；E：DNA 连接酶连接新合成片段，封闭缺口，损伤修复

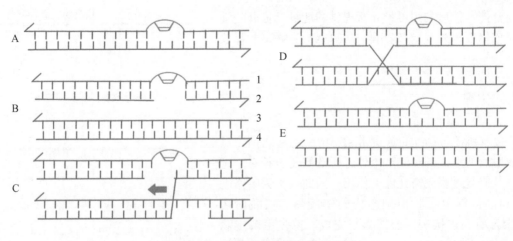

图 2-17 DNA 重组修复机制示意图

━━━━━━━━━━━━━━━━ **小 结** ━━━━━━━━━━━━━━━━

　　基因突变是指构成基因组的 DNA 分子中碱基对的组成或排列顺序的改变，其类型包括碱基置换、移码突变、整码突变和片段突变，而动态突变是一种诱导形成某些人类遗传病的、新的基因突变机制。诱发基因突变的因素有物理、化学和生物因素。基因突变的一般特性包括多向性、重复性、平行性、可逆性、随机性、稀有性、有害性和有利性等。基因突变不仅可导致基因编码区的功能异常，也可导致基因调控区的功能异常，进而影响遗传信息的功能表达，从而引起生物体性状的改变。

　　生物体在漫长的自然进化进程中与其生存环境不断地建立和形成了完善的安全保障体系。在一定的条件下，生物体可以将外界环境对机体 DNA 分子形成的损伤予以修复，从而降低基因突变对机体的损伤效应。但是，一旦生物体的修复机制发生缺陷，就会造成机体功能障碍，甚至引起疾病。基因突变往往破坏内外环境的平衡，在当前内外环境协调度很高的形势下，对个体多为不利，纵观漫长的生命进化史，基因突变是生物适应环境、演化及新物种产生的内在动力。

【思考题】

（1）基因突变有哪些类型？简述基因突变的分子机制。

（2）诱发基因突变的因素有哪些？试简述一些化学因素诱发基因突变的过程。

（3）试说明基因突变可能形成的各种生物学效应。

（4）紫外线引起 DNA 损伤的修复主要有哪些方式？简要阐明切除修复的主要过程。

（韩桂琪）

第三章

人 类 染 色 体

染色体是间期细胞染色质高度凝缩形成的结构，是细胞分裂时遗传物质存在的特定形式。由于真核细胞的基因大部分位于细胞核内的染色体上，故染色体是细胞核内基因的载体。通过细胞分裂，基因伴随染色体的传递而传递，从母细胞传给子细胞，从亲代传给子代，延续着生命活动。不同物种的染色体形态和数目各具特征，同种生物染色体的形态和数目相对恒定，因此染色体也被认为是物种鉴定的重要标志。

第一节　染　色　质

染色质和染色体是在细胞周期不同阶段可以互相转变的结构。在细胞从间期到分裂期的过程中，染色质通过螺旋化凝缩成为染色体，而在细胞从分裂期到间期的过程中，染色体又解螺旋舒展成为染色质。

一、染色质的组成和结构

染色质的主要化学成分是 DNA 和组蛋白，还有非组蛋白和少量的 RNA。DNA 与组蛋白构成染色质的基本单位，即核小体（nucleosome），它是染色质的稳定成分，而非组蛋白和 RNA 的含量随生理状态变化而变化。真核细胞染色质中的组蛋白有 H1、H2A、H2B、H3 和 H4 五类，其中 H2A、H2B、H3、H4 各 2 个分子组成八聚体，其外周缠绕长约 146 bp 的 DNA 片段构成核心颗粒，核小体核心颗粒之间通过 60 bp 左右的连接 DNA 相连。组蛋白 H1 位于盘绕在八聚体上的 DNA 双链开口处。人类 46 条染色体包含上万至百万个核小体，每个核小体所含的 DNA 平均长度为 200 bp。串珠样的核小体经自我压缩，形成电镜下可见直径约为 30 nm 的圆柱状螺线管结构。螺线管再进一步折叠成袢环结构域，呈放射状平行排列，每隔 100 kb 结合于一个蛋白质支架或核基质上形成微带，大约 100 个微带沿纵轴构建成染色单体。目前认为，袢环实际上是 DNA 复制和基因表达的功能单位，微带则是染色体的高级结构单位。从 DNA 到染色体经过不同层次的组装使几厘米长的 DNA 成为了几微米长的染色体，压缩了近万倍（图 3-1）。这种巧妙有效的包装方式，使细胞在分裂过程中能够把携带遗传信息的 DNA 以染色体形式平均分配给子细胞。

二、染色质的类型

间期细胞核中的染色质按其形态特征、活性状态和染色特点分为常染色质（euchromatin）和异染色质（heterochromatin）两种类型。

（一）常染色质

常染色质通常位于间期细胞核的中心，螺旋化程度低，呈松散状，染色较浅而均匀，含有单一或重复序列的 DNA，具有转录活性，参与蛋白质合成，控制着细胞的代谢活动。

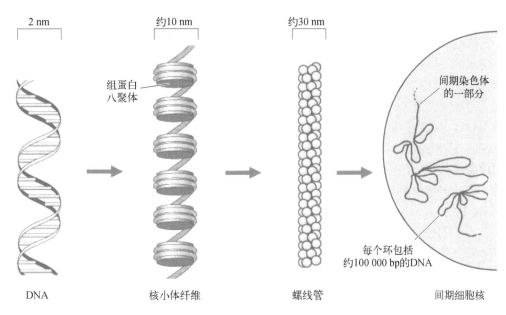

2 nm　约10 nm　约30 nm

组蛋白
八聚体

间期染色体
的一部分

每个环包括
约100 000 bp的DNA

DNA　核小体纤维　螺线管　间期细胞核

图3-1　染色质组装的不同层次

（二）异染色质

异染色质一般分布在核膜内层边缘或核仁周围，螺旋化程度较高，呈凝集状态，染色较深，其DNA复制较晚，含有重复DNA序列，很少进行转录或无转录活性，是间期核中不活跃的染色质。根据异染色质在细胞遗传及生理过程中的行为和作用，又可将其分为结构异染色质（constitutive heterochromatin）和兼性异染色质（facultative heterochromatin）。结构异染色质是异染色质的主要类型，这类异染色质在各种细胞的整个发育过程中总是处于凝缩状态，一般为高度重复的DNA序列，没有转录活性，常见于染色体的着丝粒区、端粒区、次缢痕及Y染色体长臂远端2/3区段等。兼性异染色质是指在某些细胞类型或一定发育阶段，原来的常染色质凝缩并丧失基因转录活性转变形成的异染色质，二者的转化可能与基因的表达调控有关。通常认为在常染色质与异染色质的转化过程中，DNA甲基化起着重要的调节作用。

三、性染色质

性染色质（sex chromatin）是X染色体或Y染色体在间期细胞核中显示出来的一种特殊染色结构，包括X染色质（X chromatin）和Y染色质（Y chromatin）。性染色质属于兼性异染色质。

（一）X染色质

1949年Barr等人在雌性猫神经元细胞核中发现一种能被碱性染料浓染的小体，而在雄性猫神经元细胞中则见不到这一结构。后经实验证实其他雌性哺乳类动物的间期细胞核中也同样存在这种显示性别差异的结构，称为X小体或巴氏小体（Barr body），实际上是高度浓缩的X染色质（图3-2）。

正常女性间期细胞内，位于核膜内缘染色较深，大小约为1 μm的圆形或椭圆形小体即巴氏小体。正常男性细胞内没有巴氏小体。为什么正常男女性之间的巴氏小体存在差异？1961年，Mary Lyon提出的X染色体失活的假说［莱昂假说（Lyon hypothesis）］对巴氏小体的形成作出了解释，其要点如下：① 正常女性的两条X染色体中，只有一条具有转录活性，而另一条X染色体上的DNA呈高度浓缩状态（异固缩），

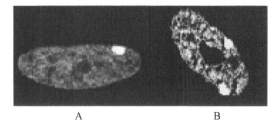

A　B

图3-2　X染色质

A：含1个巴氏小体；B：含2个巴氏小体

失去活性，在间期细胞核中呈现为巴氏小体；② 在胚胎发育初期，细胞中的两条 X 染色体均具有活性，但当胚胎发育到一定阶段（人胚胎大约在发育的第 16 天），其中一条 X 染色体失活；③ 失活的 X 染色体来自父亲还是母亲是随机的。如果一个细胞中失活的是父源的 X 染色体，那么，由这一细胞增殖的所有细胞中均为父源 X 染色体失活。因此，在一个正常女性的细胞中，失活的 X 染色体既有父源的，也有母源的。在一个女性体细胞中，无论有多少条 X 染色体，都只有一条 X 染色体具有活性，而其他的 X 染色体均失去活性，因此，巴氏小体数目比 X 染色体数目少 1。正常女性有两条 X 染色体，每个间期细胞核内只有一个巴氏小体，但如果一个女性的核型是 47，XXX，在她间期细胞核中可见到 2 个巴氏小体；核型为 48，XXXX 的个体，则可见到 3 个巴氏小体。对于正常男性，单个的 X 染色体不发生异固缩，任何时候都是有活性的，故无巴氏小体。

　　值得注意的是有些临床现象不能用莱昂假说给予圆满解释，如当 X 染色体数目偏离正常数目时，个体就表现出不同程度的异常临床症状，如 47，XXY 的个体不同于 46，XY 的个体；47，XXX 的个体不同于 46，XX 的个体，并且伴随 X 染色体数目增多，表型异常更为严重复杂。因此，有学者提出了 X 染色体部分失活的假设，认为失活的 X 染色体上基因并非都失去了活性，有一部分基因仍保持一定活性，这是对莱昂假说的补充和发展。

　　目前认为 X 染色体失活的引发，需要一种特异的、非翻译的 RNA，称为 X 染色体失活特异转录因子

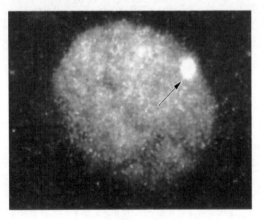

图 3-3　Y 染色质

（X inactivation-specific transcript，XIST）参与，这种 RNA 在将要失活的 X 染色体上大量积累，并包被该 X 染色体，通过表观遗传修饰的改变，最终导致失活。编码 XIST RNA 的基因 XIST 位于 Xq13.2。

（二）Y 染色质

　　用荧光染料对正常男性间期细胞染色后，可见细胞核内一个直径为 0.3 μm 左右的强荧光小体，称为 Y 染色质或 Y 小体（图 3-3），其实质为 Y 染色体长臂末端异染色质区段，这是男性细胞中特有的。Y 染色质的数目与 Y 染色体的数目相同。如核型为 47，XYY 的个体，细胞核中有 2 个 Y 染色质。Y 染色质在性别鉴定和 Y 染色体数目异常的分析中有一定的应用价值。

第二节　染色体

　　染色体是细胞分裂过程中遗传物质特有的存在形式。处于细胞分裂中期的染色体，其形态和结构最为稳定、典型。因此，常以中期染色体作为观察分析的标准。

一、人类染色体的研究方法

　　早在 1912 年，Winiwarter 等就开始了人类染色体的研究，但由于制片技术等因素的限制，导致核内染色体聚集缠绕、不易观察，故很长一段时间内对正常人类染色体数目无法准确判定。直到细胞培养技术及染色体制备方法的改进和突破，特别是 1956 年，华裔学者 Tjio 和瑞典学者 Leven 的实验明确证实了人类体细胞的正常染色体数目为 46 条。此后染色体技术很快被应用于临床。1959 年李求恩在检查唐氏综合征患者时发现本病患者染色体总数为 47，比正常人多一条第 21 号染色体，从而确诊了第一例染色体病。1960 年，人们又发现了 CML 患者的 Ph 染色体。1968 年，Q 显带技术问世，随后相继出现了各种染色体显带技术，提高了染色体分析的精确性，并发现了一些过去无法发现的染色体结构异常。1976 年，高分辨显带技术的出现加速了染色体研究的步伐。20 世纪 80 年代末，分子生物学研究迅速发展，并与细胞遗传学结合，

出现了分子细胞遗传学等新的研究领域，其技术与方法在疾病诊断、基因定位和实施 HGP 研究中得到充分的应用和发展。

（一）人类染色体标本制备的材料

由于染色体位于细胞核内，因此人类的所有有核体细胞和生殖细胞均可作为染色体制备的材料，但在实践中，制备染色体的取材需考虑以下因素：① 取材方便；② 细胞具有分裂能力且增殖迅速；③ 细胞培养和制作过程在普通实验室里易完成。常用制备染色体标本的材料有外周血淋巴细胞、骨髓细胞、胸水细胞、腹水细胞、体外培养的细胞系、实体瘤组织、性腺活检组织、胎儿羊水、胎儿绒毛及皮肤、肝、肾等标本。这些组织细胞除少数本身处于分裂增殖阶段可以直接制作染色体标本外（如骨髓细胞、胎儿绒毛、胸水、腹水和性腺活检标本），其余大都需要经过体外培养后才能制备染色体标本。

（二）人类染色体标本的制备

虽然采用不同类型的组织细胞制作人类染色体标本的具体实验方法有所差异，但基本过程相似。如用外周血淋巴细胞制作染色体标本时，通常采用植物凝集素（phytohemagglutinin，PHA）促使外周血淋巴细胞进行有丝分裂，再用秋水仙素抑制纺锤丝微管蛋白，阻碍纺锤体的形成，使细胞分裂滞留于分裂中期。同时为了得到良好的分裂相，用低渗液处理，使细胞膜膨胀、容积增大，染色体松散，利于计数和观察。最后用固定液（甲醇和冰醋酸以 3∶1 混合而成）处理后滴片，再经吉姆萨（Giemsa）染液染色，可得到非显带染色体标本。

（三）染色体显带与显带技术

染色体标本经过一定处理，并用特定染料染色，使染色体沿其长轴显现明暗或深浅相间的横行带纹，称为染色体带（chromosomal band）。染色体显带的原理较复杂，一般认为与该部位碱基组成有关，如易着色的阳性带为富含 AT 的染色体节段；富含 GC 的染色体节段则不易着色，称为阴性带。据报道已被定位的基因绝大部分都在阴性带区。染色体显带能显示染色体本身更细微的结构，各号染色体都有独特的带纹，从而构成染色体的带型（banding pattern）。每对同源染色体的带型基本相同且稳定，非同源染色体的带型各不相同。因此，人类的 22 条常染色体和性染色体可通过其显示出各自特异的带型加以区别。根据染色体的带型可准确地识别每一条染色体并判断出染色体的某些结构异常。

1968 年由瑞典细胞化学家 Caspersson 首先建立的 Q 显带（Q banding）技术以及随后发展起来的其他染色体显带技术为核型研究提供了有力的工具。显带技术一般分为两大类：① 显示整条染色体带的分布方法，如 Q 显带、G 显带、R 显带、高分辨显带技术；② 显示特殊染色体结构或特定带的方法，如 T 显带、C 显带、N 显带、高分辨显带等。

1. Q 显带　即喹吖因（quinacrine mustard，QM）荧光染色技术。在荧光显微镜下可观察到中期染色体经荧光染料氮芥喹吖因处理后其长轴呈现出宽窄不等的荧光亮带和暗带。一般富含 AT 的 DNA 区段表现为亮带，富含 GC 的 DNA 区段表现为暗带。

2. G 显带　将染色体标本先用胰酶或碱、热、尿素等处理后，再用显带染色，染色体上呈现深浅相间的带纹，称 G 带（G band）。G 带与 Q 带类似且对应，即在 Q 显带的亮带相应部位，能被显带深染，而在 Q 显带中暗带的相应部位则对应着 G 带浅染带（Y 染色体长臂除外）。

3. R 显带　染色体标本先经磷酸盐溶液处理后，再用吖啶橙或显带染色，此时，显示出与 G 带深浅相反的带型，称 R 带或反带（reverse band）。

4. T 显带　将染色体标本加热处理后，再用吖啶橙或显带染色可使染色体末端区段特异性深染，称 T 带（T band）或末端带（terminal band）。

5. C 显带　用 NaOH 或 Ba（OH）$_2$ 处理染色体标本后，再用显带染色，可使着丝粒结构异染色质及其他染色体区段的异染色质部分深染，如 1、9 和 16 号染色体的次缢痕以及 Y 染色体长臂远端的 2/3 的区段，所显示的带纹称 C 带（C band）。C 显带可用于检测 Y 染色体、着丝粒区以及次缢痕区的变化。

6. N 显带　又称 Ag－NOR 染色。用硝酸银染色，可使染色体的随体及核仁组织区（nucleolus organizing region，NOR）呈现出特异性的黑色银染物。Ag－NOR 的可染性取决于它的功能活性，即具转录活性的 NOR 可着色，但受染色物质不是次缢痕本身，而是附近与 rDNA 转录有关的一种酸性蛋白。

7. 高分辨显带　1975 年以来，美国细胞遗传学家 Yunis 等建立了染色体高分辨显带技术。用氨甲蝶呤使培养的细胞同步化后，再以秋水仙素短暂处理可获得大量晚前期和早中期分裂相，该期染色体比典型中期染色体长，显带后带纹更细更多。典型中期细胞一套单倍体染色体带纹数仅有约 320 条带，在高分辨显带标本上则可观察到 550~850 条或更多的带。染色体高分辨显带能为染色体及其所发生的畸变提供更多细节，有助于发现更多更细微的染色体结构异常，使染色体畸变的定位更加准确。

需要指出的是，在鉴定某些疾病与染色体的关系时，可将上述显带技术综合应用。然而，随着分子细胞遗传学技术的兴起和广泛应用，除了 G 显带外，其他显带技术已很少在临床细胞遗传学实验室应用。

（四）染色体荧光原位杂交

原位杂交技术是利用放射性同位素标记的 DNA 探针与待测染色体 DNA 进行分子杂交，如果该探针与待测染色体上的同源序列（靶序列）互补结合，可在染色体上原位显示杂交信号，即靶序列的位置。20 世纪 80 年代末发展起来的 FISH 技术是在放射性原位杂交技术的基础上以荧光标记取代同位素标记的一种非放射性分子细胞遗传技术。其基本原理是将间期或中期染色体的 DNA 固定在载玻片上，"原位"变性为两条 DNA 单链，再用变性的标记探针与染色体 DNA 进行杂交。用激发荧光染料的波长光照射观察染色体，若有杂交信号便可看到荧光。FISH 探针是染色体特异位点上的 DNA 片段，这些探针进行杂交后所显示的位点，就是每条同源染色体上相应探针序列的位置，通常有染色体着丝粒探针、单序列探针和全染色体或臂特异性探针三种类型。FISH 技术具有安全、快速、灵敏度高、探针可长期保存、能同时显示多种颜色等优点，不仅能显示中期染色体，还能在间期核中显示，现已广泛应用于临床细胞遗传学诊断。

（五）染色体涂染

当用荧光染料标记探针与染色体作原位杂交时，与探针杂交的染色体上的某条染色体臂（长臂或短臂）、某一区段或整个染色体均呈现荧光。如用不同颜色的荧光染料标记染色体专一的探针，则不同的染色体可被涂染成不同的颜色。因此可以制备与人类 24 种不同染色体相对应的涂染探针，每个探针用不同的荧光染料标记，以发出不同波长的荧光。这样，每条人类染色体都将产生特定的荧光。借助染色体涂染（chromosome painting）技术可方便辨认不同片段所构成的异常染色体，迅速发现染色体重排（如相互易位，特别是细胞遗传学水平难以确定的微小易位和复杂易位），并能鉴别标记染色体的来源等。

二、人类染色体的数目与形态结构

（一）人类染色体的数目

1956 年，华裔学者 Tjio 和瑞典学者 Leven 以人胚细胞为实验材料确认人类体细胞的正常染色体数目为 46 条。

在真核生物中，一个正常成熟生殖细胞（配子）中所含的全套染色体称为一个染色体组。具有一个染色体组的细胞称为单倍体（haploid），以 n 表示；具有两个染色体组的细胞称为二倍体（diploid），以 $2n$ 表示。人类属于二倍体生物，其精子或卵子中所含染色体数为 23 条，即 $n=23$ 条；其正常体细胞所含染色体数为 $2n=46$ 条，即 23 对。每对染色体中一条来自父方，一条来自母方，它们互称为同源染色体（homologous chromosomes）。

（二）人类染色体的形态结构

每一中期染色体都由细胞分裂前复制的两条姐妹染色单体（sister chromatid）构成（图 3－4），它们各含有一条 DNA 分子。中期染色体虽然各自形态、大小不同，但是每条染色体基本由下列几部分构成。

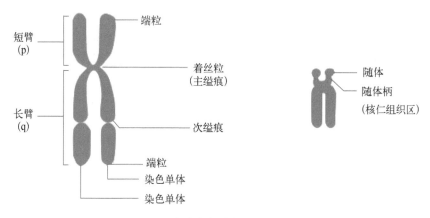

图3-4 人类中期染色体的形态特征

1. 着丝粒 着丝粒（centromere）是两条染色单体在此相连接，形成凹陷缩窄区域，也称初级缢痕（primary constriction）或主缢痕。着丝粒是一种高度有序的整合结构，是细胞分裂中染色体与纺锤丝整合附着部位，与染色体的有序分离密切相关。失去着丝粒的染色体片段通常在分裂后期不能向两极移动而丢失。着丝粒将染色体划分为短臂（p）和长臂（q）两部分。

2. 端粒 端粒（telomere）是染色体短臂和长臂末端的特殊结构。端粒对维持染色体的稳定，防止染色体之间的粘连起着重要作用。

3. 次缢痕 次缢痕（secondary constriction）是某些染色体的长臂或短臂上存在凹陷狭窄区，该区域相对主缢痕来说称为次缢痕。

4. 随体 随体（satellite）是人类近端着丝粒染色体短臂末端存在一个球形结构，随体与短臂之间为随体柄，是NOR，与核仁形成相关。随体和NOR统称随体区。

根据着丝粒位置将人类染色体分为三种类型：① 中着丝粒染色体（metacentric chromosome），着丝粒位于或靠近染色体中央。若将染色体全长分为8等份，则丝粒位于染色体纵轴的1/2~5/8处，着丝粒将染色体分为长短相近的两个臂。② 亚中着丝粒染色体（submetacentric chromosome），着丝粒位于染色体纵轴的5/8~7/8处，着丝粒将染色体分为长短不同的两个臂。③ 近端着丝粒染色体（acrocentric chromosome），着丝粒靠近一端，位于染色体纵轴的7/8~末端之间，这类染色体短臂较短（图3-5）。

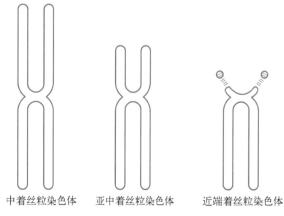

中着丝粒染色体　　亚中着丝粒染色体　　近端着丝粒染色体

图3-5 人类中期染色体的类型

（三）人类染色体的功能元件

染色体要确保在细胞世代中保持稳定，必须具有自主复制、保证复制的完整性，以及遗传物质能够平均分配的能力，与这些能力相关的结构序列称为染色体DNA的功能元件（functional element）。目前认为至少有3种DNA关键序列与染色体复制和稳定遗传有关。

1. 自主复制DNA序列 DNA复制时，通常以复制起始点为中心，向两个方向进行复制。原核细胞的复制起点只有一个，而在真核细胞染色体中存在多个复制起点。20世纪70年代末，首次在酵母中发现自主复制DNA序列（autonomously replicating DNA sequence，ARS）。该序列由一段11~14 bp同源性很高的富含AT的序列构成，与复制起点共定位，能确保染色体在细胞周期中自我复制，保证染色体在世代传递中的稳定性和连续性。虽然目前还未能确定真核细胞复制起点的DNA序列是否具有固定模式，但大多包含一个富含AT的序列。

2. 着丝粒 DNA 序列　着丝粒 DNA 序列（centromere DNA sequence，CEN）与染色体的分离有关。对不同来源的着丝粒 DNA 序列分析发现，CEN 的共同特点是有两个彼此相邻的核心区，一个是 80~90 bp 的 AT 区，另一个是 11 bp 的保守区。一旦遗传损伤（突变、插入或缺失）发生在这两个区域，CEN 随即丧失其生物学功能。

人染色体的 CEN 由高度重复的 α 卫星 DNA 构成，重复单位 17 bp，串联重复 2 000~30 000 次，可达 250~400 kb，其功能高度保守。不同染色体着丝粒的 α 卫星 DNA 序列各不相同。由 α 卫星 DNA 序列与着丝粒蛋白（centromere protein，CENP）结合形成的复合体（也称动粒）是纺锤丝与染色体的整合点，与细胞分裂及其调控直接相关。因此，CEN 对于确保染色体在细胞分裂时能被平均分配到 2 个子细胞中有着重要作用。

3. 端粒 DNA 序列　端粒是由富含鸟嘌呤核苷酸（G）的短串联重复 DNA 序列及相关蛋白组成的。人类端粒 DNA 序列（telomere DNA sequence，TEL）的保守序列为 TTAGGG，串联重复 500~3 000 次，长度在 2~20 kb。真核细胞染色体端粒的重复序列不是 DNA 复制时连续合成的，而是由端粒酶（一种核糖核蛋白复合物，具有逆转录酶的活性）合成后添加到染色体的末端。由于目前只在生殖细胞和部分干细胞中发现有端粒酶的活性，而体细胞的端粒酶无活性，因此，人的生殖系细胞染色体末端比体细胞染色体末端长（大约几千个 bp）。生殖细胞端粒长度的维持有利于亲代将遗传信息完整传递给子代。随着 DNA 复制和细胞分裂次数的增加，端粒重复序列就缩短一些，染色体端粒长度也会相应逐渐缩短。当端粒长度缩短到某个程度时，染色体发生形态异常，这时细胞进入老化期并随后发生细胞凋亡。因此，TEL 的长度与细胞分裂次数和细胞衰老有关。另外，有研究表明，无限增殖的肿瘤细胞具有表达端粒酶活性的能力。这是因为端粒的缩短可能引发染色体的不稳定，并以某种方式激活端粒酶，使其能够以自身为模板合成 TEL，并加到染色体末端弥补端粒的损耗以维持染色体稳定，从而导致细胞发展成为永生性细胞，这种永生化极易诱导肿瘤的发生。

三、性染色体与性别决定

在人类的体细胞 23 对染色体中，有 22 对男女共有的染色体为常染色体（autosome），1 对在男女间不同的染色体为性染色体（sex chromosome），包括 X 染色体和 Y 染色体，性染色体与性别决定有直接的关系。人类的性别决定方式为 XX–XY 型，男性为异型性染色体，细胞中含一条 X 染色体，另一条是 Y 染色体，其性染色体组成为 XY；而女性为同型性染色体，其性染色体组成为 XX，体细胞中含有两条 X 染色体。在配子发生时，男性可以产生 2 种精子，含有 X 染色体的 X 型精子和含有 Y 染色体的 Y 型精子，两种精子的数目均等；而女性只能形成 1 种含有 X 染色体的卵子。受精时，X 型精子与卵子结合，形成性染色体组成为 XX 的受精卵，发育成为女性；而 Y 型精子与卵子结合则形成性染色体组成为 XY 的受精卵，发育成为男性。所以人类的性别是在受精的瞬间决定的，确切地说是由哪种精子受精决定的。在自然状态下，不同的精子与卵子的结合是随机的，因此人类的男女性别比例大致保持 1∶1。

很显然，人类的性别决定实际上是 Y 染色体起了决定性作用。只有一条 X 染色体而没有 Y 染色体的个体发育为女性；无论有几条 X 染色体，只要同时具有 Y 染色体的个体则发育为男性表型。Y 染色体的存在对睾丸支持细胞的分化是必要的，这是因为 Y 染色体上携带有男性性别决定的关键基因——睾丸决定因子（testis-determining factor，TDF），它决定着胚胎发育过程中性腺原基细胞的分化方向。

人类 Y 染色体由拟常染色体区域和 Y 特异区域两个在遗传学上明显不同的部分组成。拟常染色体区域位于 X 和 Y 染色体的短臂末端，是 X 和 Y 染色体的同源区，X 染色体和 Y 染色体之间可以在拟常染色体区域重组，此区内的交换并不表现典型的连锁关系，通过重组分析可以绘制该区域的基因图。Y 特异区域在正常情况下不与 X 染色体发生重组，在减数分裂中作为一个整体分离并编码几个基因，TDF 就位于这个区域内。

1990 年 Sinclair 等发现了性别决定区域 Y（sex-determining region Y，SRY），并且认为是 TDF 的最佳候选基因。它定位于 Y 染色体短臂末端（Yp11.3），只含有一个外显子，没有内含子，转录单位长约 1.1 kb，编码一个与 DNA 特异序列相结合的转录因子，决定睾丸的形成和发育。人类 SRY 基因的表达最初出现于胚胎发育第 41 天的部分生殖嵴细胞中，这与生殖细胞的前体——原生殖细胞（primordial germ cell，PGC）到达生殖嵴的时间相符。表达 SRY 基因的这些细胞最终分化为支持细胞。支持细胞是睾丸组织中最主要的细胞类型，也是生殖嵴体细胞中最早产生性别分化的细胞，可诱导性腺细胞中其他体细胞分化为睾丸相关组成细胞，从而引导性别分化朝向男性方向。在缺乏 Y 染色体的女性个体中，支持细胞将分化为卵巢中的颗粒细胞，生殖嵴中的其他体细胞将分化为分泌激素的膜细胞。因此，SRY 诱导支持细胞的形成和分化，在睾丸发育和性别分化过程中发挥了重要作用。临床上发现的某些两性畸形患者与 SRY 基因突变发生有关。

第三节　人类染色体核型

将一个体细胞中全部染色体按其大小和形态特征，依次排列而成的图像称为核型（karyotype）。核型分析（karyotype analysis）是将待测细胞染色体进行计数、配对、分组并分析形态特征的过程。核型分析对于探讨人类染色体病的病因、物种亲缘关系的鉴定等均有重要意义。

一、人类染色体非显带核型

为了便于识别分析和研究染色体，分别于 1960 年、1963 年和 1966 年在美国丹佛、英国伦敦及美国芝加哥召开了 3 次国际会议，讨论并制定了人类有丝分裂染色体的识别、编号、分组及核型描述（包括染色体数目和结构异常的核型描述）等统一的标准命名系统。根据这一命名系统，人类 23 对染色体按其大小和着丝粒位置的不同，将 22 对染色体由大到小依次编为 1 至 22 号，并分为 A、B、C、D、E、F、G 7 个组，A 组最大，G 组最小。X 和 Y 染色体分别归入 C 组和 G 组（表 3-1）。

表 3-1　人类核型分组与各组染色体形态特征（非显带标本）

组号	染色体号	大　小	着丝粒位置	次缢痕	随　体	可鉴别程度
A	1~3	最大	中（1、3 号）亚中（2 号）	1 号常见		可鉴别
B	4~5	次大	亚中			难鉴别
C	6~12、X	中等	亚中	9 号常见		难鉴别
D	13~15	中等	近端		有	难鉴别
E	16~18	小	中（16 号）亚中（17、18 号）	16 号常见		16 号可鉴别，17、18 难鉴别
F	19~20	次小	中			难鉴别
G	21~22、Y	最小	近端		21、22 号有，Y 无	难鉴别

人类正常核型的描述包括两部分内容，第一部分是染色体总数，第二部分是性染色体的组成，两者之间用"，"分隔开。正常女性核型描述为：46，XX；正常男性核型描述为：46，XY。按吉姆萨常规制备染色体标本的方法可得到非显带染色体核型（图 3-6）。由于吉姆萨染液能使染色体各部位（除着丝粒和次缢痕外）着色均匀，因此，不能把各染色体本身的细微特征完全显现出来，只能根据染色体的某些特征（大小、着丝粒位置等）来识别部分染色体，如 1、2、3、16 号和 Y 等几条染色体。对 B~G 组的多数染色体，只能鉴别出属于哪一组，很难区分组内染色体的具体序号。对于染色体发生的一些结构畸变，例如，易位、倒位和微小的缺失等均不能检出，对许多染色体异常，特别是结构畸变的研究与临床应用都受到极大限制。因此，从 1959 年 Lejeune 发现第一例人类染色体病至 1968 年的十年中，人们只发现了 10 多种染色体异常综合征，并且多为染色体数目异常的病例。显带技术的问世和发展使核型分析更加准确而有效，并成为细胞遗传学的主要研究手段。

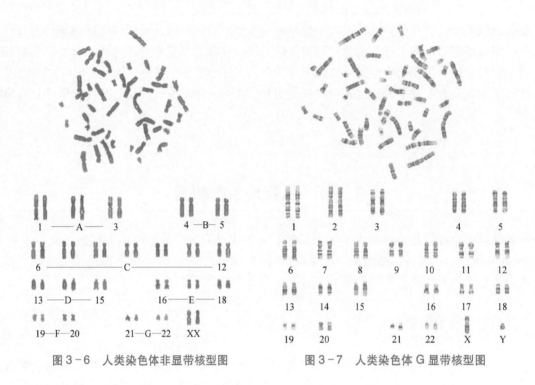

图 3-6　人类染色体非显带核型图　　　　图 3-7　人类染色体 G 显带核型图

二、人类染色体 G 显带核型

在各种染色体显带技术中，由于 G 显带方法简便，带纹清晰，带型特异，染色体标本可以长期保存，便于观察分析，因此被广泛用于染色体研究。G 显带核型分析是目前临床常规应用的染色体病诊断的主要手段之一。图 3-7 和图 3-8 分别显示的是人类染色体 G 显带核型图和核型模式图。

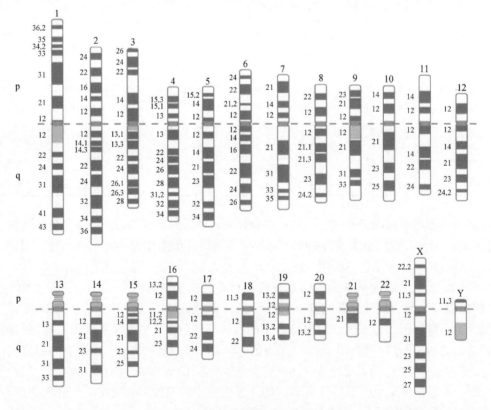

图 3-8　人类 G 显带染色体核型模式图

三、人类染色体带型的命名

1971年，在巴黎召开的第四届国际人类细胞遗传学会议和1972年的爱丁堡会议提出了区分每个染色体区、带的标准，确定了统一的符号和缩写术语，称为人类细胞遗传学命名的国际体制（International System for Human Cytogenetics Nomenclature，ISCN）。随着细胞遗传学和分子遗传学技术的不断进步，该命名系统后来历经多次国际会议讨论、修订和完善，形成不同版本，目前最新的是 ISCN（2020）。ISCN 不仅广为人们接受，而且也促进了国际的交流。

根据 ISCN 规定，界标（landmark）将每条显带染色体划分为若干个区，每个区（region）又包含一定数量和一定排列顺序的带（band）。界标是确认每一染色体上具有重要意义的、稳定的和有显著形态学特征的指标，包括染色体两臂的末端、着丝粒和某些稳定且显著的带。两相邻界标之间为区。区由一系列连贯的带组成，没有非带区。每一染色体都以着丝粒为界标，分成短臂（p）和长臂（q）。沿着染色体的臂从着丝粒开始向远端连续地标记区和带，着丝粒区定义为10，向着短臂部分称为p10，向着长臂部分称为q10，这些并没有在示意图中标出。每条臂上与着丝粒相连的部分定义为1区，稍远的区定义为2区，依此类推。定为界标的带就作为下一个区的1号带（图3-9）。

描述一特定带时需要写明 4 个内容：① 染色体序号；② 臂的符号；③ 区的序号；④ 在该区内带的序号。这些内容需要依次列出，无需间隔或标点符号。例如：1q21 表示第 1 号染色体，长臂，2 区，1 带。

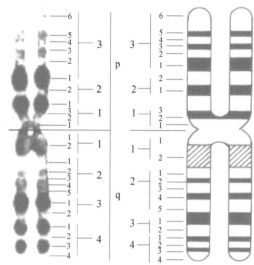

图 3-9 显带染色体的界标、区和带示意图

左侧为 G 显带图，右侧为模式图

ISCN 中规定了统一的命名符号术语，表3-2列出核型分析中常用符号术语及其意义。

表 3-2 核型分析中常用符号术语及其意义

符号术语	意 义	符号术语	意 义
A~G	染色体组号	mn	众数
X，Y	性染色体	p	短臂
/	嵌合体	ph	费城染色体
:	断裂	qr	四射体
::	断裂后重接	rcp	相互易位
ace，f	无着丝粒断片	s	随体
chi	异源嵌合体	ter	末端
der	衍生染色体	tri	三着丝粒
dup	重复	1~22	常染色体序号
fem	女性	→	从…到…
fra	脆性部位	+或-	在染色体和组号前表示染色体或组内染色体增加或减少；在染色体臂或结构后面，表示这个臂或结构的增加或减少
i	等臂染色体	;	区分涉及结构重排的染色体
inv	倒位	?	识别没有把握或为可疑者
mat	母源	cen	着丝粒

续表

符号术语	意　义	符号术语	意　义
del	缺失	mos	嵌合体
dic	双着丝粒	q	长臂
end	（核）内复制	psu	假
mal	男性	r	环状染色体
h	副缢痕	rob	罗伯逊易位
ins	插入	tan	串联易位
mar	标记染色体	tr	三射体
pat	父源	var	可变区

　　高分辨显带染色体在原有的带纹上分出更多的带，如图 3-10 显示了 10 号染色体 300~850 条带的高分辨带型。高分辨显带的命名方法是在原来带名之后加小数点"."，然后依次写新的编号，称为亚带。如原来的 10p12 带被分为三个亚带，命名为 10p12.1、10p12.2、10p12.3，即表示第 10 号染色体短臂 1 区 2 带第 1 亚带、第 2 亚带、第 3 亚带。如果亚带再细分即为次亚带，其可在亚带编号之后加以新编号，但不再另加小数点。如 10p12.3 再细分时，则写为 10p12.31、10p12.32、10p12.33。

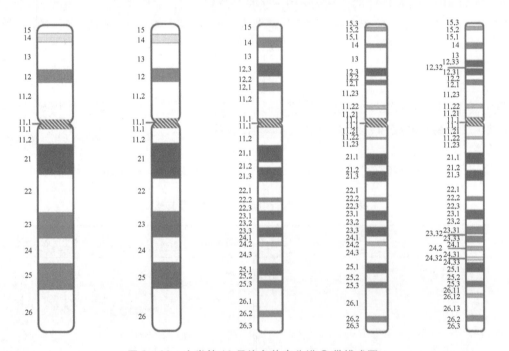

图 3-10　人类第 10 号染色体高分辨 G 带模式图

四、人类染色体多态性

　　人类染色体数目和形态结构相对恒定，但在正常健康人群中也存在着各种染色体的微小变异，包括结构、带纹宽窄和着色强度等。这类恒定而微小的变异是按照孟德尔遗传定律遗传的，通常没有明显的表型效应或病理学意义，称为染色体多态性（chromosomal polymorphism）。

　　染色体多态现象是一种较稳定的、可遗传的变异，可借助显微镜观察，因此作为一种遗传标志，在亲缘鉴定、临床诊断和科学研究中有一定价值。根据染色体多态出现的常见部位，将其分为以下主要类型。

（一）随体区变异

随体区变异是指人类 D 组、G 组近端着丝粒染色体的短臂、随体及随体柄部次缢痕区出现的变异，表现为随体的有无、大小、重复（双随体）以及短臂和随体柄部次缢痕区的增长或缩短等。这类变异可在家族中传递。

（二）次缢痕变异

次缢痕区域的染色质主要为异染色质，常见的次缢痕变异发生在第 1、9 和 16 号染色体长臂近着丝粒区的次缢痕部位，表现为次缢痕增长（ph+）或减短（ph-）。此外，在第 1、9 和 16 号染色体的着丝粒异染色质区也可出现多态性的倒位。

（三）Y 染色体变异

Y 染色体的长度变异在男性中比较常见，这种变异存在种族差异。主要变异部位是 Y 染色体长臂结构异染色质区，即长臂远端约 2/3 区段的长度变异。通常情况 Y 染色体长度大小类似 G 组染色体，如果 Y 染色体大于 F 组或大于第 18 号染色体，称为"大 Y"或"长 Y"，有的形态大小类似 D 组，称"巨大 Y"染色体，描述为 Yq+；若 Y 染色体的长度为 G 组染色体长度的 1/2 以下，称"小 Y"染色体，描述为 Yq-，但这种现象比较罕见（Y 染色体结构异常除外）。

染色体的多态性变异主要发生在结构异染色质区，由于该区段含有高度重复 DNA 序列，在细胞中呈永久性浓缩状态，因而该区段的增加或减少通常不会导致不良的临床后果。但现在也有资料报道，某些多态现象与临床症状有关，这说明染色体多态性与表型效应之间的关系还有待于进一步的研究探讨。

本章小结

染色质和染色体是在细胞周期不同阶段可以互相转变的形态结构。核小体是构成染色质的基本结构单位。染色质组装是一个动态过程，它与 DNA 复制、修复和重组直接相关。间期染色质按其形态和染色性能分为常染色质和异染色质两类，后者又分为结构异染色质和兼性异染色质。性染色质的实质为兼性异染色质。染色体是细胞有丝分裂时遗传物质存在的形式。中期染色体具有稳定的形态，主要由染色单体、着丝粒和端粒等构成。人类染色体分为中着丝粒染色体、亚中着丝粒染色体和近端着丝粒染色体 3 种类型。染色体上至少有 3 种 DNA 关键序列（自主复制 DNA 序列、着丝粒 DNA 序列和端粒 DNA 序列）确保其正常复制和稳定遗传。性染色体与性别决定相关。

人类体细胞中 46 条染色体按其大小和形态特征依次排列的图像构成核型。用特殊染色技术可使染色体显示特异带型，便于准确识别每一条染色体和诊断染色体病。无论是非显带核型还是显带核型，染色体的识别和描述标准均遵从 ISCN 的相关规定。

染色体多态现象是正常人群中存在的各种染色体恒定微小变异，通常按照孟德尔遗传定律遗传，主要分为随体区变异、次缢痕变异和 Y 染色体变异三类。

【思考题】

（1）常染色质与异染色质在结构和功能上有何差异？

（2）人类染色体有哪些形态结构和功能元件与其发挥细胞核内基因载体的作用相适应？

（3）正常人类非显带染色体核型分组中，每组染色体的主要特征是什么？

（4）人类染色体的多态性主要体现在哪些方面？它们与表型效应的关系如何？

（李小丽）

第四章

染色体畸变与染色体病

染色体畸变（chromosomal aberration）是指细胞内染色体结构或数目发生异常改变。由于染色体是基因的载体，无论是染色体的数目改变还是结构畸变都会引起基因数量的增减或位置转移，破坏基因的平衡状态，造成众多基因的表达和功能异常，从而导致疾病的发生。这种由细胞内染色体结构或数目畸变所引起的疾病，称为染色体病（chromosomal disorder）。调查资料显示，染色体畸变的发生率在新生儿中为 0.7%，迄今为止，已发现人类染色体的结构和数目异常 10 000 余种，已知的染色体病超过 300 种。

第一节　染色体畸变

一、染色体畸变的诱因

细胞中的染色体在自然条件下发生畸变的频率很低，但一些因素的作用会诱发染色体畸变，致使染色体畸变频率增高。染色体畸变的诱发因素很多，主要包括物理因素、化学因素、生物因素及其他因素等。

（一）物理因素

辐射是可能引起染色体畸变最常见的物理因素，根据来源和用途可以分为天然辐射和人工辐射，天然辐射包括宇宙辐射、地球辐射等，人工辐射包括医疗照射辐射及职业照射辐射等，其中人工辐射在医疗和工业上均有广泛的用途。此外，辐射根据作用于物质的不同效应又分为电离辐射和非电离辐射，其中以 X 线、γ 线和高速带电粒子（如 α 粒子、β 粒子和中子）等为主的电离辐射已于 2017 年被世界卫生组织（World Health Organization，WHO）列为一级致癌物。电离辐射既可导致染色体结构异常，也可导致染色体数目异常，从而引起染色体畸变。射线剂量与染色体畸变率成正比，低剂量的射线虽不易导致明显染色体畸变，但有累积效应，长期积累也会导致体细胞和生殖细胞染色体畸变明显增加。因此，长期接触辐射的人员应做好相应的防护。

（二）化学因素

某些天然或者人工合成的化学物质可以通过消化道、呼吸道及皮肤接触等进入人体引起染色体异常，例如，某些抗肿瘤药物、保胎药和预防妊娠反应药物等，均会诱发人类染色体畸变。妊娠早期使用这些药物容易导致胚胎染色体异常，进而引发流产、新生儿死亡或染色体病患儿出生等一系列严重后果。环磷酰胺、阿糖胞苷、氮芥、甲氨蝶呤等抗肿瘤药已被研究证实是染色体畸变剂，均可导致染色体畸变。

一些农药对染色体也有诱变作用。如乐果、敌百虫等有机磷农药及某些除草剂所含的砷制剂均会导致细胞染色体畸变频率增高。

工业毒物，如苯、甲苯、铝、砷、二硫化碳、氯乙烯单体、氯丁二烯等均会引起染色体畸变。长期接触这些毒物，可使染色体发生畸变的频率增高。

（三）生物因素

生物因素包括两类：生物体产生的毒素和某些生物体本身（如病毒）。一些霉菌所产生的毒素是天然的染色体断裂剂，可引起细胞染色体断裂产生畸变，如黄曲霉素会使人体外周血淋巴细胞的染色体畸变率明显增高。某些病毒尤其是致癌病毒，如 Rous 肉瘤病毒、乳头状瘤病毒、EB 病毒、SV40 病毒、流行性腮腺炎病毒、风疹病毒、肝炎病毒等，也会导致宿主细胞染色体畸变。

（四）其他因素

除上述因素外，遗传、高龄等因素也可引起染色体畸变。细胞内染色体非整倍性畸变的发生率随年龄增长而增加；母亲生育年龄越大，细胞减数分裂时发生染色体畸变的风险越高；此外，受精卵在子宫内的发育环境与染色体畸变率也密切相关。

二、染色体畸变的类型

（一）染色体数目畸变

人类正常体细胞是二倍体（$2n$），有 46 条染色体，成熟的生殖细胞（精子和卵细胞）是单倍体（n），有 23 条染色体。细胞染色体数目多于或少于正常数目，即构成染色体数目畸变。染色体数目畸变分为整倍性改变和非整倍性改变两类。

根据 ISCN，染色体数目畸变核型的描述应写出染色体总数和性染色体组成，用 "+" 和 "–" 分别表示增加或减少的染色体。如细胞中多了一条 21 号染色体，核型描述为 47，XY（XX），+21。但在描述性染色体数目异常核型时，只需要把性染色体组成直接在染色体数目的后面列出，例如，某男性个体细胞中多了一条 X 染色体，可写成：47，XXY。

1. **整倍性改变**　细胞的染色体在二倍体（$2n$）的基础上，以单倍体数（n）为基数，成倍地增加或减少，称为整倍性改变。如果在 $2n$ 的基础上增加一组染色体（n），则成 $3n$，即三倍体（triploid）；在 $2n$ 的基础上增加两组染色体（$2n$），则构成四倍体（tetrapolid）。通常把三倍体及以上细胞或个体统称为多倍体（polyploid）。如果在 $2n$ 的基础上减少一组染色体（n），则为单倍体（haploid）。

三倍体可导致细胞遗传物质的严重失衡，全身三倍体一般是致死的，三倍体个体在活婴中极少，但在流产胎儿中十分常见，是导致自发流产的最主要原因之一。三倍体易造成流产的原因除了遗传物质严重不平衡外，还与三倍体细胞有丝分裂紊乱有关。三倍体细胞在胚胎发育的有丝分裂过程中形成三极纺锤体，有丝分裂中后期染色体分配紊乱，导致子细胞中染色体数目严重失衡，严重影响胚胎的正常发育，从而导致流产。四倍体细胞遗传物质的异常比三倍体严重，四倍体个体在人类中更为罕见，但在肝脏、支气管上皮、骨髓细胞、子宫内膜、膀胱上皮、肿瘤等组织和培养细胞中会出现四倍体细胞和其他多倍体细胞。

2. **非整倍性改变**　细胞中的染色体数目在二倍体（$2n$）的基础上增加或减少一条或几条，称为非整倍性改变，所形成的细胞或个体称为非整倍体或异倍体（aneuploid）。非整倍性改变是人类中最常见的染色体数目畸变类型。

（1）超二倍体：在二倍体基础上增加一条或几条染色体则构成超二倍体（hyperdiploid）。临床上最常见的超二倍体是三体型（trisomy），即细胞染色体数目增加一条（$2n+1$），某一同源染色体有三条。人类染色体三体型中最常见的是 21 三体和 X 三体，偶尔也可见 18 三体，13 三体。其他染色体的三体型由于造成基因组的严重失衡而影响胚胎的发育，一般不能存活，多见于流产胚胎，在活产婴儿中极其少见。染色体数目多于三体型的非整倍体统称为多体型（polysomy），常见于性染色体，如 48，XXXY、48，XXYY 和 49，XXXYY 等。

（2）亚二倍体：细胞中染色体数目在二倍体基础上减少一条或几条称为亚二倍体（hypodiploid）。临床上最常见的亚二倍体是单体性（monosomy），即细胞染色体数目减少一条（$2n-1$），某一同源染色体只有一条。常染色体单体基因失衡严重，一般是致死的，在临床上极少见。性染色体单体则不尽然，如 X 染色体单体不仅见于流产胎儿，也见于儿童或成人，如特纳综合征（45，X）。如果少了一对同源染色体，即细胞不含某一号染色体，则称为缺体（nullosomy），这种亚二倍体在人类中尚未见报道。

上述的超二倍体和亚二倍体是比较常见的非整倍体。此外，有时细胞染色体数目的变化涉及两条及以上的染色体，有的染色体增加，有的染色体减少，增加和减少的数目相等，细胞染色体总数仍与二倍体一样，但其染色体组成已不是正常二倍体，称为假二倍体（pseudodiploid）。

3. 嵌合体 在人类中，有的个体内同时存在两种或两种以上核型不同的细胞系，这种个体称为嵌合体（mosaic）。如 47，XX，+21/46，XX；47，XXY/46，XY 和 45，X/46，XX 等。数目异常之间的嵌合所形成的嵌合体在人类中比较常见，此外，还有结构异常之间嵌合形成的嵌合体，以及数目异常和结构异常之间嵌合形成的嵌合体。根据起源，嵌合体又可分为同源嵌合体和异源嵌合体两种，同源嵌合体是指由一个受精卵发育过程中形成的嵌合体，而异源嵌合体是由于卵细胞和极体（polarbody）均受精，两种受精卵紧密组合成一个胚胎发育而成的嵌合体，后者比较少见，如 46，XX/46，XY。

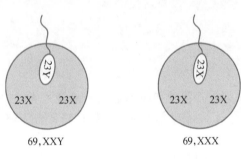

图 4-1 双雌受精

4. 染色体数目畸变的机制

（1）染色体整倍性改变的机制：人类染色体发生整倍性改变的机制主要包括双雌受精、双雄受精、核内复制、核内有丝分裂等四种。

1）双雌受精（digyny）：一个正常精子（n）与一个异常的二倍体卵细胞（2n）受精，可形成两种三倍体受精卵（3n）：69，XXX 或 69，XXY（图 4-1）。异常的二倍体卵细胞的产生主要由于次级卵母细胞的第二次减数分裂发生异常，未能排除第二极体，使第二极体的一组染色体留在卵细胞。

2）双雄受精（diandry）：两个正常精子（n）同时与一个正常的卵细胞（n）受精，结果可形成三种三倍体受精卵：69，XXX、69，XXY 或 69，XYY（图 4-2）。

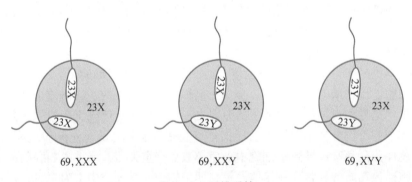

图 4-2 双雄受精

3）核内复制（endoreduplication）：细胞有丝分裂时，DNA 复制了两次，而细胞只分裂了一次，形成子细胞的染色体数目加倍，即四倍体（4n）。

4）核内有丝分裂（endomitosis）：细胞有丝分裂时，染色体进行了一次复制，但核膜没破裂，细胞质也没分裂，结果使细胞内染色体数目加倍形成四倍体（4n）。

（2）染色体非整倍性改变的机制：人类染色体发生非整倍性改变的机制主要包括染色体不分离和染色体丢失。

1）染色体不分离（nondisjunction）：是指在细胞分裂的中、后期，两条同源染色体或姐妹染色单体不能正常地分开并同时进入某一子细胞，导致该子细胞增多一条染色体而另一子细胞缺少一条染色体的现象。染色体不分离既可发生在配子形成的减数分裂，也可发生在受精卵卵裂的有丝分裂过程中。

减数分裂过程中的染色体不分离既可以发生在第一次减数分裂，也可发生在第二次减数分裂。不分离发生在第一次减数分裂，将导致某对同源染色体不分离，产生 $n+1$ 和 $n-1$ 两种数目异常的配子；若不分离发生在第二次减数分裂，将导致姐妹染色体单体不分离，形成的配子中有 1/2 为正常配子，1/4 为 $n+1$ 配子，1/4 为 $n-1$ 配子（图 4-3）。所产生的异常配子分别与正常配子（n）受精，形成 $2n+1$（三体型）和 $2n-1$（单体型）的受精卵，导致三体型和单体型的出现。

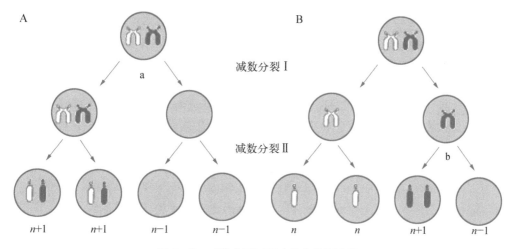

图 4-3 减数分裂过程中染色体不分离

A：减数分裂 I，同源染色体不分离（a）；B：减数分裂 II，姐妹染色体单体不分离（b）

受精卵卵裂早期发生染色体不分离，将导致嵌合体的出现。如果不分离发生在受精卵的第一次卵裂，将导致两条姐妹染色单体同时进入一个子细胞（$2n+1$），另一个子细胞则缺少该条染色体（$2n-1$），形成两种数目异常细胞系的嵌合体。如果不分离发生在第二次卵裂及以后的细胞分裂过程中，将形成三种或更多种细胞系的嵌合体（图 4-4）。嵌合体中正常细胞与异常细胞的比例取决于染色体不分离发生时间的早晚，不分离发生的时间越晚，正常细胞所占的比例越大。

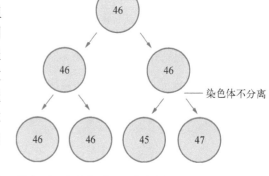

图 4-4 有丝分裂过程中染色体不分离形成嵌合体

2）染色体丢失（chromosome loss）：也称为分裂后期染色体迟滞，在细胞分裂后期染色体移动的过程中，某一染色体未能与其他染色体一起移动进入子细胞，滞留在细胞质之中而丢失的现象称为染色体丢失。染色体丢失发生在减数分裂过程中导致某一子细胞缺少该染色体，将形成单体型；发生在受精卵卵裂中将形成嵌合体（图 4-5）。

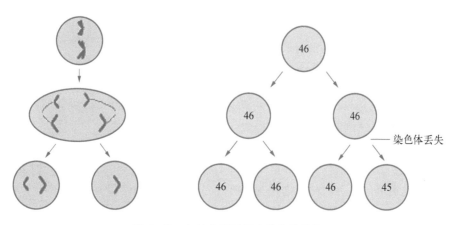

图 4-5 有丝分裂过程中染色体丢失

（二）染色体结构畸变

1. **染色体结构畸变的描述**　根据 ISCN，染色体结构畸变异常的描述方法有简式和详式两种。简式描述只需表示出异常核型中畸变染色体断裂点的位置。描述时先写出染色体总数和性染色体构成，再写出结构畸变的符号，最后用区带号表示断裂点，如涉及两条染色体则用";"隔开，如 46，XY，del（5）（p15）。详式描述中简式所采用的前三项内容仍然适用，不同的是在最后的括号里表示出重排染色体带的组成，如 46，XY，del（5）（qter→p15）。描述染色体畸变的常用符号术语及其意义见表 3-2。

2. **染色体结构畸变的类型**　在一些理化或生物因素作用下，染色体会发生断裂，断裂端具有"黏性"，若发生错误拼接，可引起不同类型的染色体结构畸变。染色体结构畸变主要包括缺失、倒位、易位、重复、环状染色体、等臂染色体和双着丝粒染色体等。其中倒位和易位结构畸变属于染色体平衡重排，通常不会引起细胞内染色体物质的增减和变化，个体表型一般没有异常，但在生殖细胞减数分裂过程中会产生各种不平衡重排的异常配子，从而导致流产、死胎、死产、染色体异常儿分娩等。

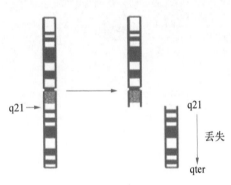

图 4-6　1 号染色体长臂末端缺失

（1）缺失（deletion，del）：染色体部分片段的丢失称为缺失，位于该片段上的基因也随之丢失。染色体缺失分为末端缺失和中间缺失两种类型。

1）末端缺失（terminal deletion）：是指染色体的长臂或短臂末端的节段发生一次断裂，造成无着丝粒末端片段丢失。如图 4-6 为 1 号染色体长臂 2 区 1 带（1q21）发生断裂后，断点至长臂末端部分（1q21→qter）丢失。简式描述为：46，XY（XX），del（1）（q21）；详式描述为：46，XY（XX），del（1）（pter→q21:）。

2）中间缺失（interstitial deletion）：是指一条染色体的一条臂上发生两次断裂形成三个片段，两断点之间的片段丢失。如图 4-7 为 3 号染色体长臂 2 区 1 带（3q21）和 2 区 5 带（3q25）发生断裂，中间片段（3q21→3q25）丢失。简式描述为：46，XY（XX），del（3）（q21q25）；详式描述为：46，XY（XX），del（3）（pter→q21:q25→qter）。

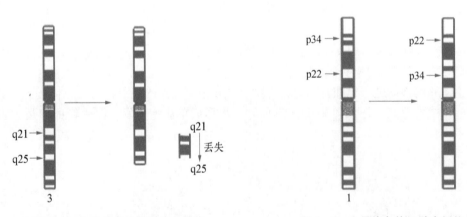

图 4-7　3 号染色体长臂中间缺失　　　　　图 4-8　1 号染色体短臂内倒位

（2）倒位：一条染色体发生两次断裂，两断点之间的片段旋转 180°后重接，称为倒位（inversion，inv）。倒位分为臂内倒位和臂间倒位两种类型。

1）臂内倒位（paracentric inversion）：是指两次断裂发生在一条染色体的同一个臂上，中间片段旋转重接所形成的倒位。图 4-8 为 1 号染色短臂 2 区 2 带（1p22）和 3 区 4 带（1p34）同时发生断裂，断点之间的片段 1p22→1p34 发生倒位连接。简式描述为：46，XY（XX），inv（1）（p22p34）；详式描述为：46，XY（XX），inv（1）（pter→p34:p22→p34:p22→qter）。

2）臂间倒位（pericentric inversion）：是指两次断裂分别发生在一条染色体的长臂和短臂上，中间含有着丝粒的片段旋转重接形成倒位。图 4-9 所示为 4 号染色短臂 1 区 5 带（4p15）和长臂 2 区 1 带（4q21）发生断裂，断点之间的片段（4p15→4q21）发生倒位。简式描述为：46，XY（XX），inv（4）（p15q21）；详式描述为：46，XY（XX），inv（4）（pter→p15∶∶q21→p15∶∶q21→qter）。

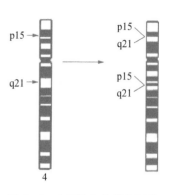

图 4-9 4 号染色体臂间倒位

（3）易位（translocation，t）：染色体片段的位置发生改变，称为易位。易位既可发生在一条染色体内，也可发生在两条染色体之间。人类中常见的易位主要是发生在染色体之间的易位，包括单向易位、相互易位、罗伯逊易位。

1）单向易位（nonreciprocal translocation）：是指一条染色体的某一片段转移到了另一条染色体上。如果单向易位发生在同源染色体间，将导致一条同源染色体上插入片段的重复，而另一条同源染色体上相同片段的缺失。

2）相互易位（reciprocal translocation）：是指两条染色体发生断裂后，相互交换断裂片段并完成重接，形成两条新的衍生染色体。相互易位是人类中比较常见的染色体结构畸变，各号染色体之间都可发生相互易位。例如，2 号染色体长臂 2 区 1 带（2q21）和 5 号染色体长臂 3 区 1 带（5q31）发生断裂后产生相互易位，形成两条衍生染色体（图 4-10）。其简式描述为：46，XY（XX），t（2；5）（q21；q31）；详式描述为：46，XY（XX），t（2；5）（2pter→2q21∶∶5q31→5qter；5pter→5q31∶∶2q21→2qter）。

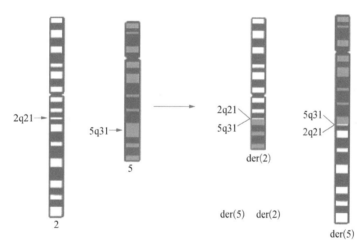

图 4-10 2 号与 5 号染色体之间的相互易位

3）罗伯逊易位（Robertsonian translocation）：是指人类近端着丝粒染色体间（D/D，D/G，G/G）发生的一种涉及整条长臂或短臂的相互易位形式。两条近端着丝粒染色体在着丝粒处断裂后重接形成两条衍生染色体，其中一条由两者的长臂构成，另一条由两者的短臂构成，这种易位又称为着丝粒融合（centric fusion）。两条长臂构成的衍生染色体几乎含有这两条染色体的全部遗传物质；两条短臂构成的小染色体由于缺乏着丝粒，一般会在随后的细胞分裂过程中丢失，因其几乎全由异染色质组成，故其丢失不引起表型异常。因此，罗伯逊易位携带者只有 45 条染色体，但表型正常。如图 4-11 为 14 号染色体和 21 号染色体

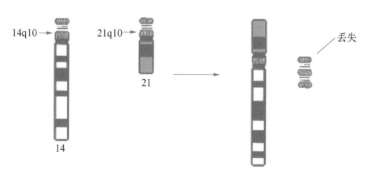

图 4-11 14/21 染色体罗伯逊易位

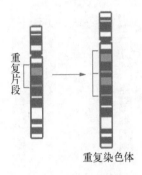

图 4-12 染色体长臂部分重复

之间发生的罗伯逊易位，简式描述为：45，XY（XX），-14，-21，+rob（14；21）（q10；q10）；详式描述为：45，XY（XX），-14，-21，+rob（14；21）（14qter→14q10∷21q10→21qter）。

（4）重复：染色体某一片段多出了一份或以上的现象，称为重复（duplication，dup）（图 4-12）。同源染色体或姐妹染色体单体之间的不等交换和染色体片段的插入等，可导致重复的产生。

（5）环状染色体：环状染色体（ring chromosome，r）是指一条染色体的长臂和短臂远端同时发生断裂，含着丝粒的中间片段两端重接，形成环状的染色体，两端无着丝粒的片段在细胞分裂中丢失。因此，细胞中环状染色体的出现，就伴有染色体两末端片段的缺失。例如，2号染色体短臂2区1带（2p21）和长臂3区1带（2q31）发生断裂形成环状染色体，两个含末端的片段丢失（图 4-13）。简式描述为：46，XY（XX），r（2）（p21q31）；详式描述为：46，XY（XX），r（2）（∷p21→q31∷）。

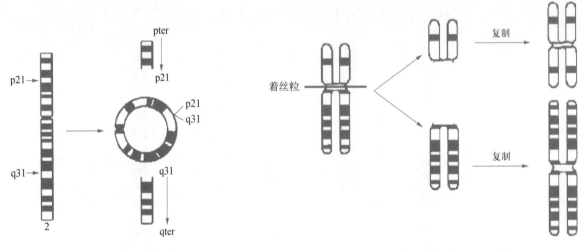

图 4-13 2号染色体形成环状染色体　　　　图 4-14 X染色体形成等臂染色体

（6）等臂染色体：一条染色体的两个臂在遗传组成和形态结构上完全相同，这种染色体称为等臂染色体（isochromosome，i）。等臂染色体一般是由于细胞分裂后期着丝粒发生横裂所造成的。正常情况下，细胞分裂后期着丝粒是纵裂，形成的染色体具有长臂和短臂。如果着丝粒会出现横裂，将形成具有两个短臂或两个长臂的等臂染色体。例如，X染色体的等臂染色体（图 4-14），简式描述为：46，X，i（Xp）（q10）；详式描述为：46，X，i（X）（pter→q10∷q10→pter）。

（7）双着丝粒染色体：两条染色体各发生一次断裂后，带有着丝粒的片段重接，形成一条染色体具有两个着丝粒的染色体，且两个着丝粒都有功能作用，即双着丝粒染色体（dicentric chromosome，dic）。两条染色体形成的无着丝粒的片段在随后的细胞分裂中丢失。例如，6号染色体长臂2区2带（6q22）和11号染色体短臂1区5带（11p15）断裂后形成的双着丝粒染色体（图 4-15），简式描述为：45，XY，dic（6；11）（q22；p15）；详式描述为：45，XY（XX），dic（6；11）（6pter→6q22∷11p15→11qter）。

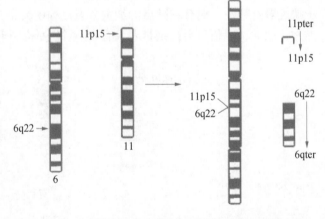

图 4-15 6号与11号染色体形成新的双着丝粒染色体

三、染色体畸变的遗传效应

细胞周期不同时期发生的染色体畸变，其产生的生物学效应不尽相同。在有丝分裂过程中，染色体的复制在 S 期进行，如果畸变发生在 G1 期和 S 早期（染色体复制前），则形成染色体型畸变（chromosomal pattern aberration）；如果畸变发生在 S 期、G2 期以及分裂前期，则形成染色单体型畸变（chromatid-type aberration）。另外，在减数分裂过程中，同源染色体联会、交换重组和分离等不同环节发生的异常也会导致不同类型的染色体畸变，产生不同的分子细胞生物学效应。

缺失导致染色体某一片段的丢失，意味着该片段上的基因随之丢失，进而导致缺失片段上的基因所控制的生物功能的丧失或相关的表型异常。缺失片段的大小不同，其产生的后果也不同。如果缺失的片段较大，一般会导致细胞或个体的死亡。如果缺失的片段较小，不严重影响个体的生存，但往往具有各种各样的表型异常，产生染色体病。如果缺失片段上含有显性基因，则会导致假显性现象，即正常的同源染色体上的等位隐性基因不会被掩盖而得以表现。

倒位导致基因的重排，除断裂点所涉及的基因外，也不改变其他基因的结构。如果断裂点不破坏重要的基因，个体一般表现正常。倒位携带者在减数分裂同源染色体配对联会时，若倒位片段较短，倒位区段的两侧其余区段正常配对，倒位区段与对应的正常区段不配对，在二价体上形成泡状，但在细胞学上一般难观察到；当缺失的片段较大时，由于倒位区段与正常同源染色体上对应的区段方向相反，在配对时，倒位区段通过一条染色体发生扭转后与同源区段配对形成倒位环（inversion loop），分离后可形成不平衡配子而导致异常妊娠。

相互易位也不导致遗传物质的丢失，大多数情况下，不引起个体表型的异常。但相互易位导致基因位置的改变，有时基因位置的改变会引起其表达的异常，称为位置效应。此外，相互易位有时可导致融合基因的出现（如 Ph 染色体）。相互易位的个体，在减数分裂同源染色体联会分离后亦可形成异常配子，这些异常配子与正常配子受精后亦将引起异常妊娠。

重复导致染色体部分三体或多体，引起重复区段所含有的那些基因的数目增加，扰乱基因间固有的平衡，对细胞或个体的生长发育造成不良影响。重复片段较大或重复片段上带有某些特殊、重要的基因，会严重影响个体的生活力、生殖能力，甚至个体死亡。有些重复会引起基因剂量效应，即某一基数量的增加，其表达和表型程度也随之增强。

第二节　染 色 体 病

染色体病是一类非常严重的疾病，通常表现出多方面的临床异常，又称染色体畸变综合征（chromosomal aberration syndrome），部分严重者在胚胎早期死亡并自然流产，少数染色体畸变者存活并出现先天性多发畸形、生长发育迟缓、智力低下等临床特征。染色体病分为常染色体病（autosomal disorder）和性染色体病（sex chromosomal disorder）两大类。

一、常染色体病

常染色体病是由于常染色体数目或结构畸变而引起的疾病。在人类中，常见的常染色体病主要包括三体综合征、部分三体综合征、部分单体综合征、嵌合体等类型。

（一）唐氏综合征

1866 年，英国医生 Down 首先描述了该病的临床表现，故称为唐氏综合征（Down syndrome）。1959

年，Lejeune 证实本病的病因是多了一条 G 组染色体（后来确定为 21 号），故此病又称为 21-三体综合征（21 trisomy syndrome）。该病在新生儿中发病率约为 1/800，患者中男性多于女性，是最常见的染色体病。

1. 临床特征　唐氏综合征累及多种组织器官，临床症状非常多样。主要临床表现为生长发育迟缓、智力低下和多发畸形等（图 4-16）。本病最严重和最突出的症状是智力低下，患儿智商一般在 25~50，因此，该病也称为先天愚型。患儿具有特殊的面容：头颅小而圆，枕部扁平，脸圆而平，鼻梁扁平，眼裂细、向上外倾斜，眼间距宽，内眦赘皮，常有斜视，嘴小唇厚、舌大、常外伸，故又称为伸舌样痴呆，耳小、低位耳。由于软骨发育差，患者四肢较短，手宽而肥，常见通贯掌，指短，小指常内弯。肌张力低，腹部膨胀，常有腹直肌分离或脐疝。约 1/2 的患者有先天性心脏病，患者甲状腺功能低下，免疫力低，白血病的发生率增高约 20%。男性常有隐睾、不育，而女性患者通常无月经，但有少数能妊娠和生育。

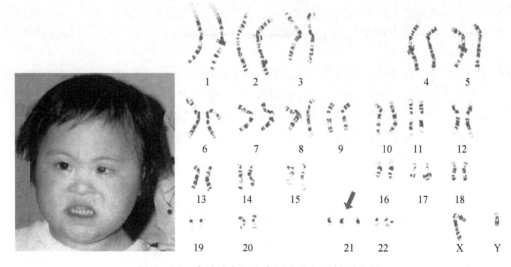

图 4-16　唐氏综合征患者面容特征及核型分析

2. 遗传分型

（1）游离型（21 三体型）：约占 95%，为本病的主要类型，核型为 47，XY（XX），+21。游离型唐氏综合征患儿父母的核型一般正常，其发生的原因是父母生殖细胞形成的减数分裂过程中 21 号染色体发生了不分离，形成含 2 条 21 号染色体的配子（n+21 号染色体），与正常配子受精就形成 21 三体受精卵。这种染色体不分离大多发生在母亲的卵子形成过程中，约占 95%，仅有 5% 发生在父亲的精子形成过程中。游离型的发病风险与母亲的生育年龄有关，随着母亲生育年龄的增大，发病风险升高（表 4-1）。因此，高龄孕妇（35 岁以上）的胎儿患病风险明显增大。此外，已生育过唐氏综合征患儿的夫妇，再次生育患儿的风险也增大，约为 1%。

表 4-1　唐氏综合征发病率与母亲生育年龄的关系

母亲生育年龄（岁）	发　病　率	母亲生育年龄（岁）	发　病　率
20~25	1/1 420~1/1 250	38	1/170
26~30	1/1 210~1/1 140	39	1/130
31	1/1 000	40	1/100
32	1/830	41	1/80
33	1/630	42	1/60
34	1/490	43	1/48
35	1/360	44	1/38
36	1/282	45	1/30
37	1/220		

（2）易位型：占3%~4%。该类型患者具有一条21号染色体与D组或G组染色体发生罗伯逊易位形成的衍生染色体，其染色体数仍为46条，但多了一条21号染色体的长臂，加上正常的两条21号共有3条21号长臂。由于决定该病的基因位于21号染色体长臂上，患者也表现出唐氏综合征的症状。在易位型唐氏综合征患者中，最常见的是Dq21q易位，即一条21号染色体的长臂易位到一条D组染色体上，占全部易位型的54.1%，如46，XY（XX），-14，+rob（14；21）（q10；q10），这种易位55%是新发生的，45%由遗传而来。如果是遗传而来，患者的双亲之一为Dq21q罗伯逊易位携带者，如45，XY（XX），-14，-21，+rob（14；21）（q10；q10）。其次是21qGq易位，占40.9%，大多是新发生的（占96%），仅有4%由遗传而来。

如果双亲之一为Dq21q平衡易位携带者，如核型为45，XY（XX），-14，-21，+rob（14；21）（q10；q10），理论上经减数分裂可产生六种配子，该个体与正常个体婚配可形成6种不同受精卵。其中，1/6表型、核型均正常，1/6为表型正常的易位型携带者，1/6为易位型三体，其余均不能存活，因此，理论上生出患儿的风险为1/3（图4-17）。但实际风险要低得多，如母亲是14q21q易位携带者，生育患儿的风险为10%~15%，父亲是携带者，则风险为5%或更小。21q22q易位携带者的后代的发病情况与Dq21q大体相同。21q21q平衡易位携带者的后代中可出现两种核型：一种为21单体而流产，另一种是易位型21三体，因此出生的后代中100%是唐氏综合征患儿（图4-18）。因此，对于21平衡易位携带者，其生育患儿的风险远高于正常人，在生育时有必要应进行产前诊断，以避免患儿的出生。

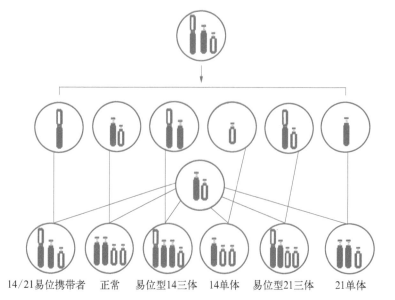

图4-17 14/21易位携带者可能产生的生殖细胞及受精卵类型

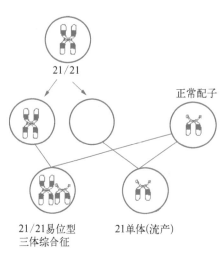

图4-18 21/21易位携带者可能产生的生殖细胞及受精卵类型

（3）嵌合型：占1%~2%，比较少见，核型为47，XY（XX），+21/46，XY（XX）。其产生的主要原因是受精卵在第一次有丝分裂后的某一次分裂过程中，21号染色体发生了不分离，形成45/46/47三种细胞系的嵌合体，但由于45这种细胞不能存活，最终形成46/47嵌合体。由于嵌合型患者存在正常细胞，临床症状一般较轻，没有21三体型那样典型和严重，其临床症状的严重程度取决于异常核型的细胞所占的比例。

3. 唐氏综合征的分子机制 近年来，唐氏综合征分子机制研究方面取得了一些重要的进展，在21号染色体上发现了唐氏综合征发病的关键决定区域，该区域定位在21q22.3的近端，在这个区域内存在唐氏综合征病理发生过程中具有重要作用的基因，这些基因决定唐氏综合征的主要表型特征。唐氏综合征相关基因的寻找、鉴定主要集中在21q21-22.3这一区域内。目前，从这个区域内已鉴定出一些唐氏综合征发病相关基因。这些基因的发现，为唐氏综合征分子机制的阐明奠定了一个良好的基础。但是，由于唐氏综合征涉及的基因非常多，还有许多相关基因有待于进一步的研究。表4-2简要介绍几种与唐氏综合征发病相关的重要基因。

表 4 - 2　唐氏综合征相关基因

基因名称	基因定位	基因功能及其与唐氏综合征的关系
APP	21q21	编码 β 淀粉样蛋白 A4 的前体［淀粉样前体蛋白（amyloid precursor protein，APP）］，过度表达引起唐氏综合征患者神经原纤维缠结和淀粉样斑块，损伤记忆功能；唐氏综合征小鼠模型研究表明，该基因还与认知障碍密切相关，推测其可能与智力低下有关
SOD1	21q22.1	编码超氧化物歧化酶，该酶能将氧自由基转化为过氧化氢和水，在唐氏综合征患者的细胞中过表达，会引起多种组织器官细胞的过氧化损伤，与患者过早衰老，神经退行性病变、免疫功能低下等有关
DYRK	21q22.1	编码双特异性酪氨酸磷酸酶化调节激酶 1，在脑发育过程中有重要作用，该基因异常表达，可引起神经发生异常，影响智力发育，与唐氏综合征神经系统方面的缺陷如学习能力差、智力低下等有关。也有研究显示，该基因也可能与先天性心脏病的发生有关
DSCR1	21q22.1 - 22.2	唐氏综合征关键区域基因 1，对钙调神经磷酸酶（calcineurin）介导的信号转导系统有调控作用，过表达会抑制许多基因转录异常和多种生理活动的异常，研究表明，该基因与唐氏综合征患者的神经系统、心脏和或免疫方面的缺陷有关
COL6A1	21q22.3	编码产物为 Ⅳ 型胶原蛋白 α₁ 链，Ⅳ 型胶原蛋白参与细胞迁移、分化和胚胎发育，该基因的过表达，会扰乱正常的房室瓣间隔形成，导致先天性心脏畸形，与唐氏综合征先天性心脏病有关
ETS2	21q22.3	编码产物为 E26 病毒癌基因同源蛋白 2，是一种转录因子，调控许多基因的表达并参与干细胞的发育。在转基因小鼠中的研究显示，其过表达会导致与唐氏综合征相似的胸腺和淋巴细胞的异常及骨骼异常，可能与唐氏综合征的骨骼发育异常及白血病相关
DSCAM	21q22.2 - 22.3	DS 细胞黏附分子，在神经系统中广泛表达，参与神经系统的分化，与唐氏综合征神经系统缺陷有关。此外，胚胎发育早期在心脏表达，认为它还可能与唐氏综合征的先天性心脏病的发病有关
miRNA 基因		在 21 号染色体有 5 种 miRNA 基因，即 miR - 99a、let - 7c、miR - 125b - 2、miR - 155 和 miR - 802。最近的研究显示，miR - 155 和 miR - 802 在唐氏综合征患者脑组织中的过表达，会抑制甲基化 CpG 结合蛋白的（methyl-CpG-binding protein 2，MeCP2）表达，使 MeCP2 表达降低，引起一些转录因子的表达异常，进而引起神经元基因的异常表达，导致脑发育的异常。miRNA 基因的过表达，可能是造成唐氏综合征脑发育异常的原因之一

（二）18 -三体综合征（18 - trisomy syndrome）

1960 年，Edwards 等首先发现并描述了一名具有额外 E 组染色体的患儿，后来证明额外的染色体为 18 号，故该病也称为爱德华综合征（图 4 - 19）。新生儿中的发病率为 1/8 000 ~ 1/3 500，患儿中女性明显多于男性，两者之比为 4∶1。

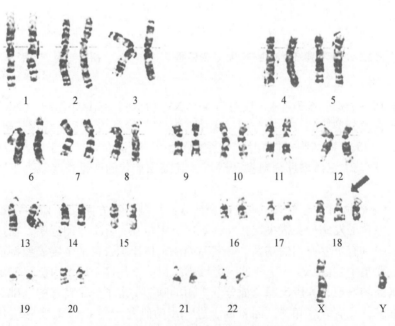

图 4 - 19　18 -三体综合征患者核型分析

1. 临床特征　主要的临床特征为严重智力发育不全、生长发育迟缓、多发畸形。患儿出生时体重低、发育差，如早产儿、吸吮差、反应弱。头面部畸形，如头长而枕骨突出、眼距宽、眼裂小、内眦赘皮、耳位低、耳郭畸形、下颌小、颈短、唇裂或腭裂。全身骨骼肌肉发育异常，表现出胸骨短、骨盆狭窄、脐疝或腹股沟疝、腹直肌分离等。手足部畸形，如特殊的握拳姿势，即第 2 和第 5 指压在第 3 指和 4 指上，互相叠盖，指甲发育不全。足部向内弯曲"摇椅样畸形足"。95% 的患儿有室间隔缺损、动脉导管未闭等先天性心脏病，这也是导致患儿死亡的主要原因。有 1/3 个体在出生后 1 个月内死亡，50% 的个体在 2 个月内死亡，90% 以上的个体在 1 岁内死亡，只有极个别患者可活到儿童期。

2. 遗传分型　在本病患儿中，大约有 80% 为 18 三体型（游离型），核型为 47，XY（XX），+18，其产生原因是父母的生殖细胞形成过程中 18 号染色体发生不分离，大多来自母亲，与母亲的年龄增大有关。约 10% 的患者为嵌合体，核型为 47，XY（XX），+18/46，XY（XX），由受精卵卵裂早期有丝分裂过程中 18 号染色体发生不分离所致。其余的患者为易位型，主要是 18 与 D 组染色体间的易位。

（三）13 -三体综合征（13 - trisomy syndrome）

1960 年 Patau 首先发现此病，故本病又称为帕套综合征。新生儿中的发病率约为 1：25 000，女性明显多于男性，与母亲的年龄增大有关。

1. 临床特征　患儿的畸形和其他临床症状比 18 -三体综合征和唐氏综合征严重。颅面的畸形包括小头、前额不发育、无嗅脑、前脑发育缺陷、眼球小，有时无眼球；多有上唇裂，常伴有腭裂；耳位低、耳郭畸形、常有耳聋、颌小。内脏的畸形非常普遍，如心室或心房间隔缺损、动脉导管未闭、多囊肾、肾盂积水，结肠异常旋转等。生殖系统畸形，如男性患儿常有隐睾，女性则有双阴道、双角子宫等。手足部畸形有时可见多指。患儿的平均寿命 130 天，45% 的患儿在出生后一个月内死亡，90% 在出生后 6 个月内死亡。

2. 遗传分型　患者中 80% 为 13 三体型（游离型），核型为 47，XY（XX），+13，母亲高龄可能是其产生的原因之一，大多是由于母亲卵细胞形成过程中 13 号染色体不分离所造成。其余为嵌合型或易位型，嵌合型患者的核型为 47，XY（XX），+13/46，XY（XX），由于有正常细胞的存在，症状相对较轻；易位型以 13 和 14 号染色体罗伯逊易位居多，患者通常有一条 13 号和 14 号长臂组成的易位染色体（13q14q），多了一条 13 号染色体长臂，核型为 46，XX（XY），-14，+rob（13；14）（q10；q10）。

（四）5p 部分单体综合征

5p 部分单体综合征（partial monosomy 5p syndrome），又称为猫叫综合征（cri du chat syndrome），人群中发病率约 1/50 000，女患者略多于男患者，为最常见的常染色体缺失综合征。

1. 临床特征　婴幼儿时期患儿的哭叫如小猫叫，本病由此得名。患者智力低下（IQ 常低于 20），生长发育明显迟滞，容貌发育异常，如小头、满月脸、眼距较宽、内眦赘皮、眼外角下斜、低位耳、下颌小且后缩等。患儿死亡率较低，少数能活到成年。

2. 遗传分型　本病为 5 号染色体短臂缺失所致，不同患者染色体缺失的片段大小也不尽相同，断裂点大多发生在 1 区 5 带（5p15）。大多数患者的染色体畸变是新发生的。该病患者中，80% 是染色体片段（5p15）的单纯性缺失所引起的，核型为 46，XX（XY），5p⁻；10% 由不平衡易位型所致，少数为环状染色体和嵌合体。

（五）微缺失综合征

微缺失综合征（microdeletion sydrome）是由染色体上一些微小片段缺失，导致染色体部分单体而引起的一类疾病。由于这种缺失往往引起缺失片段上几个相邻基因的丢失，因此，也称为邻接基因综合征（contiguous gene syndrome）。研究显示，这类疾病的染色体断裂点存在一些低拷贝的重复序列，重复序列之间的异常重组，引起不等交换，进而导致缺失的产生。染色体常规显带分析一般难于识别这些缺失，在临床上，可通过染色体高分辨显带分析或 FISH 来检测确定。表 4-3 所示为人类常见的微缺失综合征。

表 4-3　人类常见的微缺失综合征

疾病名称	缺失部位	主要临床症状	片段大小（kb）	重复序列长度（kb）
史密斯-马盖尼斯（Smith-Magenis）综合征	17p12.2	声音沙哑、面中部宽扁平、凸颌、低位耳、宽鼻梁、听力损失、强迫自残、精神运动性阻抑	5 000	200
普拉德-威利（Pradwe-Willi）综合征	15q11-13	智力低下、生长发育迟缓、身材矮小、手足小、肌张力低下、性腺发育和第二性征发育不良	4 000	50~400
安格尔曼（Angelman）综合征	15q11-13	快乐木偶面孔、智力低下、严重的语言障碍、癫痫发作、肌阵挛性反射、儿童精神/运动阻抑	4 000	50~400
威廉姆斯（Williams）综合征	7q11.23	血管系统畸形、小精灵面容、内分泌异常、结缔组织异常、精神发育迟缓、认知困难等	2 000	>30
迪格奥尔格（DiGeorge）综合征	22q11	心脏发育异常、胸腺发育不良或胸腺缺失导致免疫缺陷	3 000	200
腭-心-面（Velo-cardiofacial）综合征	22q11	腭咽发育不良（如腭裂、黏膜下腭裂、咽腭发育不了）、心脏缺陷、特殊面容	3 000	200
Ⅰ型神经纤维瘤	17q11.2	皮肤牛奶咖啡斑、多发神经纤维瘤	1 500	24

二、性染色体病

性染色体病是指由性染色体（X 和 Y）数目或结构异常所引起的疾病。患者临床特征主要为性腺组织异常、性器官和第二性征发育不良、生殖能力下降等。常见的有克兰费尔特综合征、特纳综合征、XYY 综合征、脆性 X 染色体综合征等。

（一）克兰费尔特综合征

1942 年 Klinefelter 等首先报道，故称为克兰费尔特综合征（Klinefelter syndrome），此病也称为先天性睾丸发育不全症、精曲小管发育不全。克兰费尔特综合征的发病率相对较高，在男性新生儿中约为 1/850。调查资料显示，在一些人群中，身高超过 180 cm 的男性中发病率为 1/260，在精神病患者或刑事收容机构人群中为 1/100，男性不育个体约有 1/10 是该病患者。

1. **临床特征**　患者一般在青春期前无异常表现，不易被发现，在青春期后才表现出相应临床特征。患者睾丸发育异常，如睾丸小而质硬或隐睾，曲细精管萎缩，呈玻璃样变性，通常不能产生精子，故绝大多数（97%）患者不育。男性第二性征发育不良，如无胡须、喉结不明显、体毛少、皮下脂肪丰富、皮肤细嫩，阴毛分布如女性等，部分患者（约25%）有乳房发育。患者身材高，四肢长，双手平举时两中指间距常超过身长。一些患者还有精神异常及患精神分裂症倾向，一部分患者有中、轻度智力低下。患者的雄性激素水平降低而雌性激素水平升高，性激素失调与患者的女性化有关，青春期用雄性激素治疗，可改善男性第二性征的发育和患者的心理状态。

2. **遗传分型**　患者中80%~90%为游离型，核型为47，XXY，其产生原因是双亲之一在生殖细胞形成过程中发生了性染色体不分离，形成的 XX 或 XY 配子与正常配子受精所致，其中异常的配子大约有60%来自母亲，40%来自父亲。此外，有 10%~15% 患者为嵌合体，常见的核型有 47，XXY/46，XY 或 48，XXXY/46，XY，其中部分嵌合体患者能产生精子，有一定生育能力。

（二）特纳综合征

1938 年 Turner 首次报道此病，故称为特纳综合征（Turner syndrome）。该病又称为女性先天性性腺发育不全或先天性卵巢发育不全综合征。在女婴中的发病率约为 1/5 000，该病的胎儿绝大多数流产，在自然流产儿中的比例可高达 18%~20%。

1. 临床特征　患者表型为女性，身材矮小（成年身高在 120~140 cm）。智力可正常，但常低于同胞，有时轻度障碍。肘外翻、双肩径宽、胸宽平如盾（盾状胸）、乳间距宽、后发际低、皮肤常有色素痣，50%个体有蹼颈。卵巢发育差、呈索状、无卵泡、原发性闭经、子宫发育不良、不育。第二性征发育不良，如乳房不发育和外生殖器幼稚等。大约有 50%的患者有主动脉狭窄和马蹄肾等畸形。除少数由于严重畸形在新生儿期死亡之外，一般均能存活，但常常在青春期才被发现。青春期用雌激素治疗，可促进第二性征和生殖器的发育，月经来潮，但不能促进长高和恢复生育能力，个别患者可生育。

2. 遗传分型　患者中约 55%的核型为 45，X，其形成机制是双亲生殖细胞形成过程中性染色体不分离，形成无 X 染色体的配子，其中约 75%的不分离发生在父方。此外，还有各种嵌合体和结构异常的核型。最常见的是嵌合型 45，X/46，XX，其产生的原因包括受精卵早期卵裂时 X 染色体不分离和 X 染色体丢失。常见的结构异常为 46，X，i（Xq）、46，X，i（Xp）和 X 长臂或短臂的缺失。X 染色体结构异常所致的患者可表现出特纳综合征的一些临床症状。其症状主要取决于异常所涉及的 X 染色体上的区段，如在 X 短臂缺失（XXp-）的患者中，Xp 远端缺失患者有诸如身材矮小等特纳综合征体征，但性腺功能正常；如缺失包括整个短臂，临床表现与 X 染色体长臂等臂染色体类似，患者既有特纳综合征的体征，又有性腺发育不全。在 X 长臂缺失（XXq-）的患者中，缺失在 q22 以远者，一般仅有性腺发育不全、原发闭经、不育，而无其特纳综合征体征；如缺失范围较大包括长臂近端的患者，除有性腺发育不全外，还有一些其他特纳综合征的体征，与 X 染色体短臂等臂染色体类似，而 Xq 中间缺失（q13 - q26）有其他一些特纳综合征的体征，但性腺功能正常。

（三）XYY 综合征

该病在男婴中的发生率为 1/900。XYY 综合征个体的男性表型正常，但一般都身材高大，常超过 180 cm，偶尔可见隐睾、睾丸发育不全并伴有生精障碍和生育力下降、尿道下裂等生殖系统发育异常。大多数 XYY 综合征患者可以生育，其后代也大多正常，极少数可能生育 XYY 的男性后代。XYY 综合征个体易兴奋、冲动、自我克制力较差。绝大部分 XYY 综合征患者的核型为 47，XXY，其产生的原因是父亲的精子形成过程中的第二次减数分裂时，Y 染色体不分离，形成 YY 的精子与正常卵细胞受精所致。

（四）多 X 综合征

多 X 综合征（poly-X syndrome）又称为超雌综合征（superfemale syndrome），女性中的发病率约为 1/1 000。多 X 综合征的大部分患者个体发育、性功能和生育力正常，但约有 2/3 患者智力稍低，并有患精神病倾向，约 1/3 患者有卵巢功能低下，月经减少或闭经，乳房发育不良。大多数患者的核型为 47，XXX，少数为嵌合体 47，XXX/46，XX，还有较为少见的 48，XXXX 和 49，XXXXX，患者的 X 染色体越多，对智力造成的损害和发育的畸形越严重。多 X 染色体综合征产生的主要原因是生殖细胞形成过程中 X 染色体不分离，这种不分离主要来自母亲。

（五）脆性 X 染色体综合征

1943 年 Martin 和 Bell 发现脆性 X 染色体综合征（fragile X chromosome syndrome），故又称为 Martin-Bell 综合征。后来的研究表明，该病患者 X 染色体长臂 2 区 7 带（Xq27）存在细丝部位，并将此部位称为"脆性部位"（Fragile sites）。有脆性部位的 X 染色体称为脆性 X 染色体，故又将该病称为脆性 X 染色体综合征。本病主要是男性发病，男性中的发病率为 1/1 000~1/1 500，在智力低下的男性中高达 10%~20%，是造成男性智力低下的主要原因之一。

1. 临床特征　中度到重度的智力低下。大睾丸，但睾丸内组织无异常；大头，大耳，前额突出，面中部发育不全，如下颌大而前突、高腭弓、唇厚、下唇突出等。一些患者还有多动症、攻击性行为、孤僻症、癫痫发作等。本病的遗传方式为 X 连锁隐性遗传。女性为携带者，但约 1/3 的女性携带者有轻度的智力低下，其主要原因是女性的两条 X 染色体随机失活时，失活的染色体大多为正常 X 染色体。

2. 分子机制　在 X 染色体 q27.3 存在 FMR1 基因，FMR1 基因全长 38 kb，有 17 个外显子，编码的蛋白质是一种 RNA 结合蛋白，位于细胞质内，具有选择性 RNA 结合功能。该基因第一外显子的 5'非翻译区含有一个（CGG）$_n$三核苷酸重复序列，其附近存在 CpG 岛。该重复序列是一个具有动态突变序列，拷贝数会随着传代而增加，拷贝数异常扩展引起脆性 X 染色体的表现。正常人（CGG）$_n$的拷贝数在 6~54 之间，平均拷贝数为 30，CpG 岛无甲基化。而脆性 X 染色体综合征携带者的拷贝数为 54~200，CpG 岛未被甲基化，称为前突变（premutation），只有轻微或没有临床表现。当（CGG）$_n$的拷贝数超过 200，并伴有相邻 CpG 岛的甲基化，称为全突变（full mutation），全突变降低或关闭 FMR1 基因表达，表现出脆性 X 染色体综合征的临床症状，有的严重患者的（CGG）$_n$拷贝数最多可达 4 000。

（六）两性畸形

两性畸形（hermaphroditism）指个体的性器官和第二性征表现有两性的特征。两性畸形产生的原因比较复杂，基因突变、性染色体异常、性激素分泌异常、环境因素等均会导致两性畸形。两性畸形分为真两性畸形和假两性畸形。

1. 真两性畸形 真两性畸形（true hermaphroditism）是指一个个体内同时具有睾丸和卵巢两种性腺组织，其外生殖器与第二性征介于两性之间。在真两性畸形患者中，约 40%一侧为卵巢，另一侧为睾丸，约 20%两侧均为卵睾（即在一个性腺内同时存在卵巢和睾丸两种组织），约 40%一侧为卵睾另一侧为卵巢或睾丸。其核型分布为：46，XX 约占 57%，46，XY 约占 12%，46，XX/46，XY 约占 5%。

2. 假两性畸形 患者只有一种性腺，但外生殖器和第二性征介于两性之间或与性腺相反。假两性畸形（pseudohermaphroditism）又可分为女性假两性畸形和男性假两性畸形。

（1）女性假两性畸形：患者的性腺为卵巢，核型为 46，XX，但外生殖器介于两性之间，第二性征有男性化表现。女性假两性畸形产生的主要原因是女性胎儿暴露于雄激素过多的环境。如先天性肾上腺增生症（congenital adrencal hyperplasia，CAH），致病基因定位于 6p21.3，为常染色体隐性遗传，是由于 21 -羟化酶缺乏导致雄激素合成过多，外生殖器和第二性征出现男性化表现。孕期母亲使用过多的雄激素类药物，也会导致女性假两性畸形。

（2）男性假两性畸形：患者的性腺为睾丸，核型为 46，XY，但外生殖器表现出不同程度的女性形态，第二性征女性化。如雄激素不敏感综合征（androgen inseneitivity syndrome，AIS）或称睾丸女性化综合征（testicular feminization syndrome），为 X 连锁隐性遗传，患者由于 X 染色体上雄性受体基因异常，导致靶细胞对雄性激素不敏感，患者虽有正常的雄性激素水平，但不能发挥作用，出现女性化特征，如外生殖器似女性、有阴道开口、乳房发育等。雄性激素缺乏，也可导致男性假两性畸形。

第三节　染色体异常携带者

在人群中，有些个体带有结构异常的染色体，但表型正常，这些个体称为染色体异常携带者，主要包括倒位携带者和易位携带者。异常的染色体虽不会引起携带者表型异常，但在携带者生殖细胞形成过程中，会导致异常生殖细胞的产生，造成不育、流产、死产、新生儿死亡和生育染色体病患儿等一系列严重的后果。染色体异常携带者也被认为是临床上不育、自发流产的一个重要原因。在我国携带者的发生率为 0.47%，携带者的检出，对染色体病的预防，男女不育、自发流产病因的诊断有重要意义。

一、倒位携带者

倒位携带者分为臂内倒位携带者和臂间倒位携带者，无论哪一种倒位携带者，其倒位染色体在第一次减数分裂时与正常的同源染色体配对形成倒位环，倒位环内同源染色体交换，将导致染色体异常配子的产生，如无着丝粒染色体片段、双着丝粒染色体、重复、缺失等染色体异常的配子，这些染色体异常会严重影响受精后胚胎的正常发育，常常导致不育、流产、染色体病患儿出生等遗传效应。如倒位环内同源染色体发生交换，臂间倒位携带者可形成 4 种配子，其中 1 种染色体正常，1 种带有倒位染色体，另外 2 种带有重复和缺失的染色体（图 4－20）；臂内倒位携带者也产生 4 种配子，其中 1 种染色体正常，1 种带有倒位染色体，1 种含着丝粒片段，1 种带有双着丝粒染色体（图 4－21）。

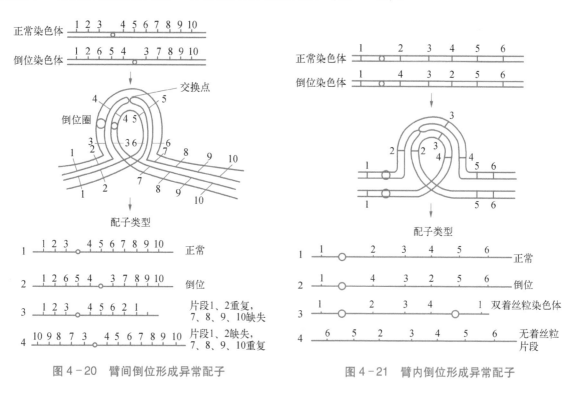

图 4－20　臂间倒位形成异常配子　　　　图 4－21　臂内倒位形成异常配子

二、易位携带者

相互易位携带者在第一次减数分裂同源染色体配对时，所涉及的四条染色体形成四射体（图 4－22）。四射体染色体通过对位分离、邻位分离-1、邻位分离-2 和 3∶1 分离等不同的分离方式，形成多种不同的配子。理论上，相互易位携带者可产生 18 种配子，其中 1 种正常，一种带有相互易位染色体，其余 16 种均为染色体不平衡配子。因此，相互易位携带者生育正常后代的概率较低，在临床上造成不育、流产、死产、染色体病患儿出生等后果。表 4－4 所示为 46，XY（XX），t（2；5）（q21；q31）携带者产生的配子与正常配子受精后形成的受精卵类型。

罗伯逊易位携带者的情况与前述的 21 三体罗伯逊易位携带者类似，这里不再赘述。

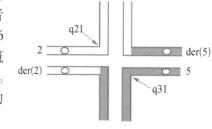

图 4－22　相互易位染色体在同源染色体配对时形成四射体

表 4－4　相互易位携带者产生的配子与正常配子形成的受精卵类型

分离类型	与正常配子受精后产生的合子类型
对位分离	46，XY（XX）
	46，XY（XX），-2，-5，+der（2），+der（5），t（2；5）（q21；q31）
邻位分离-1	46，XY（XX），-5，+der（5），t（2；5）（q21；q31）
	46，XY（XX），-2，+der（2），t（2；5）（q21；q31）

续表

分离类型	与正常配子受精后产生的合子类型
邻位分离-2	46, XY（XX），-5，+der（2），t（2；5）（q21；q31）
	46, XY（XX），-2，+der（5），t（2；5）（q21；q31）
	46, XY（XX），+2，-5
	46, XY（XX），-2，+5
	46, XY（XX），-2，-5，+2der（5），t（2；5）（q21；q31）
	46, XY（XX），-2，-5，+2der（2），t（2；5）（q21；q31）
3：1分离	47, XY（XX），+der（5），t（2；5）（q21；q31）
	45, XY（XX），-2，-5，+der（5），t（2；5）（q21；q31）
	47, XY（XX），-2，+der（2），+der（5），t（2；5）（q21；q31）
	45, XY（XX），-5
	47, XY（XX），+der（5），t（2；5）（q21；q31）
	45, XY（XX），-2，-5，+der（2），t（2；5）（q21；q31）
	47, XY（XX），-5，+der（2），+der（5），t（2；5）（q21；q31）
	45, XY（XX），-2

本章小结

染色体的数目或结构发生异常改变称为染色体畸变。一些物理、化学、生物因素的作用会诱发染色体产生畸变。染色体畸变包括数目畸变和结构畸变两大类。染色体数目畸变又可分为整倍性改变和非整倍性改变，其产生的原因是细胞分裂过程中染色体发生不分离或丢失。染色体发生断裂后，断端非原位重接或不再重接将导致染色体结构畸变。染色体结构畸变有缺失、倒位、易位、重复、双着丝粒染色体、等臂染色体、环状染色体等多种类型。

染色体畸变所引起的疾病称为染色体病。根据畸变染色体的类型，染色体病分为常染色体病和性染色体病两大类。常染色体病常表现出智力低下、生长发育迟缓、先天性多发畸形（五官、内脏、四肢）等多种严重的临床症状，而性染色体病的临床特征主要为性腺组织异常、性器官和第二性征发育不良、生殖能力下降等。带有畸变染色体但表型正常的个体称为染色体异常携带者，主要有易位携带者和倒位携带者，其生殖细胞形成过程中，会产生异常的生殖细胞，引起不育、流产、死产、新生儿死亡或生育染色体病患儿等。

【思考题】
(1) 阐述染色体数目畸变的类型及机制。
(2) 染色体结构畸变的主要类型有哪些？各自的遗传学效应如何？
(3) 写出下列染色体异常的核型（详式和简式）
　　1) 女性，21号染色体 q21 和 q32 间倒位
　　2) 男性，9号染色体 q23 断裂后缺失
　　3) 男性，3号染色体 p12 到 p21 发生中间缺失
　　4) 女性，6号染色体 p21 和 q15 间倒位
　　5) 女性，3号染色体 q21 和 10 号染色体 q21 发生断裂后相互易位

（范梦恬　郭凤劲）

第五章

单基因遗传病

单基因遗传病（monogenic disorder）是由一对主基因影响而发生的疾病，其遗传方式符合孟德尔遗传定律，故又称为孟德尔遗传病。根据致病基因所在的染色体（常染色体或性染色体），以及基因性质（显性或隐性）的不同，可将其分为常染色体显性遗传、常染色体隐性遗传、X 连锁显性遗传（X-linked dominant inheritance，XD）、X 连锁隐性遗传（X-linked recessive inheritance，XR）、Y 连锁遗传（Y-linked inheritance）等五类。

第一节　系谱与系谱分析

人类性状遗传规律的研究不能采用动植物遗传研究所普遍使用的杂交试验方法，因而必须要有一些研究人类遗传方式的特殊手段，系谱分析法是其中最常用的方法。系谱（pedigree）是从先证者（proband）入手，追溯调查其家族成员（直系和旁系亲属）的亲属关系及某种遗传病或性状的发生及分布情况等资料，并按一定格式将其绘制而成的图解（常用的系谱符号见图 5-1）。先证者是家族中被医生或研究者发

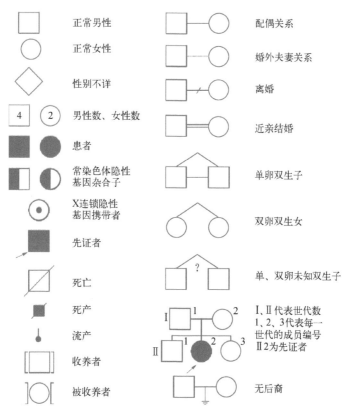

图 5-1　常用的系谱符号

现的第一个患者或具有某种性状的成员。临床上，通过对系谱进行分析，可确定疾病可能的遗传方式，从而对家系中其他成员的发病情况作出预测。但应当注意的是，对某病或性状遗传方式的判断通常需要对多个系谱综合分析后方能作出准确结论。

第二节　单基因遗传病的遗传方式

一、常染色体显性遗传

控制一种性状或疾病的基因位于常染色体上，基因的性质为显性，其遗传方式称为常染色体显性遗传（autosomal dominant inheritance，AD）。迄今已收录的常染色体显性遗传病共有 4 000 多种，多由编码结构或功能蛋白的基因突变导致。表 5 - 1 为一些常见的常染色体显性遗传病。

表 5 - 1　一些常见的常染色体显性遗传病

中 文 名 称	英 文 名 称	OMIM	染色体定位
家族性高胆固醇血症	familial hypercholesterolemia	143 890	19p13.2
α 地中海贫血	alpha-thalassemia	604 131	16p13.3
短指（趾）症 A1 型	brachydactyly，type A1	112 500	2q35
成年型多囊肾病	polycystic kidney disease，adult	173 900	16p13.3
强直性肌营养不良 I 型	dystrophia myotonica 1	160 900	19q13.32
成骨发育不全 I 型	osteogenesis imperfecta，type 1	166 200	17q21.33
多发性家族性结肠息肉	adenomatous polyposis of the colon	175 100	5q22.2
神经纤维瘤 I 型	neurofibromatosis，type I	162 200	17q11.2

根据杂合子（Aa）可能出现的不同表现形式，可将常染色体显性遗传分为如下三种类型。

（一）完全显性

完全显性（complete dominance）是指杂合子（Aa）患者的表型与显性纯合子（AA）患者完全一致。此时，显性等位基因完全掩盖了隐性等位基因的作用。

短指（趾）症是完全显性遗传的典型实例，患者指骨或掌骨短小或缺如，致使指（趾）变短。假设短指症致病基因为 A，正常基因为 a，则 AA 或 Aa 基因型的个体都患病，且这两种基因型患者的临床表现完全相同。图 5 - 2 为一例短指症家系。

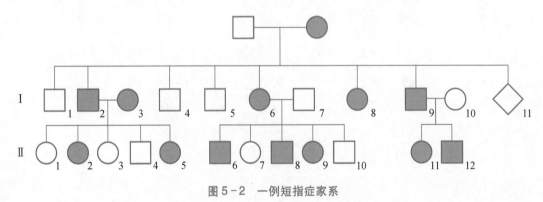

图 5 - 2　一例短指症家系

从以上典型家系可见，常染色体完全显性遗传病具有如下特点：① 患者双亲中必有一方是患者。一般情况下致病基因在群体中的频率很低，故绝大多数患者为杂合子；② 患者同胞中约有 1/2 患病，男女发病机会均等；③ 系谱中可见连续传递现象，即连续几代有患者；④ 双亲都无病时，子女一般不会患病，只有在发生新的基因突变时，才会出现子女患病的情况。

（二）不完全显性

不完全显性（incomplete dominance）也称半显性遗传，是指杂合子的表型介于显性纯合子和隐性纯合子之间。也就是说，在杂合子中，隐性基因的作用也有一定程度的表现。在此情况下，两个杂合子婚配，子代可出现三种表型，比例为 1：2：1，与基因型的比例相同。

软骨发育不全（achondroplasia，MIM 100800）为不完全显性遗传病，纯合子患者（AA）病情严重，多在胎儿期或新生儿期死亡，临床上见到的患者多为杂合子（Aa）。患者出生时即表现出躯体矮小、躯干长、四肢粗短、下肢向内弯曲、头大前额突出等症状。本病杂合子患者与正常人婚配，每生一个孩子有 1/2 的概率为杂合子患者（Aa），1/2 的概率为正常人（aa）。若两个杂合子患者婚配，后代中约 1/4 的概率为正常个体（aa），2/4 的概率为杂合子患者（Aa），1/4 的概率为纯合子患者（AA）而死于胚胎期或早期夭折。

（三）共显性

共显性（codominance）是指一对等位基因之间无显性和隐性之分，在杂合状态时两个基因的作用都完全表现出来，形成相应的表型。

人类 ABO 血型受控于染色体 9q34.2 上一组复等位基因（I^A、I^B、i）。复等位基因（multiple alleles）是指一个基因位点在群体中有三个或以上的等位基因存在，但对每一个体而言只能具有其中的任何两个等位基因。I^A、I^B 分别编码 A 抗原和 B 抗原，i 为无效基因。I^A、I^B 对 i 是显性；I^A 和 I^B 之间形成杂合基因型时，两个基因都表达相应抗原，形成 AB 血型，表现为共显性特点。因此，人群中这 3 个等位基因可形成 6 种基因型、4 种血型，分别是 A 型（$I^A I^A$、$I^A i$）、B 型（$I^B I^B$、$I^B i$）、AB 型（$I^A I^B$）及 O 型（ii）。根据孟德尔分离定律，只要已知双亲的血型即可推测出子女可能有或不可能有的血型；或已知双亲之一和子女的血型，也可推测另一亲本的血型（表 5-2），这在法医学的亲权鉴定上有一定的意义。

表 5-2　双亲与子女之间 ABO 血型遗传的关系

双 亲 的 血 型	子女中可能有的血型	子女中不可能有的血型
A×A	A、O	B、AB
A×O	A、O	B、AB
A×B	A、B、AB、O	—
A×AB	A、B、AB	O
B×B	B、O	A、AB
B×O	B、O	A、AB
B×AB	A、B、AB	O
AB×O	A、B	AB、O
AB×AB	A、B、AB	O
O×O	O	A、B、AB

二、常染色体隐性遗传

控制一种性状或疾病的基因位于常染色体上，基因的性质为隐性，其遗传方式称为常染色体隐性遗传

（autosomal recessive inheritance，AR）。目前，OMIM 收录的常染色体隐性遗传病共有 2 000 多种，多由编码酶的基因缺陷所导致。表 5 - 3 为一些常见的常染色体隐性遗传病。

表 5 - 3　一些常见的常染色体隐性遗传病

中 文 名 称	英 文 名 称	OMIM	染色体定位
苯丙酮尿症	phenylketonuria	261 600	12p23. 2
白化病	albinism	203 100	11q14 - q21
尿黑酸尿症	alkaptonuria	203 500	3q13. 33
神经节苷脂贮积症	gangliosidosis	272 800	15q23
半乳糖血症	galactosemia	230 400	9q13. 3
黏多糖累积症 I 型	Mucopolysaccharidosis type I	252 800	4q16. 3
血色素沉着症	hemochromatosis	235 200	6p22，20p12. 3
同型胱氨酸尿症	homocystinuria	236 200	21q22. 3

在常染色体隐性遗传病中，只有隐性纯合子（aa）才发病，杂合子（Aa）虽带有致病基因，但并不患病，却可将隐性致病基因遗传给后代。这种带有致病基因但表型正常的个体（Aa）称为携带者。

常染色体隐性遗传病家系中最常见的是两个携带者（Aa×Aa）间的婚配，根据孟德尔分离定律，每胎孩子患病概率为 1/4，在患者表型正常同胞中携带者占 2/3。患者相互婚配（aa×aa）子女将全部受累，但由于隐性致病基因频率很低，这种婚配的可能性极小，只有在发病率高的隐性遗传病中才能见到。

概括起来，常染色体隐性遗传病的系谱具有以下特点：① 患者双亲都无病，但是他们都是携带者；② 患者同胞中约有 1/4 患病，且男女患病机会均等，患者表型正常的同胞有 2/3 的可能为携带者；③ 患者子女中一般无患儿，所以本病看不到连续传递，往往是散发的；④ 近亲婚配时，子女患病风险比非近亲婚配者明显增高

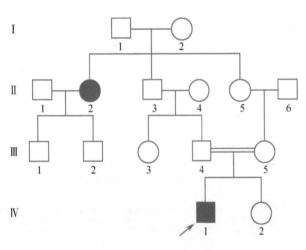

图 5 - 3 是一例白化病家系。患者皮肤毛发呈白色，虹膜淡灰色，畏光，眼球震颤。该病是由于编码酪氨酸酶基因突变，导致酪氨酸酶缺陷，不能产生黑色素所致。该家系中先证者 IV₁ 的双亲 III₄ 和 III₅ 虽表型正常，但却生育了白化病患儿，表明他们均为携带者，若他们再次生育每生一个孩子都有 1/4 的概率是患儿。

常染色体隐性遗传病的系谱分析时应注意以下两个问题。

图 5 - 3　一例白化病家系

（一）患者同胞发病比例偏高

理论上，常染色体隐性遗传病患者同胞患病风险为 1/4，但实际观察结果通常大于 1/4，这主要是由于选择偏倚所致。当一对夫妇都为某种常染色体隐性遗传病致病基因携带者时，若他们所生子女无病，则不会到医院就诊，从而造成无患病子女家系的漏检；而对于只生一个患儿的家庭中，所统计到的患病比例为 100%。而且，在生育子女数目更多的家庭中，同样存在着上述选择偏倚。因此，在计算常染色体隐性遗传病家系患者同胞的发病风险时，需要用一定的方法校正，常用的方法是 Weinberg 先证者法。

校正公式为：

$$C = \frac{\sum a(r-1)}{\sum a(s-1)} \tag{5.1}$$

这里，C 为校正值，即患者同胞的实际发病风险；a 为先证者人数（恒等于 1）；r 为包括先证者在内的同胞中受累人数；s 为同胞人数。本方法的基本原理是：把先证者从统计中除去（先证者只起指认两个携带者婚配作用），只计算先证者同胞的发病比例。

表 5-4 为苯丙酮尿症患者同胞中的发病比例。在 11 个家庭中，总共 23 名同胞中有 14 人患病，发病比例为 14/23=0.6087，大大高于预期值 1/4。若按照 Weinberg 先证者法校正，将表中的数值代入公式：$C=3/12=0.25$，符合常染色体隐性遗传病的发病比例。

表 5-4 苯丙酮尿症 Weinberg 先证者校正表

s	r	a	$a\,(r-1)$	$a\,(s-1)$
1	1	1	0	0
1	1	1	0	0
1	1	1	0	0
1	1	1	0	0
2	1	1	0	1 (2-1)
2	1	1	0	1 (2-1)
2	2	1	1 (2-1)	1 (2-1)
3	1	1	0	1 (3-1)
3	1	1	0	1 (3-1)
3	2	1	1 (2-1)	1 (2-1)
4	2	1	1 (2-1)	1 (4-1)
Σ 23	14	11	3	12

（二）近亲婚配子女中患病风险增高

近亲（consanguinity）是指 3~4 代以内有共同祖先的个体，近亲个体之间的婚配称为近亲婚配（consanguineous marriage）。近亲程度可用亲缘系数（coefficient of relationship）来表示。亲缘系数是指两个人从共同祖先获得某基因座的同一等位基因的概率。根据亲缘系数的大小，可将近亲分为：① 一级亲属，包括亲子之间以及同胞之间，其亲缘系数为 1/2，即他们体内有一半的基因是相同的。需要指出的是，亲子之间亲缘系数为 1/2 是绝对的，即他们之间必有 1/2 的基因相同；同胞之间亲缘系数为 1/2 仅是一种概率估计，实际情况有可能大于或小于 1/2。② 二级亲属，包括一个人与其祖辈、孙辈之间，与叔、伯、姑、舅、姨之间，其亲缘系数为 1/4。③ 三级亲属，包括一个人与曾祖辈、曾孙辈、祖辈的同胞、同胞的孙辈、表兄妹及堂兄妹等之间，其亲缘系数为 1/8。其余亲属级别依此类推，亲属级别每远一级，亲缘系数即减少一半。同卵双生子之间的亲缘系数为 1；即他们之间所有基因都是相同的。

近亲之间具有共同的祖先，因而带有相同等位基因的概率相对较大。在常染色体隐性遗传病中，近亲婚配中若一方是某个致病基因的携带者，另一方同为携带者的概率远高于群体中携带者频率，故他们所生子女成为隐性纯合子患者的概率比随机婚配明显增高。图 5-4 是一个无遗传病家族史的系谱，假设群体中某一致病基因 a 频率为 0.01，则正常基因 A 频率为 1-0.01=0.99，根据遗传平衡定律（参见第十章），携带者（Aa）频率为 2×0.01×0.99=0.0198（约 1/50）。由于该家系无

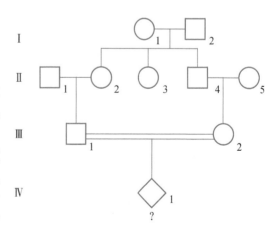

图 5-4 一例无遗传病家族史家系

常染色体隐性遗传病家族史，故Ⅲ₁是携带者的概率即为群体携带者频率（1/50）。若Ⅲ₁与Ⅲ₂婚配，因他们是三级亲属，基因相同的可能性为1/8，故两者同为携带者的概率为1/50×1/8；两个携带者婚配其子女患病风险为1/4，因此，Ⅳ₁发病风险为1/50×1/8×1/4=1/1 600。若Ⅲ₁或Ⅲ₂在群体中随机婚配，所生子女的发病风险为1/50×1/50×1/4=1/10 000。由此可见，表兄妹婚配所生子女的发病风险为随机婚配的6.25倍。

致病基因频率越低，与随机婚配相比，近亲婚配使子女罹患常染色体隐性遗传病的相对风险越高。仍以图5-4为例，假设群体中某一致病基因频率a为0.001，则正常基因A频率为1-0.001=0.999，携带者（Aa）频率为2×0.001×0.999=0.001 998（约1/500）。Ⅲ₁与Ⅲ₂婚配所生子女的发病风险为1/500×1/8×1/4=1/16 000。Ⅲ₁或Ⅲ₂与群体中个体随机婚配，所生子女的发病风险为1/500×1/500×1/4=1/1 000 000。结果表明，此时表兄妹婚配所生子女的发病风险为随机婚配的62.5倍。

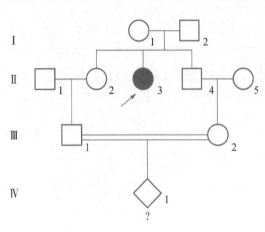

图5-5　一个常染色体隐性遗传病家系

若近亲婚配发生在具有常染色体隐性遗传病家族史的家系中，则子女发病风险将大大提高。图5-5是一个有常染色体隐性遗传病家族史的系谱，Ⅱ₃是患者，则Ⅱ₂是携带者的概率为2/3，又因为Ⅱ₂与Ⅲ₁是一级亲属，故Ⅲ₁为携带者的概率为2/3×1/2=1/3；同理，Ⅲ₂为携带者的概率也是1/3；因此，Ⅲ₁和Ⅲ₂婚配生下患儿的风险为1/3×1/3×1/4=1/36。

三、X 连锁显性遗传

一些遗传性状的基因位于 X 染色体上，这些基因在上下代之间随着 X 染色体而传递，该遗传方式称为 X 连锁遗传（X-linked inheritance）。在 X 连锁遗传中，男性只有一条 X 染色体，Y 染色体上缺乏与之相对应的等位基因，只有成对基因中的一个，称为半合子（hemizygote）。父亲 X 染色体上的基因只能传给女儿，母亲 X 染色体上的基因则既可传给女儿，也可传给儿子。因此，男性的 X 连锁基因只能由母亲而来，将来只能传给女儿，这称为交叉遗传（criss-cross inheritance）。

若控制一种显性性状的基因位于 X 染色体上，其遗传方式称为 X 连锁显性遗传（X-linked dominant inheritance，XD），X 连锁显性遗传病较少见，目前已知约20余种，常见 X 连锁显性遗传病如表5-5所示。

表5-5　常见 X 连锁显性遗传病

中 文 名 称	英 文 名 称	OMIM	染色体定位
抗维生素 D 性佝偻病	vitamin D-resistant rickets	307 800	Xp22.11
口面指综合征 I 型	orofaciodigital syndrome I	311 200	Xp22.2
高氨血症 I 型	ornithine transcarbamylase deficiency	311 250	Xp11.4
Alport 综合征	Alport syndrome	301 050	Xq22.3
色素失调症	incontinentia pigmenti	308 300	Xq28

在 X 连锁显性遗传病中，不论男性和女性只要有一个致病基因就会发病，但因群体中致病基因罕见，故绝大多数女性患者是杂合子（X^AX^a）。同时，女性杂合子患者病情一般较男性半合子患者（X^AY）轻，提示女性患者其中一条正常 X 染色体的基因还发挥着一定的作用。

根据孟德尔分离定律，男患者（X^AY）与正常女性（X^aX^a）婚配，儿子（X^aY）都正常，女儿（X^AX^a）都患病。女患者（X^AX^a）与正常男性（X^aY）婚配，儿子（X^AY 或 X^aY）和女儿（X^AX^a 或 X^aX^a）均有1/2的可能性患病。

图 5－6 是一例抗维生素 D 性佝偻病家系，患者因肾小管对磷酸盐的重吸收障碍，导致血中磷酸盐水平降低进而影响骨质钙化。患者身体矮小，常伴有佝偻病等表现，且用常规剂量的维生素 D 治疗不能奏效，故称抗维生素 D 性佝偻病。从图 5－6 可见，X 连锁显性遗传病具有如下特点：① 人群中女性患者多于男性，约为男性患者的两倍，但女性患者病情较轻；② 患者双亲之一必定是患者，女患者的儿子和女儿各有 1/2 的发病，而男患者的致病基因只传给女儿，因此女儿全部患病，儿子都正常；③ 家系中可见连续几代发病的现象。

四、X 连锁隐性遗传

控制一种隐性性状的基因位于 X 染色体上，其传递方式称为 X 连锁隐性遗传（X-linked recessive inheritance，XR），目前已知的 X 连锁隐性遗传病有 400 多种，表 5－6 为常见 X 连锁隐性遗传病。

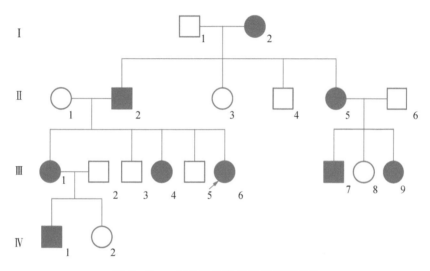

图 5－6　一例抗维生素 D 性佝偻病家系

表 5－6　常见 X 连锁隐性遗传病

中 文 名 称	英 文 名 称	OMIM	染色体定位
红绿色盲	Color blindness	303 800	Xq28
血友病 A	hemophilia A	306 700	Xq28
血友病 B	hemophilia B	306 900	Xq27.1－q27.2
鱼鳞病	ichthyosis	308 100	Xq22.32
莱施-奈恩（Lesch-Nyhan）综合征	Lesch-Nyhan syndrome	300 322	Xq26－q27.2
无丙种球蛋白血症	immunodeficiency with hyper-IgM，type Ⅰ	309 900	Xq28
G6PD 缺乏症	glucose-6-phosphate dehydrogenase	305 900	Xq28
慢性肉芽肿病	granulomatous disease	306 400	Xq21.1

在 X 连锁隐性遗传病中，女性有两条 X 染色体，一条 X 染色体上带有致病基因不患病，为致病基因携带者（X^AX^a），只有两条 X 染色体上都带有致病基因才患病（X^aX^a）；男性为半合子，只要在 X 染色体上带有致病基因就将患病（X^aY）。因此，男性的发病率即为致病基因的频率，而女性的患病率为致病基因频率的平方，因此，人群中男患者远多于女患者，而且致病基因频率越低，女患者越罕见。

根据孟德尔分离定律，男性患者（X^aY）与正常女性（X^AX^A）婚配，儿子（X^AY）都正常，女儿（X^AX^a）都是携带者。男性患者（X^aY）与女性携带者（X^AX^a）婚配，儿子 1/2 正常（X^AY），1/2 患病

（X^{a}Y）；女儿（X^{a}X^a）1/2患病，1/2是携带者（X^{A}X^a）。正常男性（X^{A}Y）与女性携带者（X^{A}X^a）婚配，儿子（X^{A}Y或X^{a}Y）1/2正常，1/2患病（X^{a}Y）；女儿（X^{A}X^{A}或X^{A}X^a）表型均正常，但有1/2是携带者。

图5-7是一例血友病A家系。先证者Ⅲ$_1$的致病基因来自他的母亲Ⅱ$_2$，而他的舅舅Ⅱ$_3$是血友病A患者，其致病基因是由先证者的外祖母Ⅰ$_2$传来。家系中Ⅰ$_2$、Ⅱ$_2$、Ⅱ$_5$都是血友病A基因的携带者，男性患者表型正常的姐妹Ⅲ$_2$、Ⅲ$_3$、Ⅲ$_5$和Ⅲ$_8$均有1/2的可能性是携带者。

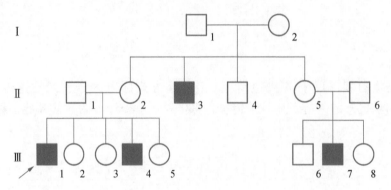

图5-7　一例血友病A家系

X连锁隐性遗传病系谱特点：① 人群中男患者远多于女患者，在一些致病基因频率低的疾病中，往往只见到男患者；② 双亲无病时，儿子可能发病，这表明其母亲是致病基因携带者；女儿不会发病，但有1/2的可能性为携带者；③ 男性患者的兄弟、舅舅、姨表兄弟、外甥、外祖父、外孙都有可能患病；④ 若女性患病，则其父亲一定是患者，母亲一定是携带者。

五、Y连锁遗传

若决定某种性状或疾病的基因位于Y染色体上，其遗传方式称为Y连锁遗传。由于Y染色体只能从父亲传递给儿子，所以称为全男性遗传（holandric inheritance）。

由于Y染色体较小，Y连锁遗传的基因较少，所以这类疾病较罕见。外耳道多毛受Y染色体上的外耳道多毛基因控制，受累男性青春期后在外耳道长出2~3 cm长、成丛的黑色硬毛。图5-8是一例外耳道多毛家系，可见该家系中男性均有此性状。

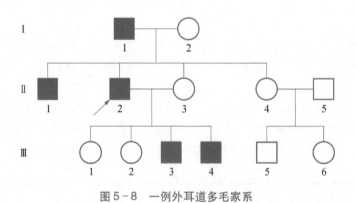

图5-8　一例外耳道多毛家系

第三节　影响单基因遗传病分析的因素

单基因遗传病的发病主要取决于一对主基因（major gene），即对生物性状表现或疾病发生起关键作用的基因，但实际上单基因遗传效应还可受到其他各种因素影响，如个体的遗传和环境背景等，从而使表型发生变异。因此，在单基因遗传病的遗传中，有时可表现出不典型的系谱模式，在进行系谱分析时必须同时考虑影响遗传效应的诸多因素。

一、不规则显性

不规则显性（irregular dominance）是指在一些常染色体显性遗传病中，杂合子的显性致病基因由于某种原因不表现出相应的症状，或即使发病，但病情程度有差异，使传递方式呈现出不规则。

在一些疾病的遗传中，某些杂合子个体虽然带有致病基因，但由于某种因素的影响却不发病，使家系中出现隔代遗传，系谱中呈现不规则显性遗传现象。多指（趾）（polydactyly，MIM 174200）即可表现为不规则显性。图 5-9 是一例多指（趾）家系，先证者Ⅲ₂与其儿子Ⅳ₁均为患者，Ⅲ₂的致病基因究竟是来自父亲还是母亲？从系谱可知，Ⅲ₂的致病基因来自父亲（Ⅱ₃），这可从Ⅲ₂的伯父（Ⅱ₂）患病得到旁证。Ⅱ₃带有显性致病基因由于某种原因未能表达，因此未患病，但仍有可能把致病基因传递给下一代，从而使下一代患病。

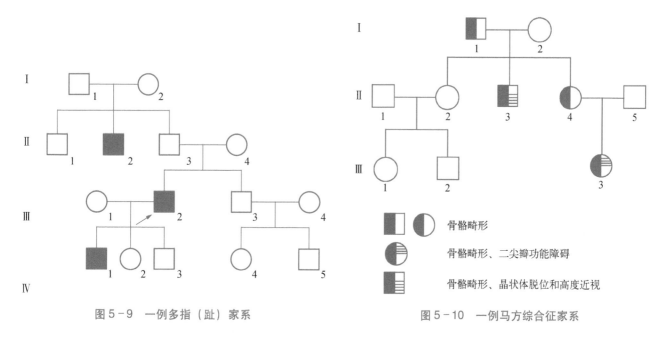

图 5-9　一例多指（趾）家系　　　　　图 5-10　一例马方综合征家系

骨骼畸形
骨骼畸形、二尖瓣功能障碍
骨骼畸形、晶状体脱位和高度近视

在一个群体带有显性致病基因杂合子的个体中，表现出相应病理表型人数的百分率称外显率（penetrance）。例如，在 100 名带有显性致病基因的杂合子中，只有 80 人表现出了相应的疾病，那么该显性致病基因的外显率就为 80%。当完全外显时，外显率为 100%；外显率低于 100% 时称为不完全外显。未外显的杂合子称为钝挫者（forme fruste）。

不规则显性遗传的另一表现是表现度（expressivity）问题。表现度是指一种致病基因的表达程度。有些杂合子虽能表现出相应的性状，但在不同个体间，其轻重程度有所不同，即某种原因导致个体间表现度的差异。从图 5-10 所示的马方综合征（Marfan syndrome，MIM 154700）家系可见，患者共同的致病基因均由Ⅰ₁传递而来，然而他们的临床表现却有很大的差别。

应当注意的是，外显率和表现度是两个不同的概念，前者说明了基因表达与否，后者说明的是在表达前提下表现程度的差异。

不规则显性产生的原因目前还不十分清楚，个体间遗传背景不同以及内外环境对基因表达所产生的影响，可能是导致不规则显性的重要原因。影响显性基因表达的遗传背景主要是细胞内存在着修饰基因（modifier gene）。一些修饰基因能增强主基因的作用，使主基因决定的性状完全表达；另一些修饰基因则能减弱主基因的作用，使主基因决定的性状得不到表达或表达不完全。此外，影响性状形成的各种环境因素也可能作为一种修饰因子影响主基因的表达。

二、遗传异质性

遗传异质性（genetic heterogeneity）是指表型相同（或相似）而基因型不同的现象。遗传异质性可进一步分为等位基因异质性和位点异质性两类。

等位基因异质性（allelic heterogeneity）是指同一基因的不同突变，可产生相似或完全不同的性状。例如，正常血红蛋白 HbA 的 β 珠蛋白基因第 6 位密码子 GAG 如果突变为 GUG，则相应的珠蛋白多肽链第 6 位谷氨酸被缬氨酸取代，形成异常血红蛋白 HbS，临床上表现为镰状细胞贫血。如果 GAG 突变为 AAG，使 β 珠蛋白多肽链第 6 位谷氨酸被赖氨酸取代，形成异常血红蛋白 HbC，临床上表现为轻度溶血性贫血，可伴有肝脾肿大。

位点异质性（locus heterogeneity）也称基因座异质性，是指发生在不同基因座的突变可以产生相同或相似的表型效应。如先天性聋哑即存在着明显的位点异质性，大部分的非综合征性遗传性耳聋为单基因病，占遗传性耳聋的 70%，分别表现为常染色体显性遗传、常染色体隐性遗传、X 连锁隐性遗传和线粒体遗传，其中常染色体隐性遗传占 80%。目前已定位了 110 多个非综合征性遗传性耳聋基因位点。因此，群体中常见到 2 个先天性聋哑患者婚配后生出不患聋哑的小孩，即是由于父母的聋哑基因不同导致。图 5-11 表示 III4 由突变致病基因（aa）所致先天性聋哑，III5 则由另一突变致病基因（bb）引起，以上两人的基因型可分别表示为 aaBB 和 AAbb，根据孟德尔分离定律，他们后代（IV3、IV4、IV5、IV6）的基因型为 AaBb。由于其后代在两个致病基因位点均为杂合状态，故不患病。

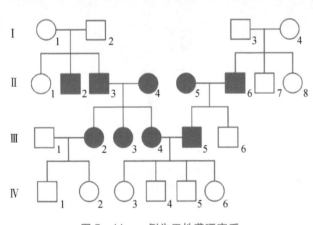

图 5-11   一例先天性聋哑家系

此外，环境因素也可导致先天性聋哑的发生，例如，风疹病毒可严重影响胎儿内耳的发育而致先天性聋哑，若母亲在妊娠早期感染风疹病毒，所致的先天性聋哑与常染色体隐性遗传的先天性聋哑具有相同的表型。这种环境因素作用使个体表现出与某一特定基因作用产生的表型相同或相似的现象称为拟表型（phenocopy）。拟表型并非生殖细胞内的基因突变所致，因此，这种先天性聋哑不遗传给后代。

具有遗传异质性的遗传病，其遗传方式、发病年龄、病程进展、病情严重程度、预后以及复发风险等都可能不同。事实上，遗传异质性是遗传病中十分普遍的现象，许多遗传病都存在遗传异质性。人群中遗传病病种数的不断增多，除由新发生的突变所致外，从已知具有遗传异质性的遗传病中鉴定出了许多亚型也是其重要的原因。例如，脊髓小脑共济失调已经定性了 40 余种亚型，其中多数是由不同的基因突变引起，而且临床上具有难以鉴别的相似症状。

三、基因多效性

基因多效性（pleiotropy）是指一个或一对基因可以产生多种表型效应。个体发育过程中，很多生理生化过程都是相互联系、相互依赖的。一个或一对基因异常常会在不同组织或个体发育的不同阶段引起一系列的生化代谢或组织结构的异常，从而呈现出疾病的多种表现。例如，半乳糖血症是一种糖代谢异常疾病，患者既有智力发育不全等神经系统异常，还有黄疸、腹水、肝硬化等消化系统症状，甚至还可出现白内障。造成基因多效性的原因，并不是基因真正地具有多重效应，而是基因产物在机体内复杂代谢的结果。因此，尽管只是一对基因的异常，但却可产生多种临床表现。

四、基因组印记

按照孟德尔遗传定律，当一种性状从亲本传给子代，无论携带这个性状的基因或染色体来自父方或母方，所产生的表型效应是相同的。但临床上发现，有时同一基因的改变，由于亲代的性别不同，传给子女时可引起不同的效应，产生不同的表型现象，称为基因组印记（genomic imprinting）或遗传印记（genetic imprinting）。例如，亨廷顿病（MIM 143100）是一种动态突变导致的常染色体显性遗传病，本病致病基因如果经母亲传递，子女的发病年龄与母亲的发病年龄相近；如果经父亲传递，则子女的发病年龄比父亲的发病年龄则有提前，10%左右的患者在 20 岁前发病，且病情严重。基因组印记的机制比较复杂，目前认为，DNA 甲基化是其重要的分子机制。精子和卵子中一些基因的甲基化程度不同，高度甲基化的基因不表达或低表达；在胚胎发育过程中发生去甲基化时，这些基因开始表达。基因组印记通常发生在配子形成期，印记持续存在个体的一生中。但它不是一种突变，在下一代配子形成时，旧的印记可以消除，并且可产生新的印记。因此，亨廷顿病发病年龄提前的父源效应经过一代传递即消失。

五、延迟显性

延迟显性（delayed dominance）是指某些带有显性致病基因的杂合子，在生命早期不表现出相应症状，当达到一定年龄时，致病基因的作用才表现出来。例如亨廷顿病，大多数患者（杂合子）在 30~45 岁时发病，少数患者在 10 岁或 60 多岁发病。

六、遗传早现

遗传早现（genetic anticipation）是指一些遗传病（通常是常染色体显性遗传病）在世代传递的过程中，发病年龄逐代提前且病情逐代加重的现象。研究表明，导致这种早发现象的分子基础是动态突变。

七、限性遗传

限性遗传（sex-limited inheritance）是指位于常染色体上的基因由于性别限制，只在一种性别中得以表现，而在另一性别中完全不表现。导致上述现象的主要原因是男女解剖学结构的差异，也可能与性激素分泌的差异有关。例如，子宫阴道积水由常染色体隐性致病基因决定，女性隐性纯合子可表现出相应症状，男性如有这种基因却不能表现该性状，但这些基因都可向后代传递。

八、从性遗传

从性遗传（sex-conditioned inheritance）是指位于常染色体上的基因，由于性别的差异而显示出男女性分布比例上或基因表达程度上的差别。例如，遗传性早秃呈常染色体显性遗传，是一种从头顶中心向周围扩展的进行性对称性脱发。一般从 35 岁左右开始出现秃顶，且男性明显多于女性，杂合子男性表现早秃，女性纯合子才会表现早秃。研究发现，秃顶基因的表达受雄性激素的影响，带有秃顶基因的女性如果体内雄性激素水平升高，也可能出现秃顶，这一点可以作为诊断女性是否患某种疾病的辅助指标，如肾上腺肿瘤可产生过量雄性激素，导致秃顶基因表达。又如，血色素沉着症为常染色体隐性遗传病，多见于男性，女性由于月经、流产或妊娠等生理或病理失血导致体内铁质减少，不易表现出症状。

九、X 染色体失活

根据莱昂假说，在胚胎发育早期，女性两条 X 染色体中的一条随机失活，因此，女性的两条 X 染色体存在嵌合现象。通常来讲，女性一半细胞表现父源染色体，另一半细胞表现母源染色体，比例为 1:1。例如，有一女性为 X 连锁致病基因杂合子，预期半数细胞中带有突变基因的那条 X 染色体失活，细胞是正常的；另外半数细胞中带有正常基因的那条 X 染色体失活，细胞将为突变型。曾有报道，血友病 A、进行性假肥大性肌营养不良男患者的杂合子母亲患同样的疾病。这是因为女性 X 染色体有随机失活现象，使她带有正常显性基因的那条 X 染色体在大部分细胞中失活，而带有隐性致病基因的那条 X 染色恰好有活性，从而表现出或轻或重的临床症状。

第四节　OMIM 使用简介

一、OMIM 概述

在线人类孟德尔遗传（Online Mendelian Inheritance in Man，OMIM）是一个关于人类基因和遗传性疾病的综合性数据库，其前身是美国约翰斯·霍普金斯大学医学院 McKusick 教授主编的印刷版《人类孟德尔遗传》（*Mendelian Inheritance in Man: Catalogs of Human Genes and Genetic Disorders*，MIM），一直以来 MIM 都是医学遗传学最权威的百科全书，被誉为医学遗传学界的"圣经"。随着 MIM 的不断再版，篇幅不断增加，仍无法跟上时代发展的步伐。1985 年美国国家医学图书馆和约翰斯·霍普金斯大学合作，尝试实现 MIM 的在线更新和检索，1995 年底，由美国国家生物医学信息中心（National Center for Biotechnology Information，NCBI）提供 OMIM 的免费查询与浏览（http：//www.ncbi.nlm.nih.gov/omim）。

OMIM 不仅收录了所有已知的单基因病的相关资料，还收录了染色体病、多基因病、线粒体病方面的资料。对于每一具体条目，OMIM 都提供了从基础到临床的全方面的信息。OMIM 的内容每天都得到补充和更新，并提供了简便快捷的检索方式，还与其他主要数据库建立了广泛的链接，使用者可以快速而全面地把握某种疾病的主要信息和最新进展。

二、OMIM 的检索途径与检索方法

（一）OMIM 主页

登录 http：//www.omim.org/或点击 NCBI 任一页面上"POPULAR"中的"OMIM"进入 NCBI 提供的 OMIM 检索界面，进一步检索可连接至 OMIM 主页。OMIM 主页十分简洁，搜索栏下方"Advanced Search"提供了"OMIM""Clinical Synopses"和"Gene Map"3 种检索途径。NCBI 的 OMIM 检索界面则在左侧菜单栏提供了 Search OMIM 和 Search Gene Map 检索途径。

（二）检索方法

OMIM 提供了基本检索（basic）、高级检索（advanced）和布尔逻辑检索（complex Boolean）三种检索方法，支持布尔算子（AND、OR 和 NOT）、"*""?"通配符和"（）"优先处理。基本检索是 OMIM 默认的查询方式，只需直接在搜索引擎内填入需要查询的关键词，不必指明搜索范围、限制或布尔算子。高级检索指使用指定字段或组配检索。布尔逻辑检索是查询 OMIM 的最有效方法，用户需使用命令语言将检索限制在特定字段而无需选择字段，但使用前提是用户必须熟悉一些常用字段代码和命令语言，NCBI 主

页菜单栏中的帮助文件提供了字段代码和命令语言的表达方式。

（三）检索途径

OMIM 主页提供了 3 种检索途径。

1. Search OMIM 是用户最常用的检索途径。在 OMIM 主页上，则点击搜索栏下方 "Advanced Search" 中的 "OMIM"，进入 "OMIM Advanced Search"，可见搜索栏下提供了许多限制性选项，用户根据需要进行选择。

2. Search Gene Map 点击 NCBI 上 "Search Gene Map" 或 OMIM 主页 "Advanced Search" 中的 "Gene Map"，均可进入 "Gene Map Advanced Search"。通过输入基因符号、染色体号或疾病名等关键词进行检索。输入基因符号或疾病名关键词，可以获得相关基因的细胞遗传学定位信息，输入染色体号，可以检索到该染色体上包含的基因顺序，对于 X、Y 染色体，必须用大写。Gene Map 不支持词组检索。OMIM 基因图谱以表格的形式罗列了 22 条常染色体和 X、Y 染色体 p 末端到 q 末端细胞遗传学已定位的基因。Gene Map 检索结果的内容包括：基因的细胞遗传学图谱位点、基因缩写、基因全称、基因 MIM 号、表型、表型 MIM 号等。

3. Clinical Synopsis Advanced Search 在 OMIM 主页上，点击 "Clinical Synopses" 即可进入该高级检索界面。在搜索栏中输入临床症状，还可选择搜索栏下方的各个选项加以局限，检索结果显示包含此症状或表型的条目目录，每个条目右上方显示 "Gene Tests" "Clinical Trials" "Genetic Alliance" 等链接。点击具体条目，则以表格的形式显示该表型条目解剖学各系统症状、遗传方式、分子机制和实验室指标异常等，检索字段在结果中以黑色粗体表示。

三、OMIM 条目

OMIM 检索结果均以条目形式显示，其内容十分丰富。

（一）MIM 登录号

每一个 OMIM 条目配有一个唯一的 6 位数字编码，第一个数字表示遗传方式是常染色体、X -连锁、Y -连锁还是线粒体遗传。其中 1 和 2 代表 1994 年 3 月 15 日前创建的常染色体位点或表型条目；3 代表 X -连锁位点或表型条目；4 代表 Y -连锁位点或表型条目；5 代表线粒体位点或表型条目；6 代表 1994 年 3 月 15 日后创建常染色体位点或表型条目。如果该条目存在等位基因变异（allelic variants），则在登录号之后，用小数点加 4 位数字表示。

（二）登录号前的符号含义

OMIM 条目前符号表示是否包含基因和/或表型信息。＊：表示该条目是一个基因；+：表示该条目包括一个已知序列的基因和表型；#：表示通常有表型的描述，但不意味着仅与一个位点相关，在条目正文的第一段解释了使用该符号的原因，并罗列了与此表型相关的其他基因;%：表示该条目描述了一个证实的孟德尔表型或位点，但其分子机制未知；登录号前无符号表示主要表型是否为孟德尔表型尚未确定；^：表示该条目由于从数据库中移走或并入其他条目中而不再存在。

（三）条目内容

一个 OMIM 条目的内容包括基因名称和符号、备选名称和符号、包含该基因名称（included）的其他条目名称、基因图谱位点、临床概要、根据副标题组织的正文、参考文献、编写者名单、创建日期和编辑记录等。OMIM 条目的正文为文本格式，可以方便地添加新内容。早期 OMIM 已有基因信息的补充添加在文本的最后，反映关于该基因认识的发展过程。由于有关基因和表型的认识急剧增多，且更为细化，因此，OMIM 在保留 "History" 的同时，增加了副标题来组织相关的信息。如果条目中包含表型信息，常用的副标题有："Description"（描述）、"Clinical Features"（临床特征）、Inheritance（遗传方式）、"Mapping"（基因定位）、"Pathogenesis"（病理机制）、"Diagnosis"（诊断）、"Genotype/phenotype Correlations"（基因型/表型关系）、"Clinical Management"（临床治疗）、"Population Genetics"（群体遗传学）、"Molecular Genetics"（分子遗传学）、"Animal Model"（动物模型）、"History"（历史发展）；如果条目中包含基因信息，常用的副标题有："Description"（描述）、"Cloning"（基因克隆）、"Gene Structure"（基因结构）、"Gene Function"（基因功能）、"Mapping"（基因定位）、"Molecular Genetics"（分子遗传学）、"Genotype/phenotype Correlations"（基因型/表型关系）、"Animal Model"（动物模型）、"Allelic Variants"（等位基因变异）和"History"（历史发展）。OMIM 条目右侧上方有折叠式的书签，选中内容后书签展开，点击相关副标题可快速转至正文相应内容或指向相应的外部链接。包含表型信息的条目中"Clinical Synopsis"（临床纲要）列表显示了疾病的遗传方式、解剖学各系统临床特征和分子机制。如要了解更详细的临床特征，可点击"Clinical Features"。包含基因信息的条目中"Allelic Variants"，所罗列的大部分为致病突变，其余为基因多态性，但由于 OMIM "Allelic Variants" 并未收录所有的突变，所以它还提供了一些数据库的链接作为补充。

根据人们对 OMIM 条目了解程度不同，不同条目所包含的副标题和链接的数据库可能不同。OMIM 条目正文的长短与人们对某特定基因、疾病或性状的认识程度有关，取决于已发表了多少关于某特定基因或疾病的信息。

本章小结

单基因遗传病是由一对等位基因异常导致的疾病。根据致病基因所在的染色体以及基因性质的不同，可将其分为：常染色体显性遗传病、常染色体隐性遗传病、X 连锁显性遗传病、X 连锁隐性遗传病和 Y 连锁遗传病。

常染色体显性遗传病患者通常为杂合子，患者双亲之一为患者，患者同胞或子女有 1/2 可能发病，男女发病机会均等，具有连代遗传现象。

常染色体隐性遗传病患者的双亲均为携带者，子女或同胞患病的可能性为 1/4，表型正常的同胞有 2/3 的可能性为携带者，男女发病机会相同。近亲婚配使子女发病风险增高，且越是罕见的 AR 病，近亲婚配的危害性越大。

X 连锁遗传中，男性为半合子，并且存在交叉遗传现象，即男性的致病基因只能来自母亲，将来只传给女儿。X 连锁显性遗传病女患者多于男性，约为男患者的 2 倍；而群体中 X 连锁隐性遗传病的男性患者远多于女性患者，一般家系中只有男性患者。Y 连锁遗传病只在男性个体中垂直传递。

单基因遗传病的发病除受一对主基因影响外，其遗传效应还可受到各种其他因素影响，如个体的遗传和环境背景等，从而使表型发生变异，可表现出不典型的系谱模式。

OMIM 是一个关于人类基因和遗传性疾病的综合性数据库，使用者利用该数据库可以快速、全面地获取某种疾病的主要信息和最新进展。

【思考题】

（1）按照遗传方式的不同，可将单基因病分为哪几类？各有何遗传特点？

（2）除主基因外，还有哪些影响单基因遗传效应的因素？

（3）举例说明何谓遗传异质性？

（潘克俭）

第六章

多基因遗传病

多基因遗传病（polygenic disorder）是由多个基因和环境因素共同作用而引起的疾病。由于多基因遗传病涉及若干因素，各种因素之间具有复杂的相互作用，因而常常被称为多因子病（multifactorial disorder）或复杂疾病（complex disease）。就遗传病总体而言，多基因遗传病最为常见，许多常见病属于多基因遗传病，如原发性高血压、哮喘、糖尿病、冠心病和精神分裂症等。

第一节　多基因遗传的特点

一、质量性状与数量性状

前面介绍的单基因遗传是由单一基因座上的等位基因控制，在群体中性状变异的分布为不连续分布，这类性状为质量性状（qualitative character）。例如，人类 ABO 血型由位于 9q34 的一个基因座控制，在群体中，该基因座上存在 3 个常见的等位基因，即 I^A、I^B 和 i，可组合成 6 种基因型，形成 4 种血型（表型）：A 型、B 型、AB 型和 O 型。四种血型即为 4 种相对性状，每种相对性状可以截然分开，中间没有过渡类型。

而生物界还有一类性状，其变异在群体中的分布呈连续分布，不能区分出截然不同的相对性状，不同个体的性状只有量上的差异，而无质的不同，这类性状称为数量性状（quantitative character）。人类的身高为数量性状，在群体中身高变异由高到矮逐渐过渡，变异的分布是连续的。在一个随机抽样的群体中测定，可见大部分人的身高接近平均值，很矮和很高的个体只占少数，变异呈正态分布。

二、多基因假说

1906 年 Yule 指出数量性状可能是许多独立的遗传因子（基因）作用的结果，其中，每个因子所起的作用都是微小的。瑞典植物育种学家 Nilsson-Ehle 接受了这一思想，通过对小麦种皮颜色遗传研究的总结，于 1909 年提出数量性状遗传机制的理论假说，即多基因假说（polygene hypothesis），又称为尼尔逊·埃尔假说，其要点包括：① 数量性状的表达涉及两个或两个以上的基因。在生殖细胞产生的过程中，这些基因遵循孟德尔的分离定律和自由组合定律。② 每个基因座上的等位基因，相互之间没有显隐性关系，表现为共显性。③ 每个基因对性状形成的作用是微小的，称为微效基因（minor gene），但多对基因的作用可以累加起来，形成明显的表型效应，这称为累加效应（additive effect）。故微效基因也称加性基因（additive gene）。④ 表型效应除了受多个基因的影响外，也受环境因素的作用。

以人类身高的遗传为例来说明数量性状的遗传机制。假设身高涉及 3 个基因座：Aa、Bb 和 Dd，其中 A、B 和 D 基因的效应是分别使个体在平均身高（165 cm）基础上增加 2.5 cm，a、b 和 d 基因的效应是分别使个体在平均身高基础上减少 2.5 cm。根据多基因假说，在不考虑环境影响的情况下，一个基因型为 AABBDD 的人身高为 180 cm；基因型为 aabbdd 的人身高为 150 cm。AABBDD 和 aabbdd 婚配，子女基因型为 AaBbDd，身高是 165 cm。基因型为 AaBbDd 的人在产生精子或卵细胞过程中可产生 ABD、ABd、AbD、Abd、aBD、aBd、abD 和 abd 共 8 种精子或卵细胞。如果两个基因型均为 AaBbDd 的人婚配，理论上可产生 27 种基因型的子女（表 6-1），身高从 150 cm 到 180 cm 共 7 种，各种身高的子女所占的比例为 1：6：15：20：15：6：1，可见中间类型（中等身高）占大多数，极端类型（很矮或很高）的个体较少。根据各种身高的子女所占的比例绘制柱形图（图 6-1），可看到后代身高变异的分布接近于正态分布。事实上，身高的变化除了基因型外，还受其他多种环境因素的影响，如营养因素，从而使得身高在群体中的变异分布更加复杂，形成一种连续分布的正态曲线。

表 6-1　AaBbDd×AaBbDd 子一代可能的基因型

配子	ABD	ABd	AbD	Abd	aBD	aBd	abD	abd
ABD	AABBDD	AABBDd	AABbDD	AABbDd	AaBBDD	AaBBDd	AaBbDD	AaBbDd
ABd	AABBdD	AABBdd	AABbdD	AABbdd	AaBBdD	AaBBdd	AaBbdD	AaBbdd
AbD	AAbBDD	AAbBDd	AAbbDD	AAbbDd	AabBDD	AabBDd	AabbDD	AabbDd
Abd	AAbBdD	AAbBdd	AAbbdD	AAbbdd	AabBdD	AabBdd	AabbdD	Aabbdd
aBD	aABBDD	aABBDd	aABbDD	aABbDd	aaBBDD	aaBBDd	aaBbDD	aaBbDd
aBd	aABBdD	aABBdd	aABbdD	aABbdd	aaBBdD	aaBBdd	aaBbdD	aaBbdd
abD	aAbBDD	aAbBDd	aAbbDD	aAbbDd	aabBDD	aabBDd	aabbDD	aabbDd
abd	aAbBdD	aAbBdd	aAbbdD	aAbbdd	aabBdD	aabBdd	aabbdD	aabbdd

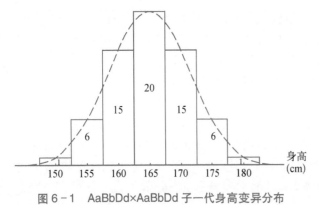

图 6-1　AaBbDd×AaBbDd 子一代身高变异分布

从上面的例子可看出，数量性状的遗传具有几个特点：① 两个不同极端类型的个体杂交后，子一代（F_1）为中间类型；在遗传因素和环境因素的共同作用下，F_1 的表型具有一定范围的变异。② 两个中间类型的个体杂交，F_1 大部分为中间类型，但可能会出现极端变异类型。③ 在随机交配的群体中，后代表型变异的范围广泛，但大部分为中间类型，极端变异类型所占的比例很少，变异在群体中的分布符合正态分布。

第二节　多基因遗传病的特征

由于多基因遗传病的发生具有复杂的病因，因而具有与单基因遗传方式明显不同的特征。

一、易患性和阈值

由遗传因素和环境因素共同作用，决定一个个体患某种多基因遗传病的可能性，称为易患性（liability）。群体中，易患性的变异呈正态分布（图 6-2），大多数个体的易患性接近群体的平均值，易患性很高或很低的个体都很少。在易患性中，由遗传因素所决定的患病风险称为易感性（susceptibility），所涉及的基因称为易感基因。当一个个体的易患性达到一定限度时，个体就发病，这是使个体发病的易患性

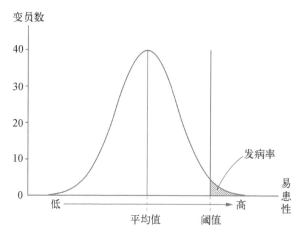

的最低限度，称为阈值（threshold）。阈值将一个呈正态分布的群体分为两部分，易患性低于阈值的是正常人；易患性高于阈值的是患者。在一定条件下，阈值代表了个体患病所必需的最少的易感基因数量。

每个个体的易患性高低目前还无法准确测量，只能根据婚后子女的患病情况作出粗略估计。但一个群体的易患性平均值（μ）可以通过该群体的发病率作出估计。已知群体发病率时，利用正态分布的性质，可计算阈值与群体易患性平均值之间的距离，该距离以标准差（σ）为单位。以易患性分布曲线下的面积为 1（即 100%），代表整个群体人数，易患性高于阈值的那部分面积为患者所占的百分比，即群体发病率。例如，已知某多基因遗传病的发病率为 4%，通过计算（根据正态分布的密度函数计算）或查 Falconer 表（表 6-2），可知阈值与群体易患性平均值之间的距离为 1.751 个标准差。

多基因遗传病的易患性平均值与阈值距离越近，说明群体易患性高而阈值低，则群体发病率高；相反，易患性平均值与阈值距离越远，说明群体易患性低而阈值高，则群体发病率低。

图 6-2　群体中易患性变异与阈值

表 6-2　正态分布 X 和 a 值表（Falconer 表）

q（%）	x	a	q（%）	x	a	q（%）	x	a
0.01	3.719	3.958	0.27	2.782	3.081	0.53	2.556	2.873
0.02	3.540	3.789	0.28	2.770	3.071	0.54	2.549	2.868
0.03	3.432	3.687	0.29	2.759	3.060	0.55	2.543	2.862
0.04	3.353	3.613	0.30	2.748	3.050	0.56	2.536	2.856
0.05	3.291	3.554	0.31	2.737	3.040	0.57	2.530	2.850
0.06	3.239	3.506	0.32	2.727	3.030	0.58	2.524	2.845
0.07	3.195	3.465	0.33	2.716	3.021	0.59	2.518	2.839
0.08	3.156	3.428	0.34	2.706	3.012	0.60	2.512	2.834
0.09	3.121	3.396	0.35	2.697	3.003	0.61	2.506	2.828
0.10	3.090	3.367	0.36	2.687	2.994	0.62	2.501	2.823
0.11	3.062	3.341	0.37	2.678	2.986	0.63	2.495	2.818
0.12	3.036	3.316	0.38	2.669	2.978	0.64	2.489	2.813
0.13	3.011	3.294	0.39	2.661	2.970	0.65	2.484	2.808
0.14	2.989	3.273	0.40	2.652	2.962	0.66	2.478	2.803
0.15	2.968	3.253	0.41	2.644	2.954	0.67	2.473	2.798
0.16	2.948	3.235	0.42	2.636	2.947	0.68	2.468	2.793
0.17	2.929	3.217	0.43	2.628	2.939	0.69	2.462	2.789
0.18	2.911	3.201	0.44	2.620	2.932	0.70	2.457	2.784
0.19	2.894	3.185	0.45	2.612	2.925	0.71	2.452	2.779
0.20	2.878	3.170	0.46	2.605	2.918	0.72	2.447	2.775
0.21	2.863	3.156	0.47	2.597	2.911	0.73	2.442	2.770
0.22	2.848	3.142	0.48	2.590	2.905	0.74	2.437	2.766
0.23	2.834	3.129	0.49	2.583	2.898	0.75	2.432	2.761
0.24	2.820	3.116	0.50	2.576	2.892	0.76	2.428	2.757
0.25	2.807	3.104	0.51	2.569	2.886	0.77	2.423	2.753
0.26	2.794	3.093	0.52	2.562	2.880	0.78	2.418	2.748

q (%)	x	a	q (%)	x	a	q (%)	x	a
0.79	2.414	2.744	1.23	2.248	2.594	1.67	2.127	2.486
0.80	2.409	2.740	1.24	2.245	2.591	1.68	2.125	2.484
0.81	2.404	2.736	1.25	2.241	2.589	1.69	2.122	2.482
0.82	2.400	2.732	1.26	2.238	2.586	1.70	2.120	2.480
0.83	2.395	2.728	1.27	2.235	2.583	1.71	2.118	2.478
0.84	2.391	2.724	1.28	2.232	2.580	1.72	2.115	2.476
0.85	2.387	2.720	1.29	2.229	2.578	1.73	2.113	2.474
0.86	2.382	2.716	1.30	2.226	2.575	1.74	2.111	2.472
0.87	2.378	2.712	1.31	2.223	2.572	1.75	2.108	2.470
0.88	2.374	2.708	1.32	2.220	2.570	1.76	2.106	2.467
0.89	2.370	2.704	1.33	2.217	2.567	1.77	2.104	2.465
0.90	2.366	2.701	1.34	2.214	2.564	1.78	2.101	2.463
0.91	2.362	2.697	1.35	2.212	2.562	1.79	2.099	2.461
0.92	2.357	2.693	1.36	2.209	2.559	1.80	2.097	2.459
0.93	2.353	2.690	1.37	2.206	2.557	1.81	2.095	2.457
0.94	2.349	2.686	1.38	2.203	2.554	1.82	2.092	2.455
0.95	2.346	2.683	1.39	2.200	2.552	1.83	2.090	2.453
0.96	2.342	2.679	1.40	2.197	2.549	1.84	2.088	2.451
0.97	2.338	2.676	1.41	2.194	2.547	1.85	2.086	2.449
0.98	2.334	2.672	1.42	2.192	2.544	1.86	2.084	2.447
0.99	2.330	2.669	1.43	2.189	2.542	1.87	2.081	2.445
1.00	2.326	2.665	1.44	2.186	2.539	1.88	2.079	2.444
1.01	2.323	2.662	1.45	2.183	2.537	1.89	2.077	2.442
1.02	2.319	2.658	1.46	2.181	2.534	1.90	2.075	2.440
1.03	2.315	2.655	1.47	2.178	2.532	1.91	2.073	2.438
1.04	2.312	2.652	1.48	2.175	2.529	1.92	2.071	2.436
1.05	2.308	2.649	1.49	2.173	2.527	1.93	2.068	2.434
1.06	2.304	2.645	1.50	2.170	2.525	1.94	2.066	2.432
1.07	2.301	2.642	1.51	2.167	2.522	1.95	2.064	2.430
1.08	2.297	2.639	1.52	2.165	2.520	1.96	2.062	2.428
1.09	2.294	2.636	1.53	2.162	2.518	1.97	2.060	2.426
1.10	2.290	2.633	1.54	2.160	2.515	1.98	2.058	2.425
1.11	2.287	2.630	1.55	2.157	2.513	1.99	2.056	2.423
1.12	2.284	2.627	1.56	2.155	2.511	2.00	2.054	2.421
1.13	2.280	2.624	1.57	2.152	2.508	2.10	2.034	2.403
1.14	2.277	2.620	1.58	2.149	2.506	2.20	2.014	2.386
1.15	2.273	2.617	1.59	2.147	2.504	2.30	1.995	2.369
1.16	2.270	2.615	1.60	2.144	2.502	2.40	1.977	2.353
1.17	2.267	2.612	1.61	2.142	2.499	2.50	1.960	2.338
1.18	2.264	2.609	1.62	2.139	2.497	2.60	1.943	2.323
1.19	2.260	2.606	1.63	2.137	2.495	2.70	1.927	2.309
1.20	2.257	2.603	1.64	2.135	2.493	2.80	1.911	2.295
1.21	2.254	2.600	1.65	2.132	2.491	2.90	1.896	2.281
1.22	2.251	2.597	1.66	2.130	2.489	3.00	1.881	2.268

续表

q（%）	x	a	q（%）	x	a	q（%）	x	a
3.10	1.866	2.255	7.50	1.440	1.887	11.9	1.180	1.671
3.20	1.852	2.243	7.60	1.433	1.881	12.0	1.175	1.667
3.30	1.838	2.231	7.70	1.426	1.876	12.1	1.170	1.663
3.40	1.825	2.219	7.80	1.419	1.870	12.2	1.165	1.659
3.50	1.812	2.208	7.90	1.412	1.864	12.3	1.160	1.655
3.60	1.799	2.197	8.00	1.405	1.858	12.4	1.155	1.651
3.70	1.787	2.186	8.10	1.398	1.853	12.5	1.150	1.647
3.80	1.774	2.175	8.20	1.392	1.847	12.6	1.146	1.643
3.90	1.762	2.165	8.30	1.385	1.842	12.7	1.141	1.639
4.00	1.751	2.154	8.40	1.379	1.836	12.8	1.136	1.635
4.10	1.739	2.144	8.50	1.372	1.831	12.9	1.131	1.631
4.20	1.728	2.135	8.60	1.366	1.825	13.0	1.126	1.627
4.30	1.717	2.125	8.70	1.359	1.820	13.1	1.122	1.623
4.40	1.706	2.116	8.80	1.353	1.815	13.2	1.117	1.620
4.50	1.695	2.106	8.90	1.347	1.810	13.3	1.112	1.616
4.60	1.685	2.097	9.00	1.341	1.804	13.4	1.108	1.612
4.70	1.675	2.088	9.10	1.335	1.799	13.5	1.103	1.608
4.80	1.665	2.080	9.20	1.329	1.794	13.6	1.098	1.605
4.90	1.655	2.071	9.30	1.323	1.789	13.7	1.094	1.601
5.00	1.645	2.063	9.40	1.317	1.784	13.8	1.089	1.597
5.10	1.635	2.054	9.50	1.311	1.779	13.9	1.085	1.593
5.20	1.626	2.046	9.60	1.305	1.774	14.0	1.080	1.590
5.30	1.616	2.038	9.70	1.299	1.769	14.1	1.076	1.586
5.40	1.607	2.030	9.80	1.293	1.765	14.2	1.071	1.583
5.50	1.598	2.023	9.90	1.287	1.760	14.3	1.067	1.579
5.60	1.589	2.015	10.0	1.282	1.755	14.4	1.063	1.575
5.70	1.580	2.007	10.1	1.276	1.750	14.5	1.058	1.572
5.80	1.572	2.000	10.2	1.270	1.746	14.6	1.054	1.568
5.90	1.563	1.993	10.3	1.265	1.741	14.7	1.049	1.565
6.00	1.555	1.985	10.4	1.259	1.736	14.8	1.045	1.561
6.10	1.546	1.978	10.5	1.254	1.732	14.9	1.041	1.558
6.20	1.538	1.971	10.6	1.248	1.727	15.0	1.036	1.554
6.30	1.530	1.964	10.7	1.243	1.723	15.1	1.032	1.551
6.40	1.522	1.957	10.8	1.237	1.718	15.2	1.028	1.548
6.50	1.514	1.951	10.9	1.232	1.714	15.3	1.024	1.544
6.60	1.506	1.944	11.0	1.227	1.709	15.4	1.019	1.541
6.70	1.499	1.937	11.1	1.221	1.705	15.5	1.015	1.537
6.80	1.491	1.931	11.2	1.216	1.701	15.6	1.011	1.534
6.90	1.483	1.924	11.3	1.211	1.696	15.7	1.007	1.531
7.00	1.476	1.918	11.4	1.206	1.692	15.8	1.003	1.527
7.10	1.468	1.912	11.5	1.200	1.688	15.9	0.999	1.524
7.20	1.461	1.906	11.6	1.195	1.684	16.0	0.994	1.521
7.30	1.454	1.899	11.7	1.190	1.679	16.1	0.990	1.517
7.40	1.447	1.893	11.8	1.185	1.675	16.2	0.986	1.514

q（%）	x	a	q（%）	x	a	q（%）	x	a
16.3	0.982	1.511	18.9	0.882	1.431	26.0	0.643	1.248
16.4	0.978	1.508	19.0	0.878	1.428	27.0	0.613	1.225
16.5	0.974	1.504	19.1	0.874	1.425	28.0	0.583	1.202
16.6	0.970	1.501	19.2	0.871	1.422	29.0	0.553	1.180
16.7	0.966	1.498	19.3	0.867	1.420	30.0	0.524	1.159
16.8	0.962	1.495	19.4	0.863	1.417	31.0	0.496	1.138
16.9	0.958	1.492	19.5	0.860	1.414	32.0	0.468	1.118
17.0	0.954	1.489	19.6	0.856	1.411	33.0	0.440	1.097
17.1	0.950	1.485	19.7	0.852	1.408	34.0	0.412	1.078
17.2	0.946	1.482	19.8	0.849	1.405	35.0	0.385	1.058
17.3	0.942	1.479	19.9	0.845	1.403	36.0	0.358	1.039
17.4	0.938	1.476	20.0	0.842	1.400	37.0	0.332	1.020
17.5	0.935	1.473	20.1	0.838	1.397	38.0	0.305	1.002
17.6	0.931	1.470	20.2	0.834	1.394	39.0	0.279	0.984
17.7	0.927	1.467	20.3	0.831	1.391	40.0	0.253	0.966
17.8	0.923	1.464	20.4	0.827	1.389	41.0	0.228	0.948
17.9	0.919	1.461	20.5	0.824	1.386	42.0	0.202	0.931
18.0	0.915	1.458	20.6	0.820	1.383	43.0	0.176	0.913
18.1	0.912	1.455	20.7	0.817	1.381	44.0	0.151	0.896
18.2	0.908	1.452	20.8	0.813	1.378	45.0	0.126	0.880
18.3	0.904	1.449	20.9	0.810	1.375	46.0	0.100	0.863
18.4	0.900	1.446	21.0	0.806	1.372	47.0	0.075	0.846
18.5	0.896	1.443	22.0	0.772	1.346	48.0	0.050	0.830
18.6	0.893	1.440	23.0	0.739	1.320	49.0	0.025	0.814
18.7	0.889	1.437	24.0	0.706	1.295	50.0	0.000	0.798
18.8	0.885	1.434	25.0	0.674	1.271			

二、遗传率

在决定多基因遗传病的遗传因素和环境因素中，遗传因素所起作用的大小称为遗传率或遗传度（heritability）。部分多基因遗传病的遗传率较高，可达70%~80%，而部分多基因遗传病遗传率较低，只有30%~40%。疾病的遗传率高，则表明遗传因素在决定这些疾病的易患性变异上作用较大，而环境因素的作用较小；而疾病的遗传率低，则表明环境因素在决定这些疾病的易患性变异上发挥了主要作用，遗传因素的作用较小。常见多基因遗传病和先天畸形的遗传率和群体发病率见表6-3。

表6-3 常见多基因遗传病和先天畸形的遗传率和群体发病率

疾病名称	发病率（%）			遗传率（%）
	群体发病率	患者一级亲属发病率	男：女	
原发性高血压	4~8	20~30	1	62
哮喘	4.0	20	0.8	80
消化性溃疡	4.0	8	1	37

续表

疾 病 名 称	发病率（%）			遗传率（%）
	群体发病率	患者一级亲属发病率	男：女	
冠心病	2.5	7	1.5	65
2 型糖尿病	2~3	10~15		35
精神分裂症	1.0	10	1	80
1 型糖尿病	0.2	2~5		75
强直性脊椎炎	0.2	男先证者 7 女先证者 2	0.2	70
无脑儿	0.5	2	0.4	60
先天性幽门狭窄	0.3	男先证者 2 女先证者 10	5	75
脊柱裂	0.3	4	0.8	60
唇裂±腭裂	0.17	4	1.6	76
先天性畸形足	0.1	3	2	68
先天性髋关节脱臼	0.07	4	0.2	70
腭裂	0.04	2	0.7	76
先天性巨结肠	0.02	男先证者 2 女先证者 8	4	80

　　遗传率以符号 H 或 h^2 表示。H 为广义遗传率，指全部遗传因素所起的作用。h^2 为狭义遗传率，仅考虑了加性基因的作用。应用 Falconer 公式或 Holzinger 公式可计算遗传率。

（一）Falconer 公式

　　Falconer 公式是根据先证者亲属的发病率与遗传率相关建立的。患者亲属的发病率越高，遗传率越大，所以可通过调查患者亲属发病率和一般人群发病率，对遗传率（h^2）进行计算。

$$h^2 = \frac{b}{r} \tag{6.1}$$

$$b = \frac{X_g - X_r}{a_g} \tag{6.2}$$

$$b = \frac{p_c(X_c - X_r)}{a_c} \tag{6.3}$$

　　公式（6.1）中，h^2 为遗传率，b 为亲属对患者的回归系数，r 为亲缘系数。公式（6.2）中，X_g 为一般群体易患性平均值与阈值之间的差值；X_r 为先证者亲属易患性平均值与阈值之间的差值；a_g 为一般群体易患性平均值与一般群体中患者易患性平均值之间的差值（图 6-3）。公式（6.3）中 $p_c = 1 - q_c$，q_c 为对照组亲属发病率；X_c 为对照组亲属易患性平均值与阈值之间的差值；a_c 为对照组亲属中患者易患性平均值与对照组亲属易患性平均值之间的差值。X_g、X_r 和 X_c、a_g、a_r 可根据已知一般群体

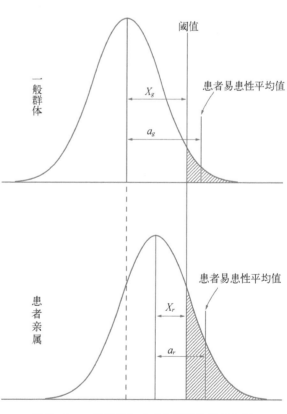

图 6-3　一般群体和患者亲属易患性平均值

发病率、对照亲属发病率和患者亲属发病率等计算得到，也可查编制好的 X 和 a 值表（表6-3）。

已知一般群体的发病率时，可用公式（6.2）计算 b 值。缺乏一般群体发病率资料时，可通过设立对照组，调查对照组亲属的发病率，用公式（6.3）来计算 b 值。

所求遗传率的标准误（SEh^2）可按下列公式计算：

$$V_b = \left(\frac{1}{a_g}\right)^2 \cdot \left(\frac{P}{a_r^2 A}\right) \tag{6.4}$$

$$V_b = \left(\frac{P}{a_c}\right)^2 \cdot \left(\frac{P}{a_r^2 A}\right) \tag{6.5}$$

$$SEh^2 = \frac{1}{r} \cdot \sqrt{V_b} \tag{6.6}$$

A 为患者亲属中的发病人数，q 为发病率，$p=1-q$。

例如，有人调查先天性房间隔缺损在一般群体中的发病率为 1/1 000，在 100 个先证者家系中调查，先证者的一级亲属共有 669 人（双亲 200 人、同胞 279 人、子女 190 人），其中有 22 人发病。

一般群体的发病率为 0.1%，查表6-2得 $X_g = 3.090$，$a_g = 3.367$。先证者一级亲属的发病率为 3.3%（22/669），查表6-2得 $X_r = 1.838$。调查对象为先证者的一级亲属，$r=1/2$。则

$$b = \frac{X_g - X_r}{a_g} = \frac{3.090 - 1.838}{3.367} = 0.37$$

$$h^2 = \frac{b}{r} = \frac{0.37}{0.5} = 0.744 = 74\%$$

$$V_b = \left(\frac{1}{a_g}\right)^2 \cdot \left(\frac{P}{a_r^2 A}\right) = \left(\frac{1}{3.367}\right)^2 \cdot \left(\frac{0.967}{2.231^2 \times 22}\right) = 0.000\,776$$

$$SEh^2 = \frac{1}{r} \cdot \sqrt{V_b} = \frac{1}{0.5} \times \sqrt{0.000\,776} = 0.055\,7$$

以上计算结果表明，先天性房间隔缺损的遗传率为 74%±5.57%。

（二）Holzinger 公式

Holzinger 公式是根据遗传率越高的疾病，同卵双生发病一致率与异卵双生发病一致率相差越大而建立的。

$$h^2 = \frac{C_{MZ} - C_{DZ}}{100 - C_{DZ}} \tag{6.7}$$

其中，C_{MZ} 为同卵双生子发病一致率；C_{DZ} 为异卵双生子发病一致率。

例如，在对哮喘进行的一项调查中，统计到 224 对双生子，其中同卵双生 175 对，异卵双生 49 对，分别有 143 对和 4 对共同发病。则 $C_{MZ} = (143/175) \times 100 = 81.7$，$C_{DZ} = (4/49) \times 100 = 8.2$，用 Holzinger 公式计算的遗传率 $h^2 = (81.7 - 8.2)/(100 - 8.2) = 80.06\%$。

对遗传率的概念和计算应用时，应当注意：① 遗传率是在特定环境中根据特定人群的发病率得到的估计值，不宜外推到其他人群和其他环境。② 遗传率是群体统计值，并不是某种多基因遗传病在某个个体上的遗传率。如果某种疾病的遗传率为 50%，不能说某个患者的发病一半由遗传因素决定，一半由环境因素决定，而应该说在这种疾病的群体总变异中，一半与遗传变异有关，一半与环境变异有关。③ 遗传率的估算仅适用于没有遗传异质性，且没有主基因效应的疾病。若导致疾病的多基因中有一个显性主基因，那么估算的遗传率可以超过 100%；若主基因为隐性基因，则由先证者的同胞估算的遗传率可以高于父母

或子女估算的遗传率。因此，只有当同胞、父母和子女分别估算的遗传率相近时，这个遗传率才合适，同时也才能认为该疾病的发生可能是多基因遗传的结果。

三、多基因遗传病的遗传特点

多基因遗传病与单基因遗传病比较具有以下特点：① 多基因遗传病的发病率一般高于 0.1%。② 发病具有家族聚集倾向，患者同胞的发病率为 1%~10%。③ 多基因遗传病的发病率具有种族差异，表 6-4 显示了不同种族遗传背景上的差异对发病率的影响。④ 随着亲属级别的降低，再发风险迅速下降（表 6-5、图 6-4）。⑤ 近亲婚配使子女再发风险增高，但不如常染色体隐性遗传病明显。

表 6-4　一些多基因遗传病发病率的种族差异

疾病名称	发病率（%）	
	日本	美国
脊柱裂	0.3	0.2
无脑儿	0.6	0.5
唇裂±腭裂	0.3	0.2
先天性畸形足	1.4	5.5
先天性髋脱臼	1.0	0.7

表 6-5　一些多基因遗传病不同级别亲属的发病风险

类型	发病风险（%）		
	唇裂	先天性髋脱臼	先天性幽门狭窄
一般群体	0.1	0.2	0.5
同卵双生	40.0（400×）*	40.0（200×）	15.0（30×）
一级亲属	4.0（40×）	5.0（25×）	5.0（10×）
二级亲属	0.7（7×）	0.6（3×）	2.5（5×）

* 括号内的数值表示发病风险为一般群体发病率的倍数。

四、多基因遗传病再发风险的估计

多基因遗传病的发病原因很复杂，目前尚不能精确估计患者亲属的再发风险。一般认为，在进行再发风险估计时，应综合考虑以下因素。

（一）再发风险与遗传率及一般群体发病率有关

已知一般群体发病率和遗传率时，可利用公式（6.1）和公式（6.2）计算出 X_r 值，进一步用 X_r 值和正态分布函数计算出患者亲属的再发风险，但这一计算过程比较烦琐。遗传学家已绘制了一般群体发病率、遗传率和患者一级亲属发病率的关系图解（图 6-5），可用来直接查找患者一级亲属的再发风险。

从图 6-5 中可以直观地看出，一级亲属的再发风险随着一般群体发病率和遗传率的增高而增高。

当某种多基因遗传病的一般群体发病率为 0.1%~1%，遗传率为 70%~80% 时，可根据 Edwards 公式直接计算出患者一级亲属的再发风险，即 $f = \sqrt{p}$，f 为患者一级亲属的再发风险，p 为一般群体发病率。Edwards 公式仅当一般群体发病率和遗传率均在上述范围时适用。

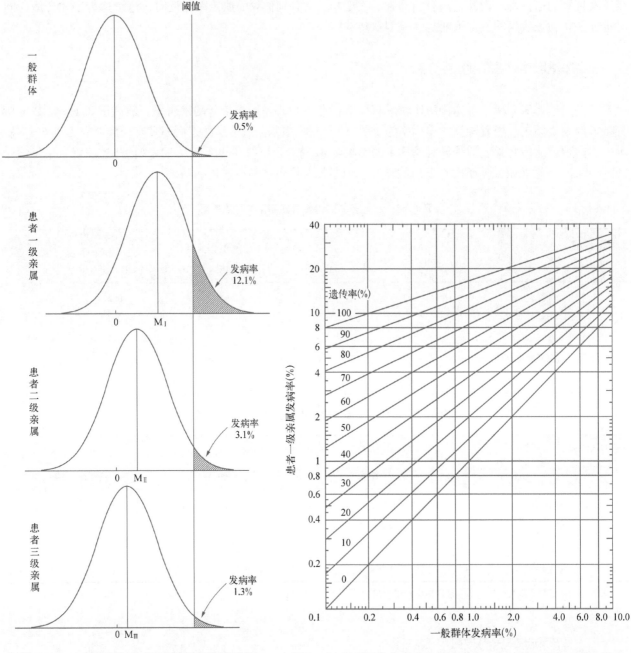

图 6-4　一般群体和患者各级亲属发病率比较　　　图 6-5　一般群体发病率、遗传率和患者一级亲属发病率的关系

M_I、M_{II}、M_{III}分别为患者一、二、三级亲属的易患性平均值

如果一般群体发病率高于 1% 和/或遗传率高于 80% 时，一级亲属的再发风险大于 Edwards 公式的计算值；当一般群体发病率低于 0.1% 和/或遗传率低于 70% 时，一级亲属的再发风险小于 Edwards 公式的计算值。

（二）再发风险与亲属中患病人数有关

家系中患病人数越多，患者亲属的再发风险越高。家系中患病人数越多，表明该家系易患性平均值越高，则患者亲属的再发风险就越高。例如，一对夫妇表型正常，第一胎生出唇裂患儿的概率与一般群体发病率相同，为 0.17%。但如果第一胎已经生出唇裂患儿，第二胎生出唇裂患儿的风险为 4%。如果他们的第一、二胎都是唇裂患儿，则第三胎患患唇裂的风险上升到 10%。Smith（1971）所编制的表格（表6-6），可根据双亲和同胞中已患病人数来估计一级亲属的再发风险。

表 6-6　根据亲属患病人数和遗传率估计一级亲属的再发风险 (%)

双亲患病数		0			1			2		
一般群体发病率 (%)	遗传率 (%)	同胞患病数			同胞患病数			同胞患病数		
		0	1	2	0	1	2	0	1	2
1.0	100	1	7	14	11	24	34	63	65	67
	80	1	6	14	8	18	28	41	47	52
	50	1	4	8	4	9	15	15	21	26
0.1	100	0.1	4	11	5	16	26	62	63	64
	80	0.1	3	10	4	14	23	60	61	62
	50	0.1	1	3	1	3	9	7	11	15

（三）再发风险与病情严重程度有关

患者病情越严重，其亲属的再发风险越高。患者病情越严重，其易患性就越高，或者说携带的易感性基因就越多，亲属获得易感性基因的可能性就增大。例如，单侧唇裂患者，其同胞的再发风险为 2.46%；单侧唇裂并发腭裂的患者，其同胞的再发风险为 4.21%；双侧唇裂并发腭裂的患者，其同胞的再发风险为 5.74%。

（四）再发风险与发病率的性别差异有关

发病率具有性别差异时，发病率低的性别，患者亲属的再发风险高；发病率高的性别，患者亲属的再发风险低，这称为卡特（Carter）效应。男女的发病率不同，说明不同性别的发病阈值不同。如哮喘在群体中女性发病率为 4.4%，女性发病阈值距群体易患性平均值 1.706 个标准差；男性发病率为 3.6%，男性发病阈值距群体易患性平均值 1.799 个标准差（图 6-6）。发病率低的性别，其发病阈值高，即需要较高的易患性才会致病，所以患者具有较多的易感基因，患者亲属获得易感基因的可能性大，再发风险就高。相反，发病率高的性别，其发病阈值低，只需较少的易感基因就可发病，所以患者亲属获得易感基因的可能性较小，再发风险就低。例如先天性幽门狭窄，男性发病率是女性的 5 倍，男性发病率为 0.5%，女性发病率为 0.1%。男性患者的后代中，儿子的发病风险为 5.5%，女儿的发病风险为 2.4%；女性患者的后代中，儿子和女儿的发病风险分别为 19.4% 和 7.3%。

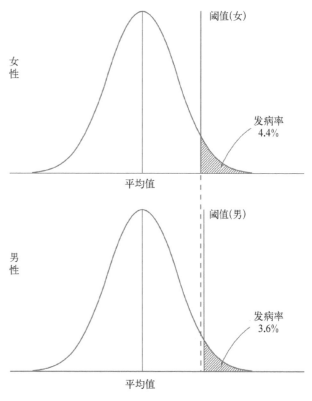

图 6-6　不同性别中哮喘发病率差异与阈值的关系

第三节　多基因遗传病易感基因的研究

由于多基因遗传病的发病是多个基因加上环境因素的作用，这与单基因遗传病不同，因此，通常成功应用于单基因遗传病的致病基因识别与鉴定的研究方法，往往难以应用于多基因遗传病的研究中。近年的研究表明，一些复杂疾病受控于一种多基因背景上起作用的易感主基因（major susceptibility gene），因此，现在力求从发现易感基因（候选基因）入手，进而探明易感基因之间，以及易感基因与环境之间相互作用的方式。但由于基因之间，以及基因与环境之间相互作用的复杂性，致使多基因遗传病的研究发展缓慢，成为医学遗传学研究的一个难点。

一、多基因遗传病易感基因研究的常用方法和策略

多基因遗传病易感基因的研究主要从两方面进行探索，一方面是收集家系资料，通过受累同胞对分析、受累家系成员分析法和数量性状的连锁分析等方法进行研究；另一方面，比较等位基因或基因型的频率在某一疾病的病例组及对照组中的差别，通过候选基因或全基因组关联分析来定位易感主基因，并用定位克隆法来鉴定这些易感主基因。对于这些方法的介绍详见第七章第一节的人类疾病相关基因的识别与鉴定概述。

多基因遗传病的遗传分析和易感基因的识别与鉴定是个复杂的系统工程。随着 HGP 的快速发展、各种信息资源的高度共享及新技术的不断出现，多基因遗传病的易感基因的识别与鉴定已是现阶段医学遗传学研究的热点。此外，随着一些高通量检测技术、基因编辑技术及一系列人源化动物疾病模型的应用，易感基因的功能及作用方式将被逐渐阐明，可望将多基因疾病的易感主基因的筛查用于临床。另外，多基因疾病的风险人群的监测也是一个重要环节，避免该类人群暴露于危险因素下可有效降低发病率。

二、几种常见多基因遗传病易感基因的研究

近年来，对几种常见多基因遗传病，如哮喘、精神分裂症和原发性高血压等疾病易感基因的研究上取得了很大进展。

（一）哮喘

哮喘（asthma）是一类常见的肺部疾病，其特征为气道炎症、气道高反应性和可逆性气流阻塞。哮喘发病率在全球范围内为 1%～30%，我国为 0.5%～5%。以儿童多见，发达国家发病率高于发展中国家，城市高于农村，具有家族聚集倾向。哮喘发生是遗传因素与环境因素相互作用的结果，其中环境因素主要包括尘螨、蟑螂、动物毛皮、真菌和空气污染等。遗传因素在近 20 年来通过全基因组关联研究和连锁分析方法，已发现众多与哮喘相关的基因，这些基因多为免疫识别基因、转录因子基因、受体基因和细胞因子基因等。表 6-7 列出了 OMIM 数据库收录的部分哮喘的相关基因及其染色体定位。

表 6-7　部分哮喘的相关基因及其染色体定位

哮喘相关基因	染色体定位	哮喘相关基因	染色体定位
DPP10	2q14	NPSR1	7q14
HNMT	2q22	ALOX5	10q11
MUC7	4q13	SCGB1A1	11q12
IL-13	5q31	STAT6	12q13
SCGB3A2	5q32	IRAK3	12q14
ADRB2	5q32	PHF11	13q14
PLA2G7	6p12	IL-4R	16p12
HLA-G	6p21	CCL11	17q12
TNFA	6p21	ADAM33	20p13

（二）精神分裂症

精神分裂症（schizophrenia）的特征是思维过程障碍及情感障碍，常见幻听、妄想和偏执等症状。精神分裂症的遗传率约为 80%，说明遗传因素为发病的主要原因。但是，现今的研究表明绝大多数的精神分裂症易感基因的外显率并不完全，需要相对较多数目的遗传变异才会引起发病。而且，基因型与环境互作（genotye-environment interaction）及表观遗传机制可能在精神分裂症发生中起重要作用。

多年来，人们通过家系的连锁分析发现了 17 个染色体区域上的遗传标记与精神分裂症的传递有关，但其中的阳性结果在不同研究中的重现率较低。只有 1q21-q22、6p24-p22、8p21-p12、13q32-q34 和 22q11-q12 等染色体区域有较强证据支持。随后，有若干个重要的精神分裂症的关联基因被陆续发现，而且有些在世界不同人群中的研究中也得到验证。表 6-8 列出了 OMIM 数据库收录的部分精神分裂症的相关基因及其染色体定位。

表 6-8　部分精神分裂症的相关基因及其染色体定位

精神分裂症相关基因	染色体定位	精神分裂症相关基因	染色体定位
SCZD12	1p36.2	SCZD2	11q14-q21
MTHFR	1p36.22	DAO	12q24.11
CHI3L1	1q32.1	HTR2A	13q14.2
DISC1	1q42.2	SCZD7	13q32
DISC2	1q42.2	DAOA	13q33.2
SYN2	3p25.2	AKT1	14q32.33
DRD3	3q13.31	SCZD8	18p
SCZD1	5q23-q35	COMT	22q11.21
SCZD3	6p23	RTN4R	22q11.21
SCZD5	6q13-q26	APOL4	22q12.3
SCZD6	8p21	APOL2	22q12.3
SCZD11	10q22.3		

（三）原发性高血压

高血压是最常见的心血管疾病之一，也是我国心脑血管病的主要危险因素。绝大多数高血压患者原因不明，称为原发性高血压（essential hypertension）。原发性高血压也是遗传和环境因素共同决定的复杂性疾病，具有家族聚集现象，其中遗传因素可以解释群体中 30%~60% 的血压变异。多年来，通过家系的连锁分析和群体关联研究，发现了部分血压变异相关的易感基因，涉及肾素-血管紧张素-醛固酮系统、交感神经系统、激肽释放酶-激肽系统、水盐代谢系统、血管内皮与血管平滑肌等多个系统或组织的生理功能。表 6-9 列出了 OMIM 数据库收录的部分原发性高血压的相关基因及其染色体定位。

表 6-9　部分原发性高血压的相关基因及其染色体定位

原发性高血压相关基因	染色体定位	原发性高血压相关基因	染色体定位
ECE1	1p36.12	AGT	1q42.2
RGS5	1q23.3	HYT3	2p25-p24
ATP1B1	1q24.2	AGTR1	3q24
SELE	1q24.2	ADD1	4p16.3

续表

原发性高血压相关基因	染 色 体 定 位	原发性高血压相关基因	染 色 体 定 位
HYT6	5p13－q12	HYT2	15q
CYP3A5	7q22.1	HYT1	17q
NOS3	7q36.1	NOS2A	17q11.2
GNB3	12p13.31	HYT5	20q11－q13
HYT4	12p12.2－p12.1	PTGIS	20q13.13

━━━━ **本章小结** ━━━━

　　多基因遗传病的发病率一般高于0.1%，常表现出家族聚集现象和发病率的种族差异。

　　多基因遗传性状为数量性状，其遗传基础为两对或两对以上的等位基因。每对等位基因表现为共显性。每个基因对性状形成的作用微小。不同基因座上的基因以累加方式协同作用。最终性状的形成，还取决于环境因素和基因型之间的相互作用。群体中数量性状变异分布为正态分布。

　　由遗传因素和环境因素共同作用而决定的易患性在群体中呈正态分布。阈值是使个体发病的易患性的最低限度。可以用遗传率来衡量多基因遗传病中遗传因素所起作用的大小。可根据患者亲属发病率与一般人群发病率的关系，或同卵双生发病率与异卵双生发病率的关系，对遗传率进行计算。

　　估计多基因遗传病再发风险，应综合考虑群体发病率、遗传率、家系中患病人数、病情严重程度及发病率的性别差异等因素。

　　由于微效基因与环境的互作及基因间的互作，研究多基因遗传病的遗传背景非常困难。常用方法包括用于证实主基因存在的家系分析、群体关联分析和动物模型等，及用于定位基因的候选基因策略和全基因组扫描策略。现已在哮喘、精神分裂症和原发性高血压等疾病的易感基因研究上取得很大进展，发现一些相关的候选基因。

【思考题】

（1）简述质量性状和数量性状的区别。

（2）简述多基因假说的要点。

（3）在进行多基因遗传病再发病风险估计时，应综合考虑哪些因素？每种因素如何影响再发风险？

（孙　艳）

第七章

人类疾病相关基因的鉴定与功能研究

除外伤外，几乎所有疾病的发生都与基因有关。依据基因变异在疾病发生、发展中的作用的不同，可将这些基因分为致病基因和疾病易感基因。致病基因是指一种疾病的表型和一个基因型呈现直接对应的因果关系，如一系列单基因病，疾病在群体中的发生遵从孟德尔遗传定律，故称为孟德尔遗传病。而对于一些复杂性疾病，如肿瘤、心血管疾病、代谢性疾病、自身免疫性疾病等，遗传因素和环境因素都起着一定作用，具有明显的遗传异质性和表型复杂性的特征，表现为两个或两个以上基因的作用对表型影响作用的累加，或者多基因间的交互作用，这些基因称为疾病易感基因。为讨论方便，本章笼统地将影响疾病发生发展的基因，均称为人类疾病相关基因（disease related genes）。

随着 HGP 的完成，生命医学研究的重点转移至解析基因组的功能，包括详尽分析序列、描述基因组所有基因的功能、研究基因的表达及调控模式等。有人将其称为"后基因组纪元"，人类疾病相关基因的识别与鉴定是后基因组时代的主要研究内容之一，在疾病的诊断治疗和预防中具有重要的意义。

第一节　人类疾病相关基因的鉴定

一、人类疾病相关基因鉴定的关键是确定疾病与基因间的实质联系

疾病表现为体征及其生物化学指标的异常，可以借助临床查体、实验室检查及其他辅助检查手段，结合病史而确诊。首先，正确的诊断是鉴定疾病相关基因的必要条件，在一些复杂性疾病中，有必要进行进一步的分类，确保疾病的同质性。其次，确定疾病的遗传因素，通过双生子分析，领养分析和同胞罹患率分析等确定遗传因素是否在疾病发病中具有作用及其作用程度。一旦确定了遗传因素在疾病发生中的重要作用，就可进一步筛选鉴定人类疾病相关基因，从而确定其在基因组中的位置及与其他基因之间的联系。

二、人类疾病相关基因的鉴定是多途径多学科的系统工程

人类疾病相关基因的鉴定是一项艰巨的系统工程，需要多学科的紧密配合，针对不同疾病采用不同的策略（图 7-1）。以往通常采用的策略是，首先通过对不同疾病家系的连锁分析，可粗略地将疾病的致病基因定位于某条染色体上。这些位点被称为疾病的位点（locus），此时确切的基因定位尚不明了。

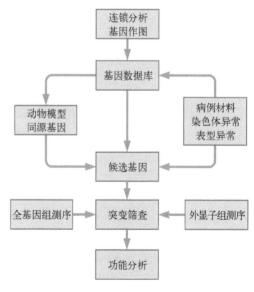

图 7-1　人类疾病相关基因的鉴定策略

随着对某些疾病发病机制的了解，可以进一步阐明疾病相关蛋白质的生物化学和细胞生物学特征，以此为切入点，寻找基因结构的异常，确定基因 DNA 序列的碱基突变及其导致蛋白质结构或表达异常的分子机制，最终鉴定疾病的相关基因。疾病动物模型对于疾病相关基因的鉴定也具有重要帮助。通过对不同疾病动物模型的研究，可以确定导致实验动物异常表型的基因，进而鉴定人类的同源基因在疾病中的作用。借助生物信息数据库的有关候选基因的信息，亦极大促进了疾病相关基因鉴定的效率。

有许多途径能够达到最终鉴定疾病相关基因的目的，这些方法最终将交汇在候选基因上。一旦候选基因被鉴定，即可筛检患者中该基因的突变。候选基因可不依赖其在染色体上的位置而鉴定，但常用的策略仍然是首先通过找出候选染色体区域，然后在此区域内鉴定候选基因。HGP 的完成提供了人类所有基因的信息，测序技术的迅速发展、测序费用的降低和时间缩短，使得全基因组和外显子组（exome）测序在大规模人群中的运用成为现实。但是，在候选区域内的数个候选基因中预测可能的疾病相关基因并非易事，需要的是大量地重复、逐个排除，最终确定候选基因的突变，以及通过功能分析确定这种突变和疾病的联系。

第二节　人类疾病相关基因的鉴定策略与方法

依据人类疾病相关基因的识别与鉴定时是否需要先确定基因在基因组中的位置，大致可以把人类疾病相关基因的鉴定的策略分为不依赖和依赖基因定位两种。

一、不依赖基因定位的人类疾病相关基因识别与鉴定的策略与方法

不依赖基因定位的人类疾病相关基因识别与鉴定的策略与方法主要是通过功能克隆、表型克隆（phenotype cloning）及动物模型来鉴定和克隆人类疾病相关基因。

1. 依据已知蛋白质的功能和结构识别与鉴定人类疾病相关基因　在基因作图之前，主要根据掌握或部分了解基因功能产物蛋白质的信息，鉴定蛋白质编码基因，进而克隆该基因，该方法称为功能克隆（functional cloning）。人类最先鉴定的疾病相关基因就是采用这种方法（图 7-2）。

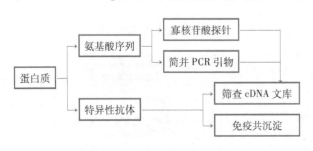

图 7-2　功能克隆基本过程示意图

（1）依据蛋白质的氨基酸序列信息：如果疾病相关的蛋白质在体内表达丰富，可分离纯化得到一定纯度的足量蛋白质，可以利用质谱或化学方法进行氨基酸序列分析，获得全部或部分氨基酸序列信息。在此基础上，设计寡核苷酸探针，与 cDNA 文库杂交，筛选出目的基因。除 cDNA 文库筛查外，还可设计简并PCR 引物，采用多种 PCR 引物组合，获得编码基因的PCR 产物。历史上，镰状细胞贫血的致病基因就是通过这种方法鉴定的。通过免疫电泳等方法显示镰状细胞贫血患者的珠蛋白异常，获得部分氨基酸残基序列后，设计了简并寡核苷酸探针，筛选有核红细胞系的cDNA 文库，得到 β 珠蛋白的 cDNA，与正常人的 cDNA 序列进行比较，发现 β 珠蛋白编码基因的变异位点。

（2）利用蛋白质的特异性抗体：对于一些体内含量很低，难以纯化得到足够纯度用于氨基酸序列测定的蛋白质，可以通过免疫共沉淀技术将其抗体直接结合正在翻译过程中的新生肽链，获得同时结合在核糖体上的 mRNA 分子，最终鉴定出未知基因；或者利用特异性抗体筛查可表达的 cDNA 文库，筛选出可与该抗体反应的表达蛋白质的阳性基因克隆。

功能克隆曾经是单基因疾病基因识别的常用策略，但其缺点是特异蛋白质的确认、鉴定及其纯化都相

当困难，而且几乎不能用于多基因疾病相关基因的分离，因而目前已不经常应用。

2. 从疾病的表型差异出发识别与鉴定人类疾病相关基因 基于对疾病表型与基因序列或基因表达水平的关系已经有所认识的基础上来分离鉴定疾病相关基因，也称为表型克隆。依据 DNA 或 mRNA 的改变与疾病表型的关系，可有以下几种方法。

（1）从疾病的表型出发，比较患者与正常人基因组 DNA 的不同，直接对产生变异的 DNA 片段进行克隆，而不需要知道基因的染色体位置或基因的产物等信息。代表技术方法包括基因组错配筛选（genome mismatch scanning）和代表性差异分析（representative difference analysis，RDA）等。

（2）如果高度怀疑某种疾病是由于某个特殊的已知基因所致，可通过比较患者和正常对照间该基因表达的差异来确定该基因是否为该疾病相关基因。常用的分析方法有 RNA 印迹法、逆转录 PCR、实时定量 PCR 及测序等。

（3）如果基因是完全未知的，也可通过比较疾病和正常组织中的所有 mRNA 的表达种类和含量间的差异，从而克隆疾病相关基因。这种差异可能源于基因结构改变，也可能源于表达调控机制的改变。常用的技术有基因表达的系列分析（serial analysis of gene expression，SAGE）、cDNA 微阵列（cDNA microarray）和基因鉴定集成法（integrated procedure for gene identification）等。

3. 采用动物模型识别与鉴定人类疾病相关基因 人类的许多种疾病都有相应的动物模型。如果动物某种表型的突变基因已定位于染色体的某一部位，而具有相似人类疾病表型的基因也很有可能位于人染色体的同源部位。另外，当疾病基因在动物模型上已确定，还可以采用染色体荧光原位杂交技术来定位分离人的同源基因。例如，人肥胖基因（OBESE）的克隆就是一个成功例证，通过对突变的肥胖近交系小鼠分析得到了小鼠的肥胖相关基因（obese），然后依据人与小鼠同源序列比较分析，鉴定了人肥胖基因。

二、定位克隆

（一）概述

定位克隆（positional cloning）是指先进行基因定位，再根据基因在染色体的大体位置来鉴定、克隆疾病相关基因的方法。定位克隆不需要已知基因产物的功能，也不需要已知基因对应的表型。基因定位（gene location）是指确定基因在某条染色体上的位置及其在染色体上的线性排列顺序和距离，是识别基因的基础。定位克隆的起点是获取疾病相关基因在染色体上的位置，然后根据位置信息进行染色体定位，利用 DNA 标记将经典的遗传学信息转换为遗传标记所代表的特定基因组区域，再以相关基因组区域的 DNA 序列片段之间存在的相互覆盖筛选基因，最后比较患者和正常人这些基因的差异，确定基因和疾病的关系。HGP 后所进行的定位候选克隆（positional candidate cloning），是将疾病相关基因位点定位于某一染色体区域后，在数据库中根据该区域的基因、表达序列标签（expression sequence tag，EST）或模式生物对应的同源区的已知基因等有关信息，筛选染色体上与疾病相关基因可能相关的位置，通过多次重复，最终确定疾病相关基因。

定位克隆的基本程序包括以下三大步骤。

（1）精确染色体上的候选区域：定位克隆困难与否取决于染色体候选区域的大小。为此要尽可能地缩窄疾病基因在染色体的候选区域。在单基因疾病的遗传制图时，需要选择更多的遗传标记，找到遗传距离最近的标记，增加更多的家系、建立所有个体的单倍体型等，以增加发现重组机会，结合寻找更多连锁不平衡，精确判断疾病相关基因的候选区域。

（2）构建目的区域的物理图谱：由于人类基因组研究的发展，各种 DNA 分子水平上物理手段的建立，已经使得人类疾病相关基因的克隆变得较为容易，现在已无需建立 DNA 重叠群，仅需从人类基因组序列数据库下载即可，但使用前要仔细检查重叠的拼装是否正确。

（3）人类疾病相关基因的确定：在得到区域性很窄的 DNA 重叠群克隆后，可以使用多种方法对变异位点进行确定。常用的方法有：① cDNA 直接筛选法，如果知道该种疾病发生的特异组织，还可以将该组织中的 cDNA 直接与得到的克隆杂交，筛选出此区域内的特异表达基因，再对这些基因作进一步分析；② 候选基因克隆法，对该区域中的已知基因位点进行测序，比较变异情况，确定变异位点；③ 对克隆直接进行序列分析，确定变异位点。

（二）基因定位的常用方法

在定位克隆中疾病相关基因的定位是最为关键的步骤，可以从多种途径获得，包括细胞和染色体水平上的分析：体细胞杂交法（somatic cell hybridization）、染色体原位杂交（in situ hybridization）和染色体畸变分析（chromosomal abnormalities），还包括基于家系的连锁分析（linkage analysis）和基于群体的关联分析（association analysis）等。

1. **体细胞杂交法** 是指将来源不同的两种细胞融合成一个新细胞。常见的体细胞杂交是用人的细胞与小鼠、大鼠或仓鼠的体细胞进行杂交。这种新产生的融合细胞称为杂种细胞（hybrid cell），含有双亲不同的染色体。杂种细胞有一个重要的特点是在其繁殖传代过程中出现保留啮齿类一方的染色体而人类染色体逐渐丢失，最后只剩一条或几条，故可利用杂种细胞这一特性进行染色体上的基因连锁分析和基因定位。历史上，胸腺激酶（thymidine kinase，TK）基因即是通过体细胞杂交方法定位于第 17 号染色体上。

2. **染色体原位杂交** 是在细胞水平定位基因的常用方法，它是核酸分子杂交技术在基因定位中的应用，也是一种直接进行基因定位的方法。其主要步骤是获得组织培养的分裂中期细胞并制备染色体标本，将染色体 DNA 变性，与带有标记的互补 DNA 探针杂交，显影后可将基因定位于某染色体及染色体的某一区带。如果采用荧光染料标记探针，即为 FISH 技术。这种染色体原位杂交技术特别适用于检测那些不转录的重复序列，这些重复序列很难用其他方法进行基因定位。例如，利用原位杂交技术将卫星 DNA 序列定位于染色体的着丝粒和端粒附近。

3. **染色体畸变分析** 从基因定位克隆的角度来看，对于任何已知与染色体畸变直接相关的疾病来说，染色体畸变分析有时可替代连锁分析，直接定位疾病相关基因。在一些散发的、严重的显性遗传病，染色体畸变分析是获得候选基因的最佳方法，有时根据染色体的平衡易位和倒位的位点可直接获得基因的正确位置。诸如成人多囊肾病、巨结肠症、进行性假肥大性肌营养不良基因的定位在很大程度上借助于染色体的异常核型研究。

4. **连锁分析** 是疾病相关基因的定位最为常用的手段。连锁（linkage）即两个等位基因间的非自由组合。染色体上紧密相邻的等位基因形成连锁群在减数分裂时作为一个整体遗传给下一代。连锁分析依据相邻等位基因之间的交换重组率 θ 衡量它们间的遗传距离。若二者紧密连锁，$\theta=0$；若相距较远，$\theta=0.5$，它们之间自由组合，不连锁。优势对数计分［logarithnm of the odd（LOD）score，Z］是根据家系资料计算 θ 的一种统计方法（最大似然法），也是连锁分析应用的主要方法，其公式为：

$$Z = \log_{10} \frac{当 \theta 为某值时，由数据得到的概率}{等位基因不连锁时（\theta = 0.5），由数据得到的概率}$$

根据统计学理论，Z 值最大的 θ 值就是最精确的重组率，这个 θ 值称为 θ_{max}。$\theta_{max} \neq 0.5$，则意味着位点间的连锁。在某一特定的 θ 值下，Z 越大于 0，等位基因位点连锁的可能性越高；Z 越小于 0，等位基因位点间不连锁的可能性越高。一般来说，$Z \geqslant 3$，说明等位基因位点间是连锁的。

（1）连锁分析在单基因遗传病致病基因的识别与鉴定中的应用：连锁分析以家系为研究基础，利用基因组上的遗传标志，在患病家系中观察是否存在某些遗传标志的传递模式。因为单基因的致病基因具有很高的外显率，距离致病基因候选区域范围内的遗传标志将会伴随着患病状态的出现而出现，故可以利用患病群体的连锁分析将致病基因定位到染色体的具体位置上，不断缩小候选区域并最终鉴定致病基因。

（2）连锁分析在复杂疾病和数量性状的相关基因鉴定中的应用：连锁分析有参数型和非参数型两种。参数型连锁分析在计算时需要等位基因频率、外显率和遗传方式等参数，适合于单基因遗传病的基因定位。而非参数型连锁分析没有任何预设参数，可用于复杂基因病相关基因定位。其中，最具代表性的是受累同胞对分析法（affected sib-pair analysis），其不需已知疾病易感基因的遗传方式，只依赖亲属个体对某个（些）标记位点等位基因的共享程度，即可对同胞对中某一遗传标记与疾病易感基因作出连锁关系的判断，进而定位复杂性状的相关基因。

受累同胞对分析法分为两种基本类型：状态一致性（identity by state，IBS）等位基因共享和血缘一致性（identity by decent，IBD）等位基因共享。两个等位基因属于某个多态的同一变异，称为 IBS 等位基因；而 IBD 则不仅仅是等位基因相同，而且这些等位基因是从同一祖先传递而来。IBD 等位基因一定是 IBS 的，反之则不一定。如图 7-3 所示，第①种基因型构成（AC）中，每个受累个体的"A"等位基因都来自父亲，"C"等位基因来自母亲。因此，这两个等位基因均为 IBD 共享。与此情况不同，第③种基因型构成中，两个同胞也都有"A"等位基因，而考察其父母基因型后，发现一个同胞的"A"等位基因来自父亲，而另一个同胞的"A"等位基因来自母亲，即该等位基因是 IBS 共享的，而不是 IBD 共享的。

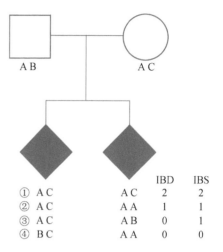

			IBD	IBS
①	A C	A C	2	2
②	A C	A A	1	1
③	A C	A B	0	1
④	B C	A A	0	0

图 7-3　受累同胞对中 IBD 及 IBS 共享等位基因分布

受累同胞对分析法通过检测受累同胞对 IBD 等位基因是否超过预期值，进行判断疾病与遗传标记之间的连锁关系。其原理是：一对夫妻的任意两个子女具有两个 IBD 基因的概率是 1/4，具有一个 IBD 基因的概率是 1/2，不具有 IBD 基因的概率是 1/4，三种情况的比例是 1：2：1。对于某个基因座，如果受累同胞对具有两个、一个或没有 IBD 基因的概率的比例偏离了 1：2：1，就表明在该位点上的基因或与该位点连锁的基因与疾病相关。

而对于一些常见成人慢性疾病，受累同胞往往缺乏父母基因型资料。在这种情况下，可以比较同胞对共享 IBS 等位基因的观察值和假设疾病位点和标记位点自由重组条件下的期望值来进行连锁检验。因为 IBS 的等位基因不一定是 IBD，所以共享 1 和 2 个 IBS 等位基因的期望值要多于 IBD 的期望值 1/2 和 1/4。不过，随着遗传标记数目的增加，IBS 等位基因分布逐渐接近 IBD 的期望值 1/4、1/2 和 1/4，此时，可以用 IBS 替代 IBD。

受累同胞对分析法很容易扩展到其他亲缘关系成员，形成了受累家系成员分析法（affected pedigree member method）。利用这些连锁分析方法，已找到了精神分裂症、哮喘病和糖尿病等常见病的一些相关基因或位点。

另外，研究人员还建立了检验数量性状基因位点（quantitative trait locus，QTL）和遗传标记位点之间连锁的方法。通过这些方法，报道了大量数量性状相关的基因定位。其中，一个被广泛重复验证的例子是通过对墨西哥裔美国人家庭成员进行的连锁分析将肥胖相关的基因定位在人 2 号染色体的短臂（LOD 值＝4.95）。另外有些报道不但定位了基因，还找到功能性的基因突变位点，如凝血因子 7 的 QTL 定位。首先，通过全基因组连锁分析发现与血管硬化相关的风险位点定位于人 13 号染色体部分区段（LOD 值＝3.18），凝血因子 7 正好位于该区域，被选为候选基因。随后，研究发现该基因中 4 个变异位点与血管硬化显著相关，又通过体外实验证实了一些在其启动子的变异是功能性突变。

5. 关联分析　关联分析是通过比较患者与对照组的特定等位基因频率的差异，筛选与疾病关联的等位基因，是确定复杂疾病遗传基础的重要方法。

在病例对照研究中，比较群体中的疾病组与对照组的基因型，计算优势比（odds ratio，OR），即可确定疾病与特定等位基因的关联。根据表 7-1 所提供的数据，我们可以推测：等位基因携带者发病的比值就是发病的等位基因携带者的个数（a）除以不发病的等位基因携带者的个数（b）。同样，非携带者发病的比值就是发病的非携带者个数（c）除以不发病的非携带者个数（d）。疾病的 OR 即是这些比值的比例：

$$OR = \frac{a/b}{c/d} = \frac{ad}{bc}$$

(7.1)

表 7-1　疾病组与正常对照组携带特异等位基因人数统计

	疾病组人数	对照组人数	合　计
特异等位基因携带者	a	b	$a+b$
特异等位基因非携带者	c	d	$c+d$
合计	$a+c$	$b+d$	

若关联分析被设计为横向研究或特定群体的研究，即从整个群体中随机抽样后分析疾病的易感基因，此时关联程度可用相对风险比（relative risk ratio，RRR）来衡量。根据表 7-1，*RRR* 即为携带易感基因个体的发病率 ［a/（a+b）］ 和不携带易感基因个体的发病率 ［c/（c+d）］ 的比值：

$$RRR = \frac{a/(a+b)}{c/(c+d)}$$

（7.2）

关联分析的显著性评价有两种方法。一是通过 X^2 检验 a、b、c 和 d 实际值与期望值之间的差异，从而确定是否关联；另外是通过相对风险比的 95% 可信区间，可信区间是指随机对相似的病例和对照组进行基因分型时，每次 *RRR* 范围都在期望的 95% 以内。如果所研究的患者和对照的等位基因频率相同，则 *RRR* 等于 1，因此，只有 95% 可信区间排除 1，才能说明 *RRR* 偏离无关联的 *P* 值（$P<0.05$）。

随着 HGP、HapMap 和千人基因组计划（1 000 genomes project）的完成，目前已获得人类基因组中常见变异位点的图谱。通过高通量生物芯片技术的成功研发，人们广泛利用高通量全基因组生物芯片的技术手段，进行全基因组关联研究（genome-wide association studies，GWAS）来筛选复杂疾病易感基因。与以往的候选基因关联分析策略明显不同的是，GWAS 不再需要在研究之前构建任何假设，即不需要预先依据那些尚未充分阐明的生物学基础来假设某些特定的基因或位点与疾病相关联。而是通过对大规模的群体（病例/对照）DNA 样本进行包括 SNP 变异及其频率的差异、CNV 在内的全基因组高密度遗传标记分型进行总体的关联分析，筛选出与疾病最相关的遗传变异，开展多中心、大样本、反复验证，从而寻找与复杂疾病相关的遗传因素的研究方法。自 2005 年《科学》（Science）首次报道了一篇年龄相关性视网膜黄斑变性的 GWAS 研究结果以来，多种常见疾病均进行了 GWAS 研究。据美国 NIH 全基因组关联研究权威数据库收录（http：//www. genome. gov/GWAStudies/）统计显示，肿瘤、心血管疾病、神经退行性疾病、精神疾病、炎症性疾病、感染性疾病等与复杂疾病密切相关的易感基因被陆续揭示。截至 2019 年 12 月，该数据库共收录了 4 000 多篇相关科技论文，覆盖了近 2 000 个人类复杂疾病或性状，包含了与这些疾病/性状相关的 10 万多个 SNP，其中包括以前未检测到的而与疾病密切相关的基因及部分未知基因。

一般文献报道的 GWAS 常与全基因组测序及全外显子组测序相区别，故狭义的 GWAS 有其欠缺，由于方法本身的局限性以及复杂疾病的表型复杂性、遗传异质性和种族差异性等特性，容易产生假阳性和假阴性，而且发现与疾病关联的 SNP 多位于基因间或内含子上，很少位于功能区（如外显子区或其侧翼序列）。但随着人群研究样本量的增大，GWAS 的结果日趋稳固。芯片检测位点有一定的有限性，除因美纳（Illumina）的新一代全基因组基因分型芯片外，多数是发现常见变异，常见变异指最小等位基因频率（minor allele frequency，MAF）>5%，而 GWAS 对稀有变异（MAF<5%）和其他结构变异不敏感。因此，GWAS 是基于常见疾病或常见变异的假说，而越来越多的研究结果表明许多复杂疾病是由罕见变异造成的，所以对于一些复杂疾病的稀有变异亟待研发新的技术方法，如高通量测序、表观基因组学研究及药物基因组学研究等方法来发现罕见的致病性变异。这些新方法发现的致病性变异将与 GWAS 研究成果形成互补，能更准确地揭示疾病复杂的致病机理。

另外，关联分析的结果应谨慎对待，某个特异等位基因可能与某种疾病关联，但实际上与疾病的发病无关。导致这种关联的有两种情况，一是由于群体的分群婚配（stratification）导致的人为关联的假象；二是许多与疾病关联的等位基因位点可能处于一种连锁不平衡状态（linkage disequilibrium，LD）。

（1）分群婚配：分群婚配是指大群体中包含一些小群体（亚群），小群体的个体不与其他亚群的个体进行婚配的现象。如果群体中由于种族、宗教等原因出现了分群婚配，致使亚群中的个体之间很少婚配。那么，当某个亚群中恰巧出现了比整个群体中更常见的某种疾病，就认为该疾病与亚群中常见的某个等位基因相关联是错误的。但是，通过精细地选择对照可以大大减少分群婚配导致的人为关联。另外，研究方法也在发展，新的方法不仅要建立在关联分析上，还要通过家系内分析，建立与疾病相连锁的等位基因，这种基于家系的关联研究将不受群体分群婚配的人为影响。传递不平衡检验（transmission disequilibrium test，TDT）即是应用家系内对照比较传递与未传递给受累子代的等位基因频率有无差异来避免分群婚配而导致假阳性结果的影响。在一个包含受累个体和一对父母的核心家系中，理论上，患者父母的等位基因传给子代的概率应遵循随机的原则，即患者父母的 4 个等位基因各有 25% 的传递概率，这是预期的平衡传递比率，但如果某个等位基因的传递率没有遵循这一原则，而是过多地传给了子代，而子代为这一疾病的患者，这则是"不平衡"传递，故这一等位基因被认为与疾病相关。另外，由于在一些迟发疾病研究中，患者父母的基因型往往缺失，无法进行 TDT 检验，这时可以采用的一种弥补方式是同胞 TDT（sib‑TDT），就是比较受累同胞的基因型和未受累同胞的基因型。

（2）连锁不平衡：连锁不平衡是指相邻位点等位基因的非随机关联。当一个位点特定的等位基因与同染色体上第二个位点的某等位基因连锁——即超出两位点独立分离时的期望值——称这两个位点连锁不平衡。由于连锁不平衡的影响，导致所有与疾病相关联的呈连锁不平衡的等位基因，无论它们对疾病易感性是否有功能性影响，都显示为正相关。然而，基于连锁不平衡的关联分析仍然有用，因为只有那些与疾病相关基因足够靠近的等位基因位点才呈正相关。

如果群体中大多数受累个体共享同样的变异等位基因，通过检测疾病位点和附近遗传标记位点的不平衡，可能会缩小疾病位点所在区域。在人类基因组中，可在每个已知基因中选取几个无关标记并检测其是否与复杂疾病关联。这种方法本身要求对大量标记位点进行基因分型，且并不能保证一定包括致病变异。如果 SNP 位点两个等位基因频率均大于 5%，需要检验的标记位点数目从 5 万多个编码区 SNP 到数百万个 SNP 不等。如果广泛存在连锁不平衡，就可以划分不同的 LD 区块，然后从中选择一些标签 SNP（tag SNP）用于基因组关联分析，那么所用的标记位点数目就会大大减少。另外，某些变异即使在筛查中未被发现，也可以通过附近处于连锁不平衡的位点间接地鉴定出来。

三、外显子组测序在人类疾病相关基因鉴定中的应用

外显子组测序是指利用序列捕获技术将全基因组外显子及其相邻区域捕捉并富集后，再进行高通量测序的基因组分析技术。与全基因组测序相比，外显子测序覆盖度更深，数据准确性更高，通过外显子组测序不仅能更精确鉴别出常见变异或罕见变异，而且测序成本也大大降低。另外，目前一致认为大部分功能变异都潜藏在基因的外显子中，因此，外显子组测序已广泛应用于疾病相关基因的鉴定。

1. 外显子组测序技术的基本过程　如图 7‑4 所示，通过外显子组测序技术鉴定人类疾病相关基因的基本过程包括：① 分析疾病家系的遗传特征是否符合孟德尔遗传方式。② 选取 1～2 例患者进行外显子组测序。③ 根据测序结果，与参照序列比对，筛查碱基的错义与无义突变、移码、CNV、剪接位点和阅读框内插入/缺失突变。④ 与 SNP 数据库、HapMap 数据库和千人基因组数据库进行对比分析，查找新的变异。⑤ 在家系中检测突变位点与疾病表型的共分离情况。⑥ 通过上述分析，确定疾病相关的基因突变位点，然后再通过一系列基因功能分析手段，阐明基因在疾病发生、发展中的作用。在这个过程中，外显子组测序是关键技术，它主要又包括外显子目标区域序列的富集、DNA 测序、生物信息学分析等三个主要步骤。外显子组的测序以 NGS 技术为主，获得的

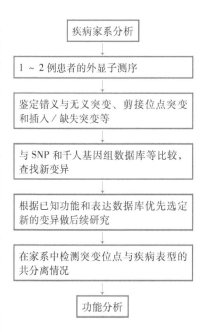

图 7‑4　外显子组测序技术鉴定人类疾病相关基因的基本过程

测序数据进行质量控制后，进一步进行筛选和分析，以期筛查有害性突变及疾病易感基因，并对基因功能及与疾病的相关性进行分析。

2. 外显子组测序的相关研究　2008 年，NG 等首次对一个个体的外显子组进行测序，为大规模的外显子组测序提供了较具体的研究方法。

（1）外显子组测序在单基因遗传疾病致病基因鉴定中的应用：连锁分析方法研究单基因遗传病需要足够多的患者、多代遗传的大家系，因此不适合难以收集到大家系或只有散发病例的单基因遗传病，而外显子组测序没有这些限制。2009 年，NG 等对 8 例 HapMap 计划中的个体，4 例无亲缘关系的常染色体显性遗传病弗里曼-谢尔登综合征（Freeman-Sheldon syndrome，FSS）患者进行了全外显子组测序。通过逐步过滤法，同 HapMap 数据库和 dbSNP 数据库比对滤掉普遍变异和个人特异的变异后，鉴定了 FSS 的致病基因为 MYH3。研究表明外显子组测序可用于研究少数散发病例和有小家系的孟德尔疾病。

（2）外显子组测序技术也可用于研究一些复杂疾病的相关基因：例如，在研究胰岛素抵抗、动脉粥样硬化西班牙裔和非洲裔美国人家庭中遗传和环境因素对葡萄糖稳态和肥胖症的影响时，Bowden 等对血浆中乙二腈水平无显著差别的 2 个家系中 3 个患者进行外显子组全测序，结果发现 ADIPOQ 基因的低频变异 G45R 存在于 63% 的家族成员中，这能够解释 17% 的西班牙裔美国人的血浆乙二腈水平。另外，脑皮质发育异常是一组大脑功能障碍的疾病，影响到神经细胞增殖、迁移、组织形成等，Bilguvar 等对 1 例患者测序，发现 WDR62 基因与脑皮质发育异常疾病相关，从而能解释一系列的严重皮质畸形的症状，包括小头畸形、巨脑回畸形等，该研究提示外显子组测序对具有遗传异质性和诊断亚型困难的疾病具有一定的帮助。

至今，近千种疾病致病基因通过外显子组技术得到鉴定，并阐明了相应的致病机制。我国在该方面的研究也取得一定的成绩：2010 年，研究发现了新的小脑共济失调致病基因 TGM6。2011 年，研究发现 NCSTN 基因的突变可导致逆向性痤疮的发生，对 NCSTN 基因突变的检测和逆向性痤疮及其相关疾病的诊断、治疗具有重要的意义。2017 年，"华表计划"——中国全外显子组数据库的建设项目是我国自主建设的中国人群公共数据库之一（https：//www.biosino.org/），该计划已完成了对 5 000 例中国汉族个体的全外显子捕获和测序，构建了"华表"数据库，共包含 207 万个遗传变异，其中 46.4% 的遗传变异为该研究首次发现。该数据库能够帮助研究人员区分罕见致病突变和高频良性变异，从而为进一步精准识别和分析中国人所患罕见病的致病分子机制、遗传机理，以及基于此的罕见病精准诊疗方案提供了科学基础。

第三节　人类疾病相关基因的功能研究

对人类基因功能的研究也是后基因组时代的重大课题。通过对基因功能的研究可以阐明人体细胞的增殖、分化、通讯、衰老和死亡的分子机制，确定人类疾病发生发展及转归的机制，进而研发新的诊断技术及治疗干预措施，提供药物开发的分子靶标。

基因的功能实际是基因产物的功能，也就是编码基因的蛋白质功能和非编码基因 RNA 的功能。为研究基因的功能，有必要获得尽可能多的有关该基因的信息。目前生物信息学方法可提供很大的帮助。对基因产物不同水平的研究，需要采用不同的研究手段。例如，采用生物信息学序列比对，预测基因功能；通过细胞水平上的基因高表达或基因沉默，观察细胞的功能改变；研究蛋白质与蛋白质或 DNA 的相互作用，了解基因产物的生物学途径；构建转基因或基因敲除动物，在整体水平研究基因功能。

一、基因比对与功能诠释

在以往的研究中，已经对大量的基因功能产物的功能有详尽的了解，获得了足够多的信息，建立了一些共享资源数据库，例如，GenBank（http：//www.ncbi.nlm.nih.gov/genbank）、Ensembl（http：//www.ensembl.org/index.html）、Genecards（https：//www.genecards.org/）、KEGG（https：//www.kegg.jp/）和 UCSC （http：//genome. ucsc. edu/index. html）。这些数据库是进行基因序列比对，诠释基因功能的基础。依据分子进化的理论，核酸或氨基酸序列相似的基因，应表现出类似的功能。这些序列相似的基因称之为同源基因。基本的方法是基因序列比对分析。

常用的两大线上双序列比对工具是 BLAST 和 FASTA，分别由 NCBI 和欧洲生物信息学研究所（European Bioinformatics Institute，EBI）开发和维护。NCBI 的主页是 http：//www. ncbi. nlm. nih. gov；EBI 的主页是 http：//www. ebi. ac. uk。两个数据库均有详细的序列比对数据，且有方便的对话框式操作和使用说明，可以处理 DNA、RNA 和蛋白质序列的比对。另外，BLAT（The BLAST-Like Alignment Tool）也是一款常用的序列比对工具，线上 BLAT 工具在 http：//genome. ucsc. edu 网站上，也可以下载 BLAT 的软件安装版，在线下进行比对分析。BLAT 可以显示基因内含子、外显子及基因定位等，但用于远亲缘物种间的核酸序列比对时，比对精度略低。除在线工具外，还可采用一些常用的多序列比对软件，如 DANMAN、Clustal、Muscle 和 MAFFT 等。任何一个新基因的功能研究第一步就是在这些数据库中进行序列比对。

二、细胞水平研究基因功能

在细胞水平研究基因功能，除了观察细胞在实验条件下该基因表达的改变，更重要的是人为地导入外源基因或干预正常基因的表达，以观察细胞生物学的改变。

（一）基因高表达细胞系

采用基因重组技术，将外源基因导入宿主细胞，使其表达目的基因，进而观察细胞的生物学特征改变。根据外源基因在宿主细胞表达的持续时间，可区分为瞬时转染细胞和稳定转染细胞。稳定转染细胞是常用的一种细胞水平的转基因模型，外源基因通过转基因过程插入到细胞的染色体中，或以游离基因（episome）的形式存在于细胞中稳定表达。稳定表达外源基因的转染细胞可以用作基因功能研究的细胞模型，也可以利用这种方法获得外源基因产物，目前被广泛应用于细胞模型的建立。

（二）基因沉默技术

在细胞水平沉默待研究基因的表达，进而观察基因沉默后细胞的生物学行为改变，是基因功能研究的有力工具。可以利用 RNA 干扰（RNA interference，RNAi）技术、反义技术等来实现对特定基因表达的抑制。

（三）基因编辑技术

近年来，一些基因编辑技术逐步建立，例如，锌指核酸酶 ZFN、TALEN、CRISPR/Cas9 技术等，这些技术的运用制造了一系列基因变异，成为基因功能研究中的利器。

（四）单细胞测序技术

单细胞测序（single-cell sequencing，SCS）技术是指以单个细胞为单位，通过全基因组或转录组扩增，对其携带的遗传信息进行高通量测序。在分子层面可获得某种细胞类型的基因序列、转录本、蛋白质及表观遗传学表达谱信息，再通过功能分析能将这些遗传及表达信息与细胞行为联系起来，通过不同类型细胞的图谱，去系统、全面地揭示和解析细胞的功能。单细胞测序能够揭示单个细胞的基因结构和基因表达状态，能够反映细胞间的异质性，解析细胞间更加细微的差异。目前，单细胞测序技术在肿瘤、发育生物学、神经科学、微生物等研究领域提供全新的视角。

三、蛋白质分子间的相互作用研究

在一些情况下，即使对基因的序列、结构和表达模式有清楚的认识，但仍然难以阐明基因表达蛋白质的功能。此时通过研究该蛋白质与已知功能蛋白质的相互作用，无疑将有助于对该蛋白质功能的了解。研究蛋白质相互作用的实验方法包括遗传学、生物化学和物理方法。遗传学方法仅用于如果蝇、酵母等模式生物；生化和物理的方法直接用于人类细胞。常用的生化方法是亲和层析和免疫共沉淀。常用的高通量筛查蛋白质间相互作用的方法是酵母双杂交技术和噬菌体展示技术。等离子共振技术、荧光共振能量转移技术和蛋白芯片技术等也常用于研究蛋白质之间的相互作用。另外，还可采用生物信息学的方法来预测蛋白质之间的相互作用。2012 年，建立了一种基于蛋白质三维结构信息的全基因组蛋白质相互作用计算预测方法 PrePPI，其将有助于解析蛋白质之间在结构上的远、近几何关系。PrePPI 还集成了其他多种功能线索，其预测结果可以与高通量实验相媲美。另外，在线的 String 数据库（https：//string-db. org/）也常用于分析蛋白质之间的相互作用。近年来，随着机器学习技术的有效性不断得到验证，采用机器学习的方法研究蛋白质相互作用和进行功能预测。

四、基因修饰动物在基因功能研究的应用

尽管在体外对基因功能的研究可提供大量信息，但是只有在体内的研究才能真实反映该基因的真正作用。在实验动物中，特别是小鼠体内进行相关的基因操作，如转基因（transgene）、基因敲除或敲入（knockout/knockin）、化学诱变（chemical-induced point mutation）、基因诱捕（gene-trap），以及新近的 CRISPR/Cas9 基因编辑技术等获得基因修饰的动物品系，目前已成为体内研究基因功能的重要手段。

本章小结

疾病的发生往往是遗传因素和环境因素相互作用的结果，疾病相关基因的识别与鉴定是后基因组学时代的主要研究内容之一。

人类疾病相关基因识别与鉴定的关键是确定疾病和基因间的实质联系，然后通过多学科的紧密配合，针对不同疾病采用不同的策略，确定某些与疾病相关的候选基因，再通过一系列方法逐个排除，最终确定候选基因的突变及其突变与疾病的联系。

人类疾病相关基因的鉴定，可采取非染色体定位的基因功能鉴定和定位克隆两类策略。其中，不依赖基因定位策略与方法包括：功能克隆、表型克隆及动物模型等来鉴定和克隆疾病的相关基因；定位克隆则先进行基因定位作图，确定疾病相关基因在染色体上的位置，然后筛查该区域的候选基因并进行克隆。新近发展的外显子组测序技术为疾病相关基因的鉴定提供了有效、快捷的途径。

人类基因的功能研究可以阐明人体生理、病理的分子机制，确定人类疾病发生发展及转归的机制，为研发新的诊断技术、治疗干预措施以及药物开发提出理论基础。对基因产物不同水平的研究，需要采用不同的研究手段，包括生物信息学分析、细胞水平上的基因表达调控分析、蛋白质相互作用分析，以及基因编辑的模式动物水平的研究。

【思考题】

(1) 如何理解人类疾病相关基因的鉴定与克隆需要多学科的综合研究？

(2) 发现亨廷顿病的基因座与 4 号染色体上的 DNA 多态位点紧密连锁，但在研究中，排除了 HD 和 MNS 血型基因座多态性之间的连锁关系。而 MNS 血型基因也位于 4 号染色体上，如何解释这种现象？

(3) 比较分析连锁分析与关联分析在人类疾病相关基因鉴定中的异同。

（张　珍）

第八章

线粒体遗传病

线粒体是真核细胞内的重要细胞器，是细胞的"能量工厂"，人体细胞合成的 ATP 约 95% 来自线粒体的氧化磷酸化。自 19 世纪 50 年代在动物细胞质中发现线粒体至今，人们对线粒体的结构、功能及其与疾病关系的认识逐渐深入。1963 年，Nass 等在对鸡卵细胞的研究中首次发现线粒体中存在 DNA，即线粒体 DNA（mitochondrial DNA，mtDNA），之后人们又在线粒体中陆续发现了 DNA 聚合酶、RNA 聚合酶、核糖体等，表明 mtDNA 能够独立地进行遗传信息的表达。1988 年，Holt 和 Wallace 等分别在线粒体脑肌病和莱伯（Leber）遗传性视神经病变患者的 mtDNA 中发现了突变，并证实 mtDNA 突变是人类疾病的重要发病原因，目前已发现人类 100 余种疾病与 mtDNA 基因突变所致的功能缺陷有关。

通常所指的线粒体遗传病（mitochondrial genetic disorder）是因 mtDNA 突变所致线粒体功能异常而产生的疾病。除 mtDNA 突变直接导致的疾病外，编码线粒体蛋白的核 DNA（nuclear DNA，nDNA）突变也可引起线粒体疾病，但这类疾病表现为孟德尔遗传方式。还有的线粒体疾病，涉及 mtDNA 和 nDNA 的共同改变。线粒体遗传病的基因型与表型关系较为复杂，涉及的疾病种类较多，临床表现不尽相同。

第一节　线粒体 DNA 的结构与遗传特征

一、线粒体 DNA 的结构

线粒体 DNA 构成线粒体基因组，被称为人类第 25 号染色体或 M 染色体。人类每个体细胞内大约有 1 000 个线粒体，每个线粒体中含有 2~10 个 mtDNA，所以每个细胞内有成千上万个 mtDNA。

1981 年，Anderson 等测定了人 mtDNA 的全长序列。它是一个 16 569 bp 的双链闭合环状分子，从 1~16 569 以逆时针方向计数碱基顺序。两条链含碱基成分不同，富含 C 的链称为轻链（L 链），位于内环；富含 G 的链称为重链（H 链），位于外环。线粒体基因组由 37 个基因组成（图 8-1），共编码 13 种多肽链、22 种 tRNA 和 2 种 rRNA。这 13 种多肽链都是氧化磷酸化过程中所需的蛋白质亚单位，包括呼吸链的酶复合体 I 的 7 种亚单位（ND1、ND2、ND3、ND4、ND4L、ND5、ND6）；复合体III 的 1 种亚单位（Cyt b），复合体IV 的 3 种亚单位（COI、COII、COIII）；ATP 合成酶的 2 种亚单位（ATPase6、ATPase8）。其中 L 链仅编码 8 种 tRNA 和 1 种多

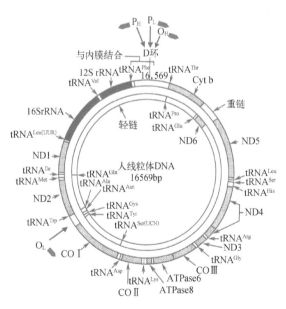

图 8-1　人线粒体基因组的结构

图示编码 22 种 tRNA、2 种 rRNA 和 13 种多肽链的位置，O_H 和 O_L 分别表示重链和轻链的复制起始点，P_H 和 P_L 分别表示重链和轻链的启动子

肽链，其余均由 H 链编码。mtDNA 结构紧凑，没有内含子，侧翼非编码序列很少，唯一的非编码区是约 1 000 bp 的 D 环（D-loop）区，该区含有 mtDNA 重链复制的起始点和轻、重链转录的启动子，以及四个进化上高度保守的序列，分别位于 213～235 bp、299～315 bp、346～363 bp 及终止区 16 147～16 172 bp。mtDNA 轻链的复制起始点位于 mtDNA 约 1/3 处，轻链复制在重链复制完成约 2/3 时才开始，而轻、重链的转录则是由位于 D 环区的两个启动子同时开始的。H 链启动子（P_H）逆时针方向转录绝大多数基因，L 链启动子（P_L）则顺时针方向转录。

与核基因组相比，线粒体基因组有如下特点：每个细胞中 mtDNA 拷贝数众多，不同组织器官拷贝数存在差异；所有基因都位于单一的环状 DNA 分子上，基因组排列紧凑，没有内含子；mtDNA 分子裸露，缺少组蛋白的保护，无 DNA 损伤修复系统，因而突变率很高，是 nDNA 的 10～20 倍，这样造成个体间 mtDNA 序列差异较大，人群中任意两个体间平均每 1 000 个碱基就有 4 个不同。

二、线粒体 DNA 的遗传特征

（一）mtDNA 的半自主性

线粒体具有自己的遗传体系，可独立地进行 mtDNA 复制、转录和翻译，因而表现出一定的自主性。但 mtDNA 基因组小，遗传信息有限，故而维持线粒体结构和功能所需的大分子复合物及氧化磷酸化酶的蛋白质亚单位大多数（99%）是由细胞核基因组编码，所以线粒体结构的维持和功能的实现对核基因组有很大的依赖性。此外，mtDNA 进行复制、转录和翻译时所需的各种酶和蛋白因子也需要核基因组编码，所以 mtDNA 的功能也受核基因组的影响。因此，线粒体基因组在遗传控制上表现为半自主性。

（二）线粒体基因组所用的遗传密码和通用密码不同

在线粒体遗传密码中有 4 种密码子与核基因组的通用遗传密码子不同（表 8 - 1）。最显著的是 UGA 编码色氨酸，而非终止密码；AGA、AGG 为终止密码，而非编码精氨酸，故哺乳动物线粒体遗传密码中有 4 个终止密码（UAA、UAG、AGA、AGG）。此外，线粒体 tRNA 兼用性较强，仅用 22 个 tRNA 就可识别 60 个密码子。

表 8 - 1　哺乳动物线粒体遗传密码与通用密码的差异

遗 传 密 码	通用遗传密码编码	线粒体遗传密码编码
UGA	终止密码	色氨酸（Trp, W）
AGA、AGG	精氨酸（Arg, R）	终止密码
AUA	异亮氨酸（Ile, I）	蛋氨酸（Met, M）

（三）mtDNA 为母系遗传

mtDNA 母系遗传（maternal inheritence）是指母亲将她的 mtDNA 传递给她的所有子女，她的女儿们又将其 mtDNA 传给下一代，而她的儿子们则不能将 mtDNA 传递给下一代（图 8 - 2）。序列分析子代 mtDNA，发

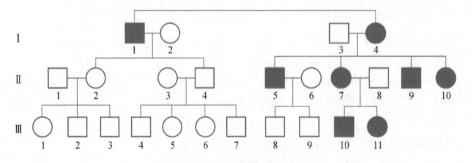

图 8 - 2　母系遗传的典型系谱

疾病仅通过母系传递，而患病的男性不传递疾病

现 1/10 000 的 mtDNA 来自父亲，其余的均来自母亲，因此，99.99% 的 mtDNA 属母亲传递。这是由于精卵结合时精子提供的只是 nDNA，受精卵中的细胞质几乎全部来自卵子。即使精子中有少量 mtDNA，与卵子包含的上万数目相比，几乎对基因型不产生影响，因此父亲通过精子将突变 mtDNA 传递给子女只是罕见的个别事例。

（四）mtDNA 在细胞分裂过程中发生复制分离

mtDNA 在细胞有丝分裂和减数分裂中缺乏像核基因组一样严格的均等分离。在细胞的分裂过程中，每个线粒体的 mtDNA 进行复制，然后随机分配到新生成的线粒体中，再随机分配给两个子细胞，这个过程称为复制分离（replicative segregation）。

人类的原始生殖细胞中有数千个 mtDNA 分子，但在减数分裂过程中只剩下极少数 mtDNA（<200 个）保留下来，而成熟的卵子中大约有 10 万个 mtDNA。如果携带突变 mtDNA 的一个线粒体恰巧通过了瓶颈，在胚胎发育和组织形成的细胞分裂过程中，经过复制分离和随机分配，子代细胞中获得的突变 mtDNA 所占比例千差万别，但有一些子代细胞可能获得大量携带有突变 mtDNA 的线粒体，形成了含有高比例突变基因的组织细胞。这种在卵子发生过程中，mtDNA 先减少再扩增的现象称为遗传瓶颈效应（genetic bottleneck effect）。

（五）异质性和阈值效应

一个细胞内有数千个 mtDNA 分子，当 mtDNA 发生突变时，开始该突变仅出现在一个 mtDNA 分子中，然而，随着复制分离，细胞将获得众多突变 mtDNA 拷贝。那么既有野生型也有突变型 mtDNA 的某个细胞，经过细胞分裂，mtDNA 随机分配将产生突变型 mtDNA 和野生型 mtDNA 比例各异的子细胞。有些子细胞中可能全部为野生型 mtDNA，或全部突变型 mtDNA，称为同质性（homoplasmy），即该细胞中所有线粒体拥有相同的基因组。相对地，有些子细胞随机获得的 mtDNA 既有突变型，又有野生型，称为异质性（heteroplasmy）（图 8-3）。异质性的普遍存在，导致同一个体不同组织、同一组织不同细胞、同一细胞的不同线粒体、甚至同一线粒体内都可能有不同的 mtDNA 拷贝。但是，由于突变 mtDNA 的表型取决于各种组织细胞中野生型 mtDNA 和突变型 mtDNA 的相对比例，所以 mtDNA 突变并不一定导致严重的后果，而是呈现出外显不全、可变的表现度及多效性，这些都是线粒体遗传病的典型特征。

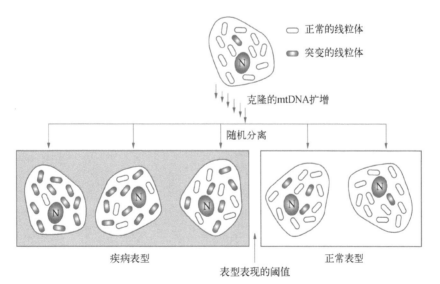

图 8-3 异质性突变线粒体的复制分离

经过多次细胞有丝分裂，随机地分离突变型和野生型线粒体，产生的子代细胞中突变型和野生型线粒体的比例差异很大。当突变线粒体的比例超过阈值将导致细胞和组织的功能异常

突变 mtDNA 所占的比例需达到一定程度才足以引起某种组织或器官功能异常，这称为阈值效应（threshold effect）（图 8-3）。在异质性细胞中，突变型与野生型 mtDNA 的比例确定了细胞是否能量短缺。

如果突变 mtDNA 所占的比例小，则产能不会受到明显影响；相反，突变 mtDNA 所占的比例大，产生的能量可能不足以维持细胞的正常功能，就会出现异常性状。而且不同组织、器官对线粒体氧化磷酸化代谢的依赖程度不同，引起细胞功能障碍所需的突变 mtDNA 分子数量也就不同，所以线粒体遗传病是否表现出症状还取决于各组织、器官对 ATP 的需求程度。如肝脏若有 80% 的突变 mtDNA 还不会表现症状，但同样的比例在脑组织或肌肉中就会表现出病理症状。因此，更容易受到 mtDNA 突变影响的是能量依赖性更高的组织，如中枢神经系统、心脏、骨骼肌，其次为肝脏和内分泌腺等。

在异质性、遗传瓶颈、阈值效应共同作用下，线粒体遗传通常表现不典型的母系遗传（图 8-4）。

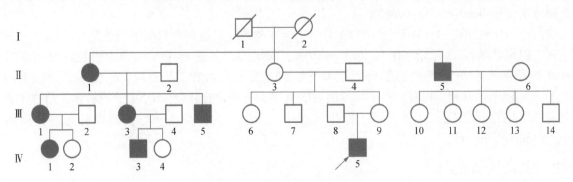

图 8-4　母系遗传不典型系谱

一个莱伯遗传性视神经病变系谱图。图中 III_9 虽表现正常，但携带致病的 mtDNA，由于阈值效应而未致病，其所携带的致病 mtDNA 在后代 IV_5 中表现出来。IV_2、IV_4 表现正常，可能携带致病 mtDNA，但由于异质性、遗传瓶颈等原因导致致病 mtDNA 的比例低于阈值而未致病。III_{10}、III_{11}、III_{12}、III_{13}、III_{14} 表现正常是因为其父亲 II_5 致病的 mtDNA 不传给后代

（六）mtDNA 突变率高

mtDNA 突变率比 nDNA 高 10~20 倍，这主要是因为以下几点：① mtDNA 分子裸露存在于线粒体基质中，没有与组蛋白结合，所以缺乏组蛋白的保护，容易受到外界影响而发生突变；② 线粒体是细胞内进行有氧呼吸的场所，线粒体内膜上随着电子传递和氧化磷酸化的发生产生大量的氧自由基，所以 mtDNA 极易因氧化损伤而发生突变；③ mtDNA 缺乏有效的损伤修复能力。由于 mtDNA 具有复制分离、遗传瓶颈、异质性和阈值效应等特征，故虽然 mtDNA 突变率高，线粒体遗传病的发生却没有那么普遍。

第二节　mtDNA 突变类型

mtDNA 突变类型主要包括点突变、重排、拷贝数突变。

一、mtDNA 点突变

目前已报道的 mtDNA 点突变 390 余种，涉及 mRNA 基因突变、tRNA 基因突变、rRNA 基因突变、D 环突变。点突变发生的位置不同，所产生的表型效应也不同。在已知的由 mtDNA 点突变引起的疾病中，1/3 发生在 mRNA 相关基因上，导致多肽链合成过程中的错义突变，进而影响氧化磷酸化相关酶的结构及活性，使细胞氧化磷酸化功能下降，代表疾病是莱伯遗传性视神经病病。2/3 发生在与线粒体蛋白质翻译有关的 tRNA 和 rRNA 基因上，导致 tRNA 和 rRNA 结构异常。其中引起蛋白质生物合成障碍的主要是 tRNA 基因点突变，所致疾病更具系统性的临床特征，代表疾病有线粒体脑肌病伴高乳酸血症和卒中样发作（mitochondrial myopathy encephalopathy with lactic acidosis and stroke-like episode，MELAS）、肌阵挛性癫痫伴破碎红纤维综合征（myoclonus epilepsy associated with ragged-red fiber，MERRF）等。线粒体 DNA 点突变通常为母系遗传。

二、mtDNA 重排

包括缺失、插入、倒位、重复等 150 余种，其中以缺失突变较为常见。大片段的缺失往往涉及多个基因，可导致线粒体氧化磷酸化功能下降，ATP 产生减少，从而影响组织器官的功能。最常见的缺失是 8 483~13 459 位碱基之间约 5.0 kb 的片段，该缺失约占全部缺失突变患者的 1/3，称为"常见缺失"。该突变涉及 ATPase8、ATPase6、CO Ⅲ、ND3、ND4L、ND4、ND5 及多个 tRNA 基因缺失，造成氧化磷酸化过程中某些多肽不能合成，ATP 生成减少。另一个较常见的缺失是 8 637~16 073 碱基之间 7.4 kb 的片段，涉及 ATPase6、CO Ⅱ、ND3、ND4L、ND4、ND5、ND6、Cytb、部分 tRNA 和 D 环区的缺失，多见于与衰老有关的退行性疾病。第三种常见的缺失突变是 4 389~14 812 之间约 10.4 kb 片段的缺失。这一片段包括了 mtDNA 大部分基因，所以该片段的缺失导致线粒体能量代谢受到严重破坏。mtDNA 缺失的大片段两端通常都有 2~13 bp 的重复序列，故推测引起 mtDNA 缺失突变的原因可能是 mtDNA 分子中同向重复序列的滑动复制或同源重组。单发的片段缺失或重复多为散发性；而多发的大片段缺失可为常染色体显性或隐性遗传。

三、mtDNA 拷贝数突变

mtDNA 拷贝数目突变主要指 mtDNA 大大减少，这类突变较少，仅见于一些致死性婴儿呼吸障碍、乳酸中毒或肌肉、肝、肾衰竭的病例。从遗传方式上看，mtDNA 数量的减少呈染色体显性或隐性遗传，提示这种情况属于核基因缺陷所致线粒体功能障碍。

常见人线粒体遗传病致病的点突变和缺失位置见图 8-5。

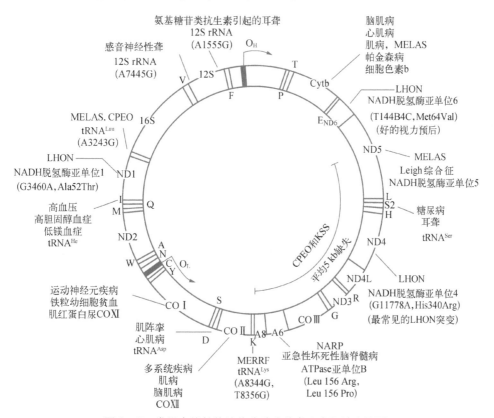

图 8-5　常见人线粒体遗传病致病的点突变和缺失位置

图示编码 22 种 tRNA、2 种 rRNA 和 13 种氧化磷酸化复合体蛋白基因的位置，所示的特异等位基因是与特异表型关联的唯一或显著的等位基因。12S 表示 12S rRNA；16S 表示 16S rRNA；每一个 tRNA 的位置用编码相应氨基酸的单个字母表示。图中的疾病使用缩写（如 MELAS、MERRF、LHON、CPEO、KSS）详见文中。NARP：周围神经病、共济失调和视网膜色素变性（neuropathy, ataxia and retinitis pigmentosa）；CPEO：慢性进行性眼外肌麻痹（chronic progressive external ophthalmoplegia）

第三节　线粒体遗传病

一、线粒体遗传病的分类

　　线粒体病种类多、发病机制复杂，因此从不同的学科角度出发，有不同的分类标准。从临床角度来说，可根据线粒体病累及的器官或系统对其进行分类。mtDNA 突变主要累及能量需求高的器官和组织，因中枢神经系统和骨骼肌对能量的依赖性最强，故临床症状常涉及中枢神经系统和骨骼肌。其中，病变以中枢神经系统为主，称为线粒体脑病；病变以骨骼肌为主，称为线粒体肌病（mitochondrial myopathy，MM）；病变同时累及中枢神经系统和骨骼肌，则称为线粒体脑肌病。线粒体疾病通常涉及多个系统，临床表型具有高度差异。常见的临床症状有肌病、心肌病、痴呆、肌阵挛、耳聋、失明、贫血、糖尿病和脑供血异常等（图 8 - 6）。

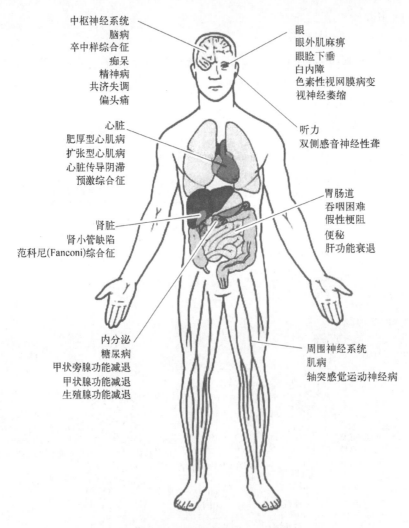

图 8 - 6　mtDNA 突变累及的组织、器官和临床表型

二、线粒体遗传病的复杂性

　　由于 mtDNA 遗传特征与 nDNA 不同，使线粒体疾病发病机制复杂，临床表型也不一致。如 mtDNA 具

有母系遗传的特征，但因复制分离和遗传瓶颈的存在，使得只有一小部分 mtDNA 能随着卵子的成熟与精子结合形成受精卵并传递给子代。而且，由于异质性和阈值效应的影响、各组织和系统对能量代谢的需求不一致，即使子代个体从母亲那里获得了致病突变，也不一定会发病，且发病程度轻重不一。再比如，同一种突变可以引起多种不同的疾病表型，而不同的突变也可以表现为同一种疾病表型，并且通常与突变 mtDNA 的异质性水平和组织分布相关，如 A8344G、T8356G 均可导致 MERRF。高比例的 A3243G 突变可致 MELAS，而低比例时可导致母系遗传的糖尿病-耳聋综合征；又如低比例的 T8993G 突变导致 NARP，但比例高于 90% 时导致 Leigh 综合征。此外，mtDNA 具有半自主性，对 nDNA 有很高的依赖性，线粒体结构与功能的实现仍受到核基因组的很大影响，所以 nDNA 异常也可导致线粒体病，因此线粒体病受到 mtDNA 和 nDNA 的共同影响，表现出核质协同性。

三、几种常见的线粒体遗传病

（一）莱伯遗传性视神经病变（MIM 535000）

莱伯遗传性视神经病变（Leber hereditary optic neuropathy，LHON）是人类母系遗传病的典型病例，于 1871 年由德国医生 Theodor Leber 首次报道，是最早确诊的人类线粒体遗传病（Wallace，1988）。典型的 LHON 首发症状为视物模糊，接着在几个月内出现无痛性双眼或单眼中心视力减退，完全或接近完全的失明。检查眼部神经发现有外周乳头状的毛细血管扩张，视乳头盘假性水肿和血管扭曲（图 8-7）。视神经和视网膜神经元退化是 LHON 的主要病理特征。另外还有周围神经的退化、震颤、心脏传导阻滞和肌张力降低。发病年龄通常在 15~35 岁，一般男性患者比例是女性的 5 倍，且女性发病时间平均比男性晚 2~15 年。

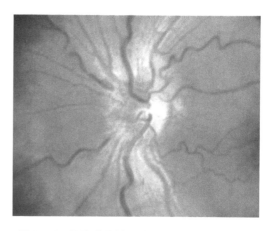

图 8-7 莱伯遗传性视神经病患者视神经萎缩

图示乳头盘及血管膨胀，颜色苍白，视乳头水肿，中心暗点消失

mtDNA 上许多位点的突变都伴有 LHON。1988 年 Wallace 最早发现 LHON 患者 mtDNA 第 11 778 位点的 G 转换成了 A，使 NADH 脱氢酶亚单位 4（ND4）的第 340 位氨基酸由精氨酸变成了组氨酸。根据 OMIM 数据库记录，已确认 18 种原发性线粒体基因突变与 LHON 相关。原发性突变具有以下特点：① 单独存在即可致病；② 编码线粒体呼吸链中的保守氨基酸；③ 正常人不携带。这些突变分布于 9 种编码线粒体蛋白质的基因（ND1、ND2、COI、ATPase6、CO Ⅲ、ND4、ND5、ND6、Cyt b）中。90%~97% LHON 患者存在以下三种突变：MTND4 * LHON 11778A、MTND6 * LHON 14484C、MTND1 * LHON 3460A，其中 11778A 突变占 50%~70%。11778A 突变降低了 NAD 关联底物的氧化作用效率，3460A 突变降低了复合物 Ⅰ 约 80% 的活性，14484C 突变也降低了复合物 Ⅰ 的活性，而复合物 Ⅰ 在光诱导的神经传导通路中具有非常重要的作用，这三种主要的 LHON 突变都不同程度地影响了呼吸链的作用。在原发性线粒体基因突变类型 LHON 家族中，同质性是很常见的现象，在异质性 LHON 家族中突变 mtDNA 的阈值水平≥70%。

不同种族各原发致病突变位点分布情况不同，白种人 LHON 携带 G11778A、T14484C、G3460A 这 3 种突变位点的比率分别为 50%~70%、15% 和 15%~25%，而亚洲 LHON 患者中 G11778A 位点突变率很高，占 90% 以上。国内郭向明等（2003）报道了 140 例先证者中 G11778A 突变者占 92.9%，这个现象提示 LHON 发病机理存在种族差异。

除原发突变以外，还有 30 余种突变在 LHON 患者中出现，这些突变通常几个一起出现或同原发突变一起出现致病，被称为继发突变。瞿佳等（2007）阐述了继发突变位点 A15951G 由于改变了 tRNA 的结构对 G11778A 原发突变有协同致病作用。Tong 等（2007）研究发现 A14693G 改变了线粒体 tRNA 中的保守氨基酸，从而与 G3460A 有协同致病作用。这种多突变的协同作用也包括核基因的作用。最近有学者通过等位基因连锁分析法定位到了 X 染色体上一基因位点与 LHON 视神经萎缩有关，这大概可以解释为什么

LHON 男性患者较多的原因。

Pott 等（2006）发现 3 名 LHON 患者携带线粒体原发突变的同时，血清中维生素 B_{12} 含量低于正常水平，维生素 B_{12} 的缺乏可能是发病的诱因。Kirkman 等（2009）证实吸烟与 LHON 发病的关系，吸烟者的 LHON 外显率高达 93%。由此推测各种内在因素和外在环境因素相互作用最终引起 LHON 的发生。

（二）线粒体脑肌病伴高乳酸血症和卒中样发作（MIM 540000）

MELAS 是最常见的母系遗传线粒体遗传病。发病年龄在 40 岁之前，可有家族史。大多数患者早期发育正常，后来出现发作性头痛、呕吐、偏瘫、偏盲、偏身感觉障碍等脑卒中样发作。多伴有身材矮小、智能减退、神经性耳聋、血乳酸增高。在 MELAS 患者中，异常的线粒体不能代谢丙酮酸，导致大量丙酮酸生成乳酸，乳酸在血液和体液中积累导致血液 pH 下降和缓冲能力降低而造成乳酸中毒。MELAS 患者的一个特征性病理变化就是在脑和肌肉的小动脉和毛细血管壁中有大量形态异常的线粒体聚集。

MELAS 综合征可由 tRNA^{leu}、tRNA^{phe}、tRNA^{val}、tRNA^{lys}、CO Ⅲ、ND1、ND5、rRNA 等基因点突变引起，现已公布了 31 个 MELAS 相关的 mtDNA 突变（www. mitomap. org），其中以 tRNA$^{leu(UUR)}$ 基因的 A3243G 点突变居多（UUR 代表亮氨酸转运 RNA 的密码子，前两个位置是尿嘧啶，第三个位置是嘌呤，R 表示腺嘌呤或鸟嘌呤）约占 MELAS 患者的 80%。另外 4 种少见的突变均出现在该基因的 3291、3271、3256 和 3252 位点。mtDNA 的 tRNA$^{leu(UUR)}$ 基因突变的临床表现十分复杂（图 8-8），A3243G 突变的个体主要表现为 MELAS；3260 和 3303 碱基置换主要表现为线粒体心肌病（MMC）；3250、3251、3302 碱基置换主要表现为线粒体肌病；而 C3256T 突变既表现为 MELAS，又具有 MERRF 症状。

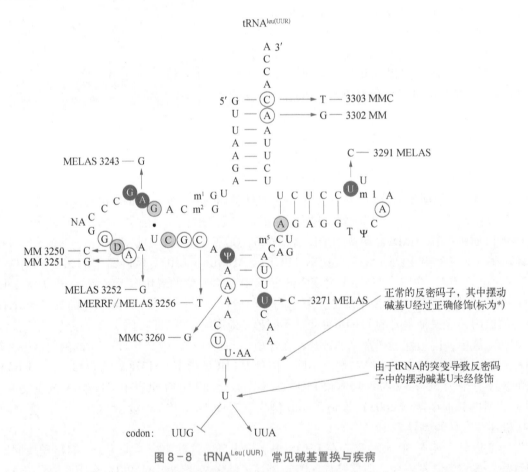

图 8-8   tRNA$^{Leu(UUR)}$ 常见碱基置换与疾病

A3243G 突变阻碍了 tRNA$^{leu(UUR)}$ 摆动碱基 U 的修饰，从而阻止了密码子 UUG 翻译为亮氨酸，同时降低了密码子 UUA 翻译为亮氨酸的效率。此外，tRNA$^{leu(UUR)}$ 基因与 12SrRNA 及 16SrRNA 基因相邻，在 3243 位点前后 13 bp 处存在线粒体转录终止因子结合位点。A3243G 突变可导致终止因子与突变 mtDNA 模板结合亲和力下降，导致细胞产生过量的多顺反子前体 RNA，改变了线粒体 rRNA 和 mRNA 转录的比例，影响线粒体氧化磷酸化基因的翻译，导致呼吸链的酶复合体 I、IV 缺陷和 ATP 合成减少，从而降低体内能量需求高的器官能量供应，产生临床症状。

通常，A3243G 突变表现为异质性，肌组织中突变≥90% 时，复发性休克、痴呆、癫痫、共济失调的风险会增加。当突变的异质性达到 40%~50% 时，可能会出现慢性进行性眼外肌麻痹（chronic progressive external ophthalmoplegia，CPEO）、肌病和耳聋，但也有报道称突变比例与临床表现似乎无明显相关性。除考虑到可能存在多种 mtDNA 的次级突变或复合突变外，核基因组的作用也不容忽视，不同的细胞核遗传背景将会导致不同的临床表现。

mtDNA 中常发生突变的 tRNA$^{Leu(UUR)}$ 的二级结构。所圈的碱基代表致病性突变，tRNA$^{Leu(UUR)}$ 的某些碱基突变（黑色圈）阻止了摆动碱基 U 的修饰，引起 MELAS；某些碱基突变（灰色圈）不破坏摆动碱基 U 的修饰，只造成 MM；其他碱基突变（非阴影圈）的致病机制尚未证实。

（三）肌阵挛癫痫伴破碎红纤维综合征（MIM 545000）

肌阵挛癫痫伴破碎红纤维综合征（myoclonic epilepsy with ragged red fiber，MERRF）是一种线粒体肌病，多见于儿童，具有明显的母系遗传性，病情可持续若干年。其特征为肌阵挛性癫痫伴小脑共济失调，常合并智能减退、视神经萎缩、耳聋、周围神经病等。患者肌细胞常见大量团块状异常线粒体，能被呼吸链的酶复合体 II 的特异性染料（Gömöri trichrome）染成红色，因此被描述为破碎红纤维（ragged red muscle fiber，RRF），此为线粒体肌病的特征之一。有时，MERRF 可以和 MELAS 重叠出现。

大部分 MERRF 病例是 mtDNA 的 tRNA^{Lys} 基因点突变的结果，80%~90% 的 MERRF 患者存在 A8344G 突变，少部分患者存在 T8356G 突变。其中 A8344G 点突变使 tRNA^{Lys} TΨC Loop 区发生改变，导致线粒体呼吸链的酶复合体 I、IV 活性的缺陷，ATP 合成受阻，从而造成器官能量供应障碍。

MERRF 家族成员 mtDNA 通常为异质性。A8344G 突变型的比例与临床症状相关，通常比例越高症状越重，但也有报道称它们之间无一定的相关性。由于 MERRF 与氧化磷酸化受损有关，氧化磷酸化酶水平会随着年龄的增长而迅速降低，年轻的个体即使 A8344G 突变比例达到 85%，因缺陷造成的产能减少仍高于组织的能阈，表型仍然正常。但随着年龄的增加，氧化磷酸化能力进一步降低直至低于阈值，年老的个体则可能出现严重症状。这就可以解释为什么 A8344G 突变的个体在早期是正常的，到一定年龄才会发病。

（四）氨基糖苷类抗生素诱发的耳聋（MIM 561000）

链霉素、庆大霉素、卡那霉素等氨基糖苷类抗生素致聋（aminoglycoside antibiotics induced deafness，AAID）可分为两类，一类是接受了毒性剂量的氨基糖苷类抗生素（aminoglycoside antibiotics，AmAn）而致聋，这类患者多无遗传背景；另一类是接受了常规剂量的 AmAn 而致聋，这类患者多有母系遗传背景。

Prezant 等（1993）通过三个母系遗传的 AAID 家系研究，发现所有病例都有同质性 mtDNA 的 12S rRNA 基因 A1555G 的点突变。Hutchin 等（1993）证实该突变发生在高度保守的 12S rRNA 与 AmAn 结合区，该区域也是其他种属 AmAn 抗性突变发生的部位。A1555G 突变引入了一对氢键，使 12S rRNA 与 AmAn 结合部位的空间增大，更有利于两者的结合而干扰了线粒体蛋白质和 ATP 的合成，导致 Na$^+$、K$^+$、Ca^{2+} 离子泵失能，细胞内外离子浓度失衡，最终导致毛细胞死亡。此外，氨基糖苷类抗生素的耳聋性直接与其在内耳淋巴液中的药物浓度较高有关。

mtDNA 的 12S rRNA 基因 A1555G 同质性突变引起的听力丧失程度差异很大，有先天性耳聋，中年发病的进行性耳聋，甚至表型正常的突变携带者。研究表明，核内存在影响 A1555G 突变致聋的修饰基因，即核遗传背景，核基因组与线粒体基因组相互作用而导致患者耳聋。迄今，已有 23 个非综合征耳聋相关的核基因被克隆。

（五）卡恩斯-塞尔综合征（MIM 530000）

卡恩斯-塞尔综合征（Kearns-Sayre syndrome，KSS）是一种多系统受累的疾病，以眼肌麻痹、视网膜色素变性、心肌病为主要症状，还有眼睑下垂、四肢无力、心脏传导阻滞、感觉神经性听力丧失、共济失调、痴呆等症状（图8-9）。该病常为散发病例，并不表现特定的母系遗传，无明显家族史。发病年龄一般低于20岁，病程进展较快，多数患者在确诊后几年内死亡。

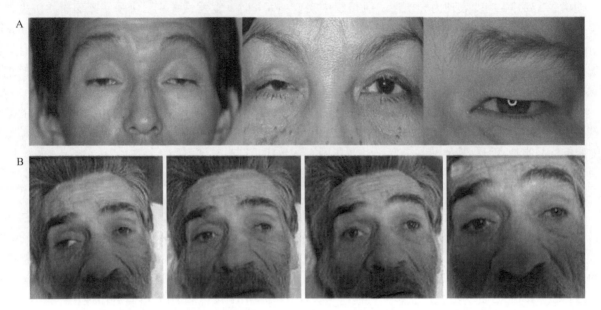

图8-9　卡恩斯-塞尔综合征

A：眼睑下垂；B：眼外肌麻痹

　　几乎所有KSS患者均有mtDNA缺失，一般只有1处，但其大小和位置在个体间差异极大。现已发现100多种缺失，缺失片段大小范围在2.0~7.0 kb，大多发生在重链与轻链两个复制起始点之间，缺失区的侧翼有同向13个碱基的重复序列（5'- ACCTCCCTCACCA - 3'）。约1/3的KSS病例是8 468~13 447位之间4 979 bp的缺失造成的，该缺失的断裂点位于ATPase8和ND5基因内，导致ATPase6、CO Ⅲ、ND3、ND4L、ND4、ND5及多个tRNA基因缺失。有些研究者认为缺失片段的大小和部位不能预测临床表现，但缺失在不同组织中的分布可能对表型起决定作用。如当肌细胞中缺失的mtDNA高于85%时，可发生所有KSS的临床症状。异质性水平较低时，主要表现为CPEO。当缺失的mtDNA在造血干细胞中大量存在时，就会表现出一种致病且早发的疾病，称为皮尔逊综合征（Pearson syndrome，PS）。

　　（六）衰老和退行性疾病

　　Harman（1956）首先提出衰老的自由基假说，认为衰老过程中的退行性变化是由于正常细胞代谢过程中产生的自由基的有害作用造成的，而mtDNA是自由基攻击的主要目标。Linnane（1989）认为mtDNA突变的积累是衰老的重要原因。Ozawa（1995）提出衰老的线粒体氧化还原机制，即mtDNA的氧化损伤引起mtDNA突变的积累，导致能量产出缺陷、衰老和细胞死亡。

　　Corral-Debrinski等（1992）研究了7例24~94岁个体的大脑，发现mtDNA大片段缺失与年龄正相关，尤其是80岁以上的个体。Michikawa等（1993）检查了14名65岁以上老人的成纤维细胞，其中8名存在T414G点突变，而同时检测的13名年轻人中，没有一人有此突变。

　　与衰老相关的退行性疾病，如阿尔茨海默病（Alzheimer's disease）、帕金森病（Parkinson's disease）、亨廷顿病等的病因与mtDNA突变，特别是mtDNA片段的缺失关系密切，常见4 977 bp~5 kb片段的缺失。如在帕金森病患者脑细胞中特别是黑质中存在mtDNA4 977 bp片段的缺失，断裂点分别位于ATPase8基因和ND5基因内，导致线粒体呼吸链的酶复合体Ⅰ功能异常，进而引起神经元功能障碍。患者病变细胞中mtDNA缺失往往是异质性的，正常人突变型仅占0.3%，而患者可达5%。又如阿尔茨海默病患者大脑皮质显示氧化磷酸化解偶联，血小板中复合物Ⅰ活性降低，患者皮肤成纤维细胞线粒体氧化底物能力降低。

与正常个体相比，mtDNA5.0 kb 片段的缺失在<75 岁的阿尔茨海默病患者中升高了 15 倍，在>75 岁的阿尔茨海默病患者中则占了 1/5 的比例。

（七）线粒体糖尿病

部分 2 型糖尿病患者糖尿病的发生与 mtDNA 的突变有关，mtDNA 点突变或缺失可选择性地破坏胰岛 β 细胞。1997 年，美国糖尿病学会（American Diabetes Association，ADA）正式把发病与线粒体基因的片段缺失或位点突变有关，且具有母系遗传特征的糖尿病确定为线粒体糖尿病（mitochondria diabetes mellitus，mtDM），将其列入"其他特殊类型糖尿病"的分型中，属于 β 细胞遗传缺陷性疾病。

与 mtDM 有关的 mtDNA 突变类型较多，如 $tRNA^{Lys}$ 的 A8296G、12S rRNA 的 G1438A、T1310C 等点突变、8 kb 重复突变和 10.4 kb、7.7 kb、7.6 kb 缺失突变等。$tRNA^{leu(UUR)}$ 基因 3 230~3 304 是热点突变区域，包括 $tRNA^{leu(UUR)}$ 的 A3243G、C3256T、T3264C、G3316A，其中 A3243G 突变最为常见。这些突变导致了 $tRNA^{leu(UUR)}$ 异常，引起线粒体蛋白质合成异常和功能缺陷，影响呼吸链的组分与功能而致胰岛 β 细胞葡萄糖氧化磷酸化障碍，ATP 产生不足，致胰岛素分泌障碍，引发糖尿病。

第四节　核 DNA 异常引起的线粒体病

线粒体虽然有自己的遗传系统，但由于 mtDNA 的半自主性，使得线粒体中大多数酶或蛋白质仍由核 DNA 编码，在细胞质中合成并经特定的方式转运到线粒体中，行使众多的功能，包括在膜间隙和基质间转运分子、代谢底物，通过氧化磷酸化产生 ATP，控制线粒体的复制、转录、翻译等。因此，nDNA 异常也会导致线粒体功能障碍，如造成呼吸链的酶复合体缺陷、装配因子缺陷、mtDNA 稳定性降低、线粒体蛋白质合成障碍、线粒体代谢缺陷、线粒体离子平衡缺陷和线粒体完整性缺陷等，由此引发的疾病都归入线粒体病中。目前已经鉴定的与线粒体病相关的 nDNA 突变约 90 种，由 nDNA 突变引起的线粒体病表现出孟德尔遗传的特征，呈常染色体显性遗传、常染色体隐性遗传或 X 连锁遗传。但总的来说，这些核 DNA 异常导致的线粒体病较少见，可能是由于这方面的研究还不深入。

丙酮酸脱氢酶复合体（pyruvate dehydrogenase complex，PDHC）是线粒体基质中的一种有重要功能的多酶复合体，具有丙酮酸脱羧酶（E1）、二氢硫辛酸乙酰基转移酶（E2）和二氢硫辛酸脱氢酶（E3）活性。其中 E1 是由两个 $E1_\alpha$ 亚基和两个 $E1_\beta$ 亚基组成的四聚体，编码 $E1_\alpha$ 亚基的 PHDA1 基因定位于 Xp22.1。在丙酮酸脱氢酶复合体缺乏症（PDHA1，MIM 312170）患者中发现 PHDA1 等位基因有点突变，导致 $E1_\alpha$ 靶序列内氨基酸的变化，致 $E1_\alpha$ 转入线粒体基质障碍。该病为 X 连锁隐性遗传，临床表现为眼部异常和中枢神经系统退变。

肉碱棕榈酰转移酶Ⅱ（carnitine palmotoyltransferase Ⅱ，CPTⅡ）结合于线粒体内膜，其功能是将长脂肪酸链从细胞质运送到线粒体基质，进行脂肪酸的 β 氧化。定位于 1p32，编码 CPTⅡ 的基因 *CPT*2 的突变可造成肉碱棕榈酰转移酶Ⅱ缺乏症（CPTⅡ 缺乏症，MIM 255110），产生两种表型：成年期发作型表现为剧烈运动或饥饿后肌肉疼痛无力；幼儿期发作型病情严重，通常是致死性的。

LHON 男女发病率差异较大，完全用母系遗传难以解释。对 LHON 的家系进行等位基因连锁分析，发现该病与 X 染色体标记 DXS7 紧密连锁，提示 LHON 的发生是 mtDNA 与 nDNA 共同作用的结果。

本章小结

线粒体遗传病是因 mtDNA 突变所致线粒体功能异常而产生的疾病。

每个细胞中有数千个 mtDNA 拷贝，人 mtDNA 是一个 16 569 bp 的双链闭合环状分子，有轻、重链之分；基因组排列紧凑，无内含子，编码 13 种蛋白质、22 种 rRNA 和 2 种 rRNA，D 环区是唯一的非编码区；mtDNA 分子裸露，缺少组蛋白的保护，缺乏 DNA 损伤修复系统，mtDNA 的突变率很高。

mtDNA 遗传特征有：半自主性、遗传密码和通用密码不同、母系遗传、复制分离、异质性和阈值效应、突变率高。

mtDNA 突变主要包括点突变，重排（缺失和重复）和拷贝数突变。常见线粒体遗传病有：LHON、MELAS、MERRF、AAID、KSS、PD、mtDM 等。

由于线粒体的遗传系统受控于核基因组，因此核 DNA 的异常也会表现线粒体功能障碍而引发线粒体病。

【思考题】

（1）简述 mtDNA 的结构特征。

（2）mtDNA 有哪些遗传特征？

（3）试从 mtDNA 遗传特征的角度出发理解线粒体病的复杂性。

（4）列举几种常见的线粒体遗传病并简述其分子基础。

（刘丹丹　李　琛）

第九章

分子病与先天性代谢缺陷病

基因突变可导致其编码蛋白质的结构或合成量的异常，并由此导致疾病的发生。根据缺陷蛋白质对机体产生的影响不同，可将这类疾病分为：分子病（molecular disease）和先天性代谢缺陷病（inborn errors of metabolism disease）。

第一节　分 子 病

1949 年，Pauling 等在研究镰形细胞贫血时，发现患者血红蛋白电泳迁移率较正常血红蛋白慢，提示这种血红蛋白分子与正常血红蛋白间存在着化学结构上差异，为此，首次提出了分子病的概念。分子病是指基因突变导致蛋白质分子结构或合成量的异常，从而引起机体功能障碍的一类疾病。根据蛋白质种类及功能的不同，可将分子病分为血红蛋白病、血浆蛋白病、结构蛋白缺陷病、受体蛋白病、膜转运蛋白病等。

一、血红蛋白病

血红蛋白病（hemoglobinopathy）是由于珠蛋白基因突变或缺陷导致血红蛋白（hemoglobin，Hb）分子结构异常或合成速率降低所引起的疾病，一般可将其分为异常血红蛋白病和珠蛋白生成障碍性贫血两类。血红蛋白病是一类发病率较高的遗传病，据推测，全世界约有 2 亿多人携带异常的血红蛋白基因。

（一）血红蛋白的分子结构与遗传控制

1. 人类血红蛋白的分子结构　血红蛋白是一种结合蛋白，蛋白质部分称为珠蛋白，辅基为血红素。其珠蛋白部分由两对不同的亚基（类 α 链和类 β 链）组成的球状四聚体，每条多肽链各结合一个血红素（图 9-1）。在个体发育的不同阶段，类 α 链和类 β 链不同组合构成了人类常见的六种血红蛋白（表 9-1）。

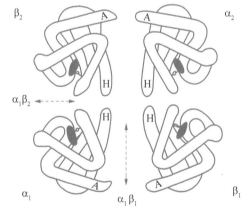

图 9-1　血红蛋白的结构

表 9-1　正常人血红蛋白的组成

发 育 阶 段	血红蛋白	分 子 组 成	含　量
胚胎	Hb Gower I	$\zeta_2\varepsilon_2$	42%
	Hb Gower II	$\alpha_2\varepsilon_2$	24%
	Hb Portland	$\zeta_2{}^A\gamma_2$、$\zeta_2{}^G\gamma_2$	21%

续表

发育阶段	血红蛋白	分子组成	含量
胎儿（8周至出生）	HbF	$\alpha_2^A\gamma_2$、$\alpha_2^G\gamma_2$	97%
成人	HbA	$\alpha_2\beta_2$	95%
	HBA$_2$	$\alpha_2\delta_2$	3%

2. 血红蛋白的遗传控制　人类珠蛋白类 α 链和类 β 链分别由位于 16 号和 11 号染色体上的 2 个基因簇编码。

（1）α 珠蛋白基因簇：位于 16p13. 3-pter（MIM141800），按 5′→3′顺序依次排列为 1 个 ζ$_2$ 基因、2 个假基因（ψζ 和 ψα$_1$）、2 个 α 基因（α$_2$ 和 α$_1$）和 1 个功能未知的基因 θ，总长 30 kb。α 珠蛋白基因簇的排列顺序与发育过程中基因表达顺序一致，即发育早期主要是基因簇 5′端的 ζ$_2$ 基因表达，成人主要是 3′端的 α 基因表达（图 9-2）。

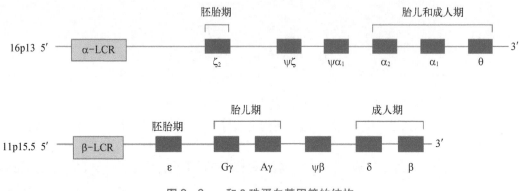

图 9-2　α 和 β 珠蛋白基因簇的结构

（2）β 珠蛋白基因簇：位于 11p15.5，按 5′→3′顺序依次排列为 1 个 ε 基因、2 个 γ 基因（Gγ 和 Aγ）、1 个假基因 ψβ、1 个 δ 基因及 1 个 β 基因，全长 60 kb。β 珠蛋白基因簇的排列顺序与发育过程的表达相关，发育早期是 5′端的 ε、γ 基因表达，成人期主要为 3′端的 β 基因表达（图 9-2）。

（3）血红蛋白基因的表达特点：α 和 β 珠蛋白基因簇的 5′端上游均含有一段被称为位点控制区（locus control region，LCR）的转录调控序列（图 9-2）。LCR 与 α 和 β 珠蛋白基因簇中每种珠蛋白基因间的相互作用，精确地调控血红蛋白从胚胎到胎儿再到成人的转变。胚胎早期（孕期 3~8 周），在卵黄囊的原始红细胞发生系统中，α 珠蛋白基因簇中 ζ$_2$、α 基因和 β 珠蛋白基因簇中 ε、γ 基因表达，形成胚胎血红蛋白（Hb Gower Ⅰ、Hb Gower Ⅱ、Hb Portland）。胎儿期（妊娠 8 周~出生），血红蛋白合成转移至胎儿肝脾中，α 珠蛋白基因簇的表达基因由 ζ$_2$、α 全部转变成 α，而 β 珠蛋白基因簇的表达基因则由 ε 全部转变成 γ，形成胎儿期血红蛋白 HbF。出生后，血红蛋白主要在骨髓红细胞的发育过程中合成，主要是 α 和 β 基因表达，其产物组成为 HbA。尽管成体时每一个体带有 4 个 α 基因和 2 个 β 基因，但通过特殊的调控机制，正常个体中 α 和 β 珠蛋白的分子数量相等，正好构成 HbA，类 α 珠蛋白和类 β 珠蛋白的平衡是人体正常生理功能的需要。

（二）珠蛋白基因的突变类型

珠蛋白的突变类型主要包括点突变、移码突变、整码突变、基因缺失及融合基因等。

1. 点突变　已知超过 90% 的异常血红蛋白病由点突变所致，其中多为错义突变。

（1）错义突变：如镰形细胞贫血是由 β 基因第 6 位密码子 GAG（谷氨酸）突变为 GTG（缬氨酸）所致。

（2）无义突变：如 Hb McKees-Rock，其 β 链缺少 2 个氨基酸残基，原因是 β 基因第 145 位密码子 TAT

（酪氨酸）突变为终止密码子 TAA，使肽链合成提前终止。

（3）终止密码突变：如 Hb Constant Spring 即是由于 α 珠蛋白基因簇第 142 位终止密码子 TAA 突变为 CAA（谷氨酰胺），结果 α 链延长为 172 个氨基酸。该突变形成的 mRNA 不稳定，致使 α 链合成量降低，表现为非缺失型 α 地中海贫血。

2. 移码突变　如 Hb Wayne 是由于 α 基因第 138 位密码子 UUC（丝氨酸）丢失一个 C，造成其 3′端碱基顺序依次向前位移，其 α 链第 138 位以后密码子在翻译时重新组合及编码。

3. 整码突变　如 Hb Catonsville 是由于 α 基因第 37 和 38 位密码子之间插入了一个谷氨酸密码子所致。

4. 基因缺失　如 α 基因缺失是导致绝大多数 α 地中海贫血发生的主要原因，缺失通常包括 α₁ 和 α₂ 基因在内的一段 DNA 片段。

5. 融合基因　融合基因（fusion gene）是由两种不同基因局部片段拼接而成的 DNA 序列，它们可编码融合蛋白。融合基因是由于染色体错配联会和不对等交换导致。如 Hb Lepore，其 α 链正常，β 链由 δ 链和 β 链拼接而成，其 N 端像 δ 链，C 端像 β 链，故称 δβ 链；而另一条融合链 Hb-Anti-Lepore，其 N 端像 β 链，C 端像 δ 链，故称 βδ 链（图 9-3）。β 和 δ 基因的融合意味着 β 基因的减缺，合成 β 链减少，表现为 β 地中海贫血症状。

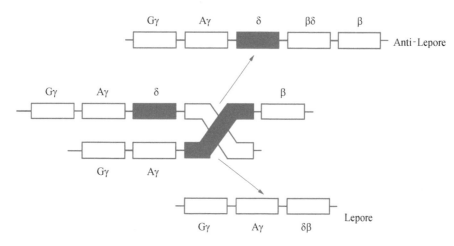

图 9-3　血红蛋白融合基因的形成机制

（三）异常血红蛋白病

异常血红蛋白病（abnormal hemoglobinopathy）是指由珠蛋白基因突变引起 Hb 肽链结构或功能异常所致的疾病。目前，已发现的异常血红蛋白多达 600 余种，尽管种类众多，但其中仅有约 40% 表现出一定的功能障碍。

1. 镰形细胞贫血　镰形细胞贫血（sickle cell anemia, MIM 603903）是一种常见的血红蛋白病，在非洲和北美黑人中的发病率高达 1/500。患者 β 链第 6 位谷氨酸被缬氨酸取代，形成 HbS，导致电荷改变。在低氧分压的情况下 HbS 聚合成长棒状结构，使红细胞镰变。镰变细胞引起血黏度增高，易使细微血管栓塞，造成组织局部缺氧，甚至坏死，产生肌肉骨骼痛、腹痛等危象。同时，镰变细胞的变形能力降低还可引起溶血性贫血。本病呈常染色体隐性遗传，纯合子（HbSHbS）表现为镰形细胞性贫血，杂合子（HbAHbS）表现为镰形细胞性状，大部分无症状，但在氧分压低时也可有轻度慢性贫血。

2. 不稳定血红蛋白病　已发现的不稳定血红蛋白在 80 种以上。不稳定血红蛋白病（unstable hemoglobinopathy）因 α 或 β 珠蛋白基因突变使珠蛋白链上氨基酸序列改变，导致 Hb 分子不稳定。由于 Hb 分子不稳定，容易自发或在氧化剂作用下变性，形成变性珠蛋白小体［海因茨小体（Heinz body）］。Heinz 小体黏附在红细胞膜上，导致离子通透性增加。另外，由于变形性降低，当红细胞通过微循环时，红细胞被阻留破坏，导致血管内、外溶血。此类疾病一般呈常染色体不完全显性遗传，杂合子可出现临床症状，纯合子可致死，其表型严重程度与 Hb 不稳定程度、产生高铁血红蛋白的多少，以及不稳定 Hb 的氧亲和力大小有关。轻者仅在服用磺胺等药物或有感染时溶血；重者需反复输血才能维持生命。

3. 血红蛋白 M 病　血红蛋白 M 病（hemoglobin M syndrome，HbM）又称高铁 Hb 病，是因构成血红蛋白的 α、β 或 γ 链中与血红素铁原子连接的组氨酸或邻近的氨基酸发生了替代，导致部分铁原子呈稳定的高铁状态，从而影响了正常的携氧功能，使组织供氧不足，临床上出现发绀和继发性红细胞增多。本病呈常染色体显性遗传，杂合子 HbM 含量一般低于 30%，可引起发绀症状。

4. 氧亲和力改变的血红蛋白病　该类疾病是指由于肽链上氨基酸替代而使血红蛋白分子与氧的亲和力增高或降低，致运输氧功能改变。如引起 Hb 与氧亲和力增高，输送给组织的氧量减少，导致红细胞增多症；又如引起 Hb 与氧亲和力降低，则使动脉血的氧饱和度下降，严重者可引起发绀症状。

（四）珠蛋白生成障碍性贫血

珠蛋白生成障碍性贫血是由于珠蛋白基因缺失或缺陷，导致某种珠蛋白肽链完全不能合成或合成减少，致使血红蛋白的 α 链和 β 链失去平衡而引起的溶血性贫血。这类疾病在地中海地区发病率非常高，故又称为地中海贫血（thalassemia），主要包括 α 地中海贫血和 β 地中海贫血两类。

1. α 地中海贫血　α 地中海贫血（α thalassemia，MIM 141750）简称 α 地贫，是因 α 基因缺失或缺陷，使 α 链合成受到抑制而引起的溶血性贫血。α 地贫包括缺失型和非缺失型两类，其中又以缺失型较为常见，其指 α 珠蛋白基因发生长度不等的缺失突变。人类 α 珠蛋白基因簇上若 2 个 α 基因都发生了缺失，称为 α^0 地贫或 α_1 地贫；若只缺失 1 个 α 基因，称为 α^+ 地贫或 α_2 地贫。临床上根据 α 基因缺失的数目不同，可将 α 地贫分为以下 4 种类型。

（1）Hb Bart's 胎儿水肿综合征（hydrops fetalis syndrome）：患者两条 16 号染色体上 4 个 α 基因全部缺失或缺陷，为 α_1 地贫纯合子（--/--），完全不能合成 α 链，不能形成胎儿 HbF，相对过多的 γ 链聚合形成 γ_4（Hb Bart）。Hb Bart's 对氧亲和力非常高，因而释放至组织的氧减少，造成组织严重缺氧导致胎儿水肿，引起死胎或新生儿死亡。如果父母均为 α_1 地贫杂合子（--/αα），则子女将有 1/4 的可能性为 Hb Bart's 胎儿水肿综合征。

（2）HbH 病：患者 4 个 α 基因中缺失 3 个，为 α_1 地贫和 α_2 地贫的双重杂合子（α-/--），或是 α_1 地贫与非缺失型 α^+ 地贫的双重杂合子（--/$\alpha\alpha^T$）。由于患者 α 链合成量仅为正常人的 1/4，使 β 链在体内相对过多而自身聚合成 β_4（HbH）。β_4 易被氧化，解体成游离单链，游离 β 链沉淀并聚积成包涵体，附着于红细胞膜上，使红细胞膜受损，失去柔韧性，易被脾破坏，引起中度或较严重的溶血性贫血，并伴有黄疸和肝脾肿大。

（3）标准型 α 地贫：患者 4 个 α 基因中缺失 2 个，东方人通常为 α_1 地贫杂合子（αα/--），黑人一般为 α_2 地贫纯合子（α-/α-）。本型个体无症状或有轻度贫血。

（4）静止型 α 地贫：患者 4 个 α 基因中缺失 1 个，为 α_2 地贫杂合子（-α/αα）。此类个体完全无临床症状。

2. β 地中海贫血　β 地中海贫血（β thalassemia，MIM 141900）简称 β 地贫，是由于 β 珠蛋白基因缺失或缺陷使 β 链的合成受到抑制而引起的溶血性贫血，呈常染色体不完全显性遗传。完全不能合成 β 链者称 β^0 地贫；能部分合成 β 链者（为正常的 5%~30%）称 β^+ 地贫。大部分的 β 地贫由不同类型的点突变所致，临床上根据溶血性贫血的严重程度，将 β 地贫分为 4 种类型。

（1）重型 β 地贫：患者多为 β^+ 地贫、β^0 地贫或 $\delta\beta^0$ 地贫的纯合子（β^+/β^+、β^0/β^0 和 $\delta\beta^0/\delta\beta^0$）或 β^+ 和 β^0 地贫的双重杂合子（β^0/β^+）。患者的 β 链几乎不能合成或合成量很少，相对过剩的 α 链沉积在红细胞内膜上使膜的透性改变，引起溶血。同时，患者 γ 链的合成相对增多，HbF 升高。由于 HbF 的氧亲和力较 HbA 高，在组织中不易释放出氧，造成患者组织缺氧，患儿半周岁时便出现严重的进行性贫血、肝脾肿大和严重全身症状。由于骨髓增生，骨质受侵蚀致骨质疏松，出现特殊的地中海贫血面容（头大、颧骨凸出、塌鼻梁、眼距过宽和眼睑浮肿），需靠输血维持生命。

（2）轻型 β 地贫：患者为 β⁺ 地贫、β⁰ 地贫或 δβ⁰ 地贫的杂合子（$β^+/β^A$、$β^0/β^A$ 和 $δβ^0/δβ^A$）。由于患者有一个正常的 $β^A$ 基因，能够合成一定数量的 β 链，故症状较轻，仅有轻度贫血或无症状，但伴有 HbA_2 和 HbF 代偿性增高。

（3）中间型 β 地贫：患者常是某些 β 地贫变异型的纯合子，如 β⁺（高 F）/β⁺（高 F）或两种不同变异型的双重杂合子，如 β⁺/δβ⁺，其症状介于重型与轻型之间。

（4）遗传性胎儿 Hb 持续增多症：由于 β 基因簇内某些 DNA 片段的缺失或点突变，导致 δ 链和 β 链合成受抑制，γ 链合成明显增多，患者 HbF 在成年后仍持续较高水平，但无其他明显临床症状。

二、血浆蛋白病

血浆蛋白病（plasma protein disease）是血浆蛋白遗传性缺陷所引起的一组疾病，其中，以血友病较常见。血友病是由于凝血因子缺乏引起的一类遗传性凝血障碍性疾病，依据缺乏的凝血因子不同，可将其分为 4 种类型。

（一）血友病 A

血友病 A（hemophilia A，MIM 306700）又称甲型血友病，是血浆中凝血因子Ⅷ（FⅧ）缺乏所致 X 连锁隐性遗传的凝血缺陷疾病，发病率约占全部血友病的 80%。患者主要表现为缓慢持续出血，多发生于轻微创伤之后，常反复发生，出血部位广泛，可累及皮肤、黏膜、肌或器官等，可形成血肿，关节多次出血可致关节变形，颅内出血可致死亡。本病患者基本为男性，约 70% 有家族史，女性携带者 FⅧ 活性较低。目前，临床上能对本病进行产前基因诊断，可使用抗人球蛋白（anti-human globulin，AHG）制剂进行替代治疗，但需长期使用。

Ⅷ因子是由抗血友病球蛋白（ⅧAHG）、Ⅷ因子相关抗原（ⅧAgn）和促血小板黏附血管因子（ⅧVWF）三种组分构成的复合分子。血友病 A 由ⅧAHG 缺乏导致。ⅧAHG 基因定位于 Xq28，全长 186 kb，含 26 个外显子和 25 个内含子，编码含 2 351 个氨基酸残基的Ⅷ因子前体单链蛋白。

（二）血友病 B

血友病 B（hemophilia B，MIM 306900）又称乙型血友病，是由凝血因子Ⅸ缺乏或其凝血功能降低所致的 X 连锁隐性遗传病。患者临床表现与血友病 A 相似，但发病率仅为后者的 1/10。此外，由于女性携带者Ⅸ因子活性仅为正常人的 1/3，一些杂合子可出现症状，故女性患者较血友病 A 型多见。

因子Ⅸ又名血浆凝血活酶成分（plasma thromboplastic component，PTC），*PTC* 基因位于 Xq27.1 - q27.2，长约 34 kb，由 8 个外显子和 7 个内含子组成，编码含 415 个氨基酸残基的Ⅸ因子。

（三）血友病 C

血友病 C（hemophilia C，MIM 264900）又称丙型血友病，是由凝血因子Ⅺ缺乏所致的常染色体隐性遗传病，临床症状较甲、乙型轻，多数严重缺乏者用小剂量正常或浓缩血浆治疗即显效。凝血因子Ⅺ又称血浆凝血活酶前质（plasma thromboplastic antecedent，PTA），PTA 基因定位于 4q35，全长 23 kb，含 15 个外显子和 14 个内含子，编码产物含 625 个氨基酸残基。

（四）血管性血友病

血管性血友病（von Willebrand disease）（MIM193400），由血浆中血管性血友病因子（von Willebrand factor，vWF）减少或缺陷所致，呈常染色体隐性遗传。vWF 是一种糖蛋白，其基因定位于 12p13.3，含有 52 个外显子，编码产物含 2 813 个氨基酸残基。vWF 由血管内皮细胞分泌，vWF 缺乏会降低Ⅷ因子的活性，影响血小板的凝血功能，故患者有明显的出血倾向，但症状较轻。

三、结构蛋白缺陷病

构成细胞基本结构和骨架的蛋白遗传性缺陷所导致的一类结构蛋白缺陷性疾病，如胶原蛋白病、肌营养不良症等。

（一）胶原蛋白病

人类基因组中有 28 个胶原蛋白基因，这些编码胶原蛋白的基因突变或缺失会导致胶原合成异常或缺陷，引起胶原蛋白病，常见的有成骨不全和埃勒斯-当洛综合征（Ehlers-Danlos syndrome）等。

1. 成骨不全　成骨不全（osteogenesis imperfecta，MIM 166200）是一组由于 I 型胶原蛋白异常所致的具有遗传异质性的疾病，发病率约为 1/15 000。成骨不全有 4 种类型，其中 I 型和 II 型最为常见。

（1）I 型成骨不全：又称蓝色巩膜综合征，病变累及骨骼、肌腱、韧带、牙本质及巩膜等。患者主要表现为骨质疏松致脆性增加而易反复骨折，巩膜蓝色，关节可过度活动而易于受伤并导致畸形，牙齿生长不齐、畸形，伴传导性耳聋，多在青春期发病。本病呈常染色体显性遗传（绝大多数），致病基因 COL1A1 定位于 17q21.3 - q22。病因为胶原基因各种点突变导致的胶原成熟缺陷，例如，α_1 链胶原基因 COL1A1 第 178 位氨基酸残基第一个碱基发生 G→T 的置换，导致甘氨酸被半胱氨酸替代。

（2）II 型成骨不全：是一种致死性疾病，患者出生时全身即有数不清的骨折，常在出生几周或几个月内死亡。II 型成骨不全的发病机制比 I 型复杂，既涉及 α_1 链胶原基因 COLIA1，也涉及 α_2 链胶原基因 COL1A2 上甘氨酸密码突变。

2. 埃勒斯-当洛斯综合征　患者缺乏一种切除前肽的酶，导致胶原不能正常组装成高度有序的纤维。表现为皮肤可过度伸展，柔软脆弱易碎；皮肤受伤后愈合差，形成特殊的"香烟纸"疤；关节也可过度伸展，导致髋、肩、肘、膝或锁骨关节易于脱位和受伤。临床上可分为 11 种亚型，其遗传方式包括常染色体显性遗传、常染色体隐性遗传和 X 连锁隐性遗传。

（二）肌营养不良症

较常见的是由附着于肌膜上的抗肌萎缩蛋白（dystrophin）遗传性缺陷所引起的进行性假肥大性肌营养不良（Duchenne muscular dystrophy，DMD；MIM 310200）和贝克肌营养不良（Becker muscular dystrophy，BMD；MIM 310200）。

DMD 是一种以进行性肌萎缩和肌无力为特征的 X 连锁隐性遗传病，发病率约为 1/3 300，其中，约 2/3 有家族史。患者多在 3~5 岁发病，肌肉无力，走路困难呈鸭步，大多数患者有腓肠肌假性肥大和不同程度的心肌损害。患者多在 12 岁左右已不能行走，一般在 20 岁前死于心力衰竭和呼吸衰竭。目前尚无有效疗法，唯一有效的预防途径是对高风险胎儿进行产前基因诊断。

DMD 基因定位于 Xp21.2，包含至少 79 个外显子，编码产物抗肌萎缩蛋白（dystrophin）含 3 685 个氨基酸残基，主要表达于骨骼肌和心肌细胞中，并对维持肌细胞膜结构完整性具有十分重要的作用。DMD 主要为缺失型突变，缺失部位多发生于 DMD 基因 5′端或中央区域，导致抗肌萎缩蛋白无法合成。BMD 与 DMD 均由同一基因异常所致，因其缺失范围较 DMD 小，故病情较轻，患者可活过生育期，从而有可能将突变基因传递给子代。

四、受体蛋白病

受体是位于细胞膜上、细胞质中或细胞核内的一类具有特殊功能的蛋白质。由受体基因突变导致受体缺失、减少、结构异常所引起的遗传性疾病称为受体病（receptor disease）。

家族性高胆固醇血症（familial hypercholesterolemia，FH；MIM 143890）是由于细胞膜表面低密度脂蛋白（low density lipoprotein，LDL）受体缺乏或缺陷，使胆固醇在细胞和血浆内累积所致。临床表现为血浆中 LDL 水平显著增高，出现胆固醇沉积的黄色瘤和早发动脉粥样硬化、冠心病和心肌梗死。

低密度脂蛋白受体（LDL receptor，LDLR）基因位于 19q13.1-13.2，全长 45 kb，含有 18 个外显子。LDLR 基因突变方式包括缺失（主要方式）、错义突变、无义突变、移码突变及整码突变。LDLR 功能异常的表现有 4 种类型：① 细胞膜上完全无 LDLR；② LDLR 明显减少；③ LDLR 不能与 LDL 结合；④ LDLR 与 LDL 结合后不能内吞。FH 呈常染色体不完全显性遗传，群体发病率约为 1/500。纯合子患者可在儿童期发生冠心病，一般 5~30 岁出现心绞痛和心肌梗死症状，男、女杂合子患者冠心病发病的平均年龄则分别为 43 岁和 53 岁。对本病应早期诊断，给予低胆固醇饮食和选用降胆固醇药物进行治疗。

五、膜转运蛋白病

由于基因突变导致细胞膜上转运系统的载体蛋白遗传缺陷，使一些物质难以通过细胞膜进行转运而引起的疾病称为膜转运蛋白病。

（一）胱氨酸尿症

胱氨酸尿症（cystinuria，MIM 220100）是肾小管转运胱氨酸、赖氨酸、精氨酸和鸟氨酸的转运蛋白发生缺陷，使这 4 种氨基酸在肾近曲小管的重吸收出现障碍所致。患者血浆中上述 4 种氨基酸水平偏低，而尿液中含量增高。由于胱氨酸溶解度极低，容易从尿液中析出而产生胱氨酸结晶，使患者出现尿路结石、感染和肾绞痛。

本病为常染色体隐性遗传病，发病率约为 1/10 000。临床上分为 3 个亚型：Ⅰ 型患者对 4 种氨基酸均不能吸收，致病基因定位于 2p16.3；Ⅱ 型患者能少量吸收 4 种氨基酸，致病基因定位于 2p16.3；Ⅲ 型患者症状较轻，致病基因定位于 19q13.1。

（二）肝豆状核变性

肝豆状核变性（hepatolenticular degeneration，MIM 277900）又称威尔逊病（Wilson disease），是由于细胞膜上铜转运相关载体 ATP7B 遗传缺陷，导致肝脏中铜蓝蛋白合成障碍，铜不能及时清除，在患者各种组织器官中过量沉积并产生毒性。临床表现为进行性肝硬化、豆状核变性、肢体震颤、肌强直、精神改变及角膜色素环等。本病为常染色体隐性遗传，发病率为 3/1 000 000~3/100 000，致病基因 ATP7B 位于 13q14.3。

（三）囊性纤维样变

囊性纤维样变（cystic fibrosis，CF；MIM 219700）是高加索人中最常见的遗传病之一，携带者频率高达 1/20。CF 主要累及肺、胰腺等器官，最后因肺功能衰竭、感染和营养不良而死亡。CF 基因定位于 7q31，包含 27 个外显子，编码一细胞膜整合蛋白，该蛋白为 Cl⁻ 等物质的转运通道。

（四）先天性葡萄糖-半乳糖吸收不良症

先天性葡萄糖-半乳糖吸收不良症（MIM 606824）是由于患者小肠上皮细胞转运葡萄糖-半乳糖的膜转运载体异常或缺陷，致使葡萄糖和半乳糖吸收障碍，患者肠道内渗透压改变引起肠液增多，出现水样腹泻。本病呈常染色体隐性遗传，致病基因定位于 22q13.1。

第二节　先天性代谢缺陷病

先天性代谢缺陷病是由编码酶的基因突变导致人体内酶分子结构或酶活性异常引起的一类疾病。自 1902 年 Garrod 将尿黑酸尿症的基因缺陷与机体分解尿黑酸的功能失常联系起来以来，至今已发现酶缺陷引起的疾病数千种，但已明确的酶仅 300 多种。其中，大多数为常染色体隐性遗传病，少数表现为 X 连锁隐性遗传。

一、先天性代谢缺陷病的发病机制

人体内代谢是在特定酶的催化下进行的，如图 9-4 所示，代谢底物（S_1）在一系列酶（E_{1-2}、E_{2-3}、E_{3-P}）催化下经过一系列中间产物（S_2、S_3），最后生成代谢终产物（P），P 对催化代谢反应的酶（如 E_{1-2}）起反馈抑制的调节作用；$S_2 \rightarrow S_4 \rightarrow S_5$ 是正常代谢途径之外存在的旁路代谢途径。在代谢过程中，催化正常代谢反应的酶（E_{1-2}、E_{2-3}、E_{3-P}）的任一缺陷都可导致先天性代谢缺陷病的发生。如果正常代谢途径受到阻断，旁路代谢途径则会相应增强，从而产生过多的旁路代谢产物，而这些旁路代谢产物往往对机体形成不良影响。

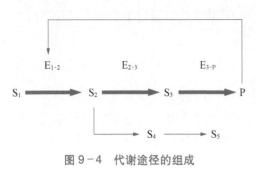

图 9-4　代谢途径的组成

根据上述机理，按照代谢途径阻断的发病机制不同，先天性代谢缺陷发病机制可以分为以下 8 类。

1. 酶缺陷导致底物积累　代谢途径中由于某种酶（如 E_{1-2}）的缺陷，使代谢受阻，导致底物（S_1）在组织中贮积，引起细胞、器官肿大、毒性反应和代谢紊乱，如糖原贮积症 I 型。

2. 酶缺陷导致中间产物积累　由于某种酶的缺陷（如 E_{2-3}），导致中间产物（S_2）堆积，在血、尿和组织中的浓度增加。中间产物如有毒性，则会引起症状，如经典型半乳糖血症。

3. 酶缺陷导致代谢终产物缺乏　这是一类由于酶（如 E_{3-P}）缺乏，使代谢终产物（P）完全不能合成或合成不足引起的疾病，如白化病。

4. 酶缺陷导致旁路代谢开放而造成副产物积累　当某种酶（如 E_{2-3}）缺陷导致主要代谢途径受阻时，过量的前体物（如 S_2）则通过旁路途径代谢，引起旁路代谢产物的堆积而致病，如苯丙酮尿症。

5. 酶缺陷导致反馈抑制减弱　在代谢过程中，某些代谢产物对整个反应过程具有反馈调节作用。因此，如果催化这些产物生成的酶发生遗传性缺陷，则使该代谢产物减少，导致反馈调节功能失调，如自毁容貌综合征。

6. 酶活性升高导致产物生成增多　由于酶的活性增高，使代谢产物增多，并在组织沉积所致的疾病，如痛风。

7. 酶缺陷导致与维生素（辅酶）相互作用受损　由于基因突变使酶蛋白结构发生了改变，它与辅酶的相互作用受到阻碍而引起该酶活性的降低或丧失，如甲基丙二酸尿症等维生素反应性遗传病。

二、常见的先天性代谢缺陷病

（一）氨基酸代谢病

氨基酸代谢病是由参与氨基酸代谢过程中酶的遗传性缺乏所引起，常见有苯丙酮尿症、尿黑酸尿症和白化病等。

1. 苯丙酮尿症　苯丙酮尿症（phenylketouria，PKU；MIM 261600）是由于肝中苯丙氨酸羟化酶（phenylalanine hydroxylase，PAH）缺乏而导致的常染色体隐性遗传病。我国的发病率约为 1/16 500。患者肝内由于 PAH 缺乏，苯丙氨酸不能正常转变为酪氨酸，而过量的苯丙氨酸转化苯丙酮酸和苯乙酸并在体内累积，导致血液和尿液中苯丙酮酸及其衍生物排出增多，使患儿的汗液和尿液均散发出特殊的腐臭气味；由于大量的苯丙氨酸不能转变为酪氨酸，使黑色素合成减少，导致患者毛发、皮肤和虹膜颜色变浅。此外，患者体内大量的苯丙氨酸及其旁路代谢产物还可抑制 L-谷氨酸脱羧酶活性和 5-羟色氨酸脱羧酶活性，导致 γ-氨基丁酸（gama-aminobutyric acid，GABA）和 5-羟色胺的生成减少，从而影响脑细胞发育及大脑的功能，造成患者智力低下。

PAH 基因定位于 12q24.1，含 13 个外显子，编码含 451 个氨基酸残基的酶蛋白。其主要突变方式为碱基替换、缺失等。本病可进行产前基因诊断和携带者基因检出，还可通过控制饮食中苯丙氨酸含量来减少苯丙酮酸对中枢神经系统的损害。

此外，尚有少量（1%~5%）由二氢蝶呤还原酶（dihydropteridine reductase，DHPR）缺乏引起的非典型苯丙酮尿症。

2. 尿黑酸尿症　尿黑酸尿症（alkaptonuria，MIM 203500）患者由于尿黑酸氧化酶缺乏，因而由酪氨酸分解而来的尿黑酸不能进一步分解为乙酰乙酸，致使过多的尿黑酸由尿排出，并在空气中氧化为黑色。该病在婴儿期即可表现，此时，除尿中尿黑酸含量较高外无其他症状，成年期主要表现为尿黑酸尿、褐黄病和褐黄性关节炎，机体中尿黑酸增多，并在眼部、双手、牙齿及双颊出现弥漫性色素沉着；尿黑酸大量沉积于关节和软骨，可导致关节变形和关节炎，并发心脏病。婴幼儿期临床上多采用限制苯丙氨酸和酪氨酸的摄入进行治疗；成人期可采取低蛋白饮食控制病情。

本病为常染色体隐性遗传病，发病率约为1/250 000。尿黑酸氧化酶基因定位于3q21 - q23，主要在肝脏和肾脏表达。

（二）糖代谢病

糖代谢病是由参与糖代谢过程中酶的遗传性缺乏所引起，常见的有半乳糖血症、糖原贮积症及葡萄糖-6-磷酸脱氢酶缺乏症等。

1. 半乳糖血症　半乳糖血症（galactosemia，MIM 203400）为常染色体隐性遗传病，涉及半乳糖代谢途径中3种酶的缺陷，该3种酶中任何一种缺陷都可使患者体内半乳糖不能正常转变成葡萄糖供机体利用，结果造成代谢中间产物或底物在体内累积，使患者产生中毒症状。根据缺乏的酶不同，可将其分为Ⅰ型、Ⅱ型和Ⅲ型。

（1）Ⅰ型半乳糖血症：又称经典型半乳糖血症，是最常见且病情最重的一种。患者缺乏半乳糖-1-磷酸尿苷转移酶，导致代谢中间产物半乳糖-1-磷酸及底物半乳糖在体内堆积。患儿出生后哺乳几天即出现呕吐、拒食、腹泻等对乳类不耐受的症状，一周后出现肝损伤、黄疸、肝肿大和腹水，1~2个月内出现白内障。如不控制乳类摄入，几个月后患儿出现智力发育不全、全身水肿、氨基酸尿及蛋白尿、生长发育障碍，最终因肝衰竭或婴儿期暴发性败血症感染致死。

（2）Ⅱ型半乳糖血症：是由于半乳糖激酶的缺乏，导致半乳糖在组织和体液中贮积造成。本型患儿较罕见，且症状较轻，患儿进行无乳糖饮食治疗后，预后较好。

（3）Ⅲ型半乳糖血症：是由于尿苷二磷酸半乳糖-4-表异构酶的缺乏导致半乳糖在组织和体液中贮积造成，本型患儿罕见，临床症状较轻或无症状。

2. 糖原贮积症　糖原贮积症（glycogen storage disease，GSD）是由于糖原生成或分解代谢的酶先天性缺陷所引起的一组遗传性疾病。GSD主要累及肝脏和肌肉，有些也可伴有心、肾和神经系统的损害，不同类型之间的严重性和预后都不完全相同。根据缺乏的酶不同，可将其分为如下几种亚型（表9-2）。

表9-2　糖原贮积症的几种亚型

病名	OMIM	缺陷的酶	遗传方式	基因定位	受累器官	症状
GSD Ⅰ	232 200	葡萄糖-6-磷酸酶	AR	17q21	肝、肾	低血糖、肝肾大
GSD Ⅱ	232 300	α-1，4-葡糖苷酶	AR	17q25	肾、心、肌等	2岁前心力、呼吸衰竭死亡
GSD Ⅲ	232 400	脱枝酶	AR	1p21	肌肉、肝	与Ⅰ型相似，但症状较轻
GSD Ⅳ	232 500	分枝酶	AR	3p12	肝、脾	肝脾肿大、肝硬化
GSD Ⅴ	232 600	肌磷酸化酶	AR	11q13	肌肉、肾	肌无力、肌痉挛
GSD Ⅵ	232 700	肝磷酸化酶	AR	14q21 - q22	肝	低血糖、生长迟缓
GSD Ⅶ	232 800	肌磷酸果糖激酶	AR	12q13.3	肌肉	肌痉挛、肌无力、肌痛
GSD Ⅷ		肝磷酸化酶激酶	XR		肝	肝肿大、白内障

病　名	OMIM	缺陷的酶	遗传方式	基因定位	受累器官	症　状
GSD Ⅸ	306 000	磷酸化酶激酶	XR	Xp22.2 - p22.1	肝、肌肉	肝大、肌无力、低血糖
GSD Ⅹ		cAMP 依赖性激酶	XR	Xq13	肝、肌肉	肝脾大
GSD Ⅺ	612 933	磷酸葡萄糖变位酶	XR	Xp22.1 - p22.2	肝	肝大

Ⅰ型糖原贮积症是最常见的一类，由于编码葡萄糖-6-磷酸酶的基因突变，致使患者肝脏、肾脏等组织中糖原累积，患者易于出现低血糖并伴有肝肾肿大等症状，严重时会发生酸中毒。

Ⅱ型糖原贮积症是由于溶酶体中 α-1，4-葡萄糖苷酶缺乏，使糖原分解代谢异常，导致糖原在溶酶体内堆积。该病一般在儿童期发病，患者因心肌无力、心脏扩大而最终死于心力衰竭。

（三）脂类代谢病

脂类代谢病是脂类代谢过程中有关酶的缺乏，导致其相应脂类底物累积所引起的疾病。神经节苷脂贮积病是其中比较常见的一种。

神经节苷脂贮积病（MIM 272800）也称家族性黑矇性痴呆（Tay-Sachs disease），是由于神经节苷脂在溶酶体中堆积所致。本病呈常染色体隐性遗传，其致病基因氨基己糖苷酶 A 定位于 15q23 - q24。由于该病患者溶酶体中缺乏氨基己糖苷酶 A，导致 GM2 神经节苷脂累积。患儿出生后 3~6 个月开始出现症状，最常见的表现为听觉过敏，另有表情淡漠、喂养困难、肌张力减退、惊跳反应。6 个月后逐渐出现运动功能损害、不能竖头、吞咽困难。1 岁后智力呈进行性衰退、抽搐和惊厥，四肢出现异常动作，进行性肌张力减退致全身性瘫痪。90%患儿黄斑区有樱桃红斑，进行性失明，视神经萎缩并出现进行性耳聋和头围增大，反复性肺炎发作，平均存活 25.9 个月。本病无特殊治疗方法，可通过测定羊水和羊水细胞中氨基己糖苷酶 A 活性进行产前诊断来预防此病的发生。

（四）嘌呤代谢病

参与嘌呤代谢的酶遗传性缺陷使体内的嘌呤代谢异常，导致的嘌呤代谢缺陷性疾病称为嘌呤代谢病。如莱施-奈恩综合征（Lesch-Nyhan syndrome，MIM 300322）、核酸内切酶缺乏导致的着色性干皮病以及由于腺苷脱氨酶缺乏所致的重症联合免疫缺乏综合征等。

莱施-奈恩综合征又称自毁性综合征。患儿 3~4 个月时，开始出现反复性呕吐、肌张力减退和运动发育迟缓。8 个月~1 岁左右，出现舞蹈样动作。该综合征的突出表现是多数于 2~16 岁出现强迫性自残行为，智力发育不全并伴有高尿酸血症、尿酸尿、血尿、痛风、肾结石或尿路结石。患者经治疗后可活至 20 余岁，最终多死于感染和肾功能衰竭。

此病是由于次黄嘌呤鸟嘌呤磷酸核苷转移酶（hypoxanthine-guanine phosphoribosyl transferase，HGPTR）的遗传性缺乏所致。HGPTR 的功能是催化次黄嘌呤转变为次黄嘌呤核苷酸（hypoxanthine nucleotide，IMP）、鸟嘌呤转变为鸟苷酸（guanosine monophosphate，GMP），从而在调节体内嘌呤代谢起着重要作用。GMP 对磷酸核糖基焦磷酸（phosphoribosyl pyrophosphate，PRPP）合成 1-氨基-5-磷酸核糖（1-amino-5-ribose phosphate）具有反馈抑制作用。如 HGPTR 缺乏，则 IMP 和 GMP 合成相应减少，反馈抑制作用减弱，嘌呤合成速率加快，致使患者体液中尿酸过量，代谢紊乱而致病（图 9-5）。

本病呈 X 连锁隐性遗传，发病率约为 1/380 000。HGPTR

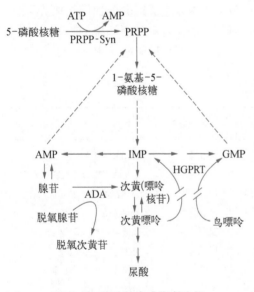

图 9-5　嘌呤的合成代谢途径

基因定位于 Xq26 - q27，已检出 20 多种突变型。临床上可在 DNA 水平或通过羊膜穿刺吸取羊水，检测羊水细胞的酶活性做出产前诊断。

本章小结

分子病是基因突变导致蛋白质分子结构或合成量的异常，引起机体功能障碍的一类疾病，包括血红蛋白病、血浆蛋白病、结构蛋白缺陷病、受体蛋白病、膜转运蛋白病等。

血红蛋白病是由珠蛋白基因突变引起的一类疾病，包括异常血红蛋白病和珠蛋白生成障碍性贫血两大类。血浆蛋白病是由编码血浆蛋白的基因异常所致的一类疾病，其中以血友病 A 最常见。结构蛋白缺陷病由构成细胞基本结构和骨架的蛋白的遗传性缺陷所致，如胶原蛋白病、肌营养不良症等。由受体基因突变导致受体缺失、减少、结构异常所引起的遗传性疾病称为受体病，典型的有家族性高胆固醇血症。由于基因突变导致细胞膜上转运系统的载体蛋白产生遗传缺陷，使一些物质难以通过细胞膜进行转运而引起的疾病称为膜转运蛋白，常见的如胱氨酸尿症、肝豆状核变性等。

先天性代谢缺陷是由编码酶的基因突变导致人体内酶分子结构或酶活性异常引起的一类疾病，包括氨基酸代谢病、糖代谢病、脂类代谢病、嘌呤代谢病等。

【思考题】
（1）何为分子病？请列举几种常见的分子病。
（2）简述异常血红蛋白产生的分子机制。
（3）简述先天性代谢缺陷病的发病机制。

（李 亚）

第十章

群 体 遗 传 学

　　群体遗传学（population genetics）是研究群体的遗传组成（也称遗传结构）及其变化规律的遗传学分支学科。它应用数学和统计学方法研究群体中基因频率和基因型频率，以及两者之间的关系，同时研究突变、选择、迁移、遗传漂变等因素对群体遗传组成的影响。

　　医学群体遗传学主要探讨致病基因频率、基因型频率和相对应的表型在群体中的分布特征、变化规律及影响因素，从而了解并控制遗传病在人类群体中的发生和流行，对遗传病的监测和预防具有积极意义。

第一节　群体中的遗传平衡

一、群体遗传学基本概念

　　1. **群体**　群体（population），又称为种群，是指生活在某一地区并能够互相交配的同一物种的个体群。该群体可利用孟德尔遗传定律分析其传递规律，故这样的群体称孟德尔式群体（mendelian population）。

　　2. **随机交配**　在有性生殖的孟德尔式群体中一种性别的任何一个个体有同样的机会和相反性别的个体交配叫随机交配（random mating）。随机交配，假设不存在任何遗传学上或行为学上的交配限制，所有个体都是潜在的交配行为参与者，且任何交配组合都可能存在。现实群体中，常常把非近亲交配类型近似地看作随机交配。

　　3. **群体的遗传组成**　又称为群体的遗传结构，是指群体的基因、基因型的种类和频率。一个群体所具有的全部遗传信息称为基因库（gene pool），其实质就是指群体的遗传组成。一个个体的基因型只代表基因库的一小部分。研究群体遗传组成的变化，首先要分析群体基因频率和基因型频率的变化。

　　基因频率（gene frequency），又称等位基因频率（allele frequency），是指群体中某一基因在该基因座位上全部等位基因总数中所占的比例。

　　假设一个群体中某个基因座位上有两个等位基因，分别是 A 和 a，该基因位点的等位基因总数为 1 000 个，其中 A 基因 800 个，a 基因 200 个，则 A 基因的频率为 800/1 000＝80%，a 基因的频率为 200/1 000＝20%，等位基因 A 和 a 的频率之和等于 1。

　　基因型频率（genotypic frequency）是指某一基因型个体在所研究群体中所占的比率。它反映了该基因型个体在这一群体中的相对数量。例如 A、a 这一对等位基因可以组成 AA、Aa、aa 三种基因型，某一个群体中个体总数为 1 000，其中 AA 的个体数为 300，Aa 的个体数为 500，aa 的个体数为 200，则 AA 的基因型频率为 0.30，Aa 的基因型频率为 0.50，aa 的基因型频率为 0.20，全部基因型频率的总和为 0.30＋0.50＋0.20＝1。

　　基因频率和基因型频率是群体遗传组成的内容和标志。基因型不能由亲代直接传递给子代，而是在配子形成过程中亲代的两个等位基因分配到不同的配子中，由配子随机结合形成子代的基因型。当我们研究群体的遗传组成时，既要考察基因频率的变化及其规律，也要考察基因型频率的变化及其规律。

在共显性和不完全显性情况下，由于表型可以反映出基因型，可依据基因型频率直接求得基因频率。

假设一个群体，个体数为 n，某个基因座位上分别有 A 和 a 两个基因。基因型 AA 的个体数为 n_1，基因型 Aa 的为 n_2，基因型 aa 的为 n_3，频率用 Frequency 的首字母缩写 F 来表示。另外，A 基因频率用 p 表示、a 基因频率用 q 表示。

则基因型频率的计算为：

$$F_{(AA)} = n_1/n, \ F_{(Aa)} = n_2/n, \ F_{(aa)} = n_3/n$$
$$F_{(AA)} + F_{(Aa)} + F_{(aa)} = 1 \tag{10.1}$$

基因频率的计算为：

$$F_{(A)} = p = \text{A 基因的总数/基因总数}$$
$$= (2n_1 + n_2)/2n$$
$$= F_{(AA)} + F_{(Aa)}/2$$
$$F_{(a)} = q = \text{a 基因的总数/基因的总数}$$
$$= (2n_3 + n_2)/2n$$
$$= F_{(aa)} + F_{(Aa)}/2 \tag{10.2}$$

如 MN 血型，M 血型个体带有两个 M 基因，N 血型个体带有两个 N 基因，MN 血型个体则 M 与 N 基因在杂合体中同时表现。上海居民中，调查 1 788 人的 MN 血型，其中 397 人是 M 型（基因型为 MM），861 人是 MN 型（基因型为 MN），530 人是 N 型（基因型为 NN）。根据公式（10.1）和（10.2），基因频率估算如下。

M 基因频率为：$p = （397+861/2）/1\ 788 = 0.462\ 8$

N 基因频率为：$q = （530+861/2）/1\ 788 = 0.537\ 2$

由此可见，很容易计算出共显性和不完全显性情况下的等位基因频率。然而，如果在等位基因有显隐性之分时，纯合显性与杂合显性个体在表型上无法区分，上述方法就不适用，但当群体达到遗传平衡时，就可运用遗传平衡定律推算出相应的基因频率。

二、遗传平衡定律

（一）遗传平衡定律的基本内容

1908 年英国数学家 Hardy 和德国医生 Weinberg 分别应用数学方法对群体遗传组成的变化进行研究，获得一致结论：在一定的条件下，群体的基因频率和基因型频率在一代一代的繁殖过程中保持不变，被称为哈迪-温伯格平衡（Hardy-weinberg equilibrium）。遗传平衡群体必须满足的条件是：① 群体很大；② 进行随机交配而不是选择性交配；③ 没有自然选择；④ 没有突变发生；⑤ 没有大规模的迁移。

群体中基因频率和基因型频率之间需要满足哈迪-温伯格平衡公式（10.3）。假定一个群体，有一对等位基因 A 和 a，基因 A 的频率为 p，基因 a 的频率为 q，$(p+q)^2 = 1$，根据数学原理，将此二项式展开，将得哈迪-温伯格平衡公式（10.3）：

$$p^2 + 2pq + q^2 = 1, \ p + q = 1$$

其中，
$$F_{(AA)} = p^2, \ F_{(Aa)} = 2pq, \ F_{(aa)} = q^2 \tag{10.3}$$

（二）遗传平衡的判定

哈迪-温伯格平衡重要的医学应用是通过疾病表型频率（基因型频率）确定等位基因频率和杂合子频率，这需要首先判断该群体是否处于哈迪-温伯格平衡。

假设一个 1 000 人的群体，其中纯合体 AA 有 600 人，杂合体 Aa 有 340 人，纯合体 aa 有 60 人。这是一个怎样的群体呢？

先计算基因型频率［公式（10.1），表10-1］。

表 10-1   不同基因型及基因型频率的分布

基 因 型	观 察 值	基因型频率	预期值
AA	600	0.60	592.9
Aa	340	0.34	354.2
aa	60	0.06	52.9
总计	1 000	1	1 000

注：$x^2 = 1.607$，$P > 0.05$。

再计算基因频率［公式（10.2）］。

A 基因频率为：$p = 0.60 + 0.34/2 = 0.77$

a 基因频率为：$q = 0.06 + 0.34/2 = 0.23$

如果该群体是处于遗传平衡，它应当符合哈迪-温伯格平衡的数学公式：$p^2 + 2pq + q^2 = 1$，$F_{(AA)} = p^2$，$F_{(Aa)} = 2pq$，$F_{(aa)} = q^2$。据此计算出该群体平衡的各基因型的预期值即 AA 为 592.9，Aa 为 354.2，aa 为 52.9。

用 x^2 检验等位基因频率和基因型频率分布是否符合哈迪-温伯格平衡，根据 x^2 值查 x^2 分布表得到 P。当 $P > 0.05$ 时，表示预期值和观察值之间的差异无统计学意义，可以认为等位基因频率和基因型频率分布符合遗传平衡；当 $P < 0.05$ 时，表示预期值和观察值之间的差异有统计学意义，则认为等位基因频率和基因型频率分布不符合遗传平衡。通过以上分析可见，该 1 000 人的群体是符合遗传平衡的（表 10-1）。

一般情况下，大多数群体都是遗传平衡的群体。一个遗传不平衡的群体，只要进行随机交配，一代以后即可达到遗传平衡。

（三）遗传平衡定律在医学中的应用

根据遗传平衡定律可计算疾病等位基因频率和杂合子频率，了解疾病基因在人类群体中分布，以对遗传病的诊断和预防进行指导。对于单基因遗传的疾病，其群体中疾病基因的频率可以通过调查所获得的疾病发病率（即表型频率）来进行计算。

1. 常染色体显性遗传病基因频率的计算   下面讨论常染色体完全显性情况下的基因频率计算。

对于常染色体显性遗传病来说，AA 和 Aa 个体是患者，其频率分别为 p^2 和 $2pq$，所以群体发病率就是 $p^2 + 2pq$，这样就很容易得出 aa 的频率 q^2，进而算出基因频率。

并指症是常染色体显性遗传病，在群体中多为杂合子（Aa）发病。某个群体并指症发病率为 1/2 000，求群体中致病基因频率。在常染色体显性遗传中，患者绝大多数为杂合子，纯合子患者罕见，可以忽略不计，则杂合子频率近似为发病率。遗传平衡时，杂合子频率 $F_{(Aa)} = 2pq$，由于显性致病基因频率（p）通常很低，隐性基因频率 q 近于 1，即发病率 $\approx F_{(Aa)} \approx 2p$，$p \approx 1/2 F_{(Aa)}$，因此，该群体中并指症致病基因频率 $p \approx 1/2 \times 1/2\,000 \approx 1/4\,000$。

2. 常染色体隐性遗传病基因频率的计算   尿黑酸尿症是常染色体隐性遗传。约 100 万儿童中有 1 个患儿，其发病率为 0.000 001。该群体中致病基因的频率是怎样的呢？

由于隐性纯合基因型 aa 个体是尿黑酸尿症患者，则隐性纯合基因型频率 $F_{(aa)}$ 即为发病率。根据遗传平衡定律，隐性纯合子频率 $F_{(aa)} = q^2$，故隐性致病基因的频率 $q = \sqrt{F(aa)} = \sqrt{0.000\,001} = 0.001$，显性正常基因频率为 $p = 1 - q = 0.999 \approx 1$，杂合子频率 $F_{(Aa)} = 2pq \approx 2 \times 1 \times 0.001 = 0.002$。从上述结果可见：虽然该病发病率极低，但是杂合携带者的频率却相当高，约为 0.002，相当于 1/500。

携带者频率为 $2pq$ 近似于 $2q$，比隐性纯合子的频率（q^2）高得多。携带者频率与隐性纯合子频率之比

为 $2pq/q^2$，即携带者频率是隐性纯合子患者频率的 $2/q$ 倍。这表明，隐性致病基因频率越小时，携带者频率相对于致病基因频率的倍数越高。上例尿黑酸尿症，人群中携带者频率是患者频率的 $2/0.001 = 2\,000$ 倍。由此可见，对于隐性遗传病，携带者的检出具有重要的临床意义，可预防遗传病或者降低遗传病发生率，尤其是诸如地中海贫血、苯丙酮尿症、糖原贮积症等危害较大的遗传病。

3. X 连锁遗传病基因频率的计算　在群体中，女性的 X 连锁基因的基因频率和基因型频率的分布与常染色体遗传的分布一致；男性的则不同，因为男性只有 1 条 X 染色体，是等位基因的半合子。男性中 X 连锁基因的基因型频率等于发病率，即表型频率为发病率，也等于群体中该基因频率，所以，只要调查男性的发病率，即可直接得出基因频率。

下面讨论 X 染色体隐性遗传病基因频率。

红绿色盲属于 X 连锁隐性遗传病。X 染色体上的隐性基因 a 在女性只有纯合时才能致病，而男性只要一个隐性基因 a 即可致病。假设某群体中，男性红绿色盲的群体发病率为 0.07，求该致病基因频率。根据遗传平衡定律，致病基因频率 q＝男性红绿色盲基因型频率＝患者表型频率＝群体发病率，因此，群体致病基因频率＝q＝0.07。由此还可算出显性正常基因频率及相关基因型频率（表 10-2）。

表 10-2　X 连锁隐性遗传病基因频率和基因型频率

	女　性			男　性	
基因型	$X^A X^A$	$X^A X^a$	$X^a X^a$	$X^A Y$	$X^a Y$
基因型频率	p^2	$2pq$	q^2	p	q
	0.864 9	0.130 2	0.004 9	0.93	0.07

根据公式（10.3）计算，女性色盲患者的频率 $q^2 = 0.07^2 = 0.004\,9$，即女性色盲患者发病率为 0.49%，这与实际观察到的数据（0.5%）接近。女性携带者频率＝$2pq = 2×0.93×0.07 = 0.130\,2 ≈ 13\%$。可见，女性发病率虽然很低，但是携带者频率却高达 13%。

另外，X 连锁显性遗传病，显性基因 A 为致病基因，女性患者有 2 种基因型，即 $X^A X^A$（其频率为 p^2）、$X^A X^a$（其频率为 $2pq$），而男性患者只有一种基因型 $X^A Y$。从表 10-2 中可以看出，男性发病率等于致病基因频率（p）。由此推算，男性发病率与女性发病率的比例为：$p/(2pq+p^2) = p/p(2q+p) = 1/[2(1-p)+p] = 1/(2-p)$；当罕见的 XD 病致病基因频率 p 很低时，p 可以忽略不计，那么男性发病率与女性发病率的比例约为 1/2，即女性发病率为男性发病率的 2 倍。

例如，遗传性肾炎为 X 连锁显性遗传病，其中，男性发病率为 1/10 000，即致病基因频率 $p = 1/10\,000 = 0.000\,1$，根据上面推算的公式，女性发病率＝$2×1/10\,000 = 2/10\,000 = 1/5\,000$，即女性遗传性肾炎的发病率约为 1/5 000，是男性的 2 倍。

第二节　影响群体遗传平衡的因素

遗传平衡的群体，基因型频率和基因频率不会由于繁殖行为（即随世代的繁殖）而改变，但会受到突变、选择、迁移、遗传漂变等进化压力（evolutionary forces）的影响，也会受到非随机婚配的影响，使原有的遗传平衡状态遭到破坏。下面分别讨论各因素对群体遗传平衡的影响。

一、突变

突变是指基因突变，它是影响群体遗传平衡的重要因素。突变会改变群体的遗传组成，即改变群体的基因频率和基因型频率。基因突变是双向的，包括正向突变和回复突变。通常回复突变的频率只有正突变频率的 1/10。突变率通常很低，一般用配子中每代每 1 000 000 个基因中基因突变的次数（n）来表示，表示为 $n×10^{-6}$/（配子·位点·代）。

假设某群体中一对等位基因 A 和 a，A 基因频率为 p，a 基因频率为 q。A→a 的突变率为 μ，a→A 的回复突变率为 ν。每一代有多少基因 A（或基因 a）突变为基因 a（或基因 A），这既和基因频率有关系，也和突变率有关系。每一代中，A→a 的突变率为 $p\mu=$（$1-q$）μ；a→A 的突变率为 $q\nu$。若（$1-q$）μ 大于 $q\nu$，则 a 基因频率将增加；若（$1-q$）μ 小于 $q\nu$，则 A 基因频率将增加；若（$1-q$）μ 值等于 $q\nu$ 值，则群体达到遗传平衡。

群体达到遗传平衡时，$p\mu=$（$1-q$）$\mu=q\nu$，由该等式可得 $p=\nu/$（$\mu+\nu$），$q=\mu/$（$\mu+\nu$）。可见，在没有选择作用的情况下，群体中基因频率的改变完全由 μ 和 ν 决定，即群体遗传平衡由等位基因的双向突变维持。群体中某些既无害也无益的中性突变，就是以这样方式地维持群体遗传平衡的。在另一些情况下，基因突变将会产生有害的表型效应，因而会面临选择的作用。

二、选择

选择（selection）是指由于基因型的差别而导致生存能力和生育能力的差别，可分为自然选择和人工选择，通常所说的选择是指自然选择。

选择的作用在于增高和降低个体的适合度（fitness，f）。适合度指具有某种基因型的个体对环境的相对适应程度，表示某一基因型个体在特定的环境条件下生存并生育后代的能力，其大小一般用相对生育率来衡量。群体中不同基因型的个体对环境的适合度不同。

选择作用的大小常用选择系数（selection coefficient，S）来表示，选择系数是指选择的作用下降低的适合度，常用生育降低的程度来表示，是选择强度即选择压（selection press）的度量，它表示某一基因型在群体中不利于生存的程度。适合度和选择系数之间的关系是：$S=1-f$，$f=1-S$。

适合度和选择系数是一对相辅相成的概念。某一种基因型的个体有一定的适合度。适合度最高为 1，最低可为 0。

根据丹麦的一项调查，108 名软骨发育不全侏儒患者共生育了 27 个孩子，这些患者的 457 个正常同胞共生育了 582 个孩子。如以正常人的生育率为 1，侏儒患者的相对生育率（f）是：$f=$（27/108）/（582/457）= 0.20。这表明软骨发育不全侏儒患者适合度是降低了。

用类似的方法可以计算出其他遗传病的适合度（表 10-3），可见不同的遗传病患者的适合度是不同的。

表 10-3　几种遗传病患者的适合度

遗 传 病	适 合 度	
神经节苷脂贮积症	0	
视网膜母细胞瘤	0	
软骨发育不全	0.2	
甲型血友病	0.29	
多发性神经纤维瘤	0.41（男）	1.25（女）
遗传性舞蹈症	0.82（男）	1.25（女）
镰状红细胞贫血症（恶性疟疾高发区）	0（患者）	1.26（携带者）

选择与生物的适应和高度组织化等特性相关联，它对群体的遗传平衡有重要影响，是通过增加或减少个体的适合度来起作用的。生物包括人类，具有高度的个体独特性。每个个体的基因组成都控制着生物个体的生理特性和形态结构，并或多或少地影响着个体的生活力和繁殖力。选择的作用就是对突变产生的遗

传变异进行整理的过程。从进化角度看，对环境适应能力强者表现为生育率高，留下的后代多；适应能力低者，生育率低，留下的后代较少。这样，群体中适应性强的基因型个体数增加，该类基因频率和基因型频率也增加；对环境适应性弱或不适应的基因型个体数减少，乃至消失，该类基因频率和基因型频率则降低，从而改变群体的遗传组成。由于环境条件总是在变化着，所以生物体的适应性是相对的，选择也就不断地使群体的遗传组成作出相应的变化，从而使群体中的个体间建立新的适应关系，也可以说群体的遗传组成从平衡状态到不平衡状态，又从不平衡状态到平衡状态。

群体遗传结构是处于动态平衡中的。基因突变是选择的基础，自然界中普遍存在着突变，每个基因都有一定的突变率。一定条件下一个群体的突变率明显增高，必然给群体内带来有害的表型效应，即形成突变压力（mutation pressure）；另一方面，在某些环境条件下，某些表型遭受选择的作用，即形成选择压力（selection pressure）。突变压力和选择压力的双重作用直接改变群体的遗传组成。如果群体的突变与选择的作用达到平衡，其遗传结构就趋于稳定，形成遗传平衡的群体。

群体中发生基因突变是不可避免的。在群体中新的基因突变有三种可能的改变结果，即形成显性纯合个体、隐性纯合个体和杂合个体。各种基因型均有各自的适合度，有各自的选择系数。下面分别讨论选择对不同性质的基因的作用。

（一）选择对显性基因的作用

选择对于有害显性基因的作用是明显的，因为当选择作用对显性基因不利时，凡带有显性基因的个体（AA 和 Aa）都要受到选择作用而被淘汰，最后该显性基因可能在群体中消失。但实际上，A 基因在人群中总保持一定频率，这意味着 a 基因可能以一定频率突变为 A 基因，每代被淘汰的基因，由新产生的突变基因来平衡。具体说就是，一个群体，如果突变基因 A 是有害的致病基因，会引起个体死亡或者不能生育后代，即适合度为 0，那么选择是有效的，只需一代即可淘汰有害基因；如果突变基因 A 是有害但不致死而致患病个体生育力降低，那么选择作用依然存在，选择系数为 S，经每一代选择作用被淘汰的基因为 Sp。实际上，显性遗传病患者大多是杂合子，纯合子很少，可忽略不计，所以公式②可以变换为 $p = F_{(Aa)}/2$。被淘汰的显性基因必将由新的突变率（ν）来补偿，才能维持遗传平衡，即 $\nu = Sp = SF_{(Aa)}/2$。可用该公式求得该显性致病基因的突变率。

例如，在丹麦的哥本哈根市，医院所生 94 075 个孩子中，有 10 个婴儿患软骨发育不全，其发病率为 = 10/94 075 = 0.000 106 3（即为显性基因杂合子的频率）。又已知，本病患者的适合度为 0.20（则选择系数为 0.80）。代入公式求该病致病基因突变率：

$$\nu = Sp = SF_{(Aa)}/2 = 0.80 \times 0.000\ 106\ 3 \times 1/2 = 0.000\ 042\ 5 = 42.5 \times 10^{-6}/代$$

该致病基因的突变率为 42.5×10^{-6}/代。该突变基因补充淘汰的显性基因。

（二）选择对隐性基因的作用

与显性突变相比，选择对有害隐性基因的影响是有限的。在选择只对隐性基因起作用的情况下，隐性纯合体 aa 会受到选择的作用，而杂合体 Aa 不受选择的影响，其适合度为 1，在这种情况下，有害隐性基因即使是致死基因，也能以杂合状态在群体中维持很多代。由于隐性基因大多以杂合状态存在于群体中，故在选择的作用下，隐性基因频率降低十分缓慢。如果纯合隐性基因型（aa）的频率为 q^2，选择系数为 S，则每一代中将有 Sq^2 的有害隐性基因被淘汰。在一个遗传平衡的群体中，这必将由突变率 μ 来补偿，即 $\mu = Sq^2$，可用该公式求出隐性基因的突变率。

例如，苯丙酮尿症是一种常染色体隐性遗传病，在我国人群中发病为 1/16 500 = 0.000 06。又已知，这种病患者的适合度 $f = 0.15$，则 $S = 0.85$。代入公式：

$$\mu = Sq^2 = 0.85 \times 0.000\ 06 = 0.000\ 051 = 51 \times 10^{-6}/代$$

即苯丙酮尿症的隐性基因突变率为 51×10^{-6}/代。

（三）选择对 X 连锁隐性基因的作用

选择如果对 X 连锁隐性基因起作用，若该隐性基因致死，则 X 染色体上带有该基因的男性和带有隐性基因纯合子的女性都将从群体中淘汰。但女性纯合子病例罕见，在群体中可忽略不计。女性杂合子是携带者，不表现疾病，不受选择作用，所以，隐性致病基因将通过杂合子在群体中保留。具体说就是，一个群体中，X 连锁隐性基因只有在男性才受选择的影响；女性携带者不受选择的影响。如果致病基因频率为 q，男性的发病率也将为 q，选择系数为 S，那么，每一代中将有 Sq 的隐性致病基因被淘汰。由于男女共有三条 X 染色体，且只有男性的一条 X 染色体上的隐性致病基因受选择，所以，在群体中被淘汰的隐性致病基因频率 Sq 要乘以 $1/3$，即每代中将有 $1/3Sq$ 的基因被淘汰。在一个遗传平衡的群体中，被淘汰的隐性致病基因也将由突变率 μ 来补偿，即 $\mu = 1/3Sq$，可用该公式求 X 连锁隐性基因的突变率。

例如，甲型血友病的男性发病率为 0.000 08，适合度 $f = 0.25$，则选择系数 $S = 1-f = 0.75$，代入公式：$\mu = 1/3Sq = 1/3 \times 0.75 \times 0.000 08 = 0.000 02 = 20 \times 10^{-6}$。

值得注意的是，选择对杂合子的作用并不都使被选择的基因频率下降，有的杂合子可能形成正性作用，即杂合子较正常纯合子表现出适合度增加的现象，这也称为杂合子优势。如人类镰形红细胞贫血症，致病基因 β^S 频率在非洲某些地区保持了较高的频率，没有证据证明这样高的频率是由较高的基因突变造成的。事实是，在这些疟疾高发区，基因型为 $\beta^A\beta^S$ 的杂合子个体，比正常人（$\beta^A\beta^A$）即正常纯合子对恶性疟疾有更强的抵抗力，表现出比正常纯合子有更强的生存能力，能生育更多的后代。其机制可能是镰形红细胞不利于疟原虫寄生

三、迁移

迁移（migration）是指具有一定基因频率的群体中一部分个体迁入基因频率不同的另一个群体并杂交定居。人类不同种族和不同民族的基因频率可能存在较大差异，迁移导致基因从一个群体扩散到另一个群体，形成群体间的基因流动，也称基因流（gene flow）。迁移将改变迁出群体和迁入群体的基因频率，两个群体的基因频率差异较大时，等位基因频率的改变也越大。

例如，欧洲和西亚的白人中，对苯硫脲（phenylthiourea，PTC）的尝味能力缺乏的味盲者（tt）频率为 36%，味盲基因（t）的频率为 0.60；我国汉族人群中，PTC 味盲者频率为 9%，味盲基因（t）的频率为 0.03；而聚居在两者之间的我国宁夏一带的回族人群中，PTC 味盲者频率为 20%，味盲基因（t）的频率约为 0.45，这一群体遗传组成的不同，究其原因，可能是在唐代，欧洲人和西亚人，尤其是古代波斯人沿丝绸之路到长安进行贸易活动，以后又在宁夏附近定居，与汉族人通婚形成基因流，从而改变了后者的基因频率，使人群中出现了新的遗传平衡。

四、遗传漂变

突变、选择、迁移等因素对群体遗传平衡的影响，都是基于一个相当大的、环境条件不变的平衡的群体。在一个小的隔离群体中，不同的基因型的个体所生的后代数如果出现波动，可对群体的基因频率产生很大的影响，其结果会使某些等位基因从群体中消失，而另一些等位基因在群体中固定，从而改变遗传结构。这种由于群体较小和偶然事件造成的基因频率的随机波动现象称为遗传漂变（genetic drift）。

遗传漂变在小群体中特别有效，它可以掩盖甚至违背选择所起的作用，即使选择不利的等位基因，只要它不是致死的，也会因漂变而建立和固定；相反，有利的等位基因，在选择作用还没有充分表现出效应之前，有可能因漂变而淘汰。例如，美洲印第安人缺乏 B 型血型，这些印第安人的祖先是在大约两万年前从亚洲迁去的，很可能最初的群体中就不含 B 型等位基因，或在最初的几个世纪因随机漂变导致该等位基因从群体中消失。又如人类的 ABO 血型系统，在不同群体中，其基因频率存在差异。具有不同血型的人的生活力不一定都完全一样，但这种差异并没有适应上的意义。例如，Cavalli-Sforza 等研究世界上不同群

体中的 ABO 血型，在美洲印第安人中 I^A 频率为 0.018，I^B 频率为 0.009，i 频率为 0.973；O 型血者占 94.6%，A 型血者占 3.6%，B 型血者占 1.8%，AB 型血者为 0。但在蒙大拿州的勃拉克斐特（Blakfeet）印第安人中，I^A 频率高达 0.5，远高于其他印第安人群体，这种遗传组成在不同地区人种中的明显的差异，这不是选择的结果，而是由于原有变异（基因 I^A、I^B、i）在群体里随机遗传漂变所造成的。

由于环境的激烈变化，随机漂变使群体中的个体数急剧减少，甚至面临灭绝，但濒临灭绝的等位基因频率由于偶然发生变异，就会逃过淘汰选择而存活，这类似于群体通过了生存瓶颈（bottle neck）。当一个大群体通过瓶颈由剩下的少数个体再扩展成原来的规模群体时，这种群体数量的消长对遗传组成就已经造成了大的影响，这种影响被称为瓶颈效应（bottle neck effect）。这是一种极端的遗传漂变作用。群体经过这种"瓶颈"的漂变作用后，所造成的等位基因频率的变动将较长时期地保留在后代群体中。

生物在湖泊、隔离的森林和其他的隔离生境中，还存在着一种极端的遗传漂变作用，即建立者效应（founder effect），是由少数个体的基因频率决定了他们后代中基因频率的效应。在海岛上生活的许多物种的群体，他们现在可能由几十万或者几百万个个体组成，但是他们却是很久以前到来的一个或几个"入侵者"的后裔。在人类群体中的不利基因的漂变也存在建立者效应，如卟啉症，它是一种罕见的先天代谢病，由一个显性基因引起。其表现是尿液中含有过量的卟啉，患者的皮肤见光的部分容易起水泡或磨损，当急性发病时，尤其是在使用巴比妥盐或其他一些药物后发生腹痛和其他症状。一般群体中其基因频率极低。但在南非的欧洲人群中发病率达到 4/1 000。为什么在这些人中决定卟啉症的显性基因的频率这么高呢？对南非卟啉症患者的家系进行调查之后发现，大约有 200 万欧洲人的现代群体，都是 1686 年来到好望角市结婚的一对荷兰夫妇的后裔，这对夫妇中的一人大概是卟啉症致病基因的携带者。这个显性基因就被选择而固定下来。

五、非随机婚配

按照遗传平衡的要求，在一个无限大的群体中，随机婚配才能保证群体遗传结构的相对稳定。但是，实际生活中，人们的活动范围往往受到限制，婚配也受到地域、习俗、经济状况、兴趣爱好等因素的影响，不可能是完全随机的。

非随机婚配常见类型有选型婚配和近亲婚配两种。选型婚配是指某些特征（如身高、智力、种族等）相似性较高的个体间婚配，这些特征大多是受遗传控制的，其结果可导致群体中某些基因的纯合度增加，从而影响遗传平衡。近亲婚配是指有亲缘关系的人群间相互婚配的现象，近亲婚配可增加基因纯合的概率，使不利的隐性表型面临选择，从而改变后代的基因频率。近亲婚配对群体遗传平衡的影响大小与近婚系数有关。近亲婚配对人类群体大多数情况下是一种危害，其危害性可以通过亲缘系数来评价，也可通过近婚系数和平均近婚系数来衡量。前者，在单基因病一章已做介绍，下面主要讨论近婚系数及平均近婚系数。

（一）近婚系数

近亲婚配使后代可能从双亲得到来自祖先的共同的基因。不同近亲关系的双亲，其子女获得相同基因的可能性不同。我们把近亲婚配后其子女从婚配双方得到祖先同一基因，又同时将这一基因传递给他们的子女，使之成为纯合子的概率称为近婚系数（coefficient of inbreeding），近婚系数用 F 表示。

婚配双方不同的近亲关系其近婚系数不同，对于一个有害基因来说，在子代中纯合的可能性就不同。尽管新婚姻法规定禁止近亲结婚，将来在人类群体中近亲结婚的现象会越来越少，但我们还是需要对其理论依据进行探讨，以了解不同近亲关系，其近婚系数是多大，又是如何计算的。

1. 常染色体上基因的传递与近婚系数　近婚系数可以根据 S. Wright 提出并加以发展的通径分析（path analysis）方法进行计算。不同的近亲婚配的关系，近婚系数不同。

（1）同胞兄妹婚配及近婚系数：如图 10 - 1，假设某同胞兄妹的父母（P_1、P_2）的某一基因座位上的等位基因分别为 A_1A_2、A_3A_4。根据孟德尔分离定律，任何一个等位基因传递给子代的概率都是 1/2。P_1 分别通过了 B_1 和 B_2，将 A_1 基因传递给后代 S 并使之纯合需 4 步，所以，来自 P_1 的 A_1 基因传递到子代 S 并使之纯

合形成 A_1A_1 的概率为：$(1/2)^4$。同理，S 形成 A_2A_2、A_3A_3、A_4A_4 纯合子的概率也都是：$(1/2)^4$。那么，无论是 A_1、A_2、A_3、A_4 中任何一个，只考虑 S 为纯合子的概率，应为 $4×(1/2)^4 = 1/4$。因此，同胞兄妹的近婚系数 $F = 1/4$。近婚系数为 1/4 的近亲个体我们都称之为一级亲属。换句话说，一级亲属的近婚系数为 1/4。

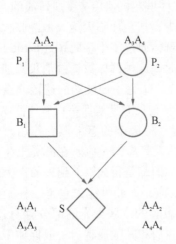

图 10-1　同胞兄妹婚配基因传递通径示意图　　图 10-2　舅甥女婚配基因传递通径示意图

（2）舅甥女婚配：如图 10-2，P_1 把基因 A_1 通过 B_1 经过 2 步传递给 S，通过 B_2 经过 3 步传递给 S。这样基因 A_1 共经过 5 步传递给 S 并使之纯合为 A_1A_1。基因 A_2、A_3、A_4 同样也需 5 步传递给 S 并使之纯合为 A_2A_2、A_3A_3、A_4A_4，其概率各为 $(1/2)^5$。对于任何一个祖先基因来说，S 为纯合子的概率即近婚系数 $F = 4×(1/2)^5 = 1/8$。近婚系数为 1/8 的亲属为二级亲属。二级亲属包括舅甥女、姑侄、叔侄女、姨外甥。

（3）表兄妹婚配及近婚系数：如图 10-3，表兄妹共同祖先的任一基因需经 6 步传递给 S 并使之纯合，因此，表兄妹的近婚系数 $F = 4×(1/2)^6 = 1/16$。

近婚系数为 1/16 的亲属为三级亲属。表兄妹是三级亲属，包括姨表兄妹、姑表兄妹、舅表兄妹。如果表妹是表兄的姨所生称姨表兄妹，表妹是表兄的姑姑所生称姑表兄妹，表妹是表兄的舅舅所生称舅表兄妹。

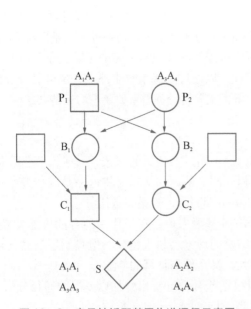
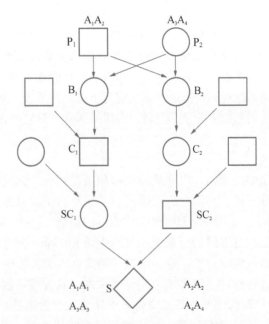

图 10-3　表兄妹婚配基因传递通径示意图　　图 10-4　二级表兄妹婚配基因传递通径示意图

（4）二级表兄妹婚配及近婚系数：如图 10-4，与表兄妹婚配相比，二级表兄妹又称为从表兄妹，其婚配的共同祖先基因传递增加两步，即 S 成为纯合子需要 8 步，所以，二级表兄妹的近婚系数 $F = 4×$

$(1/2)^8 = 1/64$。

（5）半同胞兄妹婚配及近婚系数：如图10-5，同父异母或同母异父的兄妹为半同胞兄妹。半同胞兄妹只有一个共同的祖先，一个共同的祖先只有两个基因，每个基因传递给S要经过4步，所以半同胞兄妹的近婚系数$F = 2 \times (1/2)^4 = 1/8$。

2. X染色体上基因的传递与近婚系数　X染色体上的基因传递中，女性有2条X染色体，X染色体上的基因可以纯合；而男性只有1条X染色体，不可能形成该X染色体上基因的纯合子。女性X染色体上的基因向后代传递的规律与常染色体的相同，男性X染色体上的基因传递给女儿的概率为1，传给儿子的概率为0。因此，X染色体上的基因传递时，近婚系数只计算女儿的。

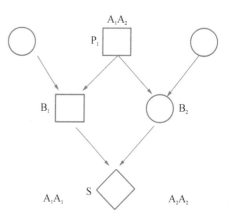

图10-5　半同胞兄妹婚配基因传递通径示意图

（1）姨表兄妹婚配及近婚系数：如图10-6，P_1把基因X_1传递给B_1的概率为1，B_1将其传递给C_1的概率是1/2，C_1传递给S的概率又是1；P_1把X_1传递给B_2的概率是1，B_2传递给C_2、C_2再传递给S的概率均为1/2，所以P_1把基因X_1传递给S并使之纯合的概率为各步的概率的乘积：$1^3 \times (1/2)^3 = (1/2)^3$。同理，$P_2$的$X_2$、$X_3$向S传递有6步，其概率分别为1个1和5个1/2，所以，P_2把基因X_2、X_3传递给S并使之纯合的概率是：$1 \times (1/2)^5 = (1/2)^5$。因此，姨表兄妹婚配，其X染色体上的基因被传递给S使之纯合的总概率，即近婚系数$F = (1/2)^3 + (1/2)^5 = 3/16$。

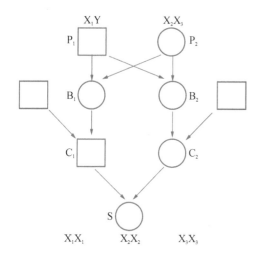

图10-6　姨表兄妹婚配X染色体上基因传递通径示意图

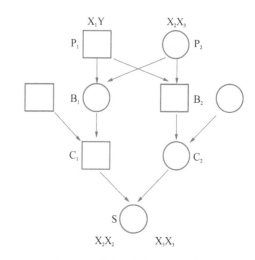

图10-7　舅表兄妹婚配X染色体上基因传递通径示意图

（2）舅表兄妹婚配及近婚系数：如图10-7，P_1的基因X_1只能通过B_1传递给S，不能通过B_2传递给S，所以X_1不能在S纯合；P_2的基因X_2、X_3需6步传递给S并纯合，其中2步的概率为1，其余4步的概率都是1/2。所以舅表兄妹婚配，其X染色体上的基因被传递给S使之纯合的总概率，即近婚系数$F = 2 \times (1/2)^4 = 1/8$。

（3）姑表兄妹婚配及堂表兄妹婚配及近婚系数：如图10-8、图10-9，不管是P_1的X_1，还是P_2的X_2、X_3，都不能在S纯合，所以，姑表兄妹或堂表兄妹婚配时，X染色体上的基因被传递给S使之纯合的总概率为0，即其近婚系数$F = 0$。

以上对常染色体和X染色体上的基因传递的分析表明，同是三级亲属，其常染色体上和性染色体上基因近婚系数不相同。三级亲属的常染色体上基因的近婚系数为1/16，而X染色体基因的近婚系数则不同，最大的是姨表兄妹近亲结婚，其近婚系数高达3/16。

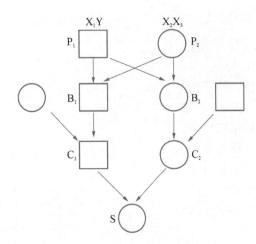

图 10-8　姑表兄妹婚配 X 染色体上基因传递通径示意图

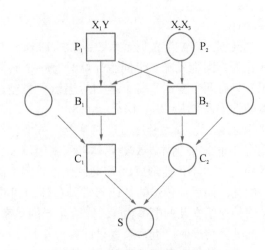

图 10-9　堂表兄妹婚配 X 染色体上基因传递通径示意图

（二）近亲婚配对群体遗传组成的影响

近亲婚配将导致隐性致病基因形成纯合子的机会增多，从而导致隐性遗传病发病率增高。近婚系数是从家系的角度说明近亲婚配的危害性。

评价群体的近亲婚配的程度及其危害性通常用平均近婚系数（average inbreeding coefficient），近婚系数用 a 表示。

平均近婚系数可以通过以下公式计算：$a = \sum (MiFi)/N$，公式中 Mi 表示某种类型的近亲婚配对数，Fi 表示相应近亲婚配的近婚系数，N 表示婚配总对数。例如，调查某一人群，统计 2 000 例婚配，其中半同胞兄妹婚配有 2 例，表兄妹婚配有 33 例，二级表兄妹婚配有 24 例，其余是非亲缘关系婚配，那么这一群体平均近婚系数是多少呢？根据上述公式计算：

$$a = \sum (MiFi)/N = (2 \times 1/8 + 33 \times 1/16 + 24 \times 1/64)/2\,000 = 0.001$$

平均近婚系数反映了一个群体中近亲婚配的情况（近亲婚配率）和近亲婚配的危害程度。一般 a 值达到 0.01 时被认为近亲婚配的程度高，a 值高的群体一般为小的群体，很少与外面人通婚，所以成为一个独立的隔离群，由此近亲婚配对群体带来的危害就大。在一些山区和某些少数民族地区，由于地理阻隔及婚配习俗的影响，近亲婚配的现象较普遍，a 值往往较高。

在做群体调查的时候，计算平均近婚系数是有必要的，它可以对群体中有害基因的近婚系数作出科学的判断，为人类群体降低遗传病的发病率提供参考。

第三节　遗　传　负　荷

遗传负荷（genetic load; genetic burden）是指一个群体中由于有害基因或致死基因的存在而使群体适合度降低的现象。通常用群体中每个个体平均携带有害基因或致死基因的数量来衡量。

一、遗传负荷的来源

根据有害基因或致死基因的来源，遗传负荷为两种，即突变负荷（mutational load）和分离负荷（segregation load）。

突变负荷是指基因突变产生有害或致死基因，从而使群体适合度下降而给群体带来的遗传负荷。突变负荷的大小取决于突变率（μ）和突变基因的选择系数（S）。经突变产生的致死基因可使生物在达到成年前死亡，其基因不能传于下一代，不利于个体的生存与后代的延续。

分离负荷指近亲婚配可使适合度较高的杂合子由于基因分离，在子代中产生适合度较低的纯合子患者，从而降低群体适合度的遗传负荷。分离负荷必然造成群体遗传负荷的增高。当纯合子选择系数越大，适合度越低，遗传负荷的增高越显著。

二、遗传负荷的估计

人类不同群体中遗传负荷不同，为了解并降低人类群体的遗传负荷提供参考依据，某些国家采用对一级亲属婚配后代常染色体隐性遗传病发病情况调查作为估计群体遗传负荷的一种方法。

具体估算方法是，假设一个人是某种常染色体隐性遗传病致病基因的肯定携带者（Aa），其同胞有 1/2 的可能性也是携带者（Aa）。他们婚配后子女患该常染色体隐性遗传病的风险为：$1 \times 1/2 \times 1/4 = 1/8$。由于一个人携带不止一个常染色体隐性遗传病致病基因，据此推论，某个体携带 n 致病基因，那么这个人与其同胞兄或妹婚后子女中，患常染色体隐性遗传病的风险则为：$n \times 1/2 \times 1/4 = n/8$。

据表 10-4，一级亲属（同胞）婚配所生子女常染色体隐性遗传病发病率为 83/190 = 44%，即 $n/8 =$ 44%，因此 $n = 3.52$；如果把严重智力低下也估计在内，则为 $n/8 = 65\%$，则 $n = 5.2$。

表 10-4　一级亲属（同胞）婚配所生子女常染色体隐性遗传病的发病情况

国家	调查年代（年）	一级亲属（同胞）婚配所生子女数（个）	严重缺陷个体数（个）	严重智力低下个体数（个）
美国	1967	18	6	—
英国	1967	13	8	—
捷克	1971	161（存活 138）	60	40
加拿大	1982	21	9	—
合计		190	83	40
平均发病率			44%	

综上所述，在以上所调查的患常染色体隐性遗传病的 4 个国家人群中，一个人可能携带 4~5 个有害基因，或者更严重时（平均发病率为 65% 时），估计携带 8 个有害基因。因此，美国人估计，美国人群中遗传负荷为每个人可能携带 5~8 个有害基因。日本人群为 4~5 个有害基因，我国人群为 5~6 个有害基因。值得注意的是，由于一级亲属婚配的实例较少，没有更多的资料可供研究，在比较群体遗传负荷时，要注意数据来源的时代、调查的实际例数和群体大小。

三、影响遗传负荷的因素

影响遗传负荷的因素是突变和选择、近亲婚配。

突变会产生突变负荷。显性致死突变发生后，由于选择的作用，致死基因将随突变个体的死亡而消失，所以不会增高群体的遗传负荷。相反，隐性致死突变发生后，突变基因在群体中可以杂合状态保留许多世代，所以，可以增高群体的遗传负荷。X 连锁隐性基因突变男性中与常染色体显性基因突变相同，并不增高群体的遗传负荷；女性中则与常染色体隐性基因突变类似，可以保留于杂合状态，所以，这类突变也会在一定程度上增高群体的遗传负荷。

近亲婚配会导致分离负荷，近亲婚配会使群体中隐性致病基因杂合子（Aa）相遇的概率增大，子代中产生隐性致病基因纯合子（aa）患者的概率相应增大。因此，杜绝近亲婚配是降低遗传负荷的有效方法。

第四节　群体中的遗传多态性

群体中的遗传多态性（genetic polymorphism）是指群体中，同一基因座上有两个或两个以上的等位基因存在，并且其中频率最低的等位基因频率也远远高于仅靠突变所能维持的基因频率。对于同一基因座上的两个或两个以上的等位基因，等位基因频率至少为 0.01，携带该等位基因的杂合子频率大于 2%，则认为该基因座具有多态性。如人群中的 ABO 血型，MN 血型。产生遗传多态性的原因很多，主要包括以下几种。

（一）平衡选择与遗传多态性

突变是多态现象的最初起源。但极低的突变频率本身无法维持群体的多态现象。然而当杂合子的适合度比两个纯合子都高的时候，选择作用就可保持群体的多态现象。例如，镰状细胞贫血症的杂合子个体的适合度比两种纯合子都高，选择作用使基因多态性现象保持下来。

（二）中性突变-随机漂变学说与遗传多态性

尽管杂合子优势可以解释一部分多态现象，但绝大多数的遗传多态性无法从经典群体遗传中得到圆满解释。在对分子水平上丰富的多态性进行大量综合分析的基础上，Kimura 提出中性突变-随机漂变学说解释分子水平上的多态性。该学说的主要论点有以下几个方面：

（1）在分子水平上，许多突变是有害的。相当数量的突变是中性的或近中性的，仅有很少一部分突变是有利的。

（2）自然选择仅仅是保存有利突变和消灭有害突变的进化过程。

（3）大部分新突变都将消失，少量新突变的固定依赖于随机漂变。

（4）在分子水平上群体存在巨大的与遗传变异，造成丰富的遗传变异。

（5）群体的多态性最先仅仅由突变产生。最初的突变体，对后代有着最显著的影响，称为建立者效应。

群体遗传多态性的维持机制非常复杂，在自然选择的作用下，还有很多因素与群体遗传多态的维持有关。

本章小结

群体遗传学是研究生物群体的遗传组成及其变化规律的遗传学分支学科，它应用数学和统计学方法来研究群体中基因频率和基因型频率以及两者之间的关系。群体的遗传组成或遗传结构是指群体的基因、基因型的种类和频率。

遗传平衡定律认为如果某一个群体是随机交配的大群体，且没有选择、突变、迁移、遗传漂变等因素的影响，该群体即处于遗传平衡状态，其基因频率和基因型频率将世代保持不变，其用公式表述为：$(p + q)^2 = p^2 + 2pq + q^2$，$p + q = 1$，其中，$F_{(AA)} = p^2$，$F_{(An)} = 2pq$，$F_{(aa)} = q^2$。

影响人类群体遗传平衡的因素有突变、选择、迁移、遗传漂变和近亲婚配等。用近婚系数从家庭的角度来说明近亲婚配的危害性，但当评价群体近亲婚配的危害性时，则采用平均近婚系数。

遗传负荷指一个群体中由于有害基因或致死基因的存在而使该群体适合度降低的现象。可用群体中每个个体平均携带的有害基因或致死基因的数量衡量，它分为突变负荷和分离负荷。基因突变会导致突变负荷，近亲婚配会导致分离负荷。

　　群体中的遗传多态性是指群体中，同一基因座上有两个或两个以上的等位基因存在，并且其中频率最低的等位基因频率也远远高于仅靠突变所能维持的基因频率。

　　研究群体遗传学的基本原理，可帮助了解致病基因在人群中的分布及其变化规律，借以了解并控制某些遗传病在人类群体中的发生和流行，对遗传病的预防、监测具有积极意义。

【思考题】

（1）怎样判断一个群体是否处于遗传平衡状态？

（2）遗传平衡定律在医学中的应用。

（3）医学群体遗传学中近婚系数和平均近婚系数的意义。

（卫荣华　刘丹丹）

第十一章

表 观 遗 传 学

经典遗传学认为遗传物质的分子结构基础是核酸，碱基序列的改变引起生物体表现型的改变，这种改变可以从上一代传递到下一代。但是人们发现一些运用经典遗传学理论无法解释的遗传现象。例如，同窝出生的纯种小鼠的毛色不同、同卵双胞胎对疾病易感性的差异等，这些差异并不是因为基因组 DNA 序列不同造成，而是由于调控基因表达的表观遗传修饰差异所致。表观遗传修饰是导致 DNA 序列一致的孪生子出现个体表型差异的主要原因。同时，表观遗传修饰异常可改变基因的表达模式，参与肿瘤、糖尿病、精神分裂症等许多复杂性疾病的发生和发展。近年来表观遗传成为生物遗传研究热点之一，推动了遗传学新的发展。

第一节　表观遗传学的概念与表观遗传特点

表观遗传学（epigenetics）是研究表观遗传现象，即从基因型演绎为表型的过程和机制的一门遗传学分支学科。它与经典遗传学的不同在于，经典遗传学主要研究基因组 DNA 核酸序列改变所导致等位基因的差异；表观遗传学重点研究包括 DNA 甲基化、组蛋白修饰、染色质结构和非编码 RNA 等对基因表达的调控作用及对表型的影响。

由此可见，生物个体的基因组含有两类遗传信息，一类是传统意义上的遗传信息，又称遗传密码信息，提供合成生命必需的各种 RNA 和蛋白质的蓝图；另一类是调控基因表达的时空模式及程度的表观遗传信息，即提供何时、何地、以何种方式去应用遗传密码信息。只有二者彼此协同，生命活动过程才能有序地正常进行，否则就会出现异常。经典遗传和表观遗传系统既相互区别、彼此影响，又相辅相成，共同确保细胞分化与功能，以及个体发育的正常进行。

表观遗传不改变 DNA 碱基序列，而通过改变染色质的结构与活性，调节基因表达与功能，最终产生个体表型的可遗传性改变。其主要特点为：① 可遗传性，表观遗传变异（epigenetic variation）可通过有丝分裂或减数分裂在细胞或个体世代间传递。② 可逆性，表观遗传所涉及的 DNA 甲基化、组蛋白修饰、染色质结构等对基因表达的改变具有可逆性。③ 没有 DNA 序列的改变或不能用 DNA 序列变化来解释。

第二节　表观遗传修饰的机制

一、DNA 甲基化

DNA 甲基化（DNA methylation）是研究得最清楚、也是最重要的表观遗传修饰形式，能够在不改变

DNA 序列的情况下调节基因的表达，影响基因的功能，在生命活动中起着重要的作用。

（一）DNA 甲基化的位点

DNA 甲基化是在 DNA 甲基转移酶（DNA methyltransferase，DNMT）的催化下，以 S -腺苷甲硫氨酸（S-adenosylmethionine，SAM）为甲基供体，将甲基转移到 DNA 分子上特定碱基的过程。最常见的是在胞嘧啶第 5 位碳原子上共价结合一个甲基基团，使之被修饰为 5 -甲基胞嘧啶（5-methylcytosine，5mC）（图 11 - 1）。

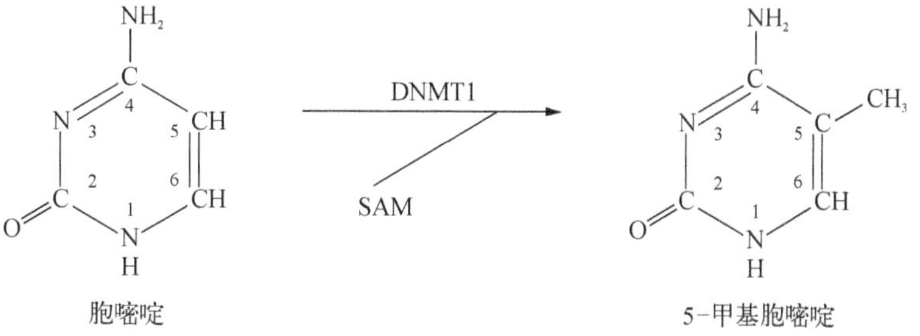

图 11 - 1　DNA 甲基转移酶修饰胞嘧啶转变成 5 -甲基胞嘧啶

哺乳动物基因组中 5mC 占胞嘧啶总量的 2%～7%，绝大部分以 CpG 二联核苷的形式成对存在。虽然 CpG 二联核苷仅占基因组序列的 2%，但是它们常位于基因的 5′上游调控区域。这些大小通常在 500 bp～2 000 bp，G - C 含量高于 55%，富含 CpG 二联核苷的区段被称为 CpG 岛（CpG island，CGI）。一般情况下，位于基因启动子区的 CpG 岛处于低甲基化（hypomethylation）状态。而如果一个基因启动子区域的 CpG 岛高甲基化（hypermethylation），尽管基因序列没有改变，但基因转录受到抑制，不能发挥生物学功能，从而导致生物表型发生改变。

（二）DNA 甲基化及去甲基化

哺乳动物体内有两种类型的 DNA 甲基转移酶：第一种是维持性 DNA 甲基转移酶（maintenance DNA methyltransferase）DNMT1，其作用是识别并结合 DNA 的半保留复制过程中产生的半甲基化（hemimethylated）DNA 双链，以甲基化的母链为模板，对新合成而未甲基化的子链进行相同的甲基化修饰，这就构成了 DNA 甲基化的信息在细胞分裂中世代传递的机制。第二类是从头甲基转移酶（de novo DNA methyltransferase）DNMT3a 和 DNMT3b，能够对非甲基化的 DNA 双链进行甲基化。由于哺乳动物基因组在植入前胚胎期和原始生殖细胞发育期具有两轮大规模的 DNA 去甲基化与再甲基化的重编程（reprogramming），故而从头甲基转移酶在胚胎发育阶段具有关键作用。近年来的研究表明，一些转录因子（transcription factor，TF）能够募集 DNMT 形成复合物，识别并结合基因组上特定序列，并对其进行基因特异性的甲基化修饰。

DNA 去甲基化有两种方式。第一，DNA 被动去甲基化：主要发生在细胞分裂过程中，由于维持性甲基转移酶的活性受到抑制或功能出现异常，新合成的 DNA 双链保持半甲基化状态，从而使 DNA 甲基化信息随细胞分裂被逐渐"稀释"。第二，DNA 主动去甲基化：TET 甲基胞嘧啶双加氧酶（Tet methylcytosine dioxygenase）可以将 5 -甲基胞嘧啶氧化成 5 -羟甲基胞嘧啶（5-hydromethylcytosine，5hmC），并进一步将 5hmC 依次氧化为 5 -醛基胞嘧啶（5-formylcytosine，5fC）和 5 -羧基胞嘧啶（5-carboxylcytosine，5caC）。5mC 的氧化衍生物不能被 DNMT1 识别，故随 DNA 复制而丢失。同时 5fC 和 5caC 能够被胸腺嘧啶 DNA 糖苷酶（Thymine DNA glycosylase，TDG）识别，经过碱基剪切修复（base excision repair，BER）替换为未甲基化的胞嘧啶（图 11 - 2）。

基因的甲基化状态有三种：① 持续低甲基化状态，通常是在生物体所有发育阶段和细胞类型中都有表达，其产物是维持细胞基本功能所必需的。这类基因也被称为管家基因（housekeeping gene）。② 持

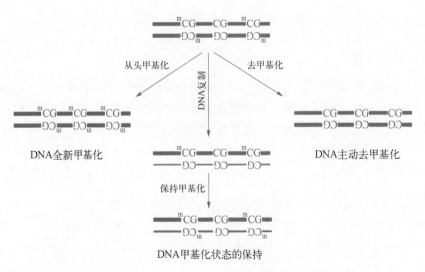

图 11-2　DNA 甲基化酶及去甲基化酶修饰

续高甲基化状态，如雌性哺乳动物失活的 X 染色体上的绝大多数基因。③ 差异性甲基化状态，通常是在不同发育阶段或不同细胞类型进行特异性表达的基因，其产物赋予各类细胞特异的形态结构与生理功能。

（三）DNA 甲基化抑制基因转录的机制

尽管 DNA 甲基化能抑制基因转录这一观点早已为人所知，但其精确的机制还不完全清楚。可能的机制主要有以下三种：第一种，DNA 甲基化直接阻碍转录因子与其特异识别位点的结合（图 11-3）。由于 5mC 的甲基基团突出 DNA 双链的大沟（major groove）部位，故不影响与鸟嘌呤的配对，但能阻碍 DNA 与蛋白质的相互作用。位于基因启动子区域的转录因子结合位点（transcription factor binding site，TFBS）上常含有 CpG 二联核苷。体外实验显示 CpG 甲基化修饰能够阻碍多种转录因子〔如 ETS、核呼吸因子（nuclear respiratory factor 1，NRF-1）、SP1 等〕与 DNA 片段上 TFBS 的结合。第二种，转录抑制复合物干扰基因转录。甲基化 DNA 结合蛋白能够识别并结合甲基化的 CpG 二联核苷，进而募集其他转录抑

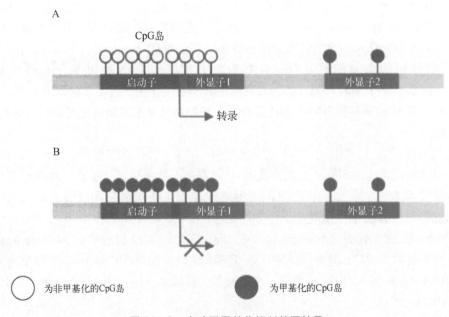

图 11-3　启动子甲基化抑制基因转录

A：CpG 岛非甲基化时，基因可正常转录；B：启动子 CpG 岛甲基化时，基因转录受到抑制

制因子如 SinA、HDAC 等形成转录抑制复合物，阻止转录因子与 DNA 的结合。目前在哺乳动物中发现五种与甲基化 DNA 特异结合的蛋白质：MeCP2、MBD1、MBD2、MBD4、Kaiso。第三种，DNA 甲基化与组蛋白修饰、染色质重塑共同作用，改变染色质结构导致转录抑制。

　　CpG 岛上每个 CpG 位点在抑制基因转录上的作用并不完全相同。如 MT3 基因的 CpG 岛，不论该基因表达与否，位于启动子区的 CpG 位点总是处于甲基化状态，只有其第一内含子中的 CpG 位点甲基化才能导致该基因的转录失活。大多数 CpG 岛都存在这种现象，这些与基因转录活性密切相关的关键性 CpG 位点往往位于一系列重要转录因子或阻抑子的结合部位，当这些 CpG 位点处于甲基化状态时能完全阻断基因的转录。

二、组蛋白修饰

　　在真核生物中，核小体是构成染色质的基本结构单位，由 DNA 和组蛋白构成。核心组蛋白由 H2A、H2B、H3 和 H4 各两分子形成组蛋白八聚体，与其上缠绕的 146 bp DNA 构成核小体的核心颗粒，核小体的核心颗粒之间再由组蛋白 H1 和约 60 bp DNA 连接形成串珠样结构。组蛋白富含带有正电荷的精氨酸和赖氨酸，可以与带有负电荷的 DNA 分子紧密结合。每个核心组蛋白由一个球形结构域和暴露在核小体表面的 N 端尾巴组成，其 N 端氨基末端会发生多种共价修饰。包括磷酸化、乙酰化、甲基化和泛素化等（图 11-4）。组蛋白翻译完成后，其氨基末端发生的这些修饰方式共同构成了"组蛋白密码"（histone code），即在一个或多个组蛋白氨基末端的多种修饰状态，可以互相联合或依次地被特定蛋白或其他复合体等识别、结合，为发动或阻遏基因转录的染色质相关蛋白提供结合位点。所有这些组蛋白密码组合变化非常多，因此组蛋白共价修饰是一种非常精细的基因表达调节方式。

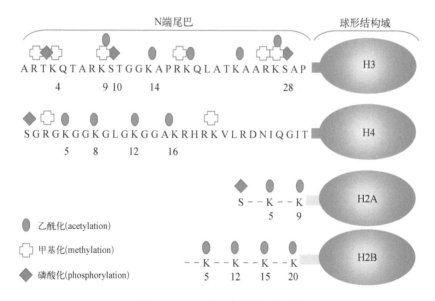

图 11-4　组蛋白 N 端尾巴的修饰

　　在组蛋白的修饰中，研究最多的是乙酰化。染色体组蛋白的乙酰化修饰与活跃的基因表达密切相关，而相应基因调节区的乙酰化程度不足通常引起基因沉默，是基因转录调控的主要机制之一。组蛋白乙酰化/去乙酰化修饰分别由组蛋白乙酰转移酶（histone acetyltransferase，HAT）和组蛋白去乙酰化酶（histone deacetylase，HDAC）调控，所以 HAT/HDAC 间接调节基因的转录和沉默。

　　组蛋白乙酰化修饰通常发生在组蛋白 N 端尾部的赖氨酸残基上。以赖氨酸含量较高的组蛋白 H3 为例，包括位于 N 端第 4、9、14、18、23、27、36、56 位的赖氨酸残基。组蛋白乙酰转移酶将乙酰辅酶 A 的乙酰基团转移到赖氨酸残基的 ε-氨基，中和掉原有的正电荷。这时 DNA 分子本身所带的负电荷有利于 DNA 构象的展开，核小体的结构变得松弛。这种松弛的结构促进了转录因子和协同转录因子与

DNA 分子的接触，因此组蛋白乙酰化可以激活特定基因的转录过程。HDAC 则可去除赖氨酸残基上的乙酰化修饰，恢复正电性的赖氨酸残基增加了 DNA 与组蛋白之间的吸引力，使启动子不易接近转录调控元件，从而抑制转录（图 11-5）。但是组蛋白乙酰基转移酶和去乙酰化酶只能有选择地影响一部分基因的转录。

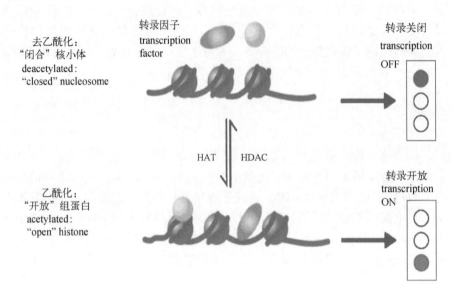

图 11-5　组蛋白乙酰化及去乙酰化调控基因表达

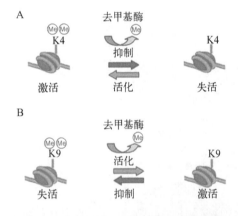

图 11-6　H3K4、H3K9 甲基化与基因表达

组蛋白甲基化是表观遗传修饰方式的另一种方式，通常发生在 H3 和 H4 组蛋白 N 端尾部赖氨酸或者精氨酸残基上，由组蛋白甲基转移酶（histone methytransferases，HMT）催化。组蛋白甲基化对基因转录的影响与甲基化修饰的残基位点有关，如 H3K4、H3K36 的甲基化可以激活基因转录，而 H3K9、H3K27、H3K79、H3K20 的甲基化则抑制基因转录（图 11-6）。同时，组蛋白甲基化程度，即某一特定残基结合的甲基数目，也对基因转录活性有影响。例如，H3 组蛋白上的 9 号赖氨酸残基可被单、双、三甲基化修饰，其中单甲基化（H3K9me1）通常与基因激活相关，而双甲基化和三甲基化（H3K9me2、H3K9me3）与基因转录抑制相关。组蛋白精氨酸甲基化通常与基因激活相关。

三、染色质重塑

真核细胞的基因组 DNA 以染色质形式存在，染色质局部构型的动态改变，是基因功能调控的关键因素。凝集程度较高的染色质结构限制了 RNA 聚合酶、转录因子，以及其他调控元件与 DNA 的结合，因此在启动复制和转录时需要染色质发生一系列重要的变化，如核小体连接处发生松动造成染色质的解压缩，核小体变成开放式的疏松结构，使反式作用因子更容易接近启动子、增强子等顺式作用元件并与之结合，即染色质可及性（chromatin accessibility）。这一过程称为染色质重塑（chromatin remodeling）。

染色质重塑以染色质重塑复合物介导的核小体变化为基本特征。目前已知有两类高度保守的染色质重塑复合物，一类是 ATP 依赖的染色质重塑复合物（ATP-dependent chromatin remodeling complex），利用具有 ATP 酶活性的亚基水解 ATP 释放能量，减弱核小体中 DNA 与组蛋白八聚体的结合力，以滑移、剔除、替换等方式改变核小体的位置和组成（图 11-7）。这将有利于细胞中的其他蛋白结合暴露出的

DNA 片段，特别是那些涉及基因表达、DNA 复制和修复的蛋白质分子。另一类是组蛋白修饰酶复合物（histone-modifying complex），通过对组蛋白进行共价修饰，使组蛋白 N 端发生包括乙酰化、磷酸化、甲基化和泛素化等共价化学修饰，尤其是对组蛋白 H3 和 H4 的修饰。组蛋白修饰可能通过两种方式影响染色质构象：一是影响组蛋白的电荷从而影响染色质的结构，如组蛋白乙酰化和磷酸化能有效减少组蛋白的正电荷，减弱组蛋白与 DNA 之间的电荷结合力；二是影响组蛋白本身与其他蛋白的相互作用，如转录因子 AF9 能特异识别 H3K9 乙酰化修饰（H3K9ac），招募组蛋白甲基转移酶 DOT1L 到染色质特定区段，促进 H3K79 甲基化和 MYC、BMP2 等细胞增殖分化相关基因的表达。另外，甲基化 DNA 结合蛋白通过与甲基化 DNA 结合，募集 HDAC 对组蛋白修饰进行调控，从而影响染色质结构和基因表达活性。（图 11−8）

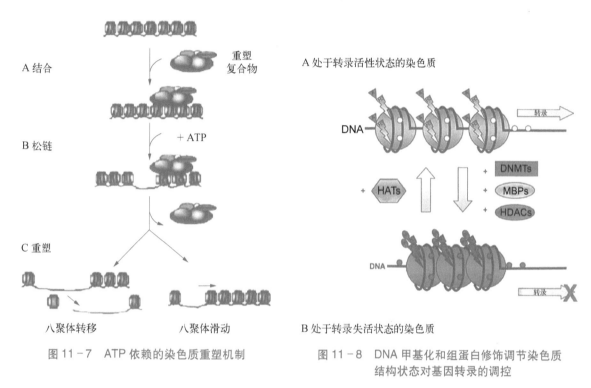

图 11−7　ATP 依赖的染色质重塑机制　　　　图 11−8　DNA 甲基化和组蛋白修饰调节染色质结构状态对基因转录的调控

四、非编码 RNA 的调控

人类基因组中约有 93% 的 DNA 序列能转录生成 RNA，然而只有约 2% 的 DNA 序列最终编码生成蛋白质。尽管人类基因组的核苷酸总量是线虫的 30 倍，但蛋白质编码序列的数量与线虫相当，表明基因组中的非编码序列对高等真核生物基因表达及调控的复杂性和完善性极为重要。高等生物体内具有调控作用的非编码 RNA（non-coding RNA，ncRNA）分子种类繁多，主要包括长度大于 200 个核苷酸的长链非编码 RNA（long non-coding RNA，lncRNA）和少于 200 个核苷酸的短链非编码 RNA；后者又分为微小 RNA（microRNA，miRNA）、内源性小干扰 RNA（endogenous small interfering RNA，endo-siRNA）、PiWi 相互作用 RNA（PiWi-interacting RNA）等。近年来大量研究表明非编码 RNA 在表观遗传中扮演了重要的角色，能在基因组水平及染色质水平对基因表达进行调控，决定细胞的分化及命运。

（一）长链非编码 RNA

LncRNA 是一类转录本长度超过 200nt 的 RNA 分子，位于细胞核内或胞浆内，在真核细胞内由 RNA 聚合酶 II 转录生成，但不具备完整的开放阅读框，因此并不具有或很少具有蛋白编码功能。根据 lncRNA 与

mRNA 的位置关系通常分为 5 类：即正义、反义、双向、基因内及基因间 lncRNA。真核生物 lncRNA 的表达具有明显的时空特异性，有些仅在特定的组织中被优先转录，有的在进化上具有一定的保守性，参与生物体的发育、分化等基本生命过程。

研究证实，lncRNA 能在表观遗传、转录及转录后等多种层面上调控基因的表达水平。并且，lncRNA 参与了 X 染色体失活，基因组印记以及染色质修饰、核内运输、原癌基因活化等多种重要的生物学事件。其作用机制复杂多样，尚未被完全阐明。目前认识到的主要包括以下几方面：① 表观遗传水平，lncRNA 可以招募染色质或 DNA 修饰蛋白，调控染色质结构，改变染色质开放状态，进而影响基因的表达水平，这是目前已知 lncRNA 最常见的作用方式。② 转录水平，lncRNA 可以通过结构与序列互补的方式与蛋白及 DNA 结合，介导蛋白与 DNA 的相互作用。主要是通过结合转录因子至靶基因转录调控区的方式进行。③ 转录后水平，lncRNA 可以在转录后水平对 mRNA 的水平进行调控，包括 pre-mRNA 的剪切、编辑、转运、翻译及降解等过程。④ 调控 miRNA，lncRNA 也可像 mRNA 一样，与 miRNA 相互结合，从而调控 miRNA 的表达量，抑制 miRNA 对相应 mRNA 的降解作用。lncRNA 的这种作用方式也被称为内源性竞争性 RNA（competitive endogenous RNA）。⑤ lncRNA 通过与蛋白编码基因的转录本形成互补双链，进一步在 Dicer 酶作用下产生内源性的 siRNA，调控基因的表达水平。⑥ 改变蛋白质的定位及功能。LncRNA 通过与特定蛋白质结合，改变该蛋白的胞质定位，调节相应蛋白的活性。⑦ 作为结构组分与蛋白质形成核酸蛋白质复合体，参与 RNA 的转运、加工。⑧ 作为小分子 RNA，如 miRNA、piRNA 的前体分子转录。

（二）短链非编码 RNA

1993 年，Lee 等在线虫体内发现了短链非编码 RNA 家族的第一个成员——lin4，开启了非编码 RNA 研究的全新时代。短链非编码 RNA 的转录本序列都不超过 40nt。在短链非编码 RNA 的生成和功能行使过程中，Argonaute（Ago）蛋白家族具有举足轻重的作用。依据转录本的序列长度及其所依赖的 Ago 蛋白家族成员的不同，人们将短链非编码 RNA 分为三类：miRNA，约 22 nt；siRNA，约 21 nt；piRNA，24~31nt。这些短链非编码 RNA 的生成、功能，及其调控作用机制各不相同。

1. miRNA　miRNA 是一类由内源基因编码，长约 22 nt 的单链 RNA 分子。miRNA 的生成过程大致可以分成三个阶段：首先，在 RNA 聚合酶 II 的作用下，miRNA 基因被转录成 pri-miRNA，pri-miRNA 经过剪切之后，形成具有小发卡结构的 pre-miRNA。随后，pre-miRNA 被 RNA 酶 III-Dicer 切割成 22 bp 左右的双链 RNA（double-stranded RNA，dsRNA）。最后，dsRNA 与 Ago 家族的蛋白质结合，其中一条链是行使功能的 miRNA，其互补链则被进一步切割和释放，成熟的 miRNA 最终形成并行使相应的功能。miRNA 调控基因表达主要发生在转录后水平。成熟的 miRNA 可以通过碱基互补配对的方式，与靶基因 mRNA 的 3′非编码区域（3′-UTR）结合，进而抑制 mRNA 的翻译或直接降解 mRNA，最终发挥抑制基因表达的作用。生物信息学预测发现，每个 miRNA 都有众多的靶基因，而每个基因的 mRNA 又有可能受到多个 miRNA 的调控，由此构成了复杂的调控网络。目前发现在哺乳动物基因组中，30% 以上基因的 mRNA 都受到 miRNA 的调节。

2. siRNA　siRNA 是一类由 Dicer 酶作用而产生的短链非编码双链 RNA，其长度是三类小分子 RNA 中最短的，全长仅为 21 bp 左右。双链 siRNA 的每条链的 5′端都含有游离的磷酸基团，3′端则含有羟基。当在细胞中导入外源基因的 siRNA 后，便会引起靶基因的表达沉默，这一现象被称为 RNA 干扰（RNAi）。目前，利用 siRNA 来沉默目标基因的表达，已经成为基因操作中非常有用的方法之一。siRNA 可能的作用机制是：dsRNA 被 Dicer 酶切割成成熟的 siRNA，并与 RNA 诱导的基因沉默复合物（RNA-induced silencing complex，RISC）结合。在 ATP 参与下，RISC 内的 siRNA 解链成单链，引导 RISC 寻找互补的 mRNA，在内切酶的作用下使 mRNA 降解，起到特异地抑制基因表达的效果。当 mRNA 表达量异常时，RNA 依赖的 RNA 聚合酶（RNA-dependent RNA polymerase，RdRP）首先识别异常表达的单链 mRNA，然后以其为模板合成双链 RNA，并最终加工成 siRNA。RdRP 还能以 siRNA 为引物以目标 mRNA 为模板，大量合成新的 siRNA 以快速降解目标 mRNA。

3. piRNA　piRNA 的名称来源于它与 Piwi 蛋白的密切联系。Piwi 是 Ago 蛋白的一个成员，具有类似 RNaseH 的结构区域和切割活性。piRNA 是一类转录本长度为 24~31nt 的单链 RNA 分子，比 miRNA 要长。piRNA 在抑制可移动的基因扩增和移位，以及维持细胞基因组稳定性方面发挥着重要的作用。一方面，piRNA 可以通过与转座子等编码的 RNA 相互配对，导致靶标 RNA 的降解，抑制转座；另一方面，piRNA 与 DNA 甲基化酶（DNMT3L）等蛋白质相互协作，共同作用于目标基因的上游调控区域，导致甲基化的发生，进而抑制基因的表达和活性。

迄今为止，人们已经发现了成千上万种的短链非编码 RNA，而且新发现的种类越来越多。目前，判断一种新的短链 RNA 是否为具有调控作用的小分子 RNA 主要有两种方法，其一是从进化的角度分析，其二是从功能上进行确认。小分子 RNA 对细胞和生物体具有非常重要的调节功能，因此，同一种小分子 RNA 在不同物种间定然存在着一定的保守性和同源性。倘若某种短链 RNA 在一个物种及其进化上相近的物种间具有高度的序列保守性，则可以推测这种短链 RNA 有可能为具有调控作用的小分子 RNA。同时，更重要的验证方法则是对其功能的检验，不仅需要正向解释其功能，而且需要通过突变分析进行反向验证。

第三节　表观遗传现象

一、基因组印记

来自父方和母方的等位基因在通过精子和卵子传递给子代时发生了某种修饰，这种作用使其后代仅表达父源或母源等位基因的一种，这种现象称为基因组印记（genomic imprinting）。根据孟德尔遗传定律，来自父母双亲的位于同源染色体上的等位基因应进行同等表达，而基因组印记现象显然不符合孟德尔遗传定律，正反交的结果不一致。例如，小鼠胰岛素样生长因子 2（insulin-like growth factor 2，IGF2）基因编码小鼠 IGF，对小鼠的正常发育是必需的。Igf2 基因突变（Igf2m）导致小鼠矮小。由小鼠 Igf2 基因正反交实验（图 11-9）可以看出，小鼠 Igf2 基因总是母本来源的等位基因表达受到抑制，而父本来源的等位基因正常表达。

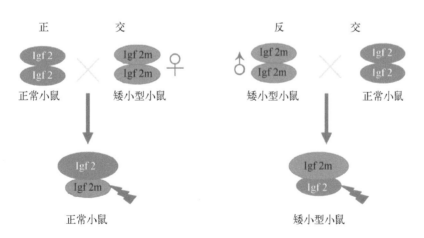

图 11-9　小鼠 Igf2 基因正反交实验

基因组印记有如下特点：① 基因组印记遍布基因组，例如，在人基因组中有 100 多个印记基因（imprinted gene），成簇时形成染色体印记区，连锁时会有不同的印记效应。② 基因组印记的内含子小，雄性印记基因重组频率高于雌性印记基因。③ 印记基因的组织特异性表达，例如，小鼠中 Ins1、Ins2 是等位印记基因，在卵黄中 Ins1 单等位基因表达，在胰腺中 Ins1、Ins2 同时表达。④ 基因组印记在世代中可以逆转，个体产生配子时上代印记消除，打上自身印记。

基因组印记主要与 DNA 差异性甲基化、染色质结构变化、DNA 复制时机的变化和非编码 RNA 的调节作用有关。基因组上存在的差异性甲基化区域（differential methylated region，DMR）在不同亲本来源的同源染色体上具有不同的甲基化水平，是印记基因体现其亲源差异表达的重要条件，因而又被称为印记调控区域（imprinting control region，ICR）。

基因组印记异常会导致疾病的发生。例如，贝克威思-威德曼综合征（Beckwith - Wiedemann syndrome，BWS）是一种过度生长综合征（over - growth syndrome），主要症状为肥胖、巨大舌和先天性脐疝等，并伴有儿童期肿瘤易患倾向。BWS 的致病机理较为复杂，主要与染色体 11p15.5 区段多个印记基因的遗传学和表观遗传学异常有关。该区段具有差异性甲基化区域，其中 DMR1 调控印记基因 IGF2 和 H19 的表达；而 DMR2 调控印记基因 CDKN1C，KCNQ10T1 和 KCNQ1 的表达。约有 80% 的 BWS 患者是由上述两个 DMR 的异常甲基化造成的。

以 DMR1 为例，Igf2 基因和 lncRNA H19 基因分别位于 DMR 两侧，并受下游一个增强子的调控（图 11 - 10）。在母源染色体上，DMR1 是非甲基化的，它通过与锌指蛋白 CTCF 结合，阻断了下游增强子对 Igf2 的调控。因此，该增强子只活化 H19 的转录。而在父源染色体上，甲基化的 DMR1 不能与 CTCF 结合，同时还沉默 H19 基因的表达，因此增强子只活化 Igf2 基因的表达。如果母源染色体上 DMR1 异常甲基化导致两条同源染色体上的 Igf2 等位基因同时表达，过量的生长因子就会导致 BWS 的发生。如果母源染色体的 DMR1 片段被父本的同源部分取代，使得两条同源染色体上的 DMR1 都是父本来源，则也会导致 BWS 的发生。这种现象称为单亲二体（uniparental disomy，UPD）。反之，如果父源染色体上的 DMR1 未被甲基化，或出现母源单亲二体，两个 Igf2 等位基因同时失活将导致银罗素综合征（Silver - Russell syndrome，SRS）的发生。患者具有宫内发育迟缓、出生后生长迟缓、特殊面容、躯体偏身不对称等症状。

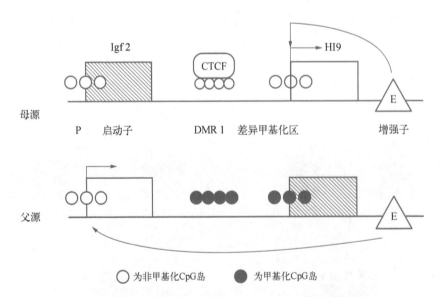

图 11 - 10　启动子（P）、差异甲基化区（DMR1）、锌指蛋白（CTCF）和
增强子（E）对 Igf2 和 H19 的交互易换式印记调节模式图

二、X 染色体失活

1961 年 Lyon 提出了关于雌性哺乳动物体细胞的两条 X 染色体中有一条发生随机失活的假说，并认为这是一种基因剂量补偿的机制。但 X 染色体失活的机制一直不清楚。X 染色体失活属于典型的表观遗传现

象，而且是以整条染色体为靶标的表观遗传修饰的一个特例。X染色体失活的选择和起始发生在胚胎发育的早期，这个过程由X失活中心（X-inactivation center，XIC）所控制，X染色体失活从XIC区段开始启动，然后扩展到整条染色体（图11-11）。X染色体失活一旦建立则保持稳定，其所有子细胞均失活同一条X染色体。若细胞中有两条以上的X染色体，则按照"N-1"的规律随机失活，最终只有一条X染色体保留活性。

X染色体失活中心是X染色体失活的主控开关座位，缺失XIC的X染色体不会发生失活。相反，如果把XIC核心序列易位到常染色体上，这条染色体也将和其他正常X染色体一样按照"N-1"的规律随机失活。但已失活的X染色体在缺失XIC后失活状态仍可以稳定地存在，表明XIC并非维持X染色体失活所必需。

人XIC定位于Xq13区域，其核心序列大小不到1 Mb，包括多个非编码RNA基因及其调控元件，其中最重要的是2个具有顺式调控作用的lncRNA：① X染色体失活特异性转录因子（X inactive specific transcript，Xist），该基因含有6个外显子，但不编码任何蛋白产物，而是通过RNA剪接产生1个19 296 nt的lncRNA。Xist是诱导X染色体失活的关键信号，通过与将失活的X染色体上大约50个关键位点结合，募集沉默复合物介导DNA甲基化、组蛋白共价修饰和染色质重塑，最终使整条X染色体固缩形成异染色质。② Tsix是Xist的天然反义转录本（natural antisense transcript，NAT），故此得名。其转录产物是一个37027 nt的lncRNA，能够抑制正义链上Xist基因的表达，维持X染色体的活性。Xist/Tsix的双向调控机制受到众多顺式作用元件和反式作用因子的共同调节，包括转录因子、非编码RNA、增强子，以及XIC两侧的染色质构象等，保证了Xist/Tsix在两条X染色体上差异性表达。其中，Tsix受到抑制、Xist活化表达的X染色体失活，而Tsix活化表达、Xist受到抑制的X染色体保留活性。但目前对于细胞如何随机选择失活染色体的分子机制目前尚不明确。

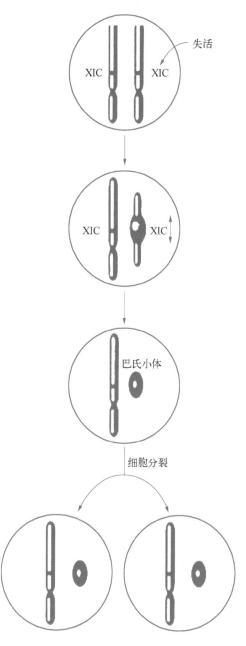

图11-11　X染色体失活中心的作用

第四节　表观遗传与疾病

近年来的研究发现表观遗传修饰在疾病的发生和发展中起着十分重要的作用。表观遗传调控异常可产生多种疾病，如糖尿病、肿瘤、动脉硬化等。通过表观遗传研究，不仅可以深入研究和了解各种疾病的发病机理，而且可以发现和寻找疾病发生的预警分子和防治靶标，在疾病的诊断和防治中发挥重大的作用。

一、表观遗传与肿瘤

表观遗传异常所造成的最典型的疾病莫过于恶性肿瘤。大量的研究结果表明，DNA甲基化、组蛋白修饰、非编码RNA调节以及染色质构象变化影响了肿瘤发生至关重要的多种生物学过程。表观遗传改变不仅可以作为肿瘤早期诊断的标志，也可能成为肿瘤防治的新靶点。

肿瘤细胞的表观遗传修饰包括抑癌基因、DNA 修复基因等启动子区 DNA 高甲基化，从而造成这些基因低表达、细胞丢失维稳和修复功能；同时，基因组总体低甲基化，主要发生在 DNA 重复序列中，如微卫星 DNA、长分散核元件、Alu 序列等，这种广泛的低甲基化会造成基因组不稳定，从而造成大量异常基因高表达；伴随着基因表达的混乱，组蛋白修饰严重异常、染色质构象高度紊乱等。

1979 年，Holliday 提出 DNA 甲基化在癌变过程中起着重要的作用。1983 年，Feinberg 和 Vogelstein 发现癌细胞中 DNA 甲基化的总体水平低于正常细胞，并证实了肿瘤细胞的低甲基化多见于重复序列和在生物进化过程中引入的外来寄生性 DNA。实验证明，长期饲喂缺乏甲基供体（Methyl-donor）如胆碱、蛋氨酸、叶酸、维生素 B_{12} 等可致大鼠罹患原发性肝癌（hepatocellular carcinoma，HCC）。

在肿瘤细胞中整体基因组广泛低甲基化，原癌基因活化，形成突变热点、染色体不稳定和转座子的异常表达。目前认为基因组的整体低甲基化水平可能导致：第一，原癌基因如 c-myc、k-ras 等基因的异常激活；第二，转座子（transposon）和逆转座子（retrotransposon）等内源可移动因子激活导致的细胞染色体不稳定；第三，肿瘤转移增加。另一方面局部 CpG 岛高甲基化，从而导致多种抑癌基因和 DNA 修复基因失活。但癌细胞往往会在启动子等基因调控元件区域的 CpG 岛出现局部的高甲基化，从而引起相关基因的异常沉默。抑癌基因如 hMLH1、TP53 等的高甲基化将导致基因的沉默和肿瘤的发生；而细胞周期抑制基因如 p16INK4α 的高甲基化，可使肿瘤避免老化和增殖启动；DNA 修复基因的高甲基化，将引起错配修复基因的沉默、抑癌基因的突变甚至整体基因表达的变化。芯片筛查分析也表明启动子高甲基化的基因在肿瘤发生过程中具有潜在作用。

除甲基化之外，其他表观遗传修饰，如组蛋白修饰也与肿瘤的发生密切相关。磷酸化修饰的组蛋白可以影响染色质结构和功能，异常的组蛋白磷酸化可能导致基因转录、DNA 损伤修复等的异常，参与肿瘤的发展过程。Telu 等通过对膀胱癌的不同细胞系发现，随着肿瘤的进展，组蛋白 H1 磷酸化程度也相应变化；相似地，Harshman 等对不同的乳腺癌细胞系检测发现，与原位癌相比，进展期乳腺癌组蛋白 H1 苏氨酸146 磷酸化程度明显增高。组蛋白 H1 磷酸化可能成为检测癌症发生、进展程度及治疗效果的新标记物，也可能成为癌症治疗新的靶点。

非编码 RNA 对于染色质结构及性质、基因沉默等有重要的意义，特别是 miRNA 对基因及细胞周期的调控，是促进肿瘤发生的重要因子。另外，许多肿瘤中都存在 lncRNA 表达失衡，它与 miRNA 相互作用共同参与肿瘤细胞的分化增殖及转移过程。

二、表观遗传与心血管病

流行病学研究显示，血脂水平异常、高血压、向心性肥胖、胰岛素抵抗和糖耐量异常等都是心血管疾病的危险因素。这些疾病及其危险因素存在着一定的家族聚集性，但其发病不可预测，在家系中不完全遵循孟德尔遗传定律。对高血压、糖尿病和肥胖进行多变量模型拟合分析结果表明三者存在一组共同的致病因素，其中遗传因素影响占 59%，环境因素影响占 41%。

双生子研究显示，抚养环境对个体成年以后的舒张压、总胆固醇（total cholesterol，TC）、载脂蛋白 A1（apolipoprotein A1，apoA1）、载脂蛋白 B（apolipoprotein B，apoB）和低密度脂蛋白胆固醇（low-density lipoprotein cholesterol，LDL－C）的水平影响较大。而子宫内环境、母亲营养状况等相关环境作用对收缩压影响较大，并在高龄组中尤为显著。甘油三酯（triglyceride，TG）和 apoB 水平受环境因素的影响可随年龄增加而增长。

环境对慢性心血管疾病的危险因素存在着持久的影响作用，发育早期的环境因素，如母亲营养状况等，可影响个体成年后的发病风险，甚至其影响不止一代。孕期母体的低叶酸摄入水平可导致低出生体重和新生儿血管内皮功能障碍，最终影响成年后的心血管病发病风险。血管内皮功能障碍是易患动脉粥样硬化（atherosclerosis，AS）的早期表现之一，AS 是冠心病、心绞痛等主要心血管疾病的病理始动因素。动脉粥样硬化患者的高半胱氨酸水平会抑制甲基化供体赖以产生的叶酸和维生素 B_{12} 依赖的 SAM 转化过程，从而影响 DNA 的甲基化修饰。而外部损伤也同样会引起新生血管内膜组织 DNA 低甲基化。低甲基化水平可引起血管平滑肌细胞增殖及纤维沉积，参加免疫和炎性反应的细胞过度增殖，从而加重 AS 时的炎性反应。所以高半胱氨酸水平、低叶酸及低维生素 B_{12} 水平会引起主动脉及外周血淋巴细胞低甲基化，是引起 AS 的诱发因素。

年龄因素也可通过表观遗传修饰影响心血管病的发病风险。在衰老过程中某些细胞会发生年龄相关的变化，例如，某个 CpG 岛的甲基化会关闭一个基因，丧失与这个基因相关的生理功能；同样，甲基化的丢失也会激活正常情况下沉默的基因，造成不正常的异位表达（ectopic expression）。患有严重动脉硬化的人体内雌激素受体 α（estrogen receptor α，ERα）甲基化程度较高，导致其对细胞异常生长的抑制能力降低，促进血管平滑肌细胞的增殖。而正常的 ERα 除了发挥抑制生长作用外，还会与循环中的雌激素反应，并产生具有保护作用的一氧化氮，对血管起局部扩张作用。

虽然在一个组织中发生异常甲基化的细胞只占少数或极少数，但却能使组织或器官呈现出表观遗传上的异质性和镶嵌性，这种在衰老过程中获得的表观遗传镶嵌性正是许多年龄相关的局灶性疾病的重要病因。AS 即是一种局灶性增生疾病，失控的平滑肌细胞增殖会使血管变窄，最终导致心脏缺血或脑缺血。通过大量人 Ⅸ 因子不同表达水平的转基因小鼠研究表明，长期促血栓生成状态和生存时间之间存在一个清楚的反馈关系，暗示了促血栓生成食品和慢性凝血因子提高等各种慢性环境因素都可能促进血栓生成，并导致心血管疾病。

三、表观遗传与代谢综合征

代谢综合征（metabolic syndrome，MS）是多种代谢成分异常聚集的病理状态，包括腹部肥胖或超重、致动脉粥样硬化血脂异常（高 TG 血症）及高密度脂蛋白胆固醇（high density liptein cholesterol，HDL - C）低下、高血压、胰岛素抗性及/或葡萄糖耐量异常。有些标准中还包括微量白蛋白尿、高尿酸血症及促炎症状态［C -反应蛋白（C-reactive protein，CRP）］增高及促血栓状态［纤维蛋白原增高和纤溶酶原激活物抑制物- 1（plasminogen activator inhibitor-1，PAI - 1）］增高。

在代谢综合征发展中，表观遗传修饰起了重要作用。已有一些研究表明肝脏中一碳单位的代谢变化涉及叶酸-甲硫氨酸途径及 DNA 甲基化和组蛋白乙酰化水平的改变；而瘦素（leptin）基因启动子的去甲基化和含脂肪细胞的分化密切相关；DNA 甲基化异常会使葡萄糖水平调节相关的基因活性下降，进而恶化 2 型糖尿病的发展。

动物实验证实，在妊娠期间对蛋白质进行限制会增加在小鼠后代中胰腺凋亡的速率，从而导致胰腺 β 细胞数量降低和破坏下一世代内分泌胰腺的发育。而糖皮质激素受体基因的去甲基化与小鼠母亲对子代的舔弄相关。DNA 甲基化和组蛋白乙酰化的表观遗传改变发生在生命的第一个星期，且持续到成年。

糖尿病和肥胖是代谢综合征的两个重要标志，属于经常伴有遗传印记变化相关的综合征。对鸟嘌呤核苷酸结合蛋白 Gsα 亚基剔除的小鼠研究发现，父系基因功能的丢失同肥胖倾向的降低、代谢功能亢进、血糖过低、运动能力下降及对副甲状腺荷尔蒙拮抗相关，而母系基因功能的丢失同更严重的肥胖倾向相关。

━━━━━━━━━ **本章小结** ━━━━━━━━━

表观遗传是指基因的 DNA 序列不发生改变的情况下，基因的表达水平与功能发生改变，并产生可遗传表型的现象。表观遗传学是研究表观遗传的作用及机制，或者说是研究从基因型演绎为表型的过程和机制的遗传学分支。表观遗传主要通过 DNA 甲基化、组蛋白修饰、染色质重塑、非编码 RNA 这四方面调控基因的表达模式，在基因组印迹、X 染色体失活、基因组重编程及组织特异性基因的表达调控等过程中发挥重要作用，参与细胞分化、个体发育与物种进化过程。表观遗传的异常改变通过影响基因的表达模式和水平，从而引起机体结构和功能的异常，导致发生肿瘤、心血管疾病、代谢综合征等多种复杂疾病。表观遗传与环境因素之间有密切的关系，与 DNA 改变所不同的是，许多表观遗传的改变是可逆的。因此对疾病表观遗传机制的研究，将有助于深入认识疾病和环境之间的关系，为疾病的防治提供新的广阔前景。

【思考题】

（1）表观遗传修饰包括哪几方面？请简述其机制。

（2）什么叫 DNA 的甲基化，在调控基因表达过程中起什么作用？

（3）浅谈表观遗传学与疾病的关系。

（卢亦路）

第十二章

肿 瘤 遗 传 学

肿瘤（tumor）是由于机体细胞无限制自主增殖形成的新生物（neoplasm），可分为良性肿瘤（benign tumor）和恶性肿瘤（malignant tumor）。良性肿瘤生长缓慢且无转移性，恶性肿瘤往往生长迅速并可发生远处转移。目前普遍认为，肿瘤属于复杂的体细胞遗传病（somatic cell genetic disorder），是环境因素与细胞遗传物质相互作用引起的，且无论遗传因素还是环境因素引起的肿瘤，都涉及基因组 DNA 结构和功能的改变。

肿瘤遗传学（cancer genetics）是应用遗传学的原理与方法从遗传方式、细胞与分子遗传机理探讨肿瘤发生与遗传关系的学科。自 20 世纪 70 年代以来，得益于分子遗传学和基因组学的进展，肿瘤遗传学研究取得了一系列重要成果，为深入研究肿瘤的发生发展机制及其预防、早期诊断和治疗奠定了基础。

第一节　肿瘤的遗传现象

现已阐明，有些肿瘤确有遗传性，但遗传的不是肿瘤本身，而是引起肿瘤发生的特定基因变异。细胞中某些抑癌基因和 DNA 修复基因的变异可通过生殖系传递，引起特定肿瘤发生，并且常常以包含肿瘤在内的某些综合征出现。

一、家族性癌与癌家族

肿瘤的发生存在着家族聚集现象，此现象表现为家族性癌（familial carcinoma）和癌家族（cancer family）。

（一）家族性癌

家族性癌是指一个家族中有多个成员患同一类型的肿瘤。这类肿瘤的遗传方式还不清楚，表现出一些家族聚集现象，或家族成员对这类肿瘤的易感性增高。例如，12%~25% 的结肠癌患者有结肠癌家族史。

（二）癌家族

一个家族的几代中有多个成员患相同或不同器官的肿瘤，则称这样的家族为癌家族。癌家族具有肿瘤发病年龄较早，某种肿瘤（如腺癌）所占比例大，通常按常染色体显性方式遗传等特点。

最著名的癌家族是 Warthin 于 1895 年开始调查，1913 年首次报道的 G 家族。后经 Henser（1936 年）和 Lynch（1965 年、1971 年和 1976 年）等几代研究者历时 80 余年（此时有些支系已达 7 代）对该家族继续调查获得较完整的资料。G 家族全部 10 个支系的 842 名后代中，癌症患者高达 95 人，其中结肠腺癌 48 人，子宫内膜腺癌 18 人。95 名癌症患者中有 13 人的肿瘤为多发性（占 14%），19 名癌症患者发生于 40 岁之前（占 20%）。另外，癌症多为垂直传递，在 95 名患者中 72 人有双亲之一患癌，且男女患者之比为 47：48（1：1），符合常染色体显性遗传的特点。图 12-1 为 G 家族部分系谱图。

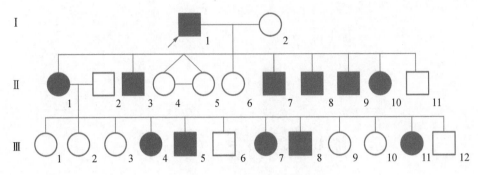

图 12-1　G 家族部分系谱图

二、遗传性肿瘤与遗传性肿瘤综合征

遗传性肿瘤（hereditary tumor）是指符合孟德尔遗传方式的一类肿瘤。遗传性肿瘤综合征不同于遗传性肿瘤之处在于，肿瘤只是其症状之一。患有遗传性肿瘤综合征的个体往往具有明显的癌前病变，且往往伴有其他一些病症。目前，已经发现超过 200 种由生殖系基因突变导致的遗传性肿瘤和遗传性肿瘤综合征。虽然遗传性肿瘤和遗传性肿瘤综合征在所有肿瘤中的比例很小，但它们涉及的肿瘤易感基因变异也常常在散发型肿瘤中出现。因此，遗传性肿瘤和遗传性肿瘤综合征研究为揭示肿瘤发生的分子基础提供了线索，具有重要的意义。

（一）遗传性肿瘤

遗传性肿瘤与同一部位的散发型肿瘤相比，一般发病年龄较早，并常为双侧性或多发性，如下列一些遗传性肿瘤。

1. 视网膜母细胞瘤　视网膜母细胞瘤（retinoblastoma，RB，MIM 180200）是一种来源于视网膜光感受器前体细胞的恶性肿瘤。多见于幼儿，70% 的患者 2 岁前就诊，发病率为 1/21 000~1/10 000，被列入我国 2018 年制定的《第一批罕见病目录》。

视网膜母细胞瘤早期表现为眼底灰白色肿块（白瞳症），多无自觉症状，很难发现。此后，肿瘤长入玻璃体，使瞳孔呈黄色光反射，称为"猫眼"，这时才易被发现。RB 还可表现为结膜内充血、水肿、角膜水肿、虹膜新生血管、玻璃体混浊、眼压升高及斜视等症状。RB 的恶性程度很高，易发生颅内及远处转移，以眼球摘除为主要治疗方法，预后不佳，常危及患儿生命。

视网膜母细胞瘤在临床上可分为遗传型和非遗传型两类。遗传型发病年龄小，多在 1 岁半以前发病，常常累及双眼，占全部病例的 20%~25%，在遗传方式上符合常染色体显性遗传。非遗传型发病年龄较大，常常单侧发病，占全部病例的 75%~80%。

遗传性视网膜母细胞瘤由肿瘤抑制基因 RB1 生殖系突变引起。RB1 基因位于 13 号染色体长臂 1 区 4 带（13q14），研究发现部分视网膜母细胞瘤患者的细胞中 13q14 缺失。del（13q14）导致 *RB1* 基因缺失，进而其抑癌功能丧失，导致肿瘤发生（详见本章第 4 节）。

2. 肾母细胞瘤　肾母细胞瘤（nephroblastoma，MIM 194070）又称维尔姆斯瘤（Wilms tumor，WT）是一种婴幼儿肾的恶性胚胎性肿瘤，发病率为 1/10 000，占婴儿肿瘤的 8%，3/4 的肿瘤发生于 4 岁以前。

肾母细胞瘤常表现为腹部肿块，光滑坚硬，25%~35% 的患儿会出现腹痛、发热、贫血、血尿或高血压等症状。大多数的肾母细胞瘤预后良好，五年生存率达 80%~90%。

肾母细胞瘤可分为遗传型和非遗传型两类。遗传型多为双侧发病且发病早，符合常染色体显性遗传，约占 38%。非遗传型常单侧发病，且发病年龄晚，约占 62%。

研究表明，位于 11p13 上 WT1 基因（MIM 607102）生殖系突变可引起肾母细胞瘤。此外，11p15 突变导致的 11p 部分三体综合征也会引起肾母细胞瘤，位于 16q 的 WT3 基因（MIM 194090）与位于 17q 的 WT4 基因（MIM 601363）突变也与肾母细胞瘤发生有关。

3. 神经母细胞瘤 神经母细胞瘤（neuroblastoma，NB，MIM 256700）是一种常见于儿童的恶性胚胎瘤，发病率为 1/10 000。神经母细胞瘤属于神经内分泌肿瘤，起源于神经嵴，临床上可见肿瘤位于肾上腺髓质，或在颈、胸、腹和盆腔的交感神经节链上。临床表现为贫血、疲乏、兴奋、体重不增或下降，或不定型发热等一般症状，肿瘤压迫或侵入周围器官则出现相应器官受损的症状，如果转移至颅骨、皮肤、肝脏等部位则出现转移瘤症状。有的神经母细胞瘤还合并有来源于神经嵴的其他肿瘤，如多发性神经纤维瘤、节神经瘤、嗜铬细胞瘤等。另外，约 50% 的患者年龄小于 2 岁，这些患者预后较好，常常出现肿瘤自发消退者。

研究发现，在只患有神经母细胞瘤的家系中，编码间变性淋巴瘤激酶（anaplastic lymphoma kinase，ALK）基因生殖系突变是最主要的原因。约有 75% 患病家系携带杂合的 ALK 突变，另外 25% 具有编码成对样同源框 2B（paired-like homeobox 2B，PHOX2B）基因的突变。

（二）遗传性肿瘤综合征

遗传性肿瘤综合征个体往往具有明显的癌前病变，且常伴有其他一些病症。遗传方式可分为显性和隐性遗传两种。目前已发现的遗传性肿瘤综合征数量很多，下面仅列举几个典型的例子。

1. 家族性腺瘤型息肉病 家族性腺瘤型息肉病（familial adenomatous polyposis，FAP，MIM 175100）是一种常染色体显性遗传病，外显率几乎为 100%。临床表现以结肠和直肠多发息肉为主要特征，此外也有胃和十二指肠息肉、牙齿异常、先天性视网膜细胞肥大等病症。息肉为腺瘤性，是一种严重的癌前病变。FAP 患者发展成癌的平均年龄为 39 岁，而有一些人是此病的突变型，息肉生长较缓慢，发生癌变的平均年龄为 55 岁，称为衰减性 FAP。除了结肠癌，FAP 患者还可能患其他部位肿瘤，包括胃、骨、甲状腺、脑、肝、胰腺和胆管等。

定位于染色体 5q21 - q22 的 APC 基因是该病的主要致病基因。APC 基因是一种抑癌基因，由 APC 基因突变引起的细胞过度生长可导致息肉发生，最后发展为癌症。

2. 神经纤维瘤 神经纤维瘤（neurofibromatosis，NF）是基因缺陷使神经嵴细胞发育异常导致多系统损害而引起的疾病，通常为常染色体显性遗传。根据临床表现和基因定位，可分为神经纤维瘤 I 型（NF I，MIM 162200）和神经纤维瘤 II 型（NF II，MIM 607379）。NF I 的主要特征为患者皮肤牛奶咖啡斑和周围神经多发性神经纤维瘤，如有 6 个以上直径超过 1.5 cm 的牛奶咖啡斑即可诊断该病。儿童期的皮肤即可出现神经纤维瘤，主要分布在躯干，从针尖至橘子大小，质软、数量多。成年患者的虹膜上可有 Lisch 结节。3%~15% NF I 可恶变为纤维肉瘤、鳞癌和神经纤维肉瘤。NF II 又称中枢神经纤维瘤或双侧听神经瘤病，表现为听神经瘤，伴神经纤维瘤、脑脊膜瘤、胶质瘤、施万（Schwann）细胞瘤等。

NF I 是由位于染色体 17q11.2 的 NF1 基因突变引起；NF II 是由位于染色体 22q12.2 的 NF2 基因突变引起。

3. 基底细胞痣综合征 基底细胞痣综合征（basal cell nevus syndrome，BCNS，MIM 109400）是由位于染色体 9q22.3 - q31 的 BCNS 基因突变引起的常染色体显性遗传病。患者面部、手臂和躯干可见多数基底细胞痣，青春期增多，青年期即可发生恶变，40 岁时 90% 恶变为基底细胞癌并有颌骨囊肿。目前研究发现约 40% 的 BCNS 基因致病性变异为新生突变，且这种突变频率与父亲生育年龄呈正相关。

三、肿瘤发生的种族差异

肿瘤的遗传性还表现在不同人种间的高发肿瘤不同。例如，在新加坡的中国人、马来人和印度人鼻咽癌发病率的比例为 13.3∶3∶0.4，移居到美国的华人鼻咽癌的发病率也比美国白人高 34 倍，提示肿瘤发生的种族差异并不会因不同民族的人混居或生活习惯、社会环境的改变而消失。其他一些肿瘤也有类似情况。如黑人很少患尤因肉瘤（Ewing sarcoma）、睾丸癌、皮肤癌；日本妇女患乳腺癌比白人少，但松果体瘤却比其他民族多 10 余倍。这些数据表明遗传因素对肿瘤的发生具有重要作用。

第二节　肿瘤的遗传易感性

肿瘤的遗传易感性是指由于遗传物质存在差异，不同个体在相同生活条件和同样致癌因素暴露下，有些个体更容易发生肿瘤的倾向。肿瘤的遗传易感性既包括基因水平的改变，也包括染色体水平的改变。目前，对肿瘤的遗传易感因素如何发挥作用了解得很少，但有一些证据表明它们可能通过生化的、免疫的和细胞分裂的机制促进肿瘤发生。

一、染色体不稳定性综合征与肿瘤发生

染色体不稳定性综合征是指人类的一些以体细胞染色体断裂为主要特征的综合征，它们具有不同程度的易患肿瘤的倾向。

1. 布卢姆综合征　卢布姆综合征（Bloom syndrome，BS，MIM 210900）又称为 Bloom-Torre-Machacek 综合征，是一种罕见的常染色体隐性遗传病。其临床表现为身材矮小、慢性感染、免疫功能缺陷、日光敏感性面部红斑，呈蝴蝶状。该病的并发症有支气管扩张症、慢性阻塞性肺病和糖尿病，且多在 30 岁前发生各种肿瘤和白血病。

染色体不稳定性或基因组不稳定性是 BS 患者细胞遗传学的显著特征，主要表现有：① 染色体易发生断裂，细胞（如颊黏膜细胞）在分裂间期常可见多个微核结构；② 染色体断裂发生在同源序列之间，导致姐妹染色单体交换（sister chromatid exchange，SCE）率高于正常人 10 倍；③ 短期培养的 BS 患者淋巴细胞中常出现四射体结构；④ BS 体细胞的断裂性突变不但在编码序列之间，而且也存在于在非编码序列之间。

染色体易断裂的主要原因是 DNA 修复酶系统缺陷。目前，已将 BS 致病基因定位于 15q26.1，发现 BLM 基因突变是 BS 发病的分子基础。

2. 范科尼贫血　范科尼贫血（Fanconi anemia，FA，MIM 227650）是一种罕见的常染色体隐性遗传的儿童骨髓疾病，发病率约为 1/160 000，已被列入我国 2018 年制定的《第一批罕见病目录》。FA 患者临床表现主要为骨髓干细胞发育受阻（全血细胞减少症），患者有贫血、易出血和感染等症状。FA 患者儿童期癌症发生的危险性增高，多数患者易患白血病及实体瘤，如阴道癌、食管癌及头颈部肿瘤等。

FA 患者细胞中普遍存在染色体不稳定，染色体自发断裂率明显增高，单体断裂、裂隙等染色单体畸变很多，双着丝粒染色体、核内复制也很常见。与 BS 患者染色体畸变不同的是，FA 患者染色体的交叉互换多发生在非同源染色体之间，因此 SCE 率不高。另外，FA 患者细胞在端粒序列 TTAGGG 处多发生断裂，导致端粒完整性破坏而失去保护功能，这也增加了染色体的不稳定性。

目前发现有 13 个基因的突变会导致 FA，分别为 FANCA、FANCB、FANCC、FANCD1、FANCD2、FANCE、FANCF、FANCG、FANCI、FANCJ、FANCL、FANCM 和 FANCN。其中，FANCB 位于 X 染色体上，是一个特殊的 FA 致病基因。

3. 共济失调性毛细血管扩张症　共济失调性毛细血管扩张症（ataxia telangiectasia，AT，MIM 208900）是一种罕见的常染色体隐性遗传病，发病率为 1/100 000 ~ 1/40 000。该病患者 1 岁左右即可发病，表现为小脑性共济失调；6 岁后眼和面、颈部出现瘤样小血管扩张。其他特征包括对射线的杀伤作用异常敏感，常有免疫缺陷。AT 患者染色体不稳定，细胞中有较多的染色体断裂。患者易患各种肿瘤，在 45 岁之前患肿瘤的人数比正常人群增加 3 倍，主要是淋巴细胞白血病、淋巴瘤、网织细胞肉瘤等。

AT 致病基因为位于 11q22.3 处的共济失调毛细血管扩张突变（ataxia telangiectasia mutated，ATM）基

因。野生型 ATM 基因具有修复 DNA 损伤、阻止基因重排等多种作用。目前，已发现在 AT 患者中有 30 多种 ATM 基因突变，分布于整个编码序列，其中绝大多数突变会造成 ATM 基因的截短和大片段缺失，从而导致 AT 蛋白功能丧失。

4. 着色性干皮病　着色性干皮病（xeroderma pigmentosum，XP，MIM 278700）是一种罕见的致死性常染色体隐性遗传病，发病率约为 1/250 000。患者临床主要表现为皮肤对紫外线非常敏感，在皮肤受到阳光照射部位发生色素沉着、红斑、水疱和结疤等，最后可发展成为基底细胞癌或鳞状上皮癌而致死，患者很少能活过 20 岁。

XP 患者的核苷酸切除修复系统（nucleotide excision repair，NER）出现缺陷，缺少内切核酸酶，不能切除紫外线诱发的嘧啶二聚体。紫外线作用于机体细胞的 DNA 可促进相邻的嘧啶形成稳定的联结，形成共价联结的核苷酸二聚体。二聚体核苷酸交联破坏了染色体结构并导致基因突变，这时需要 NER 系统对 DNA 进行修复，而 XP 患者的 NER 系统缺陷，导致其对紫外线高度敏感。

二、酶活性差异与肿瘤

人类的大多数肿瘤是由环境因素引起的。有机化合物以及其他进入体内的生物制剂等在体内的代谢都要经过酶系的催化，这类酶系称为药物代谢酶系。药物代谢酶系受遗传控制，并在人群中呈高度多态性。药物代谢酶系的遗传多态现象决定了个体对环境中的致变剂、化学致癌剂的不同反应方式，从而决定个体的肿瘤易感性。例如，芳烃羟化酶（arylhydrocarbon hydroxylase，AHH）能在体内活化许多致癌的多环芳烃，包括吸烟获得的各种芳烃，因此，芳烃羟化酶的活性与吸烟引起肺癌之间存在关联。芳烃羟化酶的可诱导性在人群中呈遗传多态性，若分为高、中、低三组，那么高活性组因吸烟罹患肺癌的风险比低活性组高出 36 倍。而另一些酶的缺乏也可以导致人类对肿瘤的易感状态，如着色性干皮病患者因缺乏 DNA 修复酶导致对紫外线高度敏感而易患皮肤癌。

三、免疫缺陷与肿瘤

机体的免疫功能与肿瘤的发生有密切关系。20 世纪 60 年代末，Burnet 提出了免疫监视学说，认为机体正常的免疫系统不仅能抵御外来抗原侵入，而且也能识别成为"异己"的突变细胞并予以排斥，但免疫缺陷能使突变细胞得以逃脱这种监视进而发展成为肿瘤。正常机体每天有许多细胞可能发生突变，并产生有恶性表型的瘤细胞，由于免疫监视不断地把这些新产生的恶性细胞杀灭，所以，只要人体的免疫机制正常，一般不会发生肿瘤。相反，许多免疫缺陷患者都有易患肿瘤的倾向。例如，布鲁顿无丙种球蛋白血症（Bruton's agammaglobulinemia）是一种先天性 B 细胞免疫缺陷病，患儿也易患白血病和淋巴系统肿瘤等。另外，WHO 报告，原发性免疫缺陷尤以 T 细胞免疫缺陷者恶性肿瘤的发病率比同龄正常人群高 100~300 倍，其中也以白血病和淋巴系统肿瘤等居多。

第三节　染色体异常与肿瘤

几乎所有恶性肿瘤细胞都具有染色体异常，即使在分子生物学前沿技术广泛运用于肿瘤研究并取得突破性成果的今天，染色体异常与肿瘤发生的关系仍是探索人类肿瘤的重要研究领域。

一、肿瘤细胞的染色体畸变

自从细胞遗传学技术开始应用于人类恶性肿瘤的研究以来，其中频发且复杂的染色体畸变就备受关注，肿瘤染色体异常包括数目异常和结构畸变。

1. 染色体的数目异常 正常人体细胞为二倍体细胞，有 46 条染色体。大多数恶性肿瘤细胞存在染色体非整倍性变化，例如，① 超二倍体和亚二倍体：许多肿瘤常见 8、9、12 和 21 号染色体的增多或 7、22、Y 染色体的减少。② 异倍体：染色体数目的改变通常不是完整的倍数，故称为高异倍性，如亚三倍体、亚四倍体等。许多实体肿瘤染色体数目或者在二倍体数上下，或在 3 到 4 倍数，而癌症患者胸、腹腔积液的染色体数目变化很大，可见到六倍体、八倍体等染色体不同的细胞。

同一肿瘤细胞染色体异常可以是相同的，也可以是不同的，这与肿瘤起源是单克隆或者多克隆的特性有关。恶性肿瘤发展到一定阶段往往出现 1~2 个比较突出的细胞系，细胞系内全部细胞的染色体数目和结构都相同。在某些肿瘤中，如果某些细胞系生长占优势或细胞百分比占多数，此细胞系就称为该肿瘤的干系（stem line），干系的染色体数目称为众数（modal number）；细胞生长处于劣势的其他核型的细胞系称为旁系（side line）。在恶性肿瘤中，众数可以是 46（多为假二倍体），也可为其他数目，但众数细胞百分比较低，一般为 20%~30%。

2. 染色体的结构畸变 恶性肿瘤细胞不仅出现染色体数目的异常，而且还常见染色体的结构畸变，包括染色体缺失、易位、重复、环状染色体、双微体和双着丝粒染色体等。如果某一肿瘤的大部分细胞中都具有某种特定类型的畸变染色体，这种畸变染色体则称为标记染色体（marker chromosome）。标记染色体被视为癌细胞的特征之一，可分为特异性标记染色体和非特异性标记染色体。

（1）特异性标记染色体：是指某一类型的肿瘤所特有的标记染色体，经常出现在某一类肿瘤细胞，对该肿瘤具有代表性，如 CML 的 Ph 染色体和伯基特（Burkitt）淋巴瘤的 $14q^+$ 染色体。

1）Ph 染色体（Philadelphia chromosome）：是最早描述的肿瘤标记染色体。1960 年 Nowell 和 Hungerford 在 CML 患者的外周血细胞中发现了一条比 22 号染色体还小的近端着丝粒染色体，因其在美国费城（Philadelphia）发现，所以称为 Ph 染色体。约有 95% 的 CML 病例都是 Ph 染色体阳性，因此 Ph 染色体可以作为 CML 的诊断依据。另外，Ph 染色体有时可先于临床症状出现，故又可用于早期诊断。Ph 染色体还与 CML 的预后有关，Ph 染色体阴性的 CML 患者对治疗反应差，预后不佳。因此，Ph 染色体具有重要的临床价值。后来进一步显带技术发现，Ph 染色体是 22 长臂断裂片段易位到了 9 号染色体长臂末端，即 t（9；22）（q34；q11）。

2）$14q^+$ 染色体：是在伯基特淋巴瘤细胞中发现的一种特异性畸变染色体。90% 的伯基特淋巴瘤病例中都可以看到一个长臂增长的 14 号染色体（$14q^+$），其是 8 号染色体的 8q24 和 14 号染色体的 14q32 处断裂后片段相互易位 t（8；14）（q24；q32）形成 $8q^-$ 和 $14q^+$ 两个衍生染色体的结果。

3）其他特异性标记染色体：除了 Ph 染色体和 $14q^+$ 染色体这两个高度特异性的标记染色体外，还发现了一些肿瘤所特有的染色体异常，但检出率不高。例如，视网膜母细胞瘤中的 i（6p）、del（13q14），脑膜瘤中的 $22q^-$ 或-22，急性白血病中的-7 或+9，CML 急性变中的+8 和 $17q^+$，结肠息肉中的+8 或+14，肾母细胞瘤中的 11 号染色体短臂缺失（11p13→p14），黑色素瘤中的+7 或+22，小细胞肺癌中的 3 号染色体短臂中间缺失（3p14→p23）等。

（2）非特异性标记染色体：是指可以出现在多种肿瘤中的标记染色体，但并不为某一种肿瘤所特有，常见的有双微体、巨大近端着丝粒标记染色体等。

二、染色体异常在肿瘤发生中的作用

尽管人们很早就认识到染色体异常在肿瘤发生中可能起着重要作用，但只是在癌基因和抑癌基因被发现后，其作用机制才逐渐阐明。染色体异常可导致染色体上癌基因激活、扩增或形成融合基因而异常表达，也可能是肿瘤抑制基因丢失或失活。例如，在 CML 中 9p34 处的原癌基因 ABL 易位到 22q11 处，与该处的断点簇区基因 BCR 连接形成 BCR - ABL 融合基因（图 12-2），该基因可表达出 210 kDa 的融合蛋白，具有强的酪氨酸激酶活性，导致白血病的发生。另外，染色体部分缺失 del（13q14）导致该位置的肿瘤抑制基因 RB 丢失而失去抑癌功能，从而致使视网膜母细胞瘤的发生。

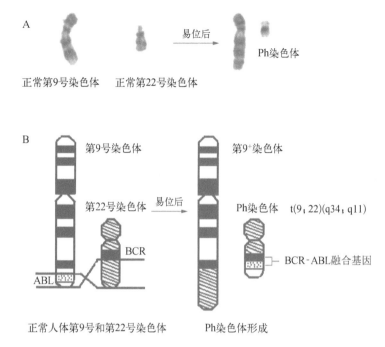

图 12 - 2　Ph 染色体 (A) 及形成示意图 (B)

肿瘤的染色体异常分为原发性和继发性两类，原发性染色体改变是致癌因子直接作用的结果，可能是非随机性的，甚至是特异的染色体异常。继发性染色体改变是癌变过程中细胞分裂、增殖紊乱的结果，种类多样，随机出现。但由于克隆的演化，如果某些染色体异常的细胞具有增殖优势，则可使一些继发的染色体异常变为非随机的。

第四节　基因突变与肿瘤

无论由遗传因素还是由环境引起的肿瘤都涉及基因、基因组的变异，因此，基因突变是肿瘤发生与发展的分子基础。

一、癌基因

癌基因 (oncogene) 是指正常人体和动物细胞内以及致瘤病毒体内所固有的能导致细胞恶性转化的核酸片段，它们一旦异常活化便能促使人或动物的正常细胞发生癌变。

癌基因分为两大类：一类是存在于病毒基因组内的癌基因，称为病毒癌基因 (viral oncogene, v-onc)，是指反转录病毒的基因组里带有可使受病毒感染的宿主细胞发生癌变的基因；另一类是存在于正常细胞基因组内的癌基因，称为细胞癌基因 (cellular oncogene, c-onc) 或原癌基因 (proto-oncogene)，是指正常细胞基因组中调控细胞生长和分化的基因，发生突变或被异常激活后可促使细胞发生恶性转化。换言之，在每一个正常细胞基因组里都有原癌基因，只是在发生突变或被异常激活后才变成具有致癌能力的癌基因。

1. 癌基因的发现　1910 年，Rous 首次甄别出一种病毒，可造成鸡长出肌肉瘤（恶性肉瘤），这种病毒被称为劳斯（Rous）肉瘤病毒。后来发现劳氏肉瘤病毒含有一种特殊的转化基因，能使培养的细胞转化并呈现恶性表型，也能在动物中引发肿瘤，故称为病毒癌基因。不过直到 20 世纪 70 年代，研究人员才鉴定出该基因并命名为 src，这是人类发现的第一个病毒癌基因。1981 年，麻省理工学院的 Robert Weinberg

在人类膀胱肿瘤中发现一种癌基因 ras，这是从人类肿瘤中分离出的首个癌基因。

2. 癌基因的分类　目前已发现了上百种癌基因，根据这些基因功能及生化特性，可分为以下五类：生长因子类、生长因子受体类、信号转导因子类、转录因子类及其他如程序性细胞死亡调节因子等（表 12-1）。

表 12-1　常见癌基因

类　别	癌　基　因	肿瘤类型	蛋白功能
生长因子类	PDGFB	神经胶质瘤、纤维肉瘤	血小板衍生生长因子 B 链
	FGF3	乳腺癌	成纤维生长因子家族成员
	KS3	卡波西（Kaposi）肉瘤	成纤维生长因子家族成员
	FGF4	胃癌	成纤维生长因子家族成员
生长因子受体类	膜整合蛋白酪氨酸激酶		
	EGFR	鳞状细胞癌	表皮生长因子受体
	KIT	肉瘤、胃肠道间质瘤	干细胞因子受体
	CSF1R	肉瘤	集落刺激因子 1 受体
	MET	甲基硝基亚硝基胍（MNNG）处理的人软骨细胞系	造血生长因子受体
	NTRK1	结肠癌、甲状腺癌	神经生长因子
	RET	甲状腺癌	GDNF/NTT/ART/PSP 受体
	ROS	肉瘤	蛋白酪氨酸激酶
	ERBB2	神经母细胞瘤、乳腺癌	表皮生长因子受体 2
	无蛋白激酶活性的受体		
	MAS	表皮样瘤	血管紧张素受体
信号转导因子类	细胞质酪氨酸激酶		
	SRC	结肠癌	蛋白酪氨酸激酶
	YES1	肉瘤	蛋白酪氨酸激酶
	FGR	肉瘤	蛋白酪氨酸激酶
	FES	肉瘤	蛋白酪氨酸激酶
	ABL1	慢性粒细胞白血病	蛋白酪氨酸激酶
	膜相关 G 蛋白		
	HRAS	结肠癌、肺癌、胰腺癌	GTP 酶
	KRAS	急性粒细胞白血病、甲状腺癌、黑色素瘤	GTP 酶
	NRAS	肉瘤、黑色素瘤	GTP 酶
	GSP	甲状腺癌	Gs alpha
	GIP	卵巢癌、肾上腺癌	Gi alpha
	GTP 酶交换因子 GEF		
	MCF2	弥漫性 B 细胞淋巴瘤	Rho 和 Cdc42Hs 的 GEF
	VAV	造血细胞	Ras 的 GEF
	细胞质丝氨酸、苏氨酸激酶		
	MOS	肉瘤	蛋白激酶（丝氨酸/苏氨酸）
	RAF1	肉瘤	蛋白激酶（丝氨酸/苏氨酸）
	PIM1	T 细胞淋巴瘤	蛋白激酶（丝氨酸/苏氨酸）
	细胞质调节因子		
	CRK		SH-2/SH-3 接头

续表

类 别	癌 基 因	肿 瘤 类 型	蛋 白 功 能
转录因子类	MYC	肉瘤、髓细胞瘤	转录因子
	MYCN	神经母细胞瘤、肺癌	转录因子
	MYCL1	肺癌	转录因子
	MYB	成髓细胞性白血病	转录因子
	SKI	癌	转录因子
	ETS1	成红细胞增多症	转录因子
	ETS2	成红细胞增多症	转录因子
	FOS	骨肉瘤	转录因子 API
	JUN	肉瘤	转录因子 API
	REL	淋巴性白血病	突变型 NFKB
	THRA	成红细胞增多症	T3 转录因子
	THRB	成红细胞增多症	T3 转录因子
其他	BCL2	B 细胞淋巴瘤	抗凋亡蛋白
	MDM2	肉瘤	P53 调控蛋白

3. 癌基因的激活　一般情况下，原癌基因不能使正常细胞转化，只有当其被激活后才能使细胞癌变。原癌基因主要通过以下几种方式被激活而异常表达。

（1）点突变：细胞内的原癌基因在射线或化学致癌剂作用下，可能发生单个碱基的替换，产生异常的表达产物；也可由于点突变使基因失去正常调控而过度表达。原癌基因点突变是癌的早期变化，是导致癌基因活化的主要方式。点突变经常在 RAS 基因家族（KRAS、HRAS 和 NRAS）中检测到。例如，人们研究膀胱癌细胞系的 RAS 基因时发现，癌基因与对应的原癌基因仅有一个碱基的差异，即第 12 位密码子 GGC 突变为 GTC，使其所编码的甘氨酸变为缬氨酸，异常的蛋白产物可能刺激细胞发生恶性转化。现已发现在部分肺腺癌、结肠癌以及约 90% 的胰腺癌中有 RAS 基因突变。RAS 基因突变的结果，使 RAS 蛋白的信号传导功能持续活化。

（2）病毒癌基因的插入：一些逆转录病毒可通过插入突变诱导肿瘤。逆转录病毒基因组含有长末端重复序列（long terminal repeat sequence，LTR），内含较强的启动子和增强子。当逆转录病毒感染细胞时，LTR 插入细胞癌基因附近或内部，可以启动下游邻近基因的转录，从而使原癌基因表达或过度表达，导致细胞癌变。另一方面，细胞原癌基因一般为单拷贝，不表达或低表达，而携带病毒癌基因的病毒感染细胞后可大量繁殖，其病毒癌基因的拷贝数随之增加，加上病毒基因组含有较强的启动子，导致病毒癌基因过量表达，干扰了宿主癌细胞的正常代谢，进而引起宿主细胞癌变。

（3）基因扩增：原癌基因还可因某种原因自身扩增而过度表达，这是癌基因活化的另一种主要方式。在肿瘤细胞尤其是胚胎神经组织肿瘤细胞中，见到的双微体（double minute，DM）和均染区（homogeneously staining region，HSR）都是原癌基因 DNA 片段扩增的表现。DM 是染色体区域重复复制的许多 DNA 片段释放到胞浆中，经 DNA 染色后，呈现为连在一起的双点样结构，是一种无着丝粒、无端粒、可自主复制的微小遗传结构。HSR 是原癌基因在某一特定染色体区域复制扩增，使该区域产生一系列重复 DNA 片段，而呈现的染色体某个节段上出现相对解旋的浅染区域。肿瘤细胞频繁出现 DM 和 HSR，表明在肿瘤中某些原癌基因的扩增很常见，其中 3 个癌基因家族 MYC、EGFR 和 RAS 的扩增在人类肿瘤中比例较高。

（4）染色体重排：非随机的染色体重排在恶性血液病和一些实体瘤中经常被检测到。染色体易位或重排中，如果断裂点正好位于原癌基因所在部位，则可改变原癌基因的结构或其调控系统，从而使其被激活。例如，伯基特淋巴瘤常有 8/14、8/2 和 8/22 易位。已发现在 8 号染色体易位断点 8q24 处有 MYC 癌基因，而与易位相关的 14 号、2 号和 22 号染色体的易位断点分别是 14q32、2p12 和 22q11，这三个位点分别是免疫球蛋白重链、κ 轻链和 λ 轻链基因所在位点，它们是人类非常活跃的基因，因此当带有 MYC 基因的 8q24 片段易位到 14q32、2p12 和 22q11 这些部位时，MYC 就被激活，从而过度表达，导致伯基特淋巴瘤。这种激活方式虽然癌基因没有质的改变，但能过度表达，因此被称为激活的量变模式。

（5）表观修饰改变：和正常组织细胞相比，肿瘤细胞的 DNA 甲基化谱、组蛋白修饰状态、非编码 RNA 表达水平以及染色质构象都发生了显著变化。特别是肿瘤细胞在 CpG 二核苷酸区域的低甲基化导致一些在正常情况下沉默的癌基因或相关因子异常表达，如 RAS 和 MYC 基因的低甲基化是细胞癌变的一个重要特征。研究显示癌基因甲基化水平与肿瘤的生物学特性密切相关，其 DNA 甲基化水平越低，肿瘤细胞的浸润能力越强，恶化程度高。表观修饰改变与肿瘤发生的相关内容详见第十一章。

二、抑癌基因

抑癌基因（tumor suppressor gene）又称为肿瘤抑制基因或抗癌基因，它们是一类存在于正常细胞中，与原癌基因共同调控细胞生长和分化的基因，在正常情况下可抑制（限制）细胞增殖。当抑癌基因发生突变时，细胞可持续增长并最终形成肿瘤。

1. 抑癌基因的发现　早在 20 世纪初，Boveri 通过海胆卵实验偶然观察到异常的有丝分裂会导致子代染色体缺失，产生与低分化肿瘤组织团块类似的异常细胞团块，并推测隐性染色体等位基因丢失与肿瘤发生有关。随后，Charlest 和 Clausen 根据苯并芘导致乳头状瘤的实验结果，提出肿瘤的发生可能与细胞中肿瘤抑制基因的失活有关的假设，并提出了肿瘤抑制基因的概念。但是，上述研究都没有提供抑癌基因的直接证据。直到 1969 年，Ephrussi 和 Harris 在体细胞杂交实验中将小鼠恶性肿瘤细胞和同种正常成纤维细胞融合，所获杂种细胞只要保留某些正常亲本染色体时就可表现为正常表型，但是随着染色体的丢失又可重新出现恶变细胞。这一现象表明，正常染色体内可能存在某些抑制肿瘤发生的基因，它们的丢失、突变或失去功能，使激活的癌基因发挥作用而致癌。随后的许多研究也进一步证实了此观点。Francke（1976）在遗传型视网膜母细胞瘤患者外周血淋巴细胞和皮肤成纤维细胞中都发现 13 号染色体长臂 1 区 4 带缺失 del（13q14）。Cavenee 等（1985）在视网膜母细胞瘤家系中发现肿瘤细胞中丢失的正是 13 号染色体的正常等位基因。李文华等（1987）发表了人视网膜母细胞瘤易感基因 RB 的克隆、鉴定和 DNA 序列，这是人类发现的第一个抑癌基因。

2. 抑癌基因的分类　目前已发现百余种抑癌基因，根据抑癌基因的细胞学功能，大体可分为看门基因（gatekeeper gene）、看护基因（caretaker gene）和 landscaper 基因。

（1）看门基因：通过调控细胞周期转换，或促进细胞凋亡，从而控制细胞的分裂和存活。其具有三个特征：① 其功能丧失是多阶段肿瘤发生中某一阶段的限速步骤；② 能直接抑制肿瘤生长；③ 在肿瘤细胞中恢复看门基因的功能，可抑制肿瘤的发生。看门基因主要编码各种细胞周期关卡的调控蛋白和细胞凋亡的中介蛋白，如 APC、TP53、RB、NF1 和 PTEN 等。

（2）看护基因：与 DNA 损伤修复及维持基因组的完整性有关，可以间接抑制肿瘤发生。其功能丧失将增加 DNA 突变率，从而增加看门基因突变的概率。看护基因包括 DNA 修复基因 BRCA1、BRCA2、MLH1、MSH1 和 MSH2，DNA 损伤感应基因 ATM 和 ATR，以及有丝分裂关卡基因 BUB1 和 BUB2 等。如果看门基因已经发生突变，即使恢复看护基因的功能也不能阻止肿瘤的增长。

（3）Landscaper 基因：能够通过直接或间接地作用于细胞外基质蛋白、细胞表面标志蛋白、黏附蛋白或分泌的生长因子等，对肿瘤细胞生长的微环境进行调节。此类基因功能丧失将导致微环境功能异常，从而促进邻近表皮细胞的恶性转化。例如，SMAD4 基因被认为可参与细胞微环境的调节。

3. 几个常见的抑癌基因的生物学功能

（1）RB 基因：最早发现 RB 基因的缺失可导致人视网膜母细胞瘤发生。后来研究发现，在其他肿瘤，如骨肉瘤、小细胞肺癌、乳腺癌、膀胱癌等肿瘤中也有 RB 基因的缺失或突变。RB 基因有 27 个外显子，编码的蛋白质由 928 个氨基酸残基组成，分子量为 110 kDa。RB 蛋白质是广泛存在于各种组织细胞核内的磷蛋白，有非磷酸化、低磷酸化和高磷酸化的形式。RB 蛋白质的主要作用是调节细胞周期，其调节细胞周期的能力与 RB 蛋白质的磷酸化状态有关，RB 蛋白质的低磷酸化状态可以抑制细胞增殖。RB 基因突变后，形成功能失活的突变型 RB 蛋白质，其导致细胞增殖不受控制，进而诱发细胞发生癌变。

（2）TP53 基因：与目前已知的任何一种癌基因或抑癌基因相比，TP53 基因在约 50% 的人类恶性肿瘤中存在变异，占第一位，因此是肿瘤研究领域的热点基因。TP53 基因定位于 17p13.1，长约 20 kb，含 11 个外显子，编码的蛋白质 p53 由 393 个氨基酸残基组成，分子量为 53 kDa。野生型 p53 蛋白是核内的一种磷酸化蛋白质，作为转录因子可与特异的 DNA 序列结合。TP53 基因被冠以"基因卫士"称号，时刻监控基因的完整性，一旦细胞 DNA 遭到损害，p53 蛋白就与 DNA 相应部位结合，起着特殊转录因子作用，活化 p21 基因转录，使细胞停滞于 G_1 期；p53 抑制解链酶活性，并与复制因子 A（replication factor A）相互作用，参与 DNA 的复制与修复。如果修复失败，p53 蛋白即启动程序性死亡过程诱导细胞自杀，阻止有癌变倾向突变细胞的生成，从而防止细胞恶变。当 TP53 发生突变，由于空间构象改变影响到转录活化功能及 p53 蛋白的磷酸化过程，这不单失去野生型 p53 抑制肿瘤增殖的作用，而且突变本身又使该基因具备了癌基因的功能。突变的 p53 蛋白与野生型 p53 蛋白相结合，形成的寡聚蛋白不能结合 DNA，使得一些癌变基因转录失控导致肿瘤发生。因此，TP53 基因在肿瘤发生、发展以及诊断治疗中均有重要意义。

（3）BRCA1 和 BRCA2 基因

1）BRCA1（breast cancer-related gene 1）基因：定位于 17q21，全长 81 kb，包含 22 个外显子，编码 1 863 个氨基酸组成的蛋白质，是一个乳腺和卵巢组织特异性肿瘤抑制基因。BRCA1 基因的突变可增大乳腺癌和卵巢癌的发病风险，它的作用符合 Knudson 的二次突变学说。在家族性乳腺癌中，BRCA1 基因已经在生殖细胞中发生了一次突变，如乳腺组织再次发生突变时，引起 BRCA1 基因的杂合性丢失，使 BRCA1 失活而诱发癌变。BRCA1 基因的种系突变可作为 40%~50% 乳腺癌家系肿瘤易感性的主要原因。

2）BRCA2 基因：定位于 13q12-13，全长 85 kb，包含 27 个外显子，编码 3 418 个氨基酸组成的蛋白质。BRCA1 和 BRCA2 基因的突变涉及约 80% 乳腺癌的发病风险，但对于卵巢癌，由 BRCA1 基因的突变所导致的发病风险为 40%~50%，而 BRCA2 基因的突变所导致的发病风险为 10%。此外，BRCA2 基因的突变还可增加胰腺癌、食管癌和前列腺癌的发病风险。

三、肿瘤侵袭和转移相关基因

肿瘤侵袭和转移是指癌细胞破坏周围正常组织、进入循环系统、在继发器官组织中定位生长，形成与原发肿瘤相同性质的继发肿瘤的过程，这是恶性肿瘤的重要特征。肿瘤细胞的侵袭转移受到多种癌基因、抑癌基因及肿瘤转移抑制基因的影响。肿瘤转移过程中不仅有肿瘤转移基因的激活，也有肿瘤转移抑制基因的失活。与肿瘤转移相关的基因包括：肿瘤转移起始基因（tumor metastatic initiation gene）：RHOC、LOX、VEGF、CSF1、ID1、TWIST1、MET、FGFR、MMP9 及 NEDD9 等；肿瘤转移进展基因（tumor metastatic progression gene）：PTGS2、EREG、LOX、COX2、MMP1、CCL5 及 ANGPTL4 等，以及与肿瘤转移细胞的组织器官偏好性相关的肿瘤转移毒力基因（tumor metastasis virulence gene）：CXCR4、RANKL、CTGF、IL6、IL11、PTHRP、TNF、GMCSF 及 EDN1 等。另外，目前已知参与抑制肿瘤侵袭、转移的负调控基因有：NME1、KISS1、CD82、BRSM1、MKK4、TIMPS、CD44、RECK、GDI2、AKAP12、DLC1、NDRG1、PEBP1、CRSP3、TXNIP、CTGF、BMP4 及一些编码钙黏着蛋白的基因等。

第五节　肿瘤发生的遗传学理论

一、单克隆起源假说

肿瘤的单克隆起源假说的观点认为，肿瘤细胞是由单个突变细胞增殖而形成的，也就是说肿瘤是突变细胞的单克隆增殖细胞群。肿瘤的细胞遗传学研究证实，几乎所有肿瘤都是单克隆起源，即患者的肿瘤都起源于一个前体细胞，最初是一个关键的基因突变或一系列相关事件导致单一细胞向肿瘤细胞的转化，随后产生不可控制的细胞增殖，最终形成肿瘤。

女性 X 连锁基因的分析为肿瘤克隆性提供了最初证据。尽管女性的所有细胞包含两条 X 染色体，但在早期胚胎形成中有一条随机失活，因此每一位女性在细胞构成上来说是嵌合的，一部分细胞中可能是母源的 X 染色体失活，另一部分细胞中则可能是父源的 X 染色体失活。如果母源的 X 染色体上的基因与另一条父源的 X 染色体上的等位基因不同，就可以区分这两种细胞。G6PD 基因是一个 X 连锁基因，在部分人群中存在高突变率，杂合子个体一条 X 染色体上有一个野生型 G6PD 基因，另一条 X 染色体上相应的等位基因失活。失活的 X 染色体可以通过依赖于 G6PD 活性的细胞染色得到验证。因此，正常组织是包含有活性和失活的 G6PD 细胞的嵌合体。而在一些女性肿瘤的研究中，发现恶性肿瘤的所有癌细胞都含有相同失活的 X 染色体，表明它们起源于单一细胞。

另外，通过对白血病和淋巴瘤的分子分析，发现所有的淋巴瘤细胞都有相同的免疫球蛋白基因或 T 细胞受体基因重排，提示其来源于单一起源的 B 细胞或 T 细胞。同时，肿瘤细胞学研究发现标记染色体存在于某一种肿瘤的所有肿瘤细胞中，再次证明肿瘤的单克隆起源。还有，对肿瘤组织中突变的癌基因或肿瘤抑制基因进行分子分析也证实了肿瘤的克隆特性。

二、二次突变假说

1971 年 Knudson 研究提出，遗传性视网膜母细胞瘤发病中，正常细胞转化为癌细胞，必须经历两次或两次以上的突变。第一次突变可能发生在生殖细胞或由父母遗传得来，为合子前突变，也可能发生在体细胞；第二次突变则均发生在体细胞，这即是 Knudson 突变假说（二次突变假说）或二次打击假说（two-hit hypothesis）。

杂合性丢失（loss of heterogosity）是二次突变假说的重要支撑。在对遗传性视网膜母细胞瘤患者的血液和肿瘤组织的 Rb 基因所在区域 13q14 进行比较分析时发现，血液中存在来自双亲的一对等位基因，而肿瘤组织往往只存在一种等位基因，这即是杂合性丢失。在视网膜母细胞瘤中，杂合性丢失的总是 Rb 基因的野生型等位基因，由此遗传获得的隐性突变性状得以显现。研究显示杂合性丢失现象在多种抑癌基因和肿瘤发生中出现。造成杂合性丢失的机制有几种，如单个等位基因的缺失，有丝分裂过程中的染色体不分离、染色体重组、基因转换等。

二次突变假说对一些恶性肿瘤遗传型和非遗传型，及两型的临床特点的遗传机理做出了一定的解释。遗传型的遗传性恶性肿瘤在发生时经受的两次突变，第一次在亲代的配子细胞或受精卵内，第二次突变发生在子代的体细胞，造成杂合性丢失。因此，子代出生时全身所有细胞均已经发生了一次突变。此后，再经受一次突变即可突变为恶性的肿瘤细胞。故遗传型的遗传性恶性肿瘤在临床上具有发病时间早，具有家族性、多发性和双侧性病灶的特点。而非遗传型的遗传性恶性肿瘤两次突变均发生在子代的体细胞中，故非遗传型的遗传性恶性肿瘤在临床上具有发病时间晚，且多为散发性、单发性和单侧性病灶的特点。

二次突变假说不能诠释各种遗传因素和环境因素对于肿瘤发生的具体影响机制。特别是研究发现，某些肿瘤抑制基因仅有一个拷贝失活即可有效引发肿瘤，此现象称为单倍剂量不足（haploinsufficiency），即一个等位基因突变后，另一个等位基因能正常表达，但这只有正常水平 50% 的蛋白质不能维持细胞正常的生理功能。不过，大量实验证明由单倍剂量不足引发肿瘤的时间要长于经二次突变的致癌过程。

三、肿瘤的多步骤遗传损伤学说

更多的学者通过研究认为肿瘤的发生是多步骤、多阶段、多基因的复杂过程，提出了多步骤致癌学说（multistep carcinogenesis）。该假说认为一个正常细胞需要经历多次遗传损伤打击后，才转变成肿瘤细胞。Vogelstein（1989）提出的结肠癌形成模式是这一假说的充分体现。如图 12-3 所示，结肠癌发生经历以下步骤：① 正常结肠细胞 APC 基因突变引起良性息肉增生；② 息肉细胞内 KRAS 基因突变引起早期腺瘤（良性）；③ 早期腺瘤细胞进一步出现 DCC、SMAD4、SMAD2 等 TGF－β 信号通路相关基因突变，转变为晚期腺瘤；④ 这时，细胞中 TP53 基因突变增多形成了结肠癌；⑤ 癌细胞进一步出现染色体畸变和肿瘤细胞转移相关基因（如 Nm23 基因）的激活，诱发肿瘤细胞转移。

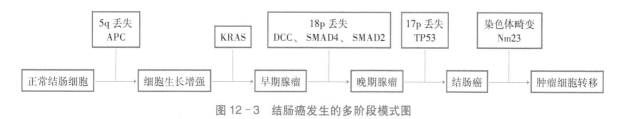

图 12－3　结肠癌发生的多阶段模式图

总之，肿瘤的发生是一个多阶段逐步演进的过程。这个过程涉及遗传因素和环境因素，通过多个基因参与、多次遗传损伤，使正常细胞逐渐恶变为癌细胞，经增殖优势形成肿瘤实体，并进一步向体内其他组织器官播散。

第六节　肿瘤遗传学研究的医学应用

肿瘤是人类面对的重大难题，肿瘤遗传学研究在揭示肿瘤发生发展机制的同时，为肿瘤的筛查、诊断与治疗提供了理论基础和技术支撑。

一、肿瘤筛查及诊断

肿瘤标志物不仅包括前面所述的肿瘤标志染色体、癌基因与抑癌基因突变，还包括特定肿瘤的基因表达谱、表观遗传修饰和蛋白质标志。

1. 肿瘤筛查与风险评估　首先，有多种蛋白质标志物已在临床上用于肿瘤的筛查和诊断。例如，肝癌的甲胎蛋白（alpha fetal protein，AFP）、前列腺癌的前列腺特异抗原（prostate specific antigen，PSA）、结肠癌的癌胚抗原（carcinoembryonic antigen，CEA）和卵巢癌的黏蛋白 16（mucin 16，MUC16）。虽然这些蛋白标志物的特异性和灵敏度不高，但因其具有无创性、检测方法简单以及费用较低，所以，它们在临床上得到广泛的应用。

另外，随着测序技术的不断发展，许多癌基因与抑癌基因变异检测也被用来进行肿瘤发生的风险评估。例如，约 10% 的乳腺癌与 BRCA1 和 BRCA2 基因突变相关，而有 BRCA1 和 BRCA2 基因突变的妇女其一生中患有乳腺癌的概率可高达 80%，并且往往发生在年轻女性中。另外，有 BRCA1 和 BRCA2 基因突变的妇女患卵巢癌、子宫内膜癌和胰腺癌等的风险也增加。

2. 肿瘤诊断及分型　特有的基因标志已成为临床上肿瘤分子诊断及分型的依据。例如，大多数的白血病亚型都具有特异的染色体断裂和重排，如 CML 的 t（9；22）（q34；q11.2）易位，导致 BCR－ABL 融合基因；急性早幼粒细胞白血病（acute promyelocytic leukemia，APL）的 t（15；17）（q24；q21）易位，导致 PML－RARA 融合基因以及急粒分化型 AML－M2 的 t（8，21）（q22；q22）易位，导致 AML1－ETO 融合基因。另外，研究发现 4%～5% 的非小细胞肺癌患者携带 EML4－ALK 融合基因。目前，临床上通过 FISH 和 RT－PCR 技术对上述染色体易位和融合基因进行分子诊断。通过分子诊断分型，为后续的针对性治疗提供了依据。

二、分子靶向治疗

目前肿瘤的治疗除了手术、放疗、化疗和中医中药等常规治疗方法外，在细胞分子水平上针对已经明确的致癌位点来设计相应的治疗药物特异地作用于肿瘤细胞，而不会波及肿瘤周围的正常组织细胞，被称为靶向治疗。肿瘤靶向治疗技术具有针对性强、患者易于接受、副作用小等特性，在肿瘤治疗中发挥越来越重要作用，成为肿瘤治疗的主攻方向。

肿瘤靶向治疗技术按治疗原理可分为物理性靶向治疗、生物性靶向治疗和化学性（分子）靶向治疗三大类。肿瘤的驱动基因研究对分子靶向治疗起着重要推动作用。

目前，分子靶向治疗的药物作用靶点主要有以下几类。

1. 表皮生长因子受体　表皮生长因子受体（epidermal growth factor receptor，EGFR）是一种跨膜受体酪氨酸激酶，其活化后对癌细胞增殖、生长的相关信号传递具有重要意义。现已陆续开发出其针对性抑制剂 EGFR-TKI，如吉非替尼（gefitinib）、厄洛替尼（erlotinib）和埃克替尼（icotinib）等和抗 EGFR 抗体等。同时，在大量非小细胞肺癌（non-small cell lung carcinoma，NSCLC）患者中的研究结果显示，EGFR 基因突变状态决定其抑制剂疗效，EGFR 基因的突变检测是决定非小细胞肺癌患者是否能够应用 EGFR-TKI 治疗的先决条件。

2. 间变性淋巴瘤激酶　间变性淋巴瘤激酶（anaplastic lymphoma kinase，ALK）是 NSCLC 的关键驱动癌基因。在 NSCLC 患者中，虽然只有 5% 的患者会出现 ALK 基因重排。但其表达产物为一种嵌合酪氨酸激酶，可持续促进细胞增殖，导致肿瘤的产生和转移。ROS1、MET 也是酪氨酸激酶基因，其中 ROS1 阳性占所有 NSCLC 病例的 1% 左右，代表着 NSCLC 中一个特定的分子亚型。克唑替尼（crizotinib）是一种 ALK、ROS1、MET 等酪氨酸激酶抑制剂，2011 年由美国 FDA 批准用于治疗 ALK 阳性的局部进展或晚期非小细胞肺癌患者，对于 ALK 重排的晚期非小细胞肺癌患者的有效率达到了 60% 以上。

3. 人类表皮生长因子受体 2　人类表皮生长因子受体 2（human epidermal growth factor receptor 2，HER2）属于表皮生长因子受体家族成员，是由原癌基因 erbb-2 编码，具有酪氨酸激酶活性的跨膜糖蛋白。研究发现，HER2 基因异常与乳腺癌、胃癌的发生、发展密切相关。25%~30% 的乳腺癌患者存在 HER2 基因扩增，约 20% 胃癌患者存在 HER2 基因扩增。

曲妥珠单抗（trastuzumab）是一种能特异结合于 HER2 受体胞外区域的单克隆抗体，通过干扰 HER2 与家族其他成员形成异源二聚体而抑制肿瘤细胞增殖，促进肿瘤细胞凋亡。曲妥珠单抗也是首个（1998 年）被美国 FDA 批准上市的靶向 HER2 的人源化单克隆抗体，用于治疗 HER2 过表达的转移性乳腺癌和胃癌。

4. BRCA1 和 BRCA2 基因　BRCA1 和 BRCA2 基因突变可增大乳腺癌和卵巢癌的发病风险。研究显示奥拉帕尼（olaparib，AZD2281）作为一种 PARP（polyADP-ribose polymerase）抑制剂，在化疗耐受的患者中，被证实对 BRCA1 和 BRCA2 突变阳性的患者比阴性的患者有更高的获益率。在复发进展卵巢癌女性中发现奥拉帕尼可使总体缓解率达到 34%。基于此，美国 FDA 批准了奥拉帕尼用于既往接受过三线或更多化疗的进展型卵巢癌、并具有胚系（germline）BRCA 突变的患者。

5. c-KIT 和血小板源性生长因子受体 α 多肽　c-KIT 和血小板源性生长因子受体 α 多肽（platelet-derived growth factor receptor alpha，PDGFRA）是胃肠道间质瘤（gastrointestinal stromal tumor，GIST）的驱动基因。伊马替尼（格列卫，Glivec）作为一种酪氨酸激酶抑制剂，经美国 FDA 批准可用于治疗 c-KIT、PDGFRA 基因发生突变、不能手术切除和/或转移性的恶性 GIST。

本章小结

肿瘤的发生是一个多步骤的复杂过程，既与环境因素相关，又有遗传因素参与。一些肿瘤的发生呈现家族聚集（癌家族和家族性癌）和种族差异现象。一些肿瘤由单个基因的突变引起，呈孟德尔遗传方式世代传递，这类肿瘤称为遗传性肿瘤。还有一类癌前期疾病，它们有不同程度的患恶性肿瘤的倾向，也呈孟德尔遗传方式世代传递，称为遗传性肿瘤综合征，如家族性结肠息肉、恶性黑素瘤和基底细胞痣综合征等。但在大多数情况下，人类肿瘤不能用单基因遗传方式来解释，不同个体的易感性存在着差异。肿瘤染色体异常包括数目异常和结构畸变。结构畸变中特异性标记染色体的发现为肿瘤诊断提供了新的方向。无论由遗传因素还是由环境引起的肿瘤都是从基因的变化开始的，癌基因的激活、抑癌基因的失活是肿瘤发生与发展的分子基础。通过多个基因参与、多次遗传损伤，正常细胞逐渐恶变为癌细胞，经增殖优势形成肿瘤实体，并在肿瘤细胞侵袭、转移相关基因的调控下，进一步向体内其他组织器官播散。

【思考题】

（1）原癌基因的激活途径有哪些方式？

（2）应用二次突变学说解释遗传性肿瘤临床分型特点。

（3）染色体畸变在肿瘤发生中起何作用？

（刘运强）

第十三章

免 疫 遗 传 学

免疫是机体对"自我"和"非我（异己）"物质进行识别和应答，以清除异己抗原或诱导免疫耐受，维持自身稳态的过程。免疫系统对"自我"和"非我"的识别和应答，一方面由自身与异己或突变抗原的分子差异决定，另一方面也取决于免疫识别分子（BCR、TCR、抗体、MHC）的多样性，以及免疫反应相关分子的差异。因此，个体基因组的遗传信息，构成决定免疫功能的遗传基础。免疫遗传学（immunogenetics）是免疫学与遗传学的交叉学科，研究机体免疫反应及免疫疾病的遗传基础，与现代医学密切相关，对临床输血、器官移植、免疫疾病的诊断和治疗具有重要的指导作用。

第一节　血型系统的遗传学基础

人类红细胞膜上的某些糖蛋白或糖脂分子，可以被同种异体血清中的抗体识别，称为血型抗原。抗原与抗体发生特异反应的部分，称为抗原决定簇（antigen diterminant）或抗原表位（antigen epitope）。红细胞抗原脱落后进入体液中，形成可溶性血型抗原，称为血型物质。

不同血型的个体间输血，可能发生溶血反应。1900 年奥地利的 Landsteiner 发现了 ABO 血型，为安全输血提供了重要保证，1930 年获得诺贝尔生理学或医学奖。1940 年 Landsteiner 和 Wiener 发现了 Rh 血型，扩大了对人类血型系统的认识。至 2019 年，国际输血协会（International Society of Blood Transfusion，ISBT）公布了 39 个红细胞血型系统，抗原数目 330 个，其系统编号及基因定位如表 13 - 1 所示。其中，ABO 血型系统和 Rh 血型系统在人类遗传学及临床医学中意义重大。

表 13 - 1　国际输血协会命名的红细胞血型系统

系统编号	系 统 名 称	缩 写	基 因 名 称	抗原数	染色体定位
001	ABO	ABO	ABO	4	9q34.2
002	MNS	MNS	GYPA/GYPB/GYPE	49	4q31.21
003	P1PK	P1PK	A4GALT	3	22q13.2
004	Rh	RH	RH D, RH CE	55	1p36.11
005	Lutheran	LU	LU/BCAM	27	19q13.32
006	Kell	KEL	KEL	36	7q34
007	Lewis	LE	FUT3	6	19p13.3
008	Duffy	FY	Fy/DARC	5	1q23.2
009	Kidd	JK	JK/SLC14A1	3	18q12.3
010	Diego	DI	DI/SLC4A1	22	17q21.31
011	Yt/Cartwrig	YT	YT/ACHE	5	7q22.1

续表

系统编号	系 统 名 称	缩 写	基 因 名 称	抗原数	染色体定位
012	Xg	XG	XG，MIC2	2	Xp22.33
013	Scianna	SC	SC/ERMAP	7	1p34.2
014	Dombrock	DO	DO/ART4	10	12p12.3
015	Colton	CO	CO/AQPI	4	7p14.3
016	Landsteiner-Wiener	LW	LW/ICAM4	3	19p13.2
017	Chido/Rodgers	CH/RG	C4A/C4B	9	6p21.3
018	H	H	FUT1	1	19q13.33
019	Kx	XK	XK	1	Xp21.1
020	Gerbich	GE	GYPC	11	2q14.3
021	Cromer	CROM	CROM/CD55	20	1q32.2
022	Knops	KN	KN/CR1	10	1q32.2
023	Indian	IN	IN/CD44	6	11p13
024	Ok	OK	OK/BSG	3	19p13.3
025	Raph	RAPH	CD151	1	11p15.5
026	John Milton Hagen	JMH	JMH/SEMA7A	7	15q24.1
027	I	I	GCNT2	1	6p24.2
028	Globoside	GLOB	B3GALT3	2	3q26.1
029	Gill	GIL	GIL/AQP3	1	9p13.3
030	Rh-associated glycoprotein	RHAG	RHAG	3	6p21-qter
031	Forssman	FORS	GBGT1	1	9q34.13
032	Junier	JR	ABCG2	1	4q22
033	Langereis	LAN	ABCB6	1	2q36
034	VEL	VEL	SMIMI	1	1p36.32
035	CD59	CD59	CD59	1	11p13
036	Augustine	AUG	SLC29A1	4	6p21.1
037	KANNO	KANNO	PRNP	1	20p13
038	SID	Sda	B4GALNT2	1	17q21.32
039	CTL2	Ctl2	SLC44A2	2	19p13.2

一、ABO 血型系统

ABO 血型系统包括 A、B、O、AB 四种血型。A 型红细胞表面有 A 抗原，分 A1 和 A2 两种亚型；B 型红细胞表面有 B 抗原，AB 型红细胞则有 A、B 两种抗原，O 型红细胞有 H 物质，但无 A、B 两种抗原。A 型血个体血清中有特异性识别结合 B 抗原的 β 抗体；B 型血个体血清中有特异性识别和结合 A 抗原的 α 抗体；O 型血个体血清中具有 α、β 两种抗体；AB 型血个体血清中则不存在 α 和 β 抗体。不同血型个体间输血时，血清中的抗体与相应红细胞抗原结合时，可发生凝集反应，并可激活补体系统，产生溶血。

（一）ABO 抗原的生化特征

ABO 血型抗原的生化本质是糖蛋白。其肽链骨架相同，所连接的糖侧链上糖基的种类或位置不同，从而形成不同的抗原决定簇。A、B 两种血型抗原只有一个单糖残基的差异。糖链终末端是 N-乙酰半乳糖胺（N-acetylgalactosamine）构成 A 抗原决定簇，而糖链终末端是半乳糖（galactose）则构成 B 抗原决定簇。

ABO 血型抗原的合成基于前体物质 H 抗原。H 抗原是一种糖脂，基本结构是以糖苷键与多肽链骨架结合的四糖链，即 $\beta-D-$半乳糖、$\beta-D-N-$乙酰葡萄糖胺、$\beta-D-$半乳糖及 $\alpha-L-$岩藻糖。H 抗原的编码基因 FUT1 位于人类 19 号染色体，有两个等位基因 H 和 h。H 等位基因编码岩藻糖转移酶，使岩藻糖与糖链末端的半乳糖相连，形成 H 抗原。而 h 等位基因的编码产物没有岩藻糖转移酶的活性，不能形成 H 抗原。

（二）ABO 抗原的遗传特征

ABO 血型抗原由位于 9 号染色体长臂（9q34）上的 ABO 基因控制，该基因长 18~20 kb，包含 7 个外显子。人类有 3 个等位基因：I^A（A）、I^B（B）和 i（O），编码产物是糖基转移酶。I^A 等位基因编码 $\alpha-1$，3N-乙酰氨基半乳糖转移酶，能将 $\alpha-N-$乙酰半乳糖胺连接到 H 抗原的 $\beta-D-$半乳糖上，形成 A 抗原；I^B 等位基因编码 $\alpha-1$，$3-D-$半乳糖转移酶，将 $\alpha-D-$半乳糖连接到 H 抗原的相同位置，形成 B 抗原；i 等位基因的第 6 外显子缺失一个核苷酸，导致无法正常表达编码蛋白，丧失糖基转移酶活性。因此，O 型血的抗原就是未经改变的 H 抗原。

等位基因 I^A 和 I^B 为共显性，i 为隐性基因，可构成 6 种基因型和 4 种表现型（表 13-2）。人群中，基因型 ii 表现为 O 型血，基因型 I^AI^A 或 I^Ai 表现为 A 型血，基因型 I^BI^B 或 I^Bi 表现为 B 型血，基因型 I^AI^B 能产生 A 和 B 两种抗原，表现为 AB 型血。各种 ABO 配偶所生子女的血型符合孟德尔遗传定律，可以从子女的血型表型来推断亲子关系。

表 13-2　人类 ABO 血型系统

血型表型	基因型	红细胞抗原	血清中抗体
A	I^AI^A，I^Ai	A	β
B	I^BI^B，I^Bi	B	α
O	ii	—	α，β
AB	I^AI^B	AB	—

（三）ABO 血型检测

ABO 血型抗体为天然抗体，出生后数月即可检测得到。临床上常用盐水凝集法，包括正向定型——用已知抗体型特异性的血清试剂检查未知红细胞的抗原，或反向定型——用已知血型的红细胞检查血清中的未知抗体两种方法。

1990 年克隆了编码 ABO 血型抗原的糖基转移酶基因，该基因编码 353 个氨基酸的蛋白质产物，有 3 个等位基因。测序发现，I^A 和 I^B 基因有 7 个核苷酸差异，i 等位基因存在 1 个核苷酸缺失。因此，也可采用分子生物学技术，针对 ABO 等位基因的核苷酸差异，进行 ABO 血型的基因分型鉴定。

（四）ABO 血型不合与新生儿溶血

人类母婴 ABO 血型不合比较常见，占妊娠总数的 20%~25%，而发生溶血反应的仅占其中的 10%，有临床症状者约为 5%。ABO 血型不合溶血常发生在第一胎，是由于 O 型血妇女在孕前已受到抗原的刺激，如被肠道寄生虫及细菌感染，它们含有 A 和/或 B 血型物质，使母体致敏产生了抗 A 或抗 B 抗体，妊娠后抗体通过胎盘进入胎儿体内，可引起溶血反应。虽然母婴 ABO 血型不合很常见，但临床真正发生 ABO 血型不合的新生儿溶血病很少，其原因可能是因为：① 胎儿红细胞表面的血型抗原比成人少，结合的抗体量少，溶血不多，产生的胆红素可被新生儿肝脏所清除，不引起症状；② 胎儿血浆和组织中存在可溶性的 A

和 B 血型物质，能与来自母体的抗体结合，阻碍抗体对红细胞的作用。

二、Rh 血型系统

（一）Rh 血型的分型

1940 年，Landsteiner 和 Wiener 用恒河猴（rhesus macacus）的红细胞免疫家兔，发现免疫的兔血清可使恒河猴的红细胞发生凝集反应，说明恒河猴的红细胞含有某种致敏家兔的抗原，称为 Rh 因子，免疫后的家兔血清中含有抗 Rh 因子抗体。进一步发现 85% 的白种人红细胞可以被兔抗恒河猴血清所凝集，说明这些人的红细胞有 Rh 因子，称为红细胞 D 抗原，即为 Rh 阳性血型（Rh⁺）。其余 15% 的人的红细胞则不被凝集，为 Rh 阴性血型（Rh⁻）。

（二）Rh 血型的遗传特征

人类 Rh 血型基因（RH）位于染色体 1p36.1，由紧密连锁的 RHD 基因和 RHCE 基因组成，二者高度同源，都有 10 个外显子，第 8 个外显子完全相同，而外显子 3、4、5、7、9 和内含子 4 差异较大。

目前已发现的 RHD 等位基因有 80 多种，其中最重要的有 D、C、E、c、e 5 种。RHD 基因编码 D 抗原，RHCE 基因的编码产物 C/c 和 E/e。RHD 和 RHCE 基因编码的抗原最常见的有 8 种形式，即 Dce、dce、DCe、dCe、DcE、dcE、DCE 和 dCE。Rh 阳性个体有 RHD 和 RHCE 2 个基因，Rh 阴性个体一般只有 RHCE 基因。在不同人群中，Rh 阴性的产生有不同的机制。① Rh 阴性等位基因：已发现 20 多种不同的 Rh 阴性等位基因，其分子基础包括基因重组、碱基错义突变或无义突变、碱基缺失或插入引起框移突变，导致红细胞表面 Rh 蛋白表达缺失。② 部分 D 等位基因：RHD 基因发生了碱基突变和基因交换，但其阅读框未发生改变，使其编码的 RHD 蛋白缺失一个或多个 D 抗原表位。③ 弱 D 等位基因：已经发现 30 多种弱 D 等位基因。其分子基础是由于单碱基变异造成编码的 RHD 蛋白的胞质区或跨膜区氨基酸残基改变，影响该蛋白插入红细胞膜，导致膜上 RHD 蛋白表达量下降。RHD 基因缺失或表达低下是引起 Rh 阴性血型的主要原因。

人类最古老的 RHCE 等位基因为 RHce 等位基因，后经过突变或与 RHD 基因发生交换形成了 RHcE、RHCe 和 RHCE 等位基因。这些等位基因进一步发生基因缺失、碱基变异、或基因交换，产生了众多的 RHCE 等位基因。目前至少已经发现 20 多种 RHCE 等位基因，多数 RHCE 等位基因引起 e 抗原表达改变，少数引起 E 抗原表达异常，而影响 c 抗原表达改变的较为少见。

（三）Rh 血型鉴定

临床 Rh 血型鉴定常采用血清学的抗原抗体凝集反应，包括蛋白水解酶法和盐水介质法。另外还有多种 Rh 血型基因分型方法，包括：① PCR 序列特异性引物（PCR - SSP）。根据 RH 等位基因特异性位点设计序列引物，特异性扩增 RH 基因某个外显子或内含子，是最常用的 Rh 血型基因分型技术。② PCR - 限制性片段长度多态性（PCR - RFLP）。可检测限制性位点的单核苷酸替换，主要用于 RHD 合子型鉴定和 D - c - C 分型。③ 实时定量 PCR。常用于检测孕妇外周血中微量的胎儿 DNA，也适用于直接检测 RHD 合子型。④ DNA 测序：直接测序可以检测 RH 基因多态性，确定各种碱基变异位点。

（四）Rh 血型不合与溶血

Rh 血型不合是临床医学中引起新生儿溶血病（hemolytic disease of newborn，HDN）、溶血性输血反应和自身免疫性溶血性贫血（autoimmune hemolytic anemia，AIHA）的重要原因。与 ABO 血型系统不同，人体内没有 Rh 抗原的天然抗体，只有经过输血或妊娠致敏后，才产生 Rh 抗体，因此溶血反应都发生在再次输血时。

Rh 阴性个体第一次接受 Rh 阳性者输血，输入的红细胞不会发生凝集和溶血反应，但能引起受血者致敏，产生抗 Rh 抗体。当受血者再次接受 Rh 阳性者的输血后，输入的红细胞就能发生抗原抗体反应，引起溶血。所以，临床上在给患者重复输血时，要考虑到 Rh 血型，即使输入同一献血者的血液，也应再做配血试验。

Rh 血型不合引起新生儿溶血常在第二胎发病。当 Rh⁻ 妇女首次妊娠 Rh⁺ 胎儿，Rh⁺ 胎儿红细胞进入母体循环中，致敏母体产生抗 Rh 抗体，但并不发生溶血。但当该 Rh⁻ 妇女再次怀孕 Rh⁺ 胎儿时，母体的抗 Rh 抗体就可能通过胎盘进入胎儿血液，导致新生儿产生溶血。如果 Rh⁻ 的妇女曾接受过 Rh⁺ 血液的输血，则孕育第一胎 Rh⁺ 胎儿时也会发生新生儿溶血症。

三、孟买血型

1952 年，Y. M. Bhende 在印度孟买发现一种特殊的血型，这种血型的红细胞既无 A 抗原和 B 抗原，也无 H 抗原，称为孟买血型（Bombay phenotype）。孟买血型个体的基因型为 hh，FUT1 基因的 *H* 等位基因对 *h* 是完全显性，只有两条染色体都带有 *h* 的个体才可能表现孟买血型，因此罕见。在印度约为万分之一，在欧洲约为百万分之一，在中国人群中仅为十几万分之一。孟买血型的个体没有 H 抗原，因此，无论其是否拥有 A、B 血型的等位基因，A 抗原或 B 抗原都无法合成。孟买血型个体不能接受任何 ABO 血型的输血，因为这些血液中至少含有 A、B、H 抗原中的一种，都能引起免疫反应性溶血。所以，孟买血型个体只能接受其他孟买血型个体的输血，或者预先储存自身血液，即自体储血输血。

第二节　主要组织相容性复合体系统

人类基因组具有高度多态性，不同个体之间不同等位基因所编码的产物存在差异。当某个体的组织和细胞移植进入另一个机体后，可被受者免疫系统识别并引起免疫反应，称为同种异型抗原（alloantigen）。在不同个体间进行组织或器官移植时，供者和受者双方相互接受的程度，称为组织相容性（histocompatibility）。决定组织相容性的组织抗原称为组织相容性抗原（histocompatibility antigen），其本质是同种异型抗原。动物和人类具有多种组织相容性抗原，根据引起排斥反应的强度将组织相容性抗原分为：① 主要组织相容性抗原（major histocompatibility antigen），是在进行同种异体移植时刺激受者产生抗移植物免疫排斥反应的主要抗原。编码这些抗原的是一组连锁的基因簇，称为主要组织相容性复合体（major histocompatibility complex，MHC）。② 次要组织相容性抗原（minor histocompatibility antigen），包括所有多态性等位基因编码的产物，在同种异体移植后能被宿主的 MHC 分子提呈，刺激产生免疫排斥反应。

人类主要组织相容性抗原系统又称为人类白细胞抗原（human leucocyte antigen，HLA），是人类多态性最复杂的基因簇之一。HLA 编码的抗原广泛分布于淋巴细胞和其他有核细胞的表面，其重要的生物功能是识别和呈递抗原，调控机体对抗原的免疫应答或免疫耐受。因此，HLA 除与同种异体移植排斥反应有关外，也与免疫相关疾病的易感性有关。

一、HLA 复合体的结构

人类 HLA 复合体位于第 6 对染色体短臂上（图 13-1），该区 DNA 片段长度大约 4 000 kb，占人体整个基因组的 1/3 000。根据基因编码产物的不同，HLA 基因簇分为 HLA-Ⅰ 类、HLA-Ⅱ 类和 HLA-Ⅲ 类区域。

HLA-Ⅰ 类基因所在区域有 31 个基因座位，其中的 HLA-A、HLA-B、HLA-C 3 个基因座为经典的 HLA-Ⅰ 类基因，每个基因座又各自有几十到上千个等位基因。在 Ⅰ 类区里还发现有 E、F、G、H、J 等基因座，称为 Ⅰ 类基因（class Ⅰ gene）。

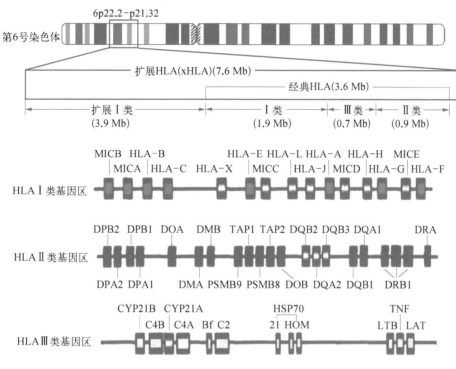

图 13-1　第 6 号染色体短臂 HLA 区主要基因

HLA-Ⅱ基因区域包括近 30 个基因座位，其中的 DR、DQ、DP 3 个亚区为经典的Ⅱ类基因。每个基因座也分别有几个到上千等位基因。DR 可细分为 DRA 和 DRB，DRB 又可再分为 DRB1~DRB9 9 型。DQ 及 DP 可分为 A1 和 B1 亚型。此为，该区域还有 DMA、DMB、DO、DN 等亚区，以及肽链转运基因（transporter associated with antigen processing，TAP）和蛋白酶体相关基因（low molecular mass polypeptide，LMP）等基因座。

HLA-Ⅲ类区至少已发现 36 个基因座位，主要包括 C2、C4、Bf、热休克蛋白（heat shock protein，HSP）和 21 羟化酶；其中的 21 羟化酶是肾上腺皮质合成皮质醇和醛固酮必需的酶之一，此酶缺乏可导致先天性肾上腺皮质增生症。在Ⅲ类和Ⅰ类基因区域之间，还有肿瘤坏死因子（tumor necrosis factor，TNF）的结构基因 α 和 β 两个位点，编码产物为肿瘤坏死因子，亦属Ⅲ类分子。

二、HLA 遗传特征

人群中 HLA 复合体上的等位基因组合成多样的不同单体型，其重要特点是复等位基因共显性遗传，使 HLA 基因组合呈现极大的复杂性。其遗传特点如下。

（一）单体型遗传

在正常情况下，人体细胞是二倍体型。同一条染色体上 HLA 的各个基因座紧密连锁，形成 HLA 单倍型或称单体型（haplotype），两个同源单体型构成了个体 HLA 基因型（genotype）。由于一条染色体上 HLA 基因座之间距离近，很少发生同源染色体之间的交换。当亲代的遗传信息传给子代时，HLA 以单体型作为一个单位遗传给下一代。因此，子女的 HLA，其中一个单体型和父亲的相同，另一个单体型和母亲的相同。两个同胞之间具有完全相同基因型的可能性为 25%；两个单体型完全不同的可能性为 25%；一个单体型相同的可能性为 50%。

（二）共显性遗传

在人群中，HLA 每一个基因座位都有多个复等位基因，每一个等位基因都能编码产生特异性抗原并表达于细胞膜，因此 HLA 等位基因为共显性（co-dominance）模式，这就大大增加了 HLA 抗原系统的复杂性和多样性。

（三）高度多态性

HLA 复合体有多态性的基因座位点有 30 多个，超过 31 675 个等位基因。其中，HLA-A 位点有 7 114 个等位基因，B 位点有 8 464 个，C 位点有 6 855 个，DRA 位点有 32 个，DRB 位点有 3 841 个，DQA1 位点有 363 个，DQB1 位点有 2 136 个，DPA1 位点有 315 个，DPB1 位点有 1 890 个（图 13-2）。此外该区域还包含假基因、非 HLA 基因等多态性位点。因此，人群中 HLA 不同位点的组合构成了数亿个 HLA 单体型，基因型和表现型则更多。除非是同卵双生子，不同个体的 HLA 单体型完全相同的概率极小。

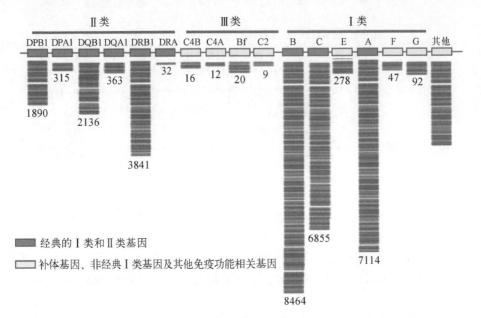

图 13-2　HLA 系统主要基因座位的等位基因数（https：//www.ebi.ac.uk/ipd/imgt/hla/）

HLA 等位基因频率在不同人种、不同民族、不同地域人群存在明显差异。例如，HLA-A2 是世界大多数民族常见的 HLA 抗原，但在巴布亚新几内亚的人群中则少见；HLA-A3、HLA-B7、HLA-DR1 在白种人中较为常见，但在东方人中频率低；东方人中频率较高的 HLA-B46、HLA-DR9 在白种人中却罕见。因此，HLA 系统在人类遗传学上是很好的遗传标志，对人类起源、迁移、与疾病易感性的研究有重要价值。

HLA 基因编码的抗原表达于免疫细胞及各种组织细胞表面，能够选择性识别和呈递外来抗原，激活 T 淋巴细胞，产生免疫应答。HLA 的高度多态性有利于保证群体对大量不同的外来抗原进行呈递及应答，对维持种群的生存具有重要的生物学意义。但在进行同种组织和器官移植时，这种高度多态性也就成为了引起强烈移植排斥反应的同种异型抗原，增加了器官移植配型的困难。可以从同胞兄弟姐妹中寻找相近的 HLA 单体型为供体，提高器官移植的成功率。

（四）连锁不平衡性

HLA 复合体的等位基因都有各自的基因频率，HLA 各个基因座位紧密连锁，构成单体型（haplotype）。理论上，如果是随机组合，某一单体型出现的频率等于各个基因频率的乘积。但实际上，人群中某些单体型频率的测定结果与理论计算不一致，某些基因较常一起连锁出现，而另一些又较少连锁在一起，这种单体型基因非随机组合的现象，称为连锁不平衡（linkage disequilibrium）。

例如，在白种人中 HLA-A1 基因频率为 0.275，HLA-B8 基因频率为 0.157。A1 与 B8 在同一条单体型上的理论预期频率为 0.043（0.275×0.157），但群体中 A1-B8 单体型的实际频率为 0.098，连锁不平衡参数△为 0.098-0.043=0.055。连锁不平衡的存在，造成不同人群，尤其在隔离群体中，出现Ⅰ类座位和Ⅱ类座位不同等位基因的非随机组合，由此构成的高频单体型可作为该群体的遗传标志。

三、HLA 在医学中的意义

（一）HLA 与器官移植

HLA 抗原是导致同种移植排斥反应的主要抗原，供者与受者之间 HLA 的相符程度直接影响移植物的存活程度。一般来说，供者与受者 HLA 等位基因相配的数目越多，发生移植排斥反应越弱，移植物的存活率越高。因此，在器官移植时必须进行供者与宿主 HLA 分型与交叉配型（cross-matching），尽量选择与受者 HLA 基因型相接近的供者移植物。同卵双生子之间的器官移植，免疫排斥反应很弱，不用免疫抑制剂也可长期存活。研究表明，不同 HLA 基因座位的编码产物对移植排斥反应影响的重要性不同，其中，HLA Ⅱ类抗原配型匹配比 HLA Ⅰ类抗原匹配对提高移植成活率更重要。而在 HLA Ⅱ类抗原基因座位中，HLA - DR 和 DQ 基因处于连锁不平衡，DR 位点相配的个体，通常 DQ 位点也相配。所以，HLA - DR 基因位点的配型最重要，其次是 HLA - A 和 HLA - B 位点的匹配。

（二）HLA 与疾病的关系

连锁（linkage）与关联（association）分析是研究 HLA 与疾病关系最常用的两种遗传分析方法。连锁分析通过家系资料可对疾病基因进行定位。关联分析指的是疾病与不同等位基因之间的联系，关联程度用相对危险值（relativerisk，RR）表示，判断 HLA 等位基因与疾病易感位点是否存在连锁不平衡，以此估计携带某一 HLA 等位基因的个体易患某种疾病或不易患病的概率与不带此等位基因个体之间的差别，可以提示个体易感或抵抗某些疾病的倾向。

人群中 HLA 等位基因频率与某些疾病存在连锁不平衡，提示 HLA 基因与这些疾病的发生与发展相关。至今为止，在已研究的 500 余种疾病中，大部分疾病与 HLA 的关联都很弱，只有 10 余种疾病与 HLA 呈强关联，这些疾病多数为自身免疫性疾病，主要包括强直性脊柱炎（ankylosing spondylitis，AS）、类风湿性关节炎（rheumatoid arthritis，RA）、多发性硬化症（multiple sclerosis，MS）、系统性红斑狼疮（systemic lupus erythematosus，SLE）、1 型糖尿病（diabetes mellitus type 1，T1DM）、银屑病（psoriasis，PSORS）、发作性睡眠病和乳糜泻等。

HLA 与疾病相关的机制目前还未完全弄清楚，出现关联的现象可归纳为 2 类：一类是致病基因位点与遗传标记位点存在很强的连锁不平衡；另一类是遗传标记位点本身与疾病发生相关。目前有两个学说。

（1）分子模拟学说（moleculor mimicry hypothesis）：认为某些病原微生物的抗原与 HLA 抗原分子结构相似，即成为共同抗原。共同抗原使得机体在免疫应答时出现 2 种结果：① 机体对这种病原微生物产生交叉免疫耐受，不产生有效的免疫应答，保护了病原微生物；② 病原微生物刺激机体产生了相应的抗体，机体在对病原微生物的免疫反应时发生了交叉反应，损伤了机体的自身组织。例如，与 AS 相关的肺炎克雷伯杆菌蛋白和 HLA - B27 抗原特异氨基酸之间有 6 个共同抗原部分。

（2）连锁不平衡学说（linkage unequilibrium hypothesis）：认为 HLA 并不是引起疾病的直接原因，疾病的真正易感基因与 HLA 基因处于连锁不平衡状态，是一种可供检出的遗传标志。例如，发作性睡眠病患者多携带 DR2、DQ1，单体型出现 DQA1×0102/DQB1×0602 组合较高。但 DR2、DQ1 基因本身并非致病基因，推测该病的发生与这些基因连锁的未知基因有关。连锁不平衡现象在一定程度上影响了 HLA 与疾病关联研究结果的解读，所发现的与疾病关联的某个 HLA 基因很可能仅是与该原发性易感基因处于连锁不平衡中，属于次级关联成分。

（三）HLA 与法医鉴定

由于人群 HLA 复合体的高度多态性，个体间 HLA 基因型和表现型完全相同的概率极低，故 HLA 可以作为个体遗传标记用于法医进行个体识别与鉴定。另外，由于 HLA 具有高度多态性及单体型遗传的特点，HLA 分型也可作为鉴定亲子关系的重要手段。

第三节　免疫球蛋白多样性的遗传基础

适应性免疫应答（adaptive immune response）是由抗原诱导的具有抗原特异性的免疫功能性反应，是由抗原刺激体内能够特异性识别该抗原的淋巴细胞活化、增殖、功能分化并产生免疫效应的过程。T 淋巴细胞和 B 淋巴细胞是最主要的特异性免疫细胞群，每个淋巴细胞克隆表达一种不同的抗原特异性识别受体（TCR 或 BCR），抗原受体的多样性是特异性免疫应答的基础。自然界存在数量巨大的抗原物质，个体免疫系统必须具有与之数量相匹配的特异性淋巴细胞库（repertoire），才能保证对外界多种多样的抗原都能作出积极而有效的免疫反应，达到清除相应抗原的目的。

在 T、B 淋巴细胞发育过程中，抗原识别受体 TCR 和 BCR 编码基因发生基因重排，赋予 T、B 细胞各不相同的抗原特异性，由此形成庞大的 T、B 淋巴细胞库（$10^8 \sim 10^9$ 种淋巴细胞克隆）。B 细胞接受抗原刺激活化后，产生与该 B 细胞克隆的 BCR 具有相同抗原特异性分泌型免疫球蛋白（immunoglobulin, Ig）即为抗体（antibody, Ab）。TCR 和 BCR 基因重排具有相类似的机制，本章重点介绍免疫球蛋白（Ig）多样性的机制。

一、免疫球蛋白的结构和种类

免疫球蛋白的基本结构是由四条多肽链组成的"Y"形结构，由两条相同的重链（H）和两条相同的轻链（L）借二硫键连接而成（图 13-3）。

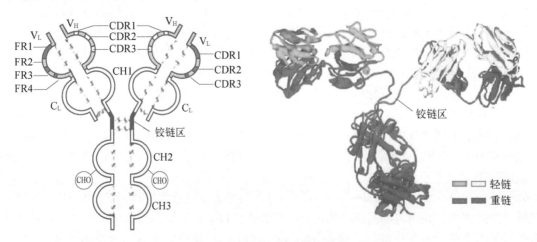

图 13-3　免疫球蛋白结构示意图

免疫球蛋白重链的分子量为 50~75 kDa，由 450~550 个氨基酸残基组成。分别是 μ、δ、γ、α 和 ε 链 5 种，这 5 种重链决定了免疫球蛋白的类别或同种型，即 IgM、IgD、IgG、IgA 和 IgE。轻链的分子量约 25 kDa，约含 210 个氨基酸残基。有 κ 链和 λ 链 2 种，这 2 种轻链决定了免疫球蛋白的型别。

免疫球蛋白的 2 条重链和 2 条轻链都可折叠为数个环形结构域。每个结构域含 110 个氨基酸残基。重链和同型轻链的近 N 端约 110 个氨基酸序列的变化很大，其他部分的氨基酸序列相对恒定，据此可将轻链和重链区分为可变区（V）和恒定区（C）。

重链的 V 区有一个结构域（VH），但 γ、α、δ 链的 C 区各有 3 个结构域，分别称为 CH1、CH2、CH3，ε 链的 C 区有 4 个结构域，分别为 CH1、CH2、CH3 和 CH4。轻链 V 区和 C 区各由 1 个结构域构成，分别为 VL 和 CL。

VH 和 VL 中各有 3 个区域的氨基酸组成和排列顺序高度变化，称为高变区（hypervariable region，

HVR）或互补决定区（complementarity determing region，CDR），分别为CDRl、CDR2和CDR3。VH和VL 的3个CDR共同组成Ig的抗原结合部位，识别及结合抗原，决定免疫球蛋白的特异性。

二、免疫球蛋白编码基因

在人类基因组中，编码Ig的基因以基因簇（gene cluster）形式存在。Ig轻链和重链及其C区和V区 分别由分布于不同染色体的多个基因片段所编码（表13-3）。重链的胚系基因中含有许多基因片段，包 括众多的V基因片段、多个D基因片段、几个J基因片段和5类C基因片段；轻链的胚系基因中也有许多 基因片段，包括V基因片段、J基因片段和C基因片段，但不含D基因片段。

表 13-3 Ig 基因的染色体定位

肽 链	所 在 染 色 体		基因片段及顺序
	人	小 鼠	
λ	22q11.2	16	Vλ-Jλ-Cλ
κ	2p11.12	6	Vκ-Jκ-Cκ
H	14q32.3	12	VH-DH-JH-CH

由于编码轻重链可变区的基因都有V、J片段，分别用链名为下标以示区分。如 V_H 及 $V_κ$ 分别代表H 链及κ链中的V基因片段；J_H 及 $J_κ$ 分别代表H链及κ链中的J基因片段。

三、免疫球蛋白胚系基因结构

人Ig重链基因位于第14号染色体长臂，跨度约1 100 kb，由V、D、J和C 4种基因片段组成，包含 65个 V_H 基因片段、27个D基因片段、6个 J_H 基因片段和9个 C_H 基因片段。V_H 基因片段位于上游。D_H 基因片段位于 V_H 和 J_H 基因簇之间，J_H 基因位于 D_H 下游，与C基因区相隔7 Kb左右，C_H 基因成簇排列， 跨度约200 kb，$C_μ$ 和 $C_δ$ 基因位于 J_H 基因片段下游，$C_δ$ 下游依次是 $C_γ$、$C_α$ 和 $C_ε$。

人轻链的λ和κ基因分别定位于第22号染色体长臂和第2号染色体短臂。$V_κ$ 基因片段约40个，下游 是5个 $J_κ$ 和1个 $C_κ$ 基因片段。$V_λ$ 基因片段约30个，$J_λ$ 基因片段4个，$C_λ$ 基因片段4个（图13-4）。

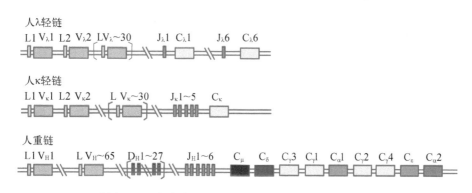

图 13-4 免疫球蛋白H链和L链胚系基因结构示意图

四、免疫球蛋白胚系基因的重排

Ig的V、D、J基因片段在胚系基因中成簇存在，完整的Ig编码基因的形成必须进行基因片段的选择性组合，这一过程称为基因重排（gene rearrangement）。Ig 胚系基因重排的发生有一定顺序，首先是重链可变区发生重排，先由一个 D 基因片段与任一个 J 基因片段连接成 DJ，然后 DJ 与 V 基因片段连接成 VDJ，构成完整的 V_H 基因。接着是轻链可变区重排，由一个 V 基因片段和一个 J 基因片段连接而成 V_L 基因。在受到抗原刺激后，DNA 转录为初始转录 RNA，通过 RNA 剪切 C 基因片段与 VJ 或 VDJ 基因连接成 mRNA。随后，重链和轻链 mRNA 翻译为重链和轻链多肽，经翻译后修饰，轻、重链被以二硫键连接成完整的 Ig（图 13-5）。

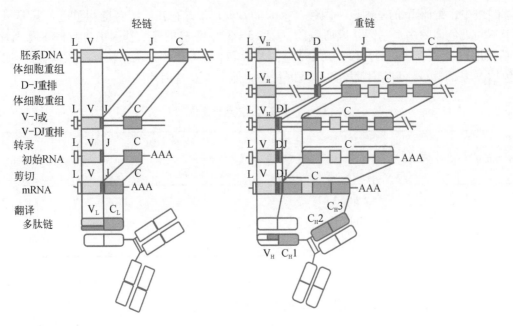

图 13-5　Ig 基因重排示意图

Ig 的 V_H 和 V_H 基因重排发生在 DNA 水平，其分子机制主要是通过重组激活基因（recombination-activating gene-1，RAG-1）酶和 RAG-2 介导的位点特异性同源重组，包括识别位于 V（D）J 基因片段两侧的保守重组信号序列（recombination signal sequences，RSS）、切断及重组修复等一系列过程。

五、免疫球蛋白多样性产生的机制

免疫球蛋白多样性产生的机制主要包括两个方面，一方面是 B 细胞发育过程中 V 区基因重排，包括 V-D-J 基因片段组合多样性（combinatorial joining）及连接多样性（junctional flexibility）；另一方面是 B 细胞在外周受到抗原刺激后发生体细胞高频突变（somatic hypermutation）及类别转化（class swiching）（表 13-4）。

表 13-4　免疫球蛋白多样性的机制

机　制	小　鼠			人		
	H	λ	κ	H	λ	K
组合多样性	$1.4×10^4$	6	$1.2×10^3$	$1.1×10^4$	$1.2×10^2$	$2×10^2$
V	300	2	300	65	30	40
D	12	0	0	27	0	0
J	4	3	4	6	4	5
连接多样性	$1.3×10^4$	18	$3.6×10^2$			
连接点改变	+	+	+	+	+	+
连接移码	+	+	+	+	+	+

机　制	小　鼠			人		
	H	λ	κ	H	λ	K
N 区	+	−	−	+	−	−
体细胞突变	+	+	+	+	+	+
总计	4.7×10^7			10^{14}		

（一）免疫球蛋白的组合多样性

未重排的 Ig 胚系基因中有众多 V、D、J 基因片段，在重排过程中可产生各种组合。在人免疫球蛋白基因的重排中，重链有 65 个 V_H 基因片段、27 个 D_H 基因片段、6 个 J_H 基因片段，可产生 11 000 多种 VH 组合；κ 轻链约有 40 个 $V_κ$ 基因片段，5 个 $J_κ$ 基因片段，可有 200 种不同的 $V_κ$ 组合。λ 轻链约有 30 个 $V_λ$ 基因片段和 4 个 $J_λ$ 基因片段，组合起来有 120 种不同的 $V_λ$；因此，VL 加起来就共有 320 余种组合形式。加上轻重链之间可以随机组合，将产生 3.5×10^6 不同组合的更大多样性。

（二）免疫球蛋白的连接多样性

在 Ig 重排过程中，各基因片段之间的连接并不准确，在连接部位可发生插入、替换或缺失核苷酸的情况，从而产生新的核苷酸序列，称为连接多样性。造成连接多样性的机制有以下 2 种。

1. *P* - 核苷酸形成　在 V - D - J 重排过程中，重组信号序列末端的连接一般较准确，但编码序列末端的连接准确性较差，常有 1~10 个核苷酸的丢失或插入。基因片段和七聚体切断后两个片段并未直接相连，片段的断端各自连接形成发夹结构，再被内切酶随机切开，形成带有回文结构的突出单链 DNA 末端，以后再通过 DNA 修补，恢复双链并将断裂处连接，因而将此回文序列保留在 V 区的编码序列中，称为 *P* - 核苷酸。*P* - 核苷酸出现的概率相对较低，对于 CDR3 区多样性的贡献小于 1%。

2. *N* - 核苷酸插入　上述形成的突出的单链 DNA 末端，也可被 DNA 外切酶切除，造成编码区末端的缺失，并可通过 TdT 酶将核苷酸加到发夹切断后的断端，然后再通过 DNA 修复将断端连接。这些加入的核苷酸称为 *N* - 核苷酸（*N*-nucleotides），由非胚系基因模板编码。这个 *N* - 核苷酸区称为 N 区（*N*-region），多为 GC，并只发生于重链可变区的 D - J 和 V - D 连接处。*N* - 核苷酸插入频率很高，是造成连接多样性的主要机制。由于加入的核苷酸总数是随机的，有可能破坏原有编码序列的阅读框架而导致无效重排，其概率约占重排的 2/3。

（三）体细胞高频突变形成免疫球蛋白的多样性

体细胞高频突变发生于基因重排后成熟 B 细胞受抗原刺激后的分化阶段，主要针对 TD 抗原诱导的免疫应答，B 细胞向浆细胞分化完成后突变即停止发生。以点突变为主，突变的位置主要发生于重排后的可变区基因 3′ 和 5′ 端 300 个左右的碱基内，突变热点不局限于 CDR，其突变频率比细胞中正常基因突变频率高 10^5 倍。点突变的类型多为错义突变，这样既能产生最大的序列多样性，又不破坏蛋白质的结构。突变后有些 Ig 分子的亲和力会远高于原先的分子，免疫球蛋白亲和力成熟就是生发中心的 B 细胞发生高频突变，并经抗原选择的结果。

（四）免疫球蛋白的类别转换

B 细胞接受抗原刺激后，可转换表达不同的重链恒定区基因，从而改变所产生的抗体分子的类型，但仍保持其原有的抗原特异性。这种现象称为类别转换（class swiching）或同型转换（Isotype switch）。

在 Ig 的 J_H 和 C_H 基因片段之间有内含子序列，每一个 C_H 片段（$C_δ$ 除外）上游 2~3 kb 处有一段串联重复性 DNA 序列，长度为 2~10 kb，称为 S 区（switch region）或转换部位（switch sites）。不同类别恒定区基因的 S 区序列各不相同，但具有基本的共同序列 GAGCT 和 GGGGT。因类别转换发生在 S 区，故又称为 S-S 重组。各种细胞因子如 IL-4、TGF、IFN 等可诱导抗体的类型转换。如 IL-4 可诱导 C_μ 链向 $C_\gamma 1$ 转换，并连续转换为 C_ε。在类别转换过程中，两个 S 区形成环状分子，随后发生环出现象而完成类别转换（图 13-6）。B 细胞中 S-S 重组介导的这种类别转换可发生多次。

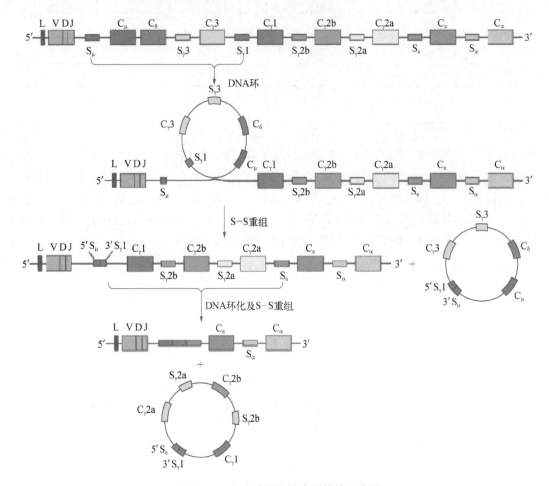

图 13-6　免疫球蛋白的类别转换示意图

第四节　原发性免疫缺陷病

原发性免疫缺陷病（primary immunodeficiency disease，PID）是由遗传因素或先天性免疫系统发育不良造成免疫功能障碍所导致的疾病。其中，一部分由遗传基因异常或缺陷所致，称为遗传性免疫缺陷病（inherited immunodeficiency disease）。目前已发现的遗传性免疫缺陷病有 100 多种，缺陷涉及免疫系统的各方面，临床症状具有高度的异质性。根据发生缺陷的免疫系统组分，可将 PID 分为特异性免疫缺陷病（如 B 细胞缺陷病、T 细胞缺陷病、联合免疫缺陷病）和非特异性免疫缺陷病（如补体系统缺陷病、吞噬细胞缺陷病）等。随着遗传学和基因组学的发展，部分遗传性免疫缺陷病的致病基因已被鉴定，为阐明其致病机制、临床诊断、遗传咨询和治疗奠定了基础。

一、原发性 B 细胞缺陷病

原发性 B 细胞缺陷病是因为 B 细胞发育、分化或增殖障碍，或由于 Th 细胞功能异常，引起抗体合成或分泌缺陷所致，亦称原发性免疫球蛋白缺陷病。免疫球蛋白缺陷可表现为：各类免疫球蛋白均缺陷，血清丙种球蛋白在 3 000~4 000 mg/L 以下。选择性缺乏某类或某亚类免疫球蛋白，血清总免疫球蛋白含量正常或稍低，但特异性抗体反应低下。

（一）布鲁顿无丙种球蛋白血症

布鲁顿无丙种球蛋白血症又称 X 连锁无丙种球蛋白血症（X-linked agamaglobulinemia，XLA），于 1952 年首次报道，是最常见的先天性 B 细胞缺陷病。遗传方式为 X 连锁隐性遗传，多为男性发病，女性为携带者。临床表现以反复持久的细菌感染为多见，但对病毒、真菌等胞内感染仍有一定抵抗力。血清 Ig 含量明显降低，血循环和淋巴组织中缺少或无成熟 B 细胞，淋巴结中缺乏生发中心和浆细胞，对抗原刺激无抗体应答，但骨髓中前 B 细胞数正常，外周血 T 细胞数及功能亦正常。

1993 年鉴定了布鲁顿无丙种球蛋白血症病的遗传病因，是由于 X 染色体 q21.3－22 区的 Bruton 酪氨酸激酶（Bruton's tyrosine kinase，Btk）基因突变所引起。Btk 基因（OMIM：300300）全长约 37.5 kb，含 19 个外显子，编码一种由 695 个氨基酸构成的多结构域非受体型蛋白酪氨酸激酶，可表达于正常各期 B 淋巴细胞。BTK 蛋白包括 5 个功能区，分别为 Pleckstrin 同源域（PH）、Tec 同源域（TH）、Src 同源域 3（SH3）、Src 同源域 2（SH2）和酪氨酸激酶域（TK）。截至目前，已报道的与 XLA 发生相关的 Btk 基因基因突变超过 800 多种，分布于 Btk 基因的全部功能区。Btk 的主要突变类型为错义突变（40%），其次为缺失突变（20%）、无义突变（17%）、剪接突变（16%）和插入突变（7%），具有高度异质性。

Btk 主要表达于 B 细胞和中性粒细胞。在 B 细胞分化发育过程中，Btk 与前 B 细胞受体偶联，其磷酸化后能催化胞浆内某些信号转导分子酪氨酸残基磷酸化，发挥信号转导作用，使前 B 细胞发育为成熟 B 细胞。Btk 基因缺陷导致前 B 细胞分化发育障碍，成熟 B 细胞数量减少或缺失。

（二）高 IgM 血症

高 IgM 血症（hyper IgM syndrome，HIGM）是一种罕见的遗传性免疫缺陷病，其缺陷与免疫球蛋白类别转换障碍有关，因此参与免疫球蛋白类别转换的任何分子缺陷都可以引起 HIGM。例如，共刺激分子 CD40－CD40L 在 T、B 淋巴细胞相互作用，B 细胞活化、增殖、分化及 Ig 类型转换中起重要作用。CD4+T 细胞的 CD40L 缺陷，或 B 细胞的 CD40 缺陷都能导致 T、B 淋巴细胞相互作用受阻，导致 B 细胞不能发生增殖和 Ig 类型转换，而只能产生 IgM。血清 IgM 升高，而 IgG、IgA、IgE 水平低下，IgD 正常或增高，B 细胞数正常，临床表现为反复发生化脓性感染。

按照致病基因及遗传方式的不同，HIGM 可分为 HIGM1~HIGM6 类型。HIGM1 为 X－连锁高 IgM 综合征（X-linked hyperimmunoglobulin M syndrome，XL－HIM），是由于 X 染色体 q 26.3－27.1 区的 CD40L 基因突变或缺失，使 T 细胞表达 CD40L 缺陷所致，为 X 连锁隐性遗传，多见于男性发病。

HIGM2 为常染色体隐性遗传模式，是由激活诱导的胞苷脱氨酶（activation-induced cytidine deaminase，AICDA）基因突变所致，该基因位于 12p13，目前已经发现 40 多种 AICDA 基因突变，错义和无义突变多见，还有缺失、插入和剪接位点突变等。

HIGM3 是由于位于常染色体 20q12~13.2 的 CD40 基因突变所引起，表现为常染色体隐性遗传。目前已经报道了 10 多种突变类型，基因突变使 B 细胞表面 CD40 分子表达降低，因此与 CD40L 缺陷一样可导致 Ig 类别转换障碍。

二、原发性 T 细胞缺陷病

原发性 T 细胞缺陷病亦称原发性细胞免疫缺陷病。患者细胞免疫功能低下，临床表现为对病毒、真菌、原虫和胞内寄生菌易感性增高，感染不易控制，病情严重常导致死亡。此外肿瘤发病率也明显增高。

（一）迪格奥尔格综合征

迪格奥尔格综合征（DiGeorge syndrome）亦称先天性胸腺发育不全，与胚胎期第Ⅲ、Ⅳ对咽囊发育缺陷有关。致病基因定位于 22q11.2，Tbx1 基因是最重要的候选基因。患者常同时有胸腺和甲状旁腺缺如或发育不全、先天性心血管异常和其他脸、耳畸形。外周血 T 细胞减少或缺乏，淋巴组织中浆细胞数量正常，但皮质旁胸腺依赖区及脾细动脉鞘周围淋巴细胞明显减少。常在出生后即发病，主要表现为各种严重的病毒或真菌感染。应用胸腺素或胚胎胸腺上皮移植治疗可有一定疗效。

（二）T 细胞信号转导缺陷

由于 T 细胞表面分子或细胞内信号转导分子缺陷，使 T 细胞识别和信号转导异常、功能障碍，患者出现细胞免疫缺陷的各种症状，严重时可发生联合免疫缺陷。例如，TCRα 或 β 链缺陷可严重影响细胞免疫功能。CD3 分子 δ 链、ε 链、ζ 链缺失可使胞内信号转导障碍，T 细胞活化减弱。患者表现为免疫应答能力降低，IL-2 及其他细胞因子生成减少。信号转导分子 NF-AT 基因缺陷，或 ZAP-70 基因突变，也可致 T 细胞激活信号传递障碍，影响 T 细胞分化和发育，导致细胞免疫功能缺失。

三、重度联合免疫缺陷病

重度联合免疫缺陷病（severe combined immunodeficiency disease，SCID）为 T 细胞和 B 细胞均有缺陷而致的细胞免疫和体液免疫功能联合缺陷。包括多种不同疾病，发病机制各异。该症共同临床特点为淋巴组织发育不良，淋巴细胞减少，易反复发生细菌、病毒及真菌感染；若接种某些减毒活疫苗也可发生严重的全身感染，患者多因难以控制的感染而在 1~2 岁内死亡。临床采用骨髓移植或输血有一定疗效，但可能发生移植物抗宿主病。根据遗传类型、免疫学特征和基因分型主要将其分为以下几类。

（一）X-连锁重度联合免疫缺陷病

X-连锁重度联合免疫缺陷病（X-linked SCID，XLSCID）约占 SCID 的 50%，为 X 连锁隐性遗传病。该病是由于位于 Xq13.11-13.3 的 IL-2 受体 γ 链（IL-2Rγ）基因发生突变所致，包括点突变、插入或缺失突变，以及拼接位点的突变。IL-2Rγ 是 IL-2R 的重要组分，也是 IL-4R、IL-7R、IL-9R、IL-15R、IL-22R、IL-24R、IL-27R、IL-29R 共有的受体亚单位，称为共同 γ 链，对细胞因子作用于靶细胞的信号转导具有重要作用。γc 基因突变导致了多种细胞因子受体功能异常，使 T 细胞和 B 细胞成熟受阻和功能障碍。患儿表现为外周血 T 细胞和 NK 细胞数减少，B 细胞数量正常但功能障碍，对抗原和丝裂原刺激无增殖反应，也无抗体生成。

JAK3 基因定位于 19p13.1，其突变引起的 SCID 为常染色体隐性遗传病。JAK3 是与 γc 相关的信号分子，γc 与 JAK3 在细胞内结合后，通过一系列蛋白磷酸化转导信号，调控淋巴细胞的发育和分化。因此，JAK3 基因突变引起的 SCID 在临床表型上与 X 连锁 SCID 相同。另外，IL-27 在 T 细胞分化发育过程中起重要作用，IL-27Rα 链基因突变也可导致 T 细胞缺陷，但不影响 B 细胞分化发育，其临床表型为 T-B+NK+SCID。

（二）酶缺陷引起的 SCID

1. **腺苷脱氨酶缺乏症**　腺苷脱氨酶缺陷约占常染色体隐性遗传性 SCID 的 40%，全部 SCID 的 14%。ADA 基因定位于 20q13-ter，其突变或缺失导致 ADA 缺乏或功能缺陷。ADA 是一种氨基酸水解酶，参与嘌呤代谢过程，催化腺嘌呤核苷酸脱氨基变成次黄嘌呤核苷酸。ADA 缺陷导致嘌呤代谢中间代谢产物堆积而损伤淋巴细胞，包括 T 细胞、B 细胞和 NK 细胞，因此临床表型为 T-B-NK+SCID。由于 ADA 广泛表达于多种细胞，故其缺陷时产生的毒性产物也可累及胸腺上皮、肺、肝等组织，造成多系统损害。因此 ADA 缺陷 SCID 的预后比其他类型的 SCID 预后差。

2. **嘌呤核苷磷酸化酶缺乏症**　嘌呤核苷磷酸化酶缺陷导致的 SCID 也属常染色体隐性遗传病。PNP 基因位于 14 号染色体 q13.1，其突变或缺失导致 PNP 缺乏或功能缺陷，使脱氧鸟苷转化为鸟嘌呤以及肌苷转化为次黄嘌呤的通路受阻，鸟苷、脱氧鸟苷和 dGTP 等积聚，抑制 DNA 合成所需的核糖核苷酸还原酶，影响淋巴细胞分化和成熟。由于 dGTP 对 T 细胞的毒性作用大于 B 细胞，故细胞免疫功能受损明显。

（三）MHC I 类分子或 MHC II 类分子缺乏症

1. **MHC I 类分子缺乏症** 该病是常染色体隐性遗传病。由于 TAP 基因突变，内源性抗原不能经 TAP 转运至内质网中，影响 MHC I 类分子与抗原肽结合及其在淋巴细胞表面的表达。由于 MHC I 类分子表达缺乏，影响胸腺内 CD8+T 细胞阳性选择，导致外周血 CD8+T 细胞数量减少和功能障碍。

2. **MHC II 类分子缺乏症** 该病是常染色体隐性遗传病。II 类反式活化子（class II transactivator，C II TA）基因、RFX5 基因和 RFXAP 基因缺陷与该病发生有关。C II TA 能与其他转录因子结合促进 MHC II 类基因转录，RFX5 和 RFXAP 蛋白则能与 MHC II 类基因启动子结合调控转录。因此上述分子基因缺陷均可使细胞 MHC II 类分子表达障碍。胸腺基质细胞 MHC II 类分子表达缺陷可影响 CD4+T 细胞阳性选择，使外周血中成熟 CD4+T 细胞数量减少。APC 表面 MHC II 类分子表达缺陷，不能向 CD4+T 细胞提呈抗原。患者表现为迟发型超敏反应和对 TD 抗原的抗体应答缺陷，但 CD8+T 细胞和 B 细胞数量正常。

（四）TCR 和 BCR 的 VDJ 基因片段重组缺陷

RAG－1 和 RAG－2 参与调控 T 细胞受体（t cell receptor，TCR）和 B 细胞受体（b cell receptor，BCR）的 VDJ 重组过程，位于常染色体 11q13 的 RAG－1 和 RAG－2 基因突变将阻断 VDJ 重组，导致成熟 B 细胞和 T 细胞的完全缺失，引起 T－B－NK+SCID 或奥梅恩综合征（Omenn syndrome）。

四、吞噬细胞缺陷病

（一）慢性肉芽肿病

70% 慢性肉芽肿病（chronic granulomatous disease，CGD）患者为 X 连锁隐性遗传，其余 30% 多为常染色体隐性遗传。该病是由于编码还原型烟酰胺腺嘌呤二核苷酸磷酸（reduced nicotinamide adenine dinucleotide phosphate，NADPH）氧化酶系统的基因缺陷，使吞噬细胞不能产生足量的过氧化氢、超氧离子及单态氧离子，杀灭细菌的功能减弱，被吞噬的细菌能在细胞内继续存活和繁殖，持续的慢性感染可致巨噬细胞在局部聚集，并刺激 T 细胞活化增殖，形成肉芽肿。患者对过氧化氢酶阳性细菌易感，表现为反复发生化脓性感染，在淋巴结、脾、肺、肝、骨髓等多个器官中形成化脓性肉芽肿或伴有瘘管形成。

（二）白细胞黏附缺陷

白细胞黏附缺陷（leukocyte adhesion deficincy，LAD）呈常染色体隐性遗传，分为两型，两型 LAD 的临床表现相似。LAD－1 是由于 21 号染色体 q22.3 位置上的 CD18 基因突变或转录异常所致。CD18 分子是 β2 整合素家族成员 LFA－1、Mac－1/CR3、gp150、95/CR4 的共同亚单位，CD18 缺陷使中性粒细胞、巨噬细胞、T 细胞和 NK 细胞表面 β2 整合素家族成员表达缺陷，导致吞噬细胞趋化、黏附和吞噬功能障碍，NK 细胞和 T 细胞趋化、激活和杀伤作用受损。患者出现反复细菌或真菌感染。LAD－2 是由于一种岩藻糖转移酶基因突变，该酶参与选择素家族的寡糖配体（Sialyl-LewisX，sLeX）的生成，酶缺陷使白细胞和内皮细胞表面缺乏能与选择素家族成员结合的 sLeX，影响白细胞与内皮细胞间相互黏附作用。

五、补体系统缺陷

补体系统中的补体固有成分、补体调控蛋白及补体受体均可发生遗传缺陷。大多数补体缺陷属常染色体隐性遗传，少数为常染色体显性遗传。

（一）补体固有成分缺陷

补体两条激活途径的固有成分 C1q、C1r、C1s、C4、C2、C3、C5、C6、C7、C8、C9、P 因子、D 因

子等均可发生遗传缺陷。经典途径的早期成分 C1、C4、C2 缺陷常致肾小球肾炎、系统性红斑狼疮、类风湿关节炎等免疫复合物病。C3、P 因子、D 因子缺陷多致反复化脓性细菌感染。C5~C9 缺陷易出现反复奈瑟菌属感染。

（二）补体调控蛋白缺陷

1. C1INH 缺陷　在补体调控蛋白中以 C1INH 缺陷最常见。C1INH 可与活化的 C1r 和 C1s 结合，使 C1 酯酶失活，抑制 C4 和 C2 活化。C1INH 缺陷导致 C2 裂解产物 C2a 增多，使血管通透性增高，发生遗传性血管神经性水肿。此病属常染色体显性遗传，表现为反复发作的皮下组织和黏膜水肿，当发生喉水肿时可窒息死亡。

2. 衰变加速因子和 CD59 缺陷　衰变加速因子（decay-auelerating factor，DAF）能加速经典途径 C3 转化酶中 C2b 与 C4b 分离，并使旁路途径 C3 转化酶的 Bb 与 C3b 分离，从而抑制补体两条活化途径。CD59 通过结合 C8 和 C9 而干扰 C9 与 C5、C6、C7、C8 结合，并阻止 C9 聚合，限制膜攻击复合物（membrane attack complex，MAC）形成。上述两种补体调节蛋白均可保护机体细胞免遭 MAC 攻击，且都是借助糖基化的磷脂酰肌醇（glycosyl-phosphatidyl inositol，GPI）锚着于细胞膜上。若磷脂酰肌醇聚糖互补组 A（phosphotidyl inositol glycan complementation group－A，PIG－A）基因发生突变，细胞不能合成 GPI 锚，红细胞因缺乏 DAF 和 CD59 的保护作用而发生补体介导的溶血，此症称为阵发性夜间血红蛋白尿。

3. 补体受体缺陷　红细胞或吞噬细胞表达 CR1 缺陷，其清除免疫复合物的作用减弱，可发生 SLE 等自身免疫病。

本章小结

免疫遗传学（immunogenetics）研究机体免疫反应及免疫疾病的遗传基础，是免疫学与遗传学的交叉学科。

人类有多个红细胞血型系统，ABO 血型系统和 Rh 血型系统与临床医学关系密切。不同人种和民族中血型等位基因分布频率有差异，怀孕或者输血过程中血型系统不合会导致发生溶血性疾病。

HLA 是人类多态性最复杂的基因簇之一，等位基因频率在不同种族及地域人群存在差异，具有高度多态性、共显性、单体型遗传、连锁不平衡的特征。HLA 编码的分子参与抗原识别和呈递，调控机体对抗原的免疫应答或免疫耐受。HLA 除与器官移植排斥反应密切相关外，也与某些疾病存在连锁不平衡，与免疫相关疾病的易感性有关。

淋巴细胞抗原识别受体的多样性是特异性免疫应答的基础。编码免疫球蛋白的基因片段在胚系基因组中以基因簇形式存在，在淋巴细胞发育分化过程中，经基因重排形成完整的 V 区和 C 区的基因。基因片段组合多样性、连接多样性和体细胞高频突变构成了 Ig 多样性产生的分子遗传机制。

原发性免疫缺陷病（PID）是由遗传因素或先天性免疫系统发育不良造成免疫功能障碍所导致的疾病。包括特异性免疫缺陷病（如 B 细胞缺陷病、T 细胞缺陷病、联合免疫缺陷病）和非特异性免疫缺陷病（如补体系统缺陷病、吞噬细胞缺陷病）等。大部分遗传性免疫缺陷病的致病基因已被鉴定，为临床诊断、遗传咨询和治疗奠定了基础。

【思考题】

（1）简述 ABO 血型和 Rh 血型等的遗传控制。哪些情况下会导致胎—母血型不合所引起的新生儿溶血症？如何预防？

（2）简述 HLA 的遗传控制及其在生物医学方面的应用。

（3）原发性免疫缺陷病主要有哪些？如何确定与原发性免疫缺陷病相关的主效基因？

（白　云）

第十四章

药 物 遗 传 学

药物遗传学（Pharmacogenetics）是遗传学与药理学相结合发展起来的交叉科，主要研究遗传因素对药物代谢和药物效应的控制机制，以及发生异常药物反应的遗传基础。药物遗传学的研究丰富了人类遗传学和药理学的内容，对临床医师掌握用药的个体化原则、正确用药、提高药效、减少不良药物反应具有重要的意义。药物反应个体差异是临床药物治疗中常见的普遍现象，引起药物反应个体差异的原因很多，有性别、年龄、伴随的疾病、体重等，而其中尤为重要的是遗传因素。近年来药物遗传学的研究已证实药物反应个体差异的遗传本质是药物代谢酶、转运体和药物作用靶点的基因多态性。药物遗传学可利用已获得的遗传信息预测药物治疗结果（治疗性和毒性作用），来促进药物的开发，并为以每个患者的基因结构为基础的合理药物治疗提供科学依据，从而使药物治疗模式开始由过去的诊断导向治疗（diagnosis-directed drug therapy）向根据个体的遗传结构实行基因导向性治疗（gene-directed drug therapy）的新模式转换，有效推进新型"个体化用药"进程，使患者在获得最大药物疗效的同时，只面临最小的药物不良反应危险。

第一节　药物反应的遗传基础

基因决定药物代谢酶、药物转运蛋白和作用靶蛋白的表达和功能，是药物代谢与效应的重要遗传决定因素。个体由于遗传背景不同，对药物的吸收、分布、生物转化和消除也不同，导致药物在机体尤其是作用部位的浓度不同，表现为药物代谢动力学变异（variation in pharmacokinetic response）；或是虽然药物在作用部位浓度相同，但反应性不同，表现为药效动力学变异（variation in pharmacodynamic response）。这两方面的变异均可导致药物反应的个体差异。

一、药物反应的遗传方式

研究某种药物代谢及其效应，通常给予受试者某种剂量的该种药物，在不同时间间隔检测该种药物在血液甚至组织中的浓度或其他表示药物代谢速率或效应的参数，并运用数学原理和方法阐述药物在体内的量变规律。如果不同个体对某种药物反应的变异是连续的呈正态分布曲线，这就意味着机体对该药物的反应受多基因调控（图14-1A）。如果不同个体对某种药物反应的变异是不连续的，并呈双峰（图14-1B）或者三峰曲线（图14-1C），则意味着机体对该药物的反应受单基因调控。事实上，一种药物在机体内所产生的最终效应受多基因控制，决定药物代谢和药效的相关基因都会对最终的药物效应产生影响，因此药物反应的个体和群体差异十分复杂，表现为药物反应的遗传多态性。

以某个药物具有代谢酶遗传多态性与药物作用受体遗传多态性为例，群体中不同个体会产生9种不同的药物疗效和药物毒性的表现型（图14-2）。在图14-2A中，药物在野生型代谢速率的个体中代谢后有30%的药物作用于靶受体，靶受体有三种基因型分别产生三种治疗效果和一种毒性反应；图14-2B和图14-2C中分别表示杂合子和突变型纯合子代谢速率的个体，代谢后分别有65%和99%的药物去作用于药

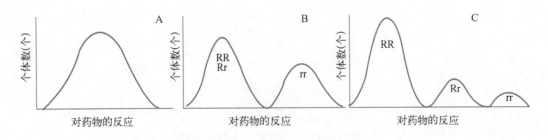

图 14-1　药物反应的变异分布图

A. 连续变异；B. 双峰的不连续变异；C. 三峰的不连续变异

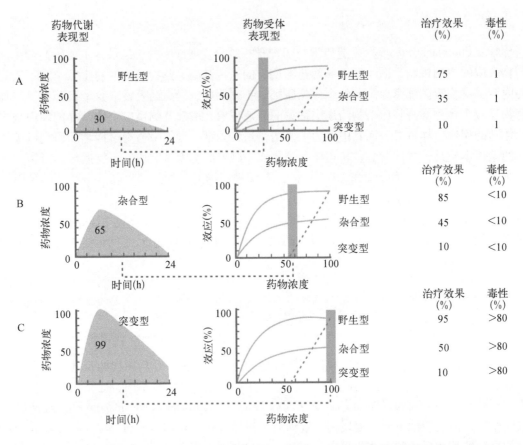

图 14-2　药物反应的多基因控制（引自 Evens, Relling, 1999）

物靶受体，分别产生不同的治疗效果和毒性反应。

二、药物代谢动力学变异

药物代谢酶反应（生物转化）常分 2 个阶段进行，第一阶段通常是氧化、还原和水解反应，结果使药物结构中引入了羟基、氨基和羧基等极性基团；第二阶段是结合反应，即极性基团与葡萄糖醛酸、硫酸、甘氨酸和醋酸等结合，进一步增加药物极性和水溶性。基因突变可引起所编码的代谢酶氨基酸序列改变，产生药物代谢酶的多态性（图 14-3），从而导致药物代谢动力学变异。药物代谢动力学变异包括第一阶段药物代谢变异（variation in phase I drug metabolism）和第二阶段药物代谢变异（variation in phase II drug metabolism）。

第一阶段的酶主要修饰底物功能基因团：乙醇脱氢酶（alcohol dehydrogenase，ADH）、乙醛脱氢酶（acetaldehyde dehydrogenase，ALDH）、细胞色素 P450（cytochrome P450，CYP450）、二氢尿嘧啶脱氢酶（dihydropyrimidine dehydrogenase，DPD）、醌氧化还原酶（NADPH quinone oxidoreductase 1，NQO1）、儿茶酚-O-甲基转移酶（catechol-Omethyl transferase，COMT）。

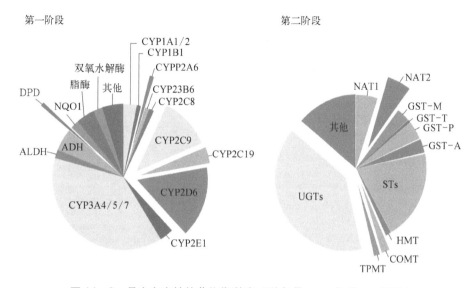

图 14-3　具有多态性的药物代谢酶（引自 Evens, Relling, 1999）

第二阶段的酶催化底物的结合反应：GST 谷胱甘肽-S-转移酶、HMT 组胺甲基转移酶、NAT N-乙酰基转移酶、STs 磺基转移酶、TPMT 巯基嘌呤甲基转移酶、UGTs 三磷酸尿苷葡糖醛酰基转移酶。

（一）第一阶段药物代谢变异

1. 细胞色素氧化酶 CYP450 基因多态　第一阶段药物代谢的核心是细胞色素氧化酶 P450（cytochrome，CYP450），其作用是催化药物分子羟基化（图 14-4），使得药物分子的侧基更易于与糖基或乙酰基结合，起到排泄和解毒的作用。该酶包括 56 种不同功能酶的大家族，分别由不同的 CYP 基因编码，其中 CYP1A1、CYP1A2、CYP2C9、CYP2C19、CYP2D6、CYP3A4 对于药物代谢极其重要，他们编码的 6 种酶参与了 90% 以上的常用药物第一阶段代谢（表 14-1）。CYP 基因在人群中分布呈遗传多态性，其等位基因的变异可造成酶活性增强、降低或缺失，导致 CYP450 活性遗传多态性，从而影响药物代谢速率，最终致使药物反应的个体差异。

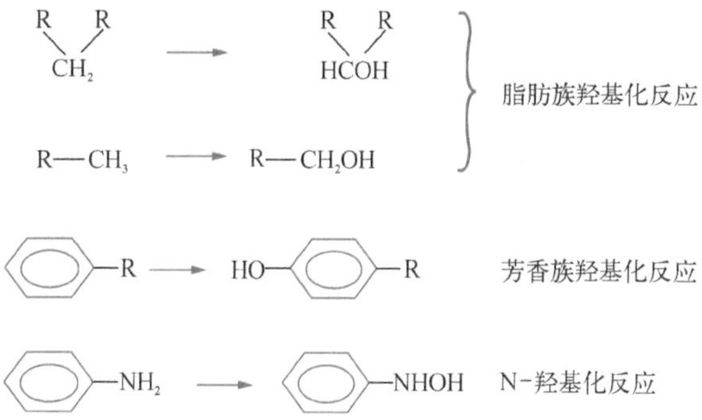

$$R \underset{CH_2}{\overset{R}{|}} \longrightarrow R \underset{HCOH}{\overset{R}{|}}$$
$$R—CH_3 \longrightarrow R—CH_2OH$$
脂肪族羟基化反应

芳香族羟基化反应

N-羟基化反应

图 14-4　第一阶段药物代谢：细胞色素氧化酶 P450 催化的羟基化反应

表 14-1　参与药物代谢的细胞色素 P450 多态性基因

家　族	基　因	等位基因的功能意义	可代谢药物（选列）
CYP1	CYP1A2	↑和↓活性等位基因	咖啡因 普萘洛尔
CYP2	CYP2C9	↑、↓和 0 活性等位基因	血管紧张素Ⅱ受体阻断剂 非甾体抗炎药物 甲硝唑 口服降糖药物 华法林
	CYP2C19	↓和 0 活性等位基因	抗癫痫药物 抗抑郁药物 抗焦虑药物

续表

家 族	基 因	等位基因的功能意义	可代谢药物（选列）
	CYP2D6	↑、↓和0活性等位基因	抗心律失常药物
			抗抑郁药物
			抗精神病药物
			β-肾上腺素阻断剂
			麻醉性镇痛药
CYP3	CYP3A4	↑、↓和0活性等位基因	对乙酰氨基酚
			抗真菌药
			可卡因
			可待因
			环孢素A
			地西泮
			红霉素
			他汀类降胆固醇药物
			紫杉醇
			华法林

注：↑，一个或多个等位基因活性上升；↓，一个或多个等位基因活性下降；0，一个或多个等位基因无活性。

以 CYP2D6 基因遗传多态性（22q13.1 - qter）为例，有的变异使 CYP2D6 基因拷贝数量增多，导致酶活性增高成为超快代谢者（ultrarapid metabolizer，UM）；有的变异导致 CYP2D6 酶活性降低或缺失，成为慢代谢者（poor metabolizer，PM）；而大部分不含核苷酸变异个体则酶活性正常，称为强代谢者（extensive metabolizer，EM），这就造成了 CYP2D6 酶反应的多态性。CYP2D6 基因的 PM 表型的发生频率存在种族差异，在白种人中 PM 发生率高达 5%~10%，在非洲黑人中为 0~2%，在东方人约为 1%。我国研究资料显示，不同遗传背景的民族 CYP2D6 的 PMs 发生率汉族为 0~1%，藏族为 1.52%，维吾尔族为 0.63%，蒙古族为 0.81%，侗族为 0.8%，苗族为 0%，很显然白种人 PM 发生率显著高于中国人群。由 CYP2D6 基因决定的药物代谢多态性可能成为不同人群对药物所需剂量不同的重要原因，也是药物反应个体差异的主要原因。

经 CYP2D6 酶代谢的药物包括多种受体阻滞剂、抗心律失常药、降压药、三环类抗抑郁药等（表 14 - 2）。

表 14 - 2 经 CYP2D6 酶代谢的药物

分 类	化 学 名 称
β 受体阻滞剂	烯丙洛尔、丁呋洛尔、美托洛尔、普萘洛尔、噻吗洛尔、布尼洛尔
β、α 受体阻滞剂	卡维地络
抗心律失常药	奎尼丁、英卡胺、司巴丁、氟卡胺、普罗帕酮、安搏律定、美西律
降压药	异喹胍、吲哚拉明
抗心绞痛药	哌克昔林、特罗地林
镇痛药	曲马多
抗精神病药	奋乃静、氟哌啶醇、利螺环酮、硫利达嗪、珠氯噻醇
止咳平喘药	可待因、甲氧苯丙胺、右美沙芬、甲氧苯丙胺

续表

分　类	化　学　名　称
降血糖药	苯乙双胍
三环类抗抑郁药	阿米替林、丙咪嗪、氯丙咪嗪、去甲丙咪嗪、去甲替林
其他抗抑郁药	阿米夫胺、溴法罗明、马普替林、帕罗西汀、托莫西汀
5-HT 拮抗剂	托比色创

　　除 CYP2D6 基因外，其他细胞色素氧化酶基因也表现出遗传多态性。如 CYP2C9 酶基因在人群中存在 CYP2C9 * 2/CYP2C9 * 3 两种变异性，导致酶活性降低，从而使人群中存在 PM 和 EM 两种代谢表型。PM 个体对 S 型华法林的代谢减弱，引起对华法林的清除下降，半衰期延长，从而导致过度抗凝等不良反应，因此 PM 需要达到理想抗凝药效的华法林剂量更低。再如 CYP2C19 酶基因变异的 PM 代谢个体服用奥美拉唑治疗消化性溃疡时，由于 PM 比 EM 代谢清除率低，因此，PM 溃疡愈合率远高于 EM。

　　2. 过氧化氢酶基因缺陷　H_2O_2 在组织中过氧化氢酶的作用下迅速分解并释放出游离氧气。H_2O_2 起抗菌除臭作用，常用于外科创面清毒，使用时创面呈鲜红色，并有泡沫产生。1946 年日本耳鼻喉医师高原首次报道，他在给一名口腔坏疽的女孩消毒创面时，发现这个女孩创面为棕黑色，且无泡沫产生。高原推断患者的创面组织中缺乏过氧化氢酶，因而 H_2O_2 不能被迅速分解而氧化血红蛋白为棕红色高铁血红蛋白，所以将该病称为无过氧化氢酶血症（acatalasia）。约半数受累者易患牙龈溃疡、坏疽、萎缩和牙齿脱落等症状。

　　H_2O_2 酶基因定位于 11p13.5-p13.6，与 11p 部分单体综合征基因、钙调素基因和甲状腺素基因紧密连锁，目前已鉴定了五种不同的过氧化氢酶基因变异导致的酶缺陷。根据血清中酶活性水平可以分为两种表型：纯合显性个体酶正常，杂合子酶活性为中等水平，隐性纯合子无酶活性。无过氧化氢酶血症呈常染色体不完全显性方式遗传，在黄种人发病率较高，日本某些地区高达 1%，我国华北为 0.65%、华中 0.55%、华南 0.25%、台湾地区 0.29%。

　　（二）第二阶段药物代谢变异

　　1. 乙酰基转移酶基因变异　第二阶段药物代谢的一条重要途径是乙酰化，其药物代谢动力学变异首先发现于接受异烟肼（isoniazid）治疗的肺结核患者中。异烟肼对结核杆菌有很强的选择抑制和杀灭作用，常作为临床治疗各类结核病的首选用药。异烟肼口服易吸收，1~2 h 后血浆浓度可达峰值，大部分在肝脏内经 N-乙酰基转移酶（N-acetyltansferase，NAT）转化为无效的乙酰化异烟肼和异烟酸，少部分以原药从尿中排出（图 14-5）。

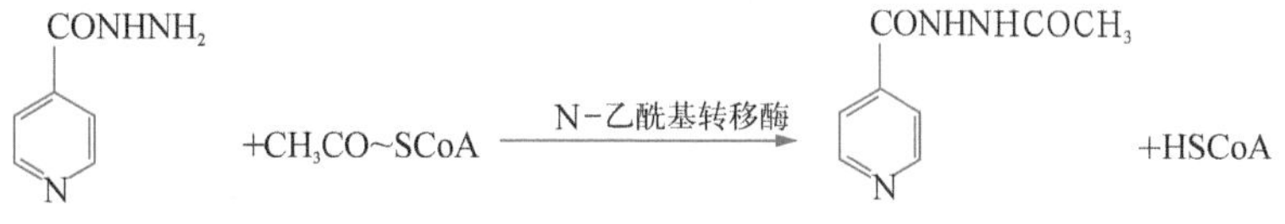

图 14-5　异烟肼在体内的乙酰化过程

　　人染色体上有两个位点基因能编码功能性 NAT 酶，分别命名为 NAT1 和 NAT2，定位于 8p21.1-23.1。NAT1 编码的酶催化某些芳基胺药物的乙酰化；NAT2 基因编码的酶催化异烟肼等药物的乙酰化。NAT2 基因在群体中具有高度遗传多态性，导致在不同个体内的药物乙酰化代谢呈多态性。当 NAT2 基因发生突变时，它所编码 NAT 活性降低，乙酰化过程受阻，异烟肼的代谢减慢，临床上依据体内异烟肼乙酰化速度快慢将人群分为两种：快代谢型（rapid inactivator）和慢代谢型（slow inactivator），前者摄入异烟肼后，半衰期（$T_{1/2}$）为 70 min 左右，后者约为 3 h。家系调查表明，异烟肼慢代谢型为 NAT2 基因变异型纯合子，以常染色体隐性方式遗传，而 NAT2 野生型纯合子与杂合子异烟肼乙酰化速度无差异，均表现为快代谢型。NAT2 基因的三个变异型（M_1、M_2、M_3）均可导致 NAT 活性降低或丧失，占慢代谢型的 95% 以上。

异烟肼慢代谢型发生率表现为明显种族差异，埃及人高达 83%，白种人达 40% ~ 70%，泰国人 31.2%，菲律宾人 25%，朝鲜人 10.8%，日本人 11.5%，我国台湾人群中占 22%，加拿大爱斯基摩人占 5%。

异烟肼治疗肺结核可引起一系列不良反应，患者常表现为手脚麻木、肌肉震颤和步态不稳等周围神经炎性症状，严重时可导致中毒性脑病和精神病，这是由于异烟肼在体内与维生素 B_6 反应生成异烟腙，导致维生素 B_6 缺乏，进而使中枢 GABA 减少，诱发中枢神经过度兴奋所致。因此，慢代谢型个体使用异烟肼时应注意及时补充维生素 B_6，预防不良反应产生。

慢代谢型结核病患者长期使用异烟肼后，可导致异烟肼在体内大量堆积，约 80% 患者可发生多发性神经炎。若每日持续给药则慢代谢型易产生严重不良反应，而采用间歇给药则快代谢型疗效较差，故临床上应根据不同患者的代谢类型确定给药方案。

异烟肼可损伤肝细胞，使转氨酶升高，少数患者可出现黄疸，严重时出现肝小叶坏死。异烟肼肝炎患者约 86% 是快代谢型。Mitchell 等的研究还发现，异烟肼在肝内乙酰化为乙酰化异烟肼后进一步水解为异烟酸（isonicotinic acid）和乙酰肼（acetylhydrazine），后者在肝脏又形成强的酰化剂进而导致肝组织坏死。与慢代谢型相比，快代谢型肝内易形成较多的乙酰化异烟肼，故快代谢型使用异烟肼时应注意定期检查肝功或慎用。

此外，肼屈嗪、柳氮磺胺吡啶、氨苯砜和普鲁卡因等在体内的乙酰化代谢也有快、慢两种类型，甚至出现中间型代谢者。

2. 琥珀酰胆碱敏感　琥珀酰胆碱（succinylcholine）又称为司可林（scoline），是常见的肌肉松弛药。它作用于神经肌肉接头后膜的 N-胆碱受体，产生神经肌肉阻滞从而使骨骼肌松弛，便于手术，是辅助麻醉药。静脉注射琥珀酰胆碱后，即可被血液和肝脏中的伪胆碱酯酶（butyrylcholinesterase，BCHE）迅速水解为琥珀酰单胆碱（图 14-6），肌松作用明显减弱，然后进一步水解为琥珀酸和胆碱，肌松作用随之消失。

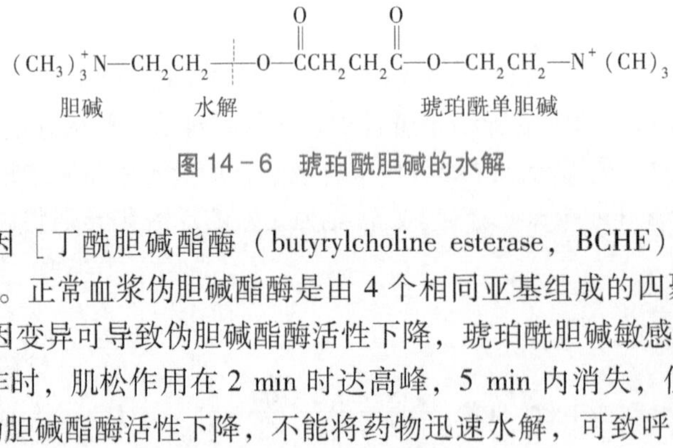

图 14-6　琥珀酰胆碱的水解

编码伪胆碱酯酶的基因［丁酰胆碱酯酶（butyrylcholine esterase，BCHE）］定位于 3q26.1-q26.2，全长 80 kb，含 4 个外显子。正常血浆伪胆碱酯酶是由 4 个相同亚基组成的四聚体，已检出若干变异基因型（表 14-3）。BCHE 基因变异可导致伪胆碱酯酶活性下降，琥珀酰胆碱敏感性增强。琥珀酰胆碱在用于气管、食管插管等短时操作时，肌松作用在 2 min 时达高峰，5 min 内消失，但琥珀酰胆碱敏感个体存在 BCHE 基因变异，血浆中伪胆碱酯酶活性下降，不能将药物迅速水解，可致呼吸肌麻痹 1 h 以上，甚至严重窒息死亡。该病群体发病率约 1/2 000，呈常染色隐性遗传。

表 14-3　伪胆碱酯酶变异基因型

名　称	缩写词	表　型	密码子改变	氨基酸改变	基因型名称	纯合子频率[b]
典型	U	正常	无	无	BCHE	96%
非典型	A	地布卡因抗性	70 GAT→GGT	天冬→甘	BCHE[a]70G	1/3 500
沉默型-1	S_1	无活性	117 GGG→GGAG	甘→移码	BCHE FS 117	1/100 000[c]
沉默型-2	S_2	无活性	6 ATT→TT	异亮→移码	BCHEFS6	

续表

名　称	缩写词	表　型	密码子改变	氨基酸改变	基因型名称	纯合子频率[b]
沉默型-3	S_3	无活性	500 TAT→TAA	酪→终止	BCHE[a]500	
氟化物-1	F_1	氟化物抗性	243 ACG→ATG	苏→甲硫	BCHE[a]243M	1/150 000
氟化物-2	F_2	氟化物抗性	390 GGT→GTT	甘→缬	BECHE[a]390V	?
K 变异型	K	66%活性	539 GCA→ACA	丙→苏	BCHE[a]539T	1%
J 变异型[a]	J	33%活性	497 GAA→GTA	谷→缬	BCHE[a]497V	1/150 000

注：[a]K 变异型的特点也存在于所有检测的变异型和 90% 的非典型变异型中；[b] 白人中的频率；[c] 所有沉默型等位基因频率。

三、药效动力学变异

药效动力学变异是由于药物下游靶点等位基因变异引起的药物反应差异。大多数药物与其特异性靶蛋白相互作用而产生药理学作用，如受体、酶以及那些参与信号传递、细胞周期调控蛋白等。编码这些药物作用的靶蛋白基因具有遗传多态性，因而改变了与这些靶蛋白对其特异性药物的敏感性，最终导致药物反应的个体差异。

（一）胰岛素受体基因突变和胰岛素抵抗

胰岛素在调节碳水化合物、脂类和蛋白质代谢的多种途径及促进细胞生长中起着重要作用。胰岛素对靶细胞的生物活性都是通过胰岛素受体介导的。胰岛素受体是一种细胞表面糖蛋白，在糖基化和蛋白裂解成 α 和 β 2 个亚单位后，成熟受体被转运并插入胞浆膜。当胰岛素和其受体的细胞外功能区结合后，膜相关的酪氨酸激酶被激活，从而触发靶细胞的生物应答，来调控糖、脂肪和蛋白质等物质代谢。胰岛素也常用于治疗糖尿病等消耗性疾病。

鉴于胰岛素作用与健康和疾病密切相关，胰岛素受体基因及其编码的蛋白产物也被广泛地研究。胰岛素受体功能缺陷是诱发胰岛素抵抗的重要因素之一。

编码人类胰岛素受体的基因位于 19p13.3 - 13.2，约 120 kb，由 22 个外显子和 21 个内含子组成。外显子 1~11 为 90 kb，为编码受体 α 亚单位的基因；外显子 12~22 为 30 kb，为编码受体 β 亚单位的基因。1988 年 Kadowaki 等首次鉴定了 1 例胰岛素受体基因的突变，目前已发现多于 25 个其他的突变（表 14-4），大部分是错义突变或无义突变。这些突变可导致胰岛素受体合成降低、转运障碍、亲和力下调、酪氨酸激酶活性受损及降解加速，从而诱发胰岛素抵抗。具胰岛素受体突变的患者，尤其是突变的纯合子，都对胰岛素极度抵抗，常常需要每天给予数千个单位的外源性胰岛素；与那些具有葡萄糖耐量损害及非胰岛素依赖性糖尿病患者比较，杂合子个体具有较轻的抵抗程度。

表 14-4　胰岛素受体基因突变导致胰岛素抵抗

突　变	对功能或在 mRNA 水平的影响
全胰岛素基因	多诺霍综合征
α 亚单位	
Asn[15]→Lys	转运障碍、结合亲和力降低
Val[28]→Ala	
Gly[31]→Arg	
Try[133] 终止	mRNA 水平降低

续表

突 变	对功能或在 mRNA 水平的影响
His^{209}→Arg	转运障碍
Leu^{233}→Pro	结合减少
内含子 4 AG→GG	剪接受端缺陷
Gly^{366}→Arg	
外显子 5 突变	受体截断、蛋白融合
Phe^{382}→Val	转运障碍
Lys^{460}→Glu	结合亲和力降低、pH 敏感性降低
Gln^{672} 终止	mRNA 减少
Asn^{452}→Ser	pH 敏感性降低
Arg^{735}→Ser	未分离受体、结合亲和力降低
β 亚单位	
Arg^{897}→Stop	mRNA 水平降低
外显子 14 突变	受体截断、蛋白融合
Val^{985}→Met	酪氨酸激酶活性降低
Pro^{986}→Leu	酪氨酸激酶活性降低
Arg^{993}→Gln	酪氨酸激酶活性降低
Gly^{1008}→Val	酪氨酸激酶活性降低
Lys^{1058}→Glu	酪氨酸激酶活性降低
Ala^{1134}→Trp	酪氨酸激酶活性降低
Ala^{1135}→Leu	酪氨酸激酶活性降低
Met^{1153}→Ile	酪氨酸激酶活性降低
Trp^{1200}→Ser	酪氨酸激酶活性降低

（二）葡萄糖-6-磷酸脱氢酶缺乏症

G6PD 缺乏症是热带和亚热带地区常见的遗传病。该病在我国主要分布在南方各省，以广东、广西、贵州、云南、四川等省发病率较高，为 5%~20%。

红细胞中糖代谢主要通过糖酵解途径进行，但也有 10%通过戊糖旁路代谢。G6PD 是红细胞戊糖旁路代谢的重要作用酶，在正常 G6PD 作用下，6-磷酸葡萄糖脱氢氧化为 6-磷酸葡萄糖酸，同时 NADP 还原为 NADPH，从而维持红细胞中还原型谷胱甘肽（reduced glutathione, GSH）的含量（图 14-7）。GSH 可清除血红蛋白及红细胞膜附近由机体在氧化还原过程中产生的 H_2O_2，使血红蛋白内和红细胞膜上的巯基免受氧化作用，从而维持红细胞的稳定。

当机体内 G6PD 缺乏或活性过低时，GSH 缺乏，致使 H_2O_2 在体内大量聚集并将血红蛋白 β 链表面第 93 位半胱氨酸的巯基氧化，进而氧化血红蛋白内部的巯基，从而导致血红蛋白变性形成变性珠蛋白小体［海因茨小体（Heinz body）］。变性珠蛋白小体沉积于红细胞膜上，使红细胞变形能力下降，脆性增大，在肝脾微循环中不易通过，被阻塞在肝、脾窦中，最终被巨噬细胞破坏，发生溶血。

G6PD 基因突变是一些常见药物、化学制剂及食物诱发溶血的遗传基础（表 14-5），也是某些新生儿黄疸，感染性溶血（如病毒性肝炎、流感、大叶性肺炎、伤寒、腮腺炎等）发生的遗传背景。突变个体平时无症状，但在特定因素的作用下表现为溶血性贫血，出现血红蛋白尿、黄疸等急性溶血反应。这些症状通常会逐渐消除，但偶尔会出现大量溶血而致命。由于受累者在进食蚕豆蛋白制品或吸入蚕豆花粉时亦可诱发溶血，故 G6PD 缺乏症又称为蚕豆病（favism）。

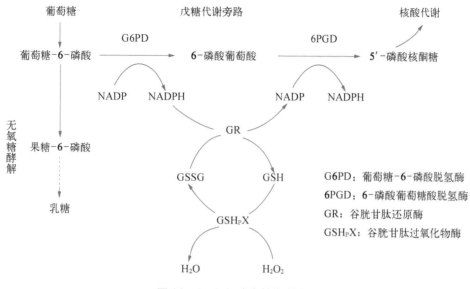

图 14-7 红细胞戊糖代谢途径

表 14-5 可诱发 G6PD 缺乏症者溶血的药物、化学制剂及食物

分 类	化 学 名 称
抗疟药	伯胺喹啉、奎宁、氯喹等
解热镇痛药	乙酰水杨酸、乙酰苯胺、非那西丁、安替比林、氨基比林
呋喃类药物	呋喃妥因、呋喃西林、呋喃唑酮、呋喃他酮
磺胺类药物	氨苯磺胺、磺胺吡啶、磺胺异恶唑、磺胺甲基吡嗪、磺胺醋酰等
砜类药物	氨苯砜、硫氧二砜
化学制剂	萘、苯肼、丙磺舒、氯霉素、维生素 K 等
食物	蚕豆

G6PD 缺乏症属 X 连锁不完全显性遗传，G6PD 基因定位于 Xq28，由 13 个外显子和 12 个内含子组成，全长 18 kb，编码 531 个氨基酸。根据这些变异型的酶活性和临床意义分为 5 大类：第 1 类变异型的酶活性非常低（低于正常的 10%），伴有终生代偿性慢性溶血；第 2 类变异型，尽管体外的酶活性非常低但不伴有慢性溶血，只有在某些特殊情况下才会发生溶血，这一类型是常见的类型如 G6PD 地中海型；第 3 类变异型其酶活性为正常的 10%~60%，只有在服用某些药物或感染时才发生急性溶血反应；第 4 类变异型是由于不改变酶的功能活性的突变所致；第 5 类变异型其酶的活性是增高的，第 4 和第 5 类没有临床意义。

目前已确定与 G6PD 缺乏症相关的基因突变至少有 140 种，除 5 种为缺失型外，其余均为点突变，研究证实不同地域、不同民族患者中 50% 以上为 1376G→T 和 1388G→A。已报道的中国人中 G6PD 基因突变型有 24 种，都为点突变，表 14-6 列举了中国人中的部分 G6PD 基因突变型。

表 14-6 中国人中的部分 G6PD 基因突变型

类 型	碱 基 突 变	氨 基 酸 改 变
C1	1376 G→T	459 精→亮
C2	1388 G→A	463 精→组
C3	1311 C→T	无
C4	392 G→T	131 甘→缬
C5	1024 C→T	341 亮→苯丙

续表

类　　型	碱 基 突 变	氨 基 酸 改 变
C6	95 A→G	32 精→组
C7	592 C→T	198 精→半胱
CT1	835 A→T	297 苏→丝
CT2	1360 C→T	454 精→半胱
CT3	493 A→G	165 冬胺→天冬
	1004 C→A	335 丙→天冬

　　G6PD 女性杂合子的表现变异幅度大，根据莱昂假说 X 染色体失活的理论，女性 G6PD 杂合子本身就是一个嵌合体，有两种基因型的红细胞群，G6PD 缺乏细胞和正常细胞。如果某杂合子女性的造血组织来自 n 个细胞，则全部是有突变基因或全部是有正常基因 X 染色体失活的机会是 $(1/2)^n$，前者表型正常，后者表型与带有致病基因的男性一致，由于女性杂合子 G6PD 缺乏细胞与正常细胞的数量比变化很大，因此表型变异幅度大，大约有 1/3 的女性杂合子在接触诱发因素时发生显著溶血。

第二节　环境因子反应的遗传基础

　　药物仅仅是人类接触的环境因子的一部分，环境中还存在许多潜在毒物，或对某些具有特定遗传基础的个体会产生毒性反应的物质，特别是环境中某些诱变剂、致癌剂或致畸剂在群体中能引起不同的个体反应，某些个体对这些有害因子表现出易感倾向。药物和毒物之间并没有严格的界限，药物过量可引起中毒，少量毒物有时也作为药物使用，药物和毒物均属环境因子中的化学物质，它们在人体内的效应受特定基因型的影响。研究群体中不同基因型对各种环境因子的特殊反应方式和适应特点是生态遗传学（Ecogenetics）研究的主要内容。

一、乙醇中毒

　　乙醇中毒是指因饮酒特别是大量或长期饮酒造成的各类精神障碍，包括急性中毒、依赖性、戒断综合征、慢性中毒所致的精神病、器质性综合征以及人格的改变等。不同的种族和个体对乙醇的耐受性有明显的差异。乙醇敏感者，当摄入 $0.3\sim0.5$ ml/kg 乙醇时，即可表现面部潮红、皮温升高、脉搏加快等乙醇中毒症状，而乙醇耐受者则不发生这些反应或反应轻微，黄种人 80% 为敏感者，白种人仅 15% 为敏感者。

　　乙醇在体内的代谢过程主要分为两步反应：第一步是乙醇在肝 ADH 作用下形成乙醛；第二步是乙醛在乙醛脱氢酶（acetaldehyde dehydrogenase，ALDH）作用下进一步形成乙酸。

$$N_2H_5OH + NAD^+ \xrightarrow{ADH} CH_3CHO + NADH + H^+$$

$$H_2O + CH_3CHO + NAD^+ \xrightarrow{ALDH} CH_3COOH + NADH + H^+$$

在第一步反应中生成的乙醛可刺激肾上腺素、去甲肾上腺素等物质的分泌，引起面红耳赤、心率快、皮温升高等乙醇中毒症状。

　　ADH 是二聚体，现已发现至少有 5 种基因：ADH_1、ADH_2、ADH_3、ADH_4 和 ADH_5，并在不同的组织和不同发育时期差异表达。ADH_1 基因主要编码 α 链，主要在胎儿早期肝内有活性；ADH_2 基因主要编码 β

链，在胎儿及成人肺和肝内有活性；ADH_3 基因编码主要 γ 链，在胎儿和新生儿肠和肾有活性；ADH_4 基因编码 π 链，只在肝脏中表达；ADH_5 基因编码 χ 链，主要存在于人体睾丸、胎盘和大脑。

ADH_2 具有多态性，大多数白种人 ADH_2 编码的乙醇脱氢酶由的 $\beta_1\beta_1$ 组成；而约 90% 黄种人 ADH_2 编码的乙醇脱氢酶由 $\beta_2\beta_2$ 组成。$\beta_2\beta_2$ 活性比 $\beta_1\beta_1$ 活性约高 100 倍，故大多数白种人在饮酒后产生乙醛较慢，而黄种人积蓄乙醛速度较快，对乙醇更敏感。

ALDH 主要有 2 种同工酶：$ALDH_1$ 和 $ALDH_2$，二者均为多肽四聚体。$ALDH_1$ 存在于细胞质中，基因定位于 9q21；$ALDH_2$ 存在于线粒体内，基因定位于 12q24.2。$ALDH_2$ 活性高于 $ALDH_1$，白种人几乎全部都有 $ALDH_1$ 和 $ALDH_2$ 的酶活性；而黄种人中约 50% 的个体 $ALDH_2$ 突变导致其酶功能缺失，因此氧化乙醛的速度比较慢。

综上所述，黄种人较白种人易产生乙醇中毒的原因是由遗传因素决定的。具有 ADH_2（$\beta_2\beta_2$）及 $ALDH_1$ 者对乙醇最敏感；具有 ADH_2（$\beta_1\beta_1$）及 $ALDH_1$ 者次之；具有 ADH_2（$\beta_1\beta_1$）及 $ALDH_2$ 者最不敏感。大多数黄种人在饮酒后产生乙醛速度快而氧化为乙酸的速度慢，故易产生乙醛蓄积而中毒；而大多数白种人则相反。

二、吸烟与肺癌

原发性支气管癌又称肺癌，是最常见的恶性肿瘤之一。肿瘤流行病学调查表明，80%～90% 的男性肺癌与吸烟有关。吸烟者易患肺癌，但并非所有吸烟者均患肺癌，吸烟是否患肺癌与个体的遗传基础有关。

吸烟产生的烟雾中含有多种化学致癌物，其中之一是大量的多环芳烃类的苯蒽衍生物。苯蒽衍生物致癌性较弱，进入机体后通过细胞微粒体中芳烃羟化酶（aryl hydrocarbon hydroxylase，AHH）的作用可转变为具有较高致癌活性的 7，8 -二羟基 -9，10 -环氧芘。因而当 AHH 活性增高时，患肺癌的可能性也增加。同时这类苯蒽衍生物还是 AHH 的诱导剂，能提高细胞内 AHH 的活性。因此，AHH 的诱导性具有增强苯蒽衍生物致癌性的作用，而这种诱导性的高低因人而异，受遗传因素决定，在人群中呈多态性分布。根据诱导酶活性水平高低可将人群分为高诱导组、中诱导组和低诱导组；中诱导组患肺癌风险比低诱导组高 16 倍；而高诱导组患肺癌风险比低诱导组高达 36 倍。

研究表明，细胞色素氧化酶 P450 亚家族成员 CYP1A1 具有 AHH 活性。CYP1A1 基因定位于 15q22，在群体中呈多态分布，现已发现 4 种点突变，其中 m1（T6235C）突变导致 CYP1A1 可诱导 AHH 酶活性异常增高，而 m2（A4889G）突变则导致非诱导酶活性增加。

三、慢性阻塞性肺疾病

吸烟可诱发慢性支气管炎合并肺气肿或支气管哮喘，统称为慢性阻塞性肺疾病（chronic obstructive pulmonary disease，COPD）。吸烟能刺激巨噬细胞和中性粒细胞释放大量弹性蛋白酶，分解肺泡弹性蛋白，使肺泡破坏、融合，呼吸面积减少，导致 COPD 的发生。但并非吸烟者都患 COPD，COPD 的产生也受遗传因素的调控。

正常人血清和各种组织中都存在有多种抑制蛋白酶活性的物质。α_1 -抗胰蛋白酶（α1-antitrypsin，α1 - AT）是血清中主要的蛋白酶抑制剂。α_1 - AT 基因定位于 14q32.1，在群体分布中具有遗传多态性，目前已发现 90 余种变异型，每种变异型对蛋白酶抑制活性都不相同。Pi^M 是世界上各种人群中最常见的等位基因，基因频率为 0.866～0.996；而等位基因 Pi^S 频率为 0.11～0.12；等位基因 Pi^Z 频率最低，仅为 0.01～0.02。人群中大多数人具有 MM 型，其蛋白酶抑制活性为 100%，SS 型活性为 60%，ZZ 型较罕见，活性仅为 10%～15%。现已证实 ZZ 型是由于第 342 位的谷氨酸被赖氨酸取代，SS 型是由于第 264 位的谷氨酸被缬氨酸取代。有 ZZ 型 α_1 -抗胰蛋白酶的人易患 COPD。这是因为 α_1 -抗胰蛋白酶活性低，不能有效地抑制蛋白酶（包括弹性蛋白酶）对肺泡弹性蛋白的分解作用。调查表明，COPD 患者中 ZZ 型频率较正常人的

ZZ 型率高 43 倍。此外，ZZ 型者易患新生儿肝炎、不明原因的肝硬化及慢性活动性肝炎。

四、成人低乳糖酶症

婴儿小肠乳糖酶活性很高，在进食乳品后可以充分分解乳糖为葡萄糖和半乳糖而被小肠吸收。多数人在断奶后，酶活性大大降低，失去对乳糖的水解作用，表现为成人低乳糖酶症，年长儿及成年人进食牛乳或乳制品后，乳糖不能被水解而贮留在肠内，通过渗透机理吸收水分，在结肠内被分解为乳酸、氢和二氧化碳，造成肠内积气、肠鸣、腹胀、稀便和腹泻等乳糖不耐受症状。

成人低乳糖酶症发生频率可随地区人种不同而有差异。据调查，在某些亚洲人成人低乳糖酶症发生群频率很高，几乎达 100%。但在多数中欧和北欧人群及亚洲以牧业为主的人群中发生率很低，这些地区成人能持续保持乳糖酶活性，说明编码乳糖酶的基因在持续表达。这可能是由于在这些以牧业为主的社会中，经常食用乳品，使有关突变基因经过长期选择形成优势，或不间断食用乳品而保持基因持续表达的结果。该病的遗传方式尚不清楚。

第三节　药物基因组学

20 世纪 90 年代以来，随着 HGP 的启动和实施，一大批人类基因相继被发现，药物基因组学（pharmacogenomics）应运而生。药物基因组学是基因功能学和分子药理学结合的交叉学科，利用人类基因组学的研究方法和技术，研究不同人群和个体的基因组学差异及其对药物反应的影响，以促进新药开发和临床个体化用药。

一、药物基因组学研究的主要内容

基因多态性是药物基因组学的基础和重要研究内容。药物基因组学选择性地探讨与药物反应相关联的基因多态性。如前所述，一个药物在机体内产生的总反应取决于药代动力学和药效动力学相关的蛋白、酶和受体的相互作用，而决定药物转运蛋白、药物代谢酶和作用靶点的基因多态性会对最终的药物效应产生影响。因此，筛选与药物效应相关基因，并进一步评价其多态性变异与药物反应的关系，是药物基因组研究最主要的内容，也是一项非常艰巨和长期的任务。

目前，主要有两大类方法用于筛选人体基因组中与个体药物反应相关的基因，即"候选基因研究"方法和"全基因组连锁失衡图谱研究"方法。候选基因研究（cndidate gene study）是根据现有知识，研究与药物代谢酶、药物作用靶目标或传导途径以及与疾病发生有关的基因及其多态性；全基因组连锁失衡图谱研究（whole genome linkage disquilibrum mapping study）又称非随机相关性研究（no random association study），即根据每个 SNP 与该染色体上邻近 SNP 多态性位点距离和发作频率等相关性分析，鉴别基因组中的易感 SNP 位点。确定靶基因后，即可通过基因诊断和临床试验收集资料，并对大量个体基因变异和对药物反应资料进行相关性分析。

二、药物基因组学的应用

药物基因组学对新药开发和应用具有巨大的推动作用，为临床合理用药、发挥药物治疗疗效、防治不良反应提供科学依据，将目前依据患者人群共性的药物治疗发展为根据不同个体的遗传背景而用药，从而实现个体化治疗。

（一）药物基因组学促进新药发现和开发

药物基因组对新药的研究将产生重要影响。药物基因组学以快速增长的人类基因组中所有基因信息指导新药开发，利用生物信息分析、高通量功能筛选等现代生物技术揭示大量新药物的作用靶点，从而进一步优化药物设计和发现新化合物。Genaissace 制药公司运用应答基因作为药物开发的靶点，用于乳腺癌和心血管疾病药物开发，预计抗癌新药只杀伤肿瘤细胞而对正常细胞没有毒性，治疗心血管疾病的药物将更有效而不良反应更低。

药物基因组学将从基因组整体水平上研究遗传因素对药物治疗效果的影响，这适用于药物设计、临床试验、批准上市、临床使用等药物开发的整个周期，这将使药物开发进入以基因为基础的新工艺历史阶段。从"一种药物适宜于所有人"的传统药物开发模式，到根据基因的特性为某个特定群体甚至个体设计药物，推动革新药物开发的全过程，使药物开发周期缩短、费用降低。统计表明，平均每种新药从开发到临床使用要花费约 8 亿美金和 12~14 年的时间，而 80% 的经济和时间成本都花费在高失败率的临床试验上。运用药物基因组学则可通过基因特性预测药物在体内代谢途径和效率，用基因标志物筛选试验对象，排除效应不佳的基因型个体，降低临床试验的失败率，减少试验经费。

运用药物基因组学的相关理论和技术可预测有严重不良反应的基因型个体，避免药物在这些个体中使用，从而重新评估已淘汰和未通过药审的新药价值，节省开发新药的费用。

（二）药物基因组学推动合理用药

目前，临床药物治疗普遍采用传统给药方式，即"千人一药，千人一量"的用药模式，个体间的差别难以体现。医生凭经验和治疗效果调整用药，需要对患者进行长时间观察和大量检测，才能找到最佳用药方式。药物基因组学的研究，将推动传统用药模式发生根本改变，使现代医学越来越趋向于个体化医疗（individualized medicine）。药物基因组学从基因水平给出了基因的多态性与药物效应的差异关系，通过对患者的基因检测，再开出"基因合适"的药方即"基因处方"。这种"基因处方"可使患者得到最佳的治疗效果，从而达到真正"个体化治疗"的目的。

1. 根据药物特异性靶点选择正确的靶向制剂　在肿瘤治疗方面，肿瘤分子靶向药物是为攻击特异性靶分子而设计，所以用药前，需检测患者是否存在对应的靶点，才能发挥其疗效。例如，曲妥珠单抗是首个乳腺癌的靶向药物，但在治疗前需检测 HER2 蛋白是否过表达，因为在 HER2 扩增阳性的乳腺癌患者中，使用曲妥珠单抗效果优于 HER2 扩增阴性的乳腺癌患者；同样曲妥珠单抗可以用于治疗胃癌 HER2 扩增阳性的患者；而在治疗结肠癌前则需要检测是否有 KRAS 基因突变，因为曲妥珠单抗对 KRAS 突变型患者几乎无效。再如吉非替尼是首个小分子 EGFR 酪氨酸激酶抑制剂，其通过与 EGFR 胞内的激酶区结合，抑制酪氨酸激酶的活性，发挥抗肿瘤作用。在治疗非小细胞肺癌时需用于 EGFR 突变型个体，而无 EGFR 突变型的个体治疗效果较差。曲妥珠单抗和吉非替尼的临床应用，极大地推动了分子靶向药物的研究，也促进了药物基因组学与个体化治疗的发展。目前在中国人群中使用的肿瘤分子靶向药物主要有小分子 EGFR 酪氨酸激酶抑制剂、抗 EGFR 的单克隆抗体、抗 HER-2 的单克隆抗体、BCR-ABL 酪氨酸激酶抑制剂、ALK 激酶抑制剂等。

2. 预估药物效应和剂量　药物转运体、代谢酶基因遗传多态性可影响药物在体内的代谢活性，进而影响其底物的血药浓度，最终可能导致药物疗效和毒性反应的差异；而药物作用靶点基因的变异，可直接影响药物的效应。在过去，医生虽然尝试着从年龄、性别、体重、与其他药物相互作用，以及肝脏和肾脏疾病的存在等方面来判断患者的正确药物治疗剂量，但结果并不总是成功，因为存在基因缺陷的患者对药物治疗剂量的差异是巨大的。药物基因组学通过分析个体的遗传变异，从而正确地给个人配置正确的药物治疗剂量。例如，在治疗少儿急性淋巴细胞性白血病（acute lymphocytic leukemia，ALL）时需要强效 6-巯基嘌呤（6-mercaptopurine，6-MP）进行化疗才能治愈，但这对于硫代嘌呤甲基转移酶（thiopurine methyltransferase，TPMT）基因遗传性缺陷的患者使用标准剂量的 6-MP，会出现严重甚至致命的血液系统毒性，而比标准剂量低 10~15 倍的 6-MP 则可成功治疗这些患者。因为在正常情况下，硫代嘌呤甲基转移酶可以把6-MP转化为非活性形式从而排出体外，但对于TPMT基因遗传性缺陷的患者，用正常的治疗剂量就可能使药物在体内得不到转化从而蓄积中毒。因此，6-MP治疗ALL白血病时就需要根据患者体内TPMT的活性调整处方药物的剂量，从而既可以使药物发挥有效治疗作用的同时又可消除药物在身体的毒性反应。

3. 预测与剂量无关的毒性反应　临床上，某些药物导致的毒性反应与剂量无关，这是一种由遗传因素所导致的特异性毒性反应。利用药物基因组学可有效预测罕见的特异性毒性反应，鉴别易感人群，避免致敏药物的使用。常见的致敏药物特异性毒性反应包括药物超敏综合征、肝毒性等，其中严重危及生命的有史蒂文斯-约翰逊综合征（Stevens-Johnson syndrome，SJS）／中毒性表皮坏死松解症（toxic cepidermalnecrolysis，TEN）。例如广谱抗癫痫药卡马西平（carbamazepine），临床应用时就有诱发严重SJS/TEN的风险。卡马西平引起的SJS/TEN与人类白细胞抗原HLA-B*1502等位基因存在强关联。因此通过基因检测，对卡马西平等高风险药物进行早期预警具有重要意义。

本章小结

药物遗传学是遗传学与药理学相结合发展起来的交叉学科，主要研究遗传因素对药物代谢和药物效应，以及发生异常药物反应的影响。

一种药物在机体内产生的总的药理作用和效应是由单个或多个基因控制的。基因是决定药物代谢酶、药物转运蛋白和受体及功能表达的遗传基础，是药物代谢与效应的决定因素，其突变可引起所编码的代谢酶、转运蛋白和受体蛋白的氨基酸序列异常和功能的异常，成为产生药物效应个体差异和种族差异的主要原因，从而形成药物反应的遗传多态性。

某些药物反应的变异在一个群体中的分布是连续的，呈正态分布曲线，意味着机体对这些药物的反应是受多基因控制的。而另外一些药物反应的变异在一个群体中的分布是不连续的，表现为双峰或三峰曲线，意味着机体对这些药物的反应受单基因控制。

生态遗传学是研究群体中不同基因型对各种环境因子的特殊反应方式和适应特点的一门遗传学分支学科，因此，毒物和药物遗传学都可归入生态遗传学的研究范畴。

伴随功能基因组的发展和高通量筛选方法的出现，药物基因组学将从药物设计、开发和应用等方面极大地推动现代医学的发展，并为临床合理用药、发挥药物最佳疗效、防治不良反应提供科学依据，最终实现个体化治疗。

【思考题】
（1）试举一例说明药效动力学变异对于临床用药的指导意义。
（2）为什么不同个体对乙醇的敏感性存在巨大差异？
（3）结合实例分析药物基因组学在个体化治疗中的应用。

（张　坤）

第十五章

人类行为遗传学

行为（behavior）是指生物进行的从外部可察觉到的有适应意义的活动，是动物及其人类在环境影响下所引起的内在生理或心理变化的反应。行为产生的物质基础是神经元和神经元所构成的回路，是基因与环境相互作用的结果。行为的形成和发展与神经系统的复杂程度密切相关，由于人类拥有生物界最为精细和复杂的神经系统，其行为也比其他动物复杂得多。每一种生物都有它特殊的行为，但是各种生物的行为之间又有许多共同之处，这是由它们各自不同和相同的遗传学基础决定的，所以对各种行为的遗传学研究不仅可以阐明不同生物特殊行为的遗传基础，又具有普遍的生物学意义。

人类行为遗传学（human behavioral genetics）是在遗传学、心理学、行为学和医学等学科发展的基础上形成的一门交叉学科，其根本目标是解释人类复杂行为现象的遗传学机制，阐明遗传因素和环境因素在个体行为发展差异中所起的作用。

第一节 人类行为的遗传控制

人类行为包括感知行为（perception behavior）、内在动机行为（motivation behavior）、情感行为（emotion behavior）及认知行为（cognition behavior）等。感知是生物感受外界环境的行为方式，包括听觉、视觉、嗅觉、平衡觉、味觉和触觉等。内在动机是生物的本能行为，包括自身的节律、摄食行为、性行为和防御行为。情感行为是人类最为复杂的生物学特征，包括愉快、兴奋、沮丧、抑郁、恐惧、焦虑、愤怒、敌意和冷静等。认知行为也是一个十分复杂的过程，是脑的高级功能。学习与记忆是认知过程的核心，其中学习是神经系统接受外界环境变化而获得新的行为习惯或经验的过程；记忆是学习后经验的储存和保持。

从生物性状来说，行为是一种较为特殊的性状，其形成涉及遗传与环境的复杂交互作用。在人的不同发育和生长时期，遗传或环境因素在行为性状形成过程中的作用强度也有所不同。

一、基因参与获得性行为的形成

获得性行为是通过不断地刺激、学习而形成的。然而，无论是遗传的还是获得的行为，都有遗传因素的参与。当一个刺激通过释放 5 -羟色胺（5-hydroxy tryptamine，5 - HT）作用于神经元膜上的 5 - HT 受体时，G 蛋白活化并激活腺苷酸环化酶，分解 ATP 形成 cAMP，cAMP 激活 cAMP 依赖的蛋白激酶 A（protein kinase A，PKA），使钾离子通道关闭以及与神经递质释放有关的蛋白质磷酸化，产生特定的细胞生物学变化，获得一次短暂的行为过程，这一过程并没有涉及基因的表达或新生蛋白质的合成。但如果这种刺激持续不断地发生，富集的 PKA 就可能被移位到细胞核内，使 cAMP 反应元件结合蛋白（cAMP response element-binding，CREB）的转录激活因子磷酸化，后者与 cAMP 可诱导基因（cAMP inducible gene）上游的 cAMP 反应元件（cAMP response element，CRE）结合而启动相应基因的表达。从功能来说，这些基因的表达产物可分为两类：① 具有水解酶活性的蛋白，它可维持 PKA 的活性使代谢过程不断进行；② 参与神经元生长与分化的蛋白，参与了神经元形态的建成与发育过程，结果导致获得性行为的形成。由此可见，基因及其表达不仅是行为形成的决定因素，也是获得性行为形成的基础。

基因本身并不控制行为，而是控制生物体对其所处的环境（即非遗传性因素）做出反应。个体的行为特征是由遗传和环境因素共同作用形成的。基因和环境是行为形成过程中相互依存的基本要素，行为只有在与环境不断地相互作用下才能产生。著名的行为遗传学家 Robert Plomin 提出共享环境（shared environment）和非共享环境（non-shared environment）的概念。共享环境是指生活在同一家庭中的子女在平均水平上所分享的相同环境，包括通常意义上的家庭背景（家庭的社会经济地位、父母职业、受教育程度、宗教信仰等）、学校状况、共同伙伴、邻里状况、民族情况等。非共享环境则指子女在家庭内外获得的独特经验，来源于仅仅被一个子女经历的事情或条件，包括出生次序、性别差异、父母对某个子女的独特教养行为等家庭内的经验，以及独特的同伴、教师、职业经历等家庭外经验。其他非共享环境则往往无法预期，如意外事故、疾病以及其他特殊的经历等。如寄养子女之间的相似性可用共享环境因素的影响来解释，而一起成长的同卵双生子之间的差异不是共享环境影响的。遗传和环境因素在行为形成过程中均有重要作用。

遗传或环境因素对同一行为在不同发育阶段中的作用不同。在行为学研究中，以双生子或同胞为对象，研究随着时间的变化，各种不同的因素在行为形成中所起作用的变化情况及持续时间。分析表明，在3~4岁时，人特定认知能力的形成既受环境因素的影响，也受到遗传因素的作用，遗传因素所起的作用是一种基本的作用，而环境因素则起到了独特的修饰作用。也就是说，在这一年龄段，遗传因素是决定获得特定认知能力的基本条件，如果缺少这种基本条件，一定的环境因素就不能发挥其作用；而环境因素是在遗传因素的基础上起作用的，如果缺乏这种环境因素，同样不能获得特定的认知能力。3岁~4岁以后，遗传因素对特定认知能力的形成占主导作用，但9岁以后的儿童的认知行为除语言能力外，基本上又是由环境因素所控制的，而对于60岁以上老年人认知能力的变异则主要是由遗传决定的。有人对美国60岁~80岁双生子的研究发现其55%的记忆行为的变异归因于遗传的累加效应，而一些老年人的认知缺陷则多数与遗传缺陷有关。对于反社会人格障碍而言，遗传因素的影响随年龄增长而上升，如青少年期遗传率为10%，成年期遗传率为40%，其共享环境的影响则从青少年期的40%降至成年期的10%。这些现象说明行为性状在人体发育的不同阶段受到不同因素的控制。

二、行为的遗传方式

行为是十分复杂的生物学性状，人类的复杂行为并不简单地遵循孟德尔遗传定律，除了某些罕见的疾病如亨廷顿病，明确地由单个基因变异所致，大多数行为性状均受多种基因影响。这些作用大小不一的基因之间以及它们与环境之间都以高度复杂的方式交互作用，影响生物体的行为发生与变化。这种累加和交互作用只决定某种病理性行为发生的倾向性及易感性，而并非因果关系。

（一）单基因遗传模式的行为性状

单基因行为异常的研究可以帮助理解单基因控制的行为特点，即完全由遗传物质控制、不受环境因素影响，并按单基因遗传方式垂直传递。如严重的苯丙酮尿症患者智能低下，脑电波异常，步行困难，这是单个基因突变的结果。1964年，Lesch 和 Nyhan 最先详细地描述了一种具有自残行为的疾病，称之为莱施-奈恩综合征。该病患者的自残行为主要表现为咬嘴唇和手指。美国和德国的相关研究表明，自残行为者体内缺少次黄嘌呤-鸟嘌呤磷酸核糖转移酶（hypoxanthine-guanine phosphoribosyl transferase，HGPRT），这种酶是由 HGPRT 基因决定的，说明这种行为与单基因遗传有关。随着分子生物学的发展和人类后基因组时代的到来，RFLP、定点诱变、基因定位、基因敲除、转基因、基因芯片等技术已应用于人类遗传学的研究，从而推动和促进了人类行为遗传机理的研究，定位了一系列异常行为基因。例如，与精神分裂症相关基因定位于5q11.2–13.3、21q21、22q13；遗传性癫痫基因定位于20q13.2等。

（二）多基因遗传模式的行为性状

大多数行为性状都是数量性状，遗传和环境因素在行为形成过程中均起特定作用，缺少环境和基因二者中的任何一个，就不可能形成行为。2002 年 Hamer 指出，基因网络和众多环境因素共同影响了大脑的发育和功能，影响行为的形成。有研究认为在各种使人易于对毒品成瘾的因素中，遗传基因占 60%，环境因素占 40%。COMT 是中枢神经系统外多巴胺的主要降解酶。多巴胺（dopamine）是一种神经递质，与上瘾有关，饮酒和吸毒都会增加这种物质的分泌，使上瘾者感到开心兴奋。最近的研究发现，具有 COMT 基因突变的人更容易受到早年生活压力的影响，变得敏感脆弱，进而更倾向于从酒精或毒品中寻求慰藉，并沉溺其中。

行为遗传学的研究发现，儿童在接受或选择环境时受遗传的影响，也就是说，遗传在个体与环境接触中起作用，这现象称为基因型-环境相关（genotype-environment correlation）。目前认为可能存在以下三种形式的基因型-环境相关：① 被动的基因型-环境相关。当子女不仅遗传了父母的基因，而且暴露于受其自身和父母基因组成影响的环境中时，就可能出现基因型-环境的被动相关。如社交型父母不仅将相关基因遗传给子女，而且还为他们提供了有利其发展社交能力的环境。② 主动的基因型-环境相关。指个体选择能够强化或满足自己遗传倾向的环境和伙伴的程度。如社交型子女可以主动地寻求能够进一步提高其社交能力的场合。③ 唤起的基因型-环境相关。指环境对个体受遗传影响的行为所作出的反应。如那些具有社交型子女的社交能力在单位上可能会被发现而被挑选出来，并得到特别的机会。被动的基因型-环境相关需要具有遗传联系的个体之间进行互动；主动的基因型-环境相关可以囊括环境中的任何人和任何事；唤起的基因型-环境相关，可以通过任何人对基于遗传倾向的个体作出反应而引起。

而目前，行为遗传学更加关注基因型与环境互作（genotype-environment interaction），即个体在环境敏感性上存在的遗传差异，环境因素的影响作用依赖于个体基因组成。2002 年，Caspi 和 Moffitt 发现儿童受虐和单胺氧化酶 A（monoamine oxidase A，MAOA）基因存在交互作用。幼时受到虐待并且携带编码低水平 MAOA 基因型的儿童，其反社会行为风险几乎是幼时虽然受虐但携带编码高水平 MAOA 基因型的儿童的 2 倍。他们的研究还表明 5-羟色胺转运体（5-HT transporter，5-HTT）基因和应激刺激的交互作用对抑郁的形成具有影响。

（三）染色体遗传模式的行为性状

染色体的变化引起的行为异常是很明显的。染色体病患者大多都有智力低下、行为异常等特点。例如，特纳综合征患者，核型为 45，X，这种人空间感觉力差；染色体核型为 XYY 的男性进入青春期后容易发生暴力行为，有较为强烈的犯罪倾向。

第二节　人类行为遗传学的主要研究方法

自 19 世纪末以来，人类行为遗传学的研究已从动物模型、数量遗传学发展到以人类基因组学为基础的连锁、关联研究和功能基因组学技术的应用阶段，并有望从分子水平认识人类行为的本质。

一、动物模型

行为是一种复杂而特殊的生物学性状。首先，很多行为是难以测量的，如人的情感、本能等都是难以定量的性状；其次，行为大都是基因与环境共同作用的结果。对人类而言，产生行为的环境因素是难以控制的，这使得人类行为遗传学的研究面临着很大的困难。但是，很多动物如蝇和蠕虫都与人类有许多相同的基因。因此，动物模型为理解疾病产生机制和研究遗传、环境因素在行为性状中所起的作用提供了依据，也为人类行为遗传学的研究提供了良好的工具和途径。用动物进行行为遗传学研究有以下优点：第一，在人为控制条件下，人们可按意愿对动物进行繁殖；第二，动物基因组与人类基因组有相关性，如能在动物中发现与行为性状有关的基因并对其定位，据此结果可对人类相关基因的作用进行研究和定位。

（一）果蝇

经过一个世纪的研究，人们已经能够对果蝇（*Drosophila melanogaster*）的基因组进行操作，包括诱发突变、克隆突变基因及建立转基因果蝇。果蝇具有较高级的行为能力，因此，果蝇被认为是通过诱导来研究动物求爱、昼夜节律、学习和记忆的理想材料。如果将果蝇放入斜面迷宫（tilting maze），一部分果蝇会向上爬，另一部分则向下爬，这种随重力或逆重力的运动称为趋地性（geotaxis）。如将这两部分果蝇分开饲养，经过若干世代后，各组果蝇对重力的反应趋于一致，证实趋地性具有遗传基础。

另有研究发现果蝇的单基因突变体缺乏学习趋光行为的能力。运用电击和嗅觉通路建立自发反应条件反射模型，结合基因筛选技术可识别此类学习功能缺乏的突变型。Dudai 等分离了果蝇第一个学习缺陷突变体，命名为 dunce（dnc）。具有 dnc 的果蝇在联合型学习及非联合型学习中均有缺陷，其特点是有一定的学习能力，但记忆消退非常快。现已筛选出 6 种表现条件反射行为障碍的突变体，分别为 dunce（dnc）、rutabaga（rut）、amnesiac（amn）、radish（rad）、cabbage 和 turnip，这些突变体的学习缺陷均与 cAMP 代谢途径的某些环节有关。

（二）大鼠和小鼠

大鼠、小鼠和人类同属哺乳动物，与人类基因具有高度同源性。早在 1940 年 Tryon 就用混杂的大鼠群体进行跑迷宫试验，为人们认识智力遗传提供了有益的启示。将大鼠放入迷宫的起始端，将食物置于终端，大鼠会反复探索每一通径，经过若干次失败后，最终找到食物。凡误入盲端走回头路者记为错误一次，记录直到找到食物为止的错误次数。把错误在 10 次以下者归为迷宫聪明鼠；把错误次数在 200 以上者归为迷宫愚笨鼠；大部分鼠的错误次数介于 10~200。选择聪明鼠进行近交，通过计数跑迷宫的错误次数，再在子 1 代中选择聪明鼠进行近交，如此反复近交 8 代，即形成迷宫聪明系大鼠；用同样的方法可建立迷宫愚笨系的大鼠。这样形成的聪明系大鼠和愚笨系鼠在跑迷宫试验中出现的错误次数仍然有系内变异，但系间差异显著，不相重叠。聪明系错误次数最多的大鼠也比愚笨系错误次数最少的大鼠所犯的错误要少得多。用两系的大鼠杂交，子一代的错误次数介于两者之间，表明上述现象具有多基因的遗传基础。

人类猎奇探索行为的遗传学基础是通过动物模型证实的。研究者让几只小鼠进入一个陌生笼子里，观察它们的行为。新奇感高的小鼠忙碌地检查了笼子的角角落落，而新奇感低的小鼠则郁郁寡欢地静坐不动，对新环境毫无兴趣。当这两类小鼠的后代出生后，研究者检测了它们的多巴胺水平。结果发现，那些一直处于多动探索中的高新奇感小鼠，其多巴胺水平是低新奇感小鼠的 100 倍。低新奇感小鼠因缺乏多巴胺，它们大部分时间只是坐在笼子中无所事事、昏昏欲睡、没有食欲。研究者将低新奇感小鼠分成两组，对其中的一组注射一定量的左旋多巴（levodopa，L-DOPA）。几天后，接受左旋多巴的小鼠开始进食、饮水并正常走动。由此证明，小鼠的这些行为受到多巴胺的调节。这一发现为研究人类新奇探索的遗传基础及帕金森病的治疗提供了线索。

随着基因敲除（gene knockout）等分子遗传学技术的应用，人们已经建立了许多行为疾病的模型鼠，如亨廷顿病、帕金森病、抑郁症等小鼠模型。这些模型的建立为进一步研究人类病理行为提供了有利条件，特别是在筛选与人类病理行为相关的候选基因方面起到了重要作用。

由于相同基因在不同物种可能有不同功能或者在不同发育阶段表达水平不同，另外，不同物种所处的环境也有很大差别，因此，以动物为对象的行为学研究也面临着挑战。目前，条件性或可诱导性基因敲除（conditional or inducible gene knockout）小鼠即可实现某些基因只在某个发育阶段失活，或者只在某一个脏器内失活，或者能够随药物或环境条件的改变而开启或关闭。同时，利用行为遗传学方法与无创性的可视化新技术相结合，如功能性磁共振成像（functional magnetic resonance imaging，fMRI）、正电子发射断层显像（positronemissiontomography，PET）和其他脑成像技术，在活体动物包括人身上采集大范围神经活动的高分辨率图像，为行为遗传学的研究提供更可靠的研究方法。

二、数量遗传学方法

数量遗传学方法是研究人类行为遗传的重要途径。双生子、寄养子和家系研究常用于验证遗传和环境因素对性状或疾病的作用。Francis Galton（1822~1911）被认为是双生子行为和数量遗传学之父，他主要研究了家族及双生子中的行为关系。

（一）双生子研究

双生子研究（twin study）是行为遗传学研究的传统方法，它以双生子为对象，通过比较同卵双生子（monozygotic twin，MZ）和异卵双生子（dizygotic twin，DZ）在行为上的相似性，研究遗传和环境对行为性状的影响。弗朗西斯·高尔顿在 1876 年就认为双生子研究可以用于研究自然环境与教养的关系。

在双生子研究中，研究者要对双生子进行行为观察、个性测试、面试，让他们填写调查表，并抽查他们的住院记录、服役记录等资料。

双生子研究是建立在一些假设之上的。MZ 具有相同的基因组，而 DZ 有 50% 的相同基因。由于双生子生活在同一环境中，遗传因素使 MZ 比 DZ 更相像，这种假设称为相同环境假设（equal environments assumption）。MZ 较 DZ 具有更多的相似性表明是遗传因素所起的作用。根据一定数量双生子调查的数据可计算出某种性状的遗传率。通过双生子研究还可确定在整个表型变异中，遗传因素、共享环境及非共享环境所占的比例。

根据这个假设，已对孤独症、人格等进行了双生子研究。尽管 MZ 具有相同的基因组，但他（她）们在行为、体格、智能和个性等方面会有所不同。这种差别有些是由于随机效应所致，有些是受非共享环境的影响。虽然一般假设 MZ 在遗传上是一样的，但其生长发育过程是复杂的，现已明确一些生物学机制如表观遗传学等可导致 MZ 之间产生表型上的差异。

近十年来，双生子研究方法本身也取得了很大的发展。随着统计学的发展，研究者不仅可以得到更可靠的遗传率估计值，还可对各种影响因素进一步分解，如深入探讨遗传率的年龄性别差异等。另外，许多研究者还将双生子研究与其他类型研究结合起来，以获取更多的有用信息，如与收养研究结合起来，可以将环境因素进一步分解。结合新的分子遗传学技术，双生子研究方法变得更加富有价值。著名心理学家 Avshalom Caspi 等结合传统心理学评估方法和候选基因技术进行研究，获得的研究成果极大地鼓舞着研究者进一步探索微观分子水平和宏观社会行为水平间的联系。

但由于双生子所受环境的差异很难代表一般群体的环境差异，还需要进行对寄养子的研究。

（二）寄养子研究

寄养子研究（adoption study）着重分析分开养育的生物学相关个体的行为差异。寄养子研究的基本逻辑假设是，因寄养而分离的儿童之间的相似性反映了遗传的作用，而无生物学关系的收养家庭成员与被收养者之间的相似性则反映了环境的作用。

一种方法是比较 MZ 寄养到可以测定环境因素的不同家庭，如果不同环境使他（她）们产生差异，那么，他（她）们在某些性状上的相似性可部分归因于遗传效应。另一种方法是比较寄养子、生物学父母和养父母的行为差异。如寄养子的某一性状与其生物学父母更相近，则可认为该性状主要受遗传因素影响；如寄养子的某一性状与其养父母更相近，则认为该性状主要受环境因素影响。还有一种方法是进行寄养子与其寄养家庭的兄弟姐妹的比较，如果他们有相似的性状，则可推测环境因素在该性状的形成过程中起主导作用，反之，则是遗传因素起主要作用。

寄养子研究为双生子研究提供了一些关于遗传因素在智力、个性和反社会等行为中起作用的证据。寄养子研究还能说明遗传与环境的关联作用。例如，寄养子研究发现，若寄养子因其生物学父母具有反社会行为而被认为具有高度反社会风险，则其养父母则会表现出消极的养育态度。

寄养子研究还能揭示基因与环境的相互影响。当具有遗传易感性时，逆境效应就非常明显。来自 3 个寄养子研究的资料表明，在遗传风险增高并暴露于逆境时，青少年寄养子反社会行为明显增高，这种增高的风险远远高于遗传和环境因素单独作用时的风险。

寄养子研究是研究某种性状受遗传因素、环境因素及遗传-环境因素相互作用的好方法，但由于寄养并不是随机地被某个家庭收养，寄养并不常见，故进行寄养子研究仍有一定困难。

（三）家系研究

家系研究（family study）是人类行为遗传学研究的基本方法之一。该方法从先者入手，揭示某种性状是否受遗传和（或）环境因素的影响。

对性格、智商和童年行为的家系研究表明家族成员较非家族成员具有更多相似性。家系研究清楚地表明这些行为是复杂性状，即这些性状由一些基因联合作用并受环境因素的影响。如果某一性状在家族成员中具有共性，推测可能由亲属间共同基因及同一环境因素所致。然而，家系研究仅能证明遗传因素的作用，双生子和寄养研究则能在某种程度上为我们理解基因和环境效应提供证据。家系研究、双生子研究和寄养子研究可合并进行，三种研究的结果也可一起分析，即荟萃分析（meta-analysis，又称 Meta 分析）。

近年来，家系研究、双生子和寄养子研究的范围比以前更为广泛，这些研究已被用于临床和相关科学的研究。① 分析影响心理的因素，如在考虑了遗传因素的条件下，在何种程度上双亲的行为可能增加问题行为的风险？② 分析心理/环境影响如何调节遗传效应。如双生子研究表明生活事件对抑郁的影响依赖于遗传易感性；③ 研究为什么两种性状会同时发生。这类研究已经表明焦虑和抑郁总是同时发生并受同一系列基因的影响；④ 分析标准范围内的症状和极端症状的关系。这类研究表明，一些性状如注意缺陷多动障碍（attention deficit hyperactivity disorder symptom，ADHD）具有连续性，评分高者和评分在标准范围内者具有类似的遗传效应。对智商的研究发现遗传因素和环境因素对智商极低者和智商值在标准范围内的人影响有所不同。

三、分子遗传学方法

传统的数量遗传学研究方法虽然能让我们了解在特定的时间和环境下人群的行为表现上的差异和遗传的相关性，但并不能从本质上认识遗传在行为性状中的作用，即哪些基因引起并影响着行为，这些基因在行为的形成过程中扮演着怎样的角色？近年来，分子遗传学方面的突破被应用于行为特征的研究，为行为遗传学的发展提供了新的契机。

（一）芯片分析

芯片分析能同时检测成千上万个基因及其表达水平，可用于人类行为遗传学的研究。例如，取精神异常阳性、阴性或其他可观察的行为性状的研究对象的组织标本，通过芯片分析比较两组研究对象特定基因的结构或表达情况，可推测基因结构及其表达与某种行为的关系。芯片分析产生的大量数据可帮助人们更好地理解特定基因型与表型的关系。

（二）基因敲除

利用 DNA 同源重组技术以及 CRISPR/Cas9 系统使小鼠胚胎干细胞中某种基因失活，然后将此细胞植入小鼠早期胚胎，生成嵌合体小鼠。当这种嵌合体小鼠长大后，检测其生殖细胞有无变化，选择目的基因缺失的生殖细胞可培育基因敲除小鼠。通过比较基因敲除小鼠与野生型小鼠的行为差异，判断该行为与目的基因的关系。

用这种基因操作技术已对小鼠的一些行为特征进行了研究。如探索意愿、学习和记忆、社会交互作用、压力反应等。由于小鼠与人类具有相似的基因组，以上研究结果可为人类的相关研究提供线索。

（三）连锁分析和相关性分析

近年来，分子遗传学家一直在寻找哪些基因与特定行为特征有关。他们使用的基本方法称为连锁分析

（linkage study）和关联性分析（association study），这是寻找和检测易感基因的两种常用方法。

1. 连锁分析 是通过家系中遗传的性状与某个或某些多态性标记是否连锁的比较，研究该性状是否受到该遗传标记的影响。连锁分析以携带某种性状或疾病的家系为研究对象，对连续几代人的 DNA 样本加以分析，确定是否有特定基因与该种性状或疾病有关。连锁分析适用于研究大家系中单基因病的遗传基础，但对受多因素影响的行为研究不太适用。

2. 关联性分析 是行为学研究的常用的遗传学分析方法。最简单的方法是比较病例组和与其匹配的对照组特定基因的频率变化。由于行为性状不易分为有或无，故在行为遗传学中可能并不存在病例组。较之连锁分析，关联性分析有两个优点：① 利用小样本研究遗传如早现行为性状易感基因更具统计学意义；② 因只需要受累者，故样本容易收集。关联性分析表明，猎奇行为个体多巴胺受体 D4（dopamine receptor D4，DRD4）基因变异与对照组有显著差异。由于多巴胺是一种关键的神经递质，DRD4 多态性可能是影响行为的一个遗传因素。

第三节 人类一些行为的遗传

行为遗传学领域所涉及的研究内容，已经从过去的单基因遗传病，发展到对人类自身存在、发展及与国计民生有重大关系的人类高级智能活动及复杂行为问题，如神经精神疾病、心身疾病、药物成瘾、儿童行为障碍、自杀甚至包括社会态度、价值观等人类高级意向性问题。许多大规模的研究，如国家青少年健康纵向调查（National Longitudinal Survey of Adolescent Health），都是持续时间很长的研究计划，其主要研究内容包括职业目标、社会责任、对暴力的态度、药物依赖、价值观等，同时也极大地推进了对诸如成瘾行为、攻击行为、异常性行为、学习、记忆能力的行为遗传学基础的研究。

人类的许多疾病都表现出行为异常的特征，如苯丙酮酸尿症、唐氏综合征、阿尔茨海默病等表现出的认知障碍、孤独症、抑郁症等表现出的情绪障碍等，对这些疾病遗传机制的研究，不仅有助于阐明其病理机制，为疾病的预防、诊断和治疗奠定基础，而且对进一步揭示人类行为遗传基础的奥秘具有重要的意义。

人类行为异常一般包括以下 4 种：① 智力（intelligence）异常；② 精神异常（mental illness）；③ 人格（personality）异常；④ 情绪障碍（mood disorder）。

一、智力

智力是一种复杂多变的特质，受遗传和环境因素的共同影响。一般来说，智力指的是推理、学习、记忆、联想、推论和创造的能力。目前，常用智商（intelligence quotient，IQ）作为检测智力水平的标准。智商（IQ）= 智龄（MA）/实龄（CA）×100%。IQ 得分采用 200 分制。一般来说，正常人群的 IQ 多为 85～115 分，平均值约为 100 分；IQ120～140 分者为"聪明"，IQ140～200 分者被称为"天才"。WHO 规定，对成年人而言，IQ71～84 分者为临界值，IQ50～70 分以下为轻度智力低下，其智力相当于 8～10 岁儿童；IQ35～49 分为中度智力低下，其智力相当于 6～7 岁儿童；IQ20～34 分为重度智力低下，其智力相当于 3～5 岁幼儿；IQ20 分以下者为极重度智力低下，其智力相当于婴幼儿。IQ 在自然人群中呈正态分布。双生子、寄养子及家系研究均表明，遗传因素对智力有明显影响。据统计，父母的智商高，孩子的智商往往也高；父母智商平平，孩子智商也一般；父母智力有缺陷，孩子有可能智力发育不全。

（一）智力的数量遗传学研究

智力受遗传因素和环境因素共同影响。大量数量遗传学研究表明智商的一致性随遗传相似性的增加而增加。MZ 较 DZ 或同胞的智商更接近，同胞的智商较半同胞者更接近。即使分开生活，遗传相关个体的智商仍很接近。寄养子研究也证明遗传因素对智力有影响。寄养子智商与其生物学父母的一致性高于其与养父母的一致性。智力的遗传率为50%～80%。但是，智力的实际表现还要受到主观努力和社会环境的很大影响，后天的教育、训练及营养等因素起到了很重要的作用。一起生活的亲属较分开生活者智商更接近；一起生活的无关个体、养父母与其寄养子、生活在同一家庭的两个寄养子在智商方面表现出较高的一致性。可以设想，即使是具有父母优良基因的"神童"，如果一出生就落入狼穴，也只能长成"狼孩"。

（二）智力的分子生物学研究

一般认为智力是复杂性状，受许多基因的影响，每个基因的作用相对较弱，但也有例外，如苯丙酮尿症、脆性X综合征、早发性阿尔茨海默病的智力受单基因的影响。据估计单基因影响智力变异只占1%～2%。关于智力的大量研究表明，一些基因在人类、小鼠、甚至果蝇的认知能力中起作用。

（三）遗传与智力低下

智力低下又称智力障碍（智障）、智力残疾或精神发育迟滞（mental retardation，MR），是指18岁以前出现的认知功能低下（IQ<70分）和社会适应能力不足，是一组严重危害儿童青少年身心健康的神经精神疾病。智力低下在世界范围内的患病率为1%～3%。造成智障的病因极其复杂，既有内因又有外因。内因主要是指基因突变和染色体异常。在人类2万多个编码基因中，预计至少有1 000个会影响大脑，而它们的变异可能会影响智力。外因包括外源性感染、中毒、外伤、缺氧、营养不良，以及心理损伤、社会文化环境不良等。

1. **单基因遗传与智力低下**　脆性X综合征是世界范围内最常见的单基因突变导致的智障，可导致中度学习障碍及严重智力低下。1991年，三个研究小组同时用不同的策略克隆到X染色体长臂末端脆性位点处的脆性X智力低下基因FMR1，从此正式揭开单基因智力低下的研究序幕。脆性X综合征是由FMR1启动子区CGG重复序列异常扩增导致启动子过度甲基化而使FMR1基因转录关闭，导致其编码产物脆性X智力低下蛋白（fragile X mental retardation protein，FMRP）不能表达。FMRP是一种多结构域的mRNA结合蛋白，参与调控靶基因mRNA的转运、稳定性或翻译。在基因敲除小鼠中，代谢型谷氨酸受体（metabotropic glutamate receptor，mGluR）由于失去FMRP的抑制性调控，活性明显增加而导致突触发育和功能异常，这是导致脆性X综合征智障的重要发病机制之一。

X连锁智力低下大多为隐性遗传。这类疾病约占MR的5%。由于X连锁智力低下女性携带者不受累或症状较轻，易将突变基因传递给后代，形成累及几代的智力低下大家系，遗传方式较易识别，因此在过去三十多年里，X连锁智力低下家系的致病基因研究取得了很大进展。

与X染色体连锁的智力低下基因相比，只有很少数常染色体隐性遗传的智力低下致病基因被发现，如苯丙酮尿症、半乳糖血症、同型胱氨酸尿症、溶酶体贮积症（lysosomal storage disease）（尤其是黏多糖病）等。

常染色体显性遗传的智力低下较少见，亨廷顿病为常染色体显性遗传的神经退行性疾病。典型症状出现于20～40多岁。致病基因定位于4号染色体上，由（CAG）$_n$重复变异所致。部分病例最早出现的症状可能是抑郁、焦虑或明显的偏执，伴人格改变。疾病进展缓慢，常在10至15年内导致死亡。亨廷顿病患者的认知障碍具有皮质下痴呆的特征，即记忆缺陷、认知缓慢、淡漠和抑郁。

2. **染色体异常引起的智力低下**　染色体异常是智力低下最常见的遗传病因，占智力低下的10%。造成智力低下的染色体异常包括染色体数目和结构异常两大类。常染色体异常中，唐氏综合征发生率最高。唐氏综合征患儿精神发育迟缓，智商很少超过60分。此外，18-三体综合征、13-三体综合征、猫叫综合征、各种染色体重排综合征均可导致智力低下；性染色体异常中，45，X、47，XXX、47，XYY等均可有智力异常，但均属中、轻度智力低下。

3. **多基因遗传与智力低下**　绝大多数智力低下受多基因遗传的影响，这类疾病占MR的15%～20%，但往往表现为轻至中度智力低下，且由于基因的加性效应，双亲智商偏低。受多基因控制的家族性智力低下患者，同胞姊妹智力低下的程度有很大不同，智商水平受患者所带致病基因的数目控制，致病基因越多，智商水平越低。

4. 线粒体基因突变与智力低下 线粒体 DNA 突变导致的 MELAS、MERRF 综合征（OMIM 545000）和 KSS 都有程度不同的智力低下。

二、学习和记忆

学习和记忆（learning and memory）是脑的高级功能，也是一种认知行为。学习是神经系统接受外界环境变化而获得新的行为习惯（或经验）的过程；记忆是学习到的信息贮存和"读出"的神经活动过程；学习与记忆两者之间的联系十分密切，学习是记忆的前体，而新的学习又常常是在已获得的经验基础上进行的。学习这一行为可分为联想性学习（associative learning）和非联想性学习（nonassociative learning）两种形式，而记忆则包括长期（long-term）和短期（short-term）记忆，其中长期记忆又可分为陈述性记忆（declarative memory）和程序性记忆（procedural memory），而陈述性记忆还可进一步细分为语义记忆和情节记忆等。迄今为止，人们还不清楚学习与记忆行为的遗传学本质以及控制和调节生物学习和记忆的确切机制。但通过对果蝇、实验鼠等动物模型的研究以及对人类的双生子、寄养子研究和家系研究的结果均表明学习与记忆的能力既与内因（遗传因素），也与外因（训练与经验）有关。

目前的研究发现，学习与记忆功能与众多的基因有密切的联系。多种基因及其产物可在细胞受体、胞内信号转导网络、基因表达的调控以及细胞生长发育等多个层次影响学习与记忆的功能。已发现的与人类认知过程高度相关的候选基因见表 15 - 1。

表 15 - 1 与人类认知过程高度相关的部分候选基因

基 因	表 型
肾上腺素 α2A、α2C 受体	学习障碍、注意力涣散多动症
载脂蛋白 E	学习和记忆缺陷
γ-氨基丁酸受体 β3 亚单位	学习和记忆缺陷
鸟嘌呤核苷酸解离抑制剂 1	学习能力严重受损
神经胶质瘤 1	学习和记忆受损
乙醇脱氢酶 5	与空间能力和记忆相关
促肾上腺皮质激素释放激素受体 1	空间认识记忆受损
离子型谷氨酸受体，NMDANR1	空间记忆受损
白介素-2	空间学习和记忆能力受损
LIM 激酶 1	视觉空间认识能力低下
神经生长因子，β 多肽	与记忆、视觉和空间认知能力相关
蛋白激酶 A	空间和长时记忆受损
CRE 结合蛋白 1	长时记忆缺陷
多巴胺 β 羟化酶	记忆力缺陷
肌强直性营养不良蛋白激酶	与语言能力相关、认知缺陷
诵读困难易感 1 (dyslexia susceptibility 1，DYX1) [D15S123]	诵读困难
诵读困难易感 2 (DYX2) [D6S464 - D6S273]	诵读困难
诵读困难易感 3 (DYX3) [D2S2352 - D2S1337]	诵读困难
白介素-1 受体辅助蛋白	低 IQ、认知障碍
胱硫醚 β 合酶	与高 IQ 相关
离子型谷氨酸受体，NMDA NR2B	超常学习和记忆能力
生长相关蛋白 43	与长时程增强有关

三、精神机能障碍

精神机能障碍是指大脑机能活动发生紊乱，导致认知、情感、行为和意志等精神活动不同程度障碍的总称。在过去几十年的时间里，精神机能障碍已成为行为遗传学研究中最为活跃的领域，精神机能障碍的遗传学研究使人们逐渐意识到了遗传对心理学和精神病学的影响。

（一）成人期精神机能障碍

一般能在成人期诊断出的精神机能障碍主要有三种类型，即精神分裂症（schizophrenia）（OMIM 181500）、情绪障碍和焦虑障碍，其中除焦虑障碍以外，遗传对其他两种类型影响的证据已比较明确。

1. 精神分裂症   精神分裂症是精神机能障碍中最为严重且常见的一种，总人口的患病风险率约为 1%，因此遗传学研究对它的关注要多于精神机能障碍的其他领域。该病多起病于青壮年，表现为感知、思维、情感、意志行为等多方面障碍，精神活动与周围环境和内心体验不协调，脱离现实。该病病程多迁延，反复发作，部分患者发生精神活动衰退和不同程度社会功能缺损。

精神分裂症是一类典型的复杂遗传疾病，受到遗传因素和环境因素共同影响，遗传率约为 90%。家系分析表明与一般人群中 1% 的患病率相比，亲属中有精神分裂症患者的人更容易患此病（表 15−2）。而寄养子研究的结果与家系分析和双生子研究的结果一致，也表明精神分裂症受到遗传影响。母亲患有精神分裂症，其被人收养的亲生子女患此病的风险率为 11%，与由患精神分裂症的亲生父母抚养长大的子女的患病风险相似，说明精神分裂症的家庭相似性很大程度上源于遗传，而且在有精神分裂症患者的家庭里成长不会使患此病的风险提高并超过遗传引发的患病风险。而且，与轻度精神分裂症相比，严重精神分裂症受遗传因素的影响更大。

表 15 − 2   精神分裂症的患病风险

亲 缘 关 系	患 病 风 险
同卵双生	48%
异卵双生	17%
子女	13%
同胞	9%
父母	6%
半同胞	6%
孙子女	5%
侄子女	4%
叔伯/姑姨	2%
堂/表兄弟姐妹	2%
一般人群	1%

研究表明绝大多数被认为的精神分裂症可能的易感基因的外显率并不完全，需要相对较多数目的遗传变异才会引起本病，且这些遗传变异携带者所患的疾病可为精神分裂症、孤独症及双相情感障碍这一疾病谱中的任一疾病。一些研究发现精神分裂症的易感基因可能位于 6 号、13 号、22 号染色体上，其中多巴胺受体基因（DRD3）和 5−羟色胺受体基因（5HT2a）与该病相关。近年来，我国研究者也报道发现了多个中国汉族及东亚人群精神分裂症易感基因，包括 VRK2、GABBR1、AS3MT、ARL3 和 TMEM180 等。目前 CNV 与精神分裂症研究也逐渐引起了大家的注意，现在认为与精神分裂有关的 CNV 异位点有 15q11.2、

17q12、1q21、NRXN1、16p11.2 基因等。这些位点均在多个实验样本中得到了验证，CNV 的发现为精神分裂症的研究打开了一扇新的窗口。

2. 情绪障碍　情绪障碍表现为严重的情绪波动，为多基因精神障碍，没有明确的基因型-表现型关系。情绪障碍主要有单相抑郁障碍和包括抑郁与躁狂的双相情感障碍（bipolar affective disorder）。

单相抑郁障碍发作缓慢，通常经历数周甚至数月。典型特征包括情绪抑郁，对日常活动没有兴趣，饮食和睡眠失调，产生死亡或自杀念头。

双相障碍也被称为狂躁抑郁症（manic depression illness），由极度情绪变化所致。在抑郁期，患者极度悲伤、失去生活兴趣、极度犹豫、无法入眠、失望、有自杀冲动。一般人群中有 1% 为严重双相障碍，另 1% 为中度双相障碍，男女发病率相等。

由于诊断困难，情绪障碍的遗传研究结果不如精神分裂症明确。但双生子研究表明遗传对情绪障碍有很大影响。MZ 和 DZ 患单相抑郁症的平均一致性分别为 40% 和 11%，患双相障碍的一致性分别为 72% 和 40%。连锁分析及 Meta 分析的结果表明，和双相情感障碍相关的区域有 2p、4p、4q、6q、8q、9p、10q、11p、12q、13q、14q、16p、16q、18p、18q、21q、22q 和 Xq。虽然双相情感障碍与精神分裂症是完全不同的疾病，但由于两者在表型和遗传因素之间存在一定的联系，很多与精神分裂症相关的基因也是双相情感障碍的可疑致病因素，最为肯定的两病共同的易感基因是 G72/G30 基因。

（二）儿童期精神机能障碍

儿童期精神机能障碍包括精神发育迟缓、学习障碍、弥散性发育障碍（如孤独症）、注意缺陷和破坏性行为障碍（如注意缺陷多动症、品行障碍）、交流障碍、痉挛障碍［如图雷特（Tourettes）综合征］和排泄障碍（如遗粪症）等。

1. 孤独症谱系障碍　孤独症谱系障碍（autism spectrum disorders，ASD）是一类神经发育障碍性疾病，以社会交往及交流障碍、兴趣狭窄、刻板与重复行为为主要特点，包括四种独立的障碍：儿童孤独症、阿斯佩格（Asperger）综合征、儿童瓦解性障碍及未分类的广泛性发育障碍。男女发病有明显差异，我国报道男女比例为（6.5~9）：1。大量的证据证实 ASD 是有高度遗传性的，MZ 的一致率为 90%，而 DZ 的一致率仅为 5%。关于孤独症 MZ 的进一步研究表明，即使 MZ 基因完全相同，仍存在明显的遗传异质性。流行病学调查也确认 ASD 同胞患病率为 3%，远高于一般群体，存在家族聚集现象。研究发现孤独症患者的二、三级亲属的患病风险分别为 0.18% 和 0.12%。

很多单基因病变、染色体异常和接触致畸的环境是导致孤独症表型的主要因素。其中有 5%~20% 的自闭症是由染色体异常导致，脆性位点率也较高，染色体稳定性差。常见的染色体异常包括断裂、重复、缺失、倒位。目前研究较多的是 7、15、2、16、22 及 X 染色体。

孤独症易感基因研究方面也取得了显著进展，如接触蛋白相关蛋白样 2（contactin associated protein-like 2，CNTNAP2）基因在涉及语言和思维的大脑区域最为活跃，被证实是孤独症的易感基因。对有严重孤独症儿童的家庭调查发现，NLGN3 和 NLGN4X 两个基因发生突变会导致孤独症。NLGN3 和 NLGN4X 所编码的两种蛋白经连接蛋白 neuroligin-3 和 neuroligin-4 在神经细胞连接中发挥重要作用。

然而，尽管已发现 100 多个单基因和染色体拷贝数易感基因位点，但这些突变仍无法解释大多数孤独症的罹患风险，最近有研究者指出，表观遗传可能是孤独症的主要致病因素之一。

2. 注意缺陷和破坏性行为障碍　ADHD 具有很强的遗传性。品行障碍（conduct disorder）不伴随过多活动或注意缺陷时，仅具有中等强度遗传性。ADHD 的主要特点是冲动性行为和注意力缺乏，据估计全世界 10% 的儿童患此症。ADHD 具有遗传基础，家系研究表明 ADHD 患者的同胞或父母被确诊为该病可能性极大。推测 ADHD 是由与精神发育相关的大脑部分发育不全所致，近年来，神经发育相关基因与 ADHD 的关联研究日益受到关注。与其相关的行为障碍候选基因倾向于神经递质代谢酶、受体及转运蛋白等，包括多巴胺系统受体基因（DRD1、DRD2、DRD3、DRD4、DRD5）、转运体基因（SLC6A3）及其神经营养因子（GDNF）、5-HT 系统的受体基因（HTR1B、HTR2A、HTR2C）、突触相关蛋白基因（SNAP25）及神经营养因子（BD-NF）等，均被证明与 ADHD 存在显著的联系。

本章小结

人类行为遗传学是在遗传学、心理学、行为学和医学等学科发展的基础上形成的一门交叉学科，其根本目标是解释人类行为现象的遗传学机制，阐明遗传因素和环境因素在个体行为发展差异中所起的作用。大多数的行为性状属于多基因遗传模式，基因及其表达是行为形成的决定因素和基础，而行为只有在与环境不断地相互作用下才能产生。在人的不同发育、生长时期，遗传或环境因素在行为性状形成中的作用强度不同。人类行为遗传学的主要研究方法包括动物模型、数量遗传学（家系、双生子和寄养子研究）和分子遗传学方法，而且还在不断地发展和进步。

人类感知行为、内在动机行为、情感行为和认知行为是行为遗传学研究的重要内容。人类的一些异常行为如智力低下、精神机能障碍等属复杂疾病，受许多遗传因素的影响，包括单基因突变、多基因和染色体异常。随着行为遗传学的发展，越来越多行为异常的遗传机制将被人们所认识，将为这些疾病的诊断、治疗和预防提供更充分的理论依据。

（曾永秋）

【思考题】

(1) 遗传和环境因素如何参与获得性行为的形成？

(2) 行为的遗传方式有哪些？

(3) 行为遗传学的研究方法有哪些？

第十六章

出 生 缺 陷

人体在出生前的发育过程发生异常可导致出生缺陷。近年来，随着工业的发展和环境污染的加重，出生缺陷的发生率有上升趋势，已成为早期流产、死胎、围产儿死亡、婴幼儿死亡、儿童和成人先天残疾的主要原因，给家庭和社会带来沉重的负担，影响着人口素质和人类资源的健康质量。作为发育遗传学研究的重要内容之一，出生缺陷已日益受到世界各国政府的高度重视，并对这一问题进行了广泛的监测、病因学调查和相关的实验研究。

第一节　出生缺陷的概念与类型

一、出生缺陷的概念

出生缺陷（birth defect）是指婴儿出生前发生的身体结构、功能或代谢等方面异常的统称，受遗传和环境等多种因素的影响。出生缺陷涉及广泛，疾病种类繁多，既包括各种结构畸形，也包括代谢、功能以及行为发育等方面的异常；既可于出生时就表现出来，也可在出生后一段时间才显现出来，如智力障碍等。

先天畸形（congenital malformation）是指以形态结构异常为主要特征的出生缺陷。在过去很长一段时间内，出生缺陷和先天畸形这两个概念可以相互替代，但随着越来越多的疾病被纳入出生缺陷的研究范畴，先天畸形和出生缺陷概念的差别日益受到重视。目前认为，出生缺陷的含义更为广泛，通常包括先天畸形、染色体异常、遗传代谢性疾病、功能异常如盲、聋和智力障碍等，先天畸形只是其中重要的一种。

二、出生缺陷的类型

目前已知的出生缺陷病种至少有 8 000~10 000 种，涉及众多的基础与临床学科。因此，可从不同学科角度将出生缺陷分成不同的类型。

1. 根据胚胎发生过程分类　1958~1982 年，Willis、Grag 和 Moore 根据出生缺陷的胚胎发生过程，先后提出了大致相同的畸形分类方法，将出生缺陷分为以下几种类型（表 16-1）。

表 16-1　出生缺陷的类型（根据胚胎发生过程分类）

类　型	表　现	病　例
整胚发育畸形	严重遗传缺陷引起，多不能发育成完整胚胎	早期死亡
胚胎局部发育畸形	胚胎局部发育异常，累及多器官	头面发育不全、并肢畸形等

类 型	表 现	病 例
器官和器官局部发育畸形	某一器官不发育或发育不全	室间隔膜部缺损、双侧或单侧肺不发生等
组织分化不良性畸形	胎儿某一组织分化不良	骨发育不全、巨结肠等
发育过度性畸形	器官或器官某部分增生过度	多指（趾）畸形等
吸收不全性畸形	胚胎发育中某些结构吸收不全	蹼状指（趾）、肛门闭锁等
超数和异位发生性畸形	器官原基超数发生或发生于异常部位	多乳腺、双肾盂等
发育滞留性畸形	器官发育中途停止，器官呈中间状态	气管食管瘘、双角子宫等
重复畸形	单卵双生的胎儿未能完全分离，胎儿整体或部分结构不同程度地重复出现	连体儿
寄生畸形	单卵双生的两个胎儿发育速度相差很大，小者附于大者某一部位	寄生胎

2. 根据畸形的严重程度分类　畸形学家根据畸形的严重程度将出生缺陷分为简单畸形和多发畸形两大类（表 16-2）。

表 16-2　出生缺陷的类型（根据畸形的严重程度分类）

类 型	亚 型	病 例
简单畸形	畸形（某一器官或器官的某一部分原发性缺失）	先天性心脏病、唇裂、腭裂等
	畸化（由于环境因子的干扰所导致的器官或组织异常）	妊娠期风疹病毒感染所导致的先天性白内障等
	变形（不正常的机械力扭曲、牵拉正常结构所形成的缺陷）	宫内拥挤或子宫异常而导致的畸形足等
	发育异常（细胞不正常地形成组织）	外胚层发育异常等
多发畸形	序列征（由单个因素引发的级联反应而导致的单一器官缺陷）	皮罗（Potter）序列征等
	综合征（由已知致病病因引起，具有一定的可识别的畸形模式）	唐氏综合征等
	关联征（几种畸形并非随机地一起发生，但在发生机制上又不能用序列征、综合征的发生机制来解释）	VATER 联合征等

3. 根据缺陷发生部位分类　WHO 在出生缺陷的国际统计学分类中根据发生部位进行分类，并对各种出生缺陷编排了分类代码。WHO 1977 年出版的第九版《国际疾病分类》（International Classification of Disease, ICD）中详细编入了绝大多数出生缺陷，并根据畸形发生的器官系统进行分类。该方法将不同医疗卫生工作者收集的出生缺陷资料进行比较、分组和统计，对出生缺陷病例的诊断、信息采集和质量控制等具有重要的作用，世界各国进行出生缺陷调查统计时均采用这一分类方法。该分类法其后又经几次修改，形成不同版本，截至目前，2022 年生效的国际疾病分类第十一次修订本（ICD-11）是最新的版本。

在 ICD-11 中，重新调整有关先天畸形、变形和染色体异常一章的结构并将章节名变更为"发育异常"，编码为 LA00~LD9Z。该章内容按结构性发育异常、多发性发育异常和综合征、除基因突变外的染色体异常和以智力发育障碍为相关临床特征分为四节；再在各节内按解剖部位或临床特征进行相应的分类和编码（表 16-3）。而一些先天性疾病、宫内感染等则被列在其他章节的分类编码中，如先天性代谢性疾病的分类编码为 5C50-5C5A。

表 16-3　国际疾病分类（ICD-11）——发育异常

分 类	编 码
单系统受累为主的结构发育异常	L1-LA0
神经系统结构发育异常	L2-LA0；LA00-LA07

分　类	编　码
眼、眼睑或泪器结构发育异常	L2－LA1；LA10－LA14
耳结构发育异常	L2－LA2；LA20－LA24
面部、口腔或牙齿结构发育异常	L2－LA3；LA30－LA31
唇裂、牙槽裂或腭裂	L3－LA4；LA40－LA42；LA50－LA56
颈部结构发育异常	L2－LA6；LA60－LA62
呼吸系统结构发育异常	L2－LA7；LA70－LA77
循环系统结构发育异常	L2－LA8；LA80－LA8G；LA90
横膈、腹壁或脐带结构发育异常	L2－LB0；LB00－LB03
消化道结构发育异常	L2－LB1；LB10－LB18
肝脏、胆道、胰腺或脾脏结构发育异常	L2－LB2；LB20－LB22
泌尿系统结构发育异常	L2－LB3；LB30－LB31
女性生殖系统结构发育异常	L2－LB4；LB40－LB45
男性生殖系统结构发育异常	L2－LB5；LB50－LB59
乳房结构发育异常	L2－LB6；LB60－LB63
骨骼结构发育异常	L2－LB7；LB70－LB79；LB80－LB81；LB90－LB9B
皮肤结构发育异常	L2－LC0；LC00－LC02；LC10；LC20；LC30－LC31；LC40；LC50－LC52；LC60
肾上腺结构发育异常	L2－LC8；LC80
多发性发育异常或综合征	L1－LD2；LD20－LD2H
除基因突变外的染色体异常	L1－LD4；LD40－LD47；LD50－LD56
以智力发育障碍为相关临床特征的情况	LD90

三、常见的出生缺陷

1. **先天性心脏病**　先天性心脏病（congenital heart disease）是胎儿时期心脏血管发育异常所导致的疾病，也是少年儿童最常见的心脏病。包括室间隔缺损（ventricular septal defect，VSD）（ICD－11：LA88.4）、房间隔缺损（atrial septal defect，ASD）（ICD－11：LA8E）、法洛四联症（tetralogy of Fallot，TOF）（ICD－11：LA88.2）等几种主要类型。

（1）室间隔缺损：简称室缺，由于室间隔在胚胎时期发育不全，形成异常血流交通，在心室水平产生左向右的血液分流。室间隔缺损可单独存在，亦可以是其他复杂心脏畸形的组成部分。重型者心室肥厚、肺动脉高压、肺动脉收缩压与周围动脉压之比明显增大，临床出现发绀、咯血、心功能不全、心力衰竭等症状；轻型者临床症状较轻。单纯性心室间隔缺损多属于多基因遗传，但同时亦可以是染色体病或其他综合征的常见症状之一。

（2）房间隔缺损：简称房缺，由于原始心房间隔在发生过程中吸收和融合出现异常，导致左右心房之间仍残留未闭的房间孔所致。房间隔缺损可单独存在，也可与其他心血管畸形合并存在，或作为某些综合征的症状之一。房缺最基本的血液动力学改变是心房水平的左向右分流，分流量视缺损的大小和两房间的压力差有所不同。缺损大者症状出现较早、较重。例如婴儿期室上性心动过速往往是房缺存在的首发症状。缺损小者可长期不出现症状，直到中年时才发病。单纯性房间隔缺损多数病例属多基因遗传，只有极少数属于常染色体显性或常染色体隐性遗传。

（3）法洛四联症：也称发绀四联症。由肺动脉狭窄、主动脉骑跨、室间隔缺损及右心室肥大4种畸形组成。由胚胎发育过程中属于大血管的圆锥动脉干转位发生障碍，出现发育异常所致。在四种畸形中肺动脉狭窄是最重要的病变，肺动脉狭窄可表现为右心室漏斗部狭窄、肺动脉瓣狭窄、肺动脉闭锁或分支肺动脉狭窄。狭窄的肺动脉使右心室排血受阻，引起右心室高压，导致右心室肥大。主动脉部分起于右心室，骑跨在室间隔上。本病多数为多基因遗传，但同时亦可以是染色体病或其他综合征的常见症状之一。

2. 神经管缺陷　神经管缺陷（neural tube defect，NTD）是一组严重的中枢神经系统畸形，涉及脑部和（或）脊髓的发育异常，由胚胎发育早期神经管闭合受阻所致。重者导致胎死宫内，存活的婴儿常伴有永久性残疾。神经管缺陷是一种由遗传因素和环境因素共同作用而引起的多基因遗传病，遗传度为60%，其环境危险因素包括叶酸缺乏、服用抗癫痫药物、高烧、接触农药等。发病率在地区和国家间有所不同，我国北方地区的发病率较南方高。根据神经管发育受阻时期和部位的不同，神经管缺陷主要分为无脑畸形（anencephaly）（ICD－11：LA00.0）、脊柱裂（spina bifida）（ICD－11：LA02）和脑膨出（ICD－11：LA01）三种类型。

（1）无脑畸形：是神经管缺陷中最严重的一种，由神经管前孔不闭合所致。畸形造成颅骨及部分脑组织缺失，患儿前颅窝缩短、眼窝变浅、眼球突出、呈"蛙样"面容、耳位低、颈短。通常胎死宫内或于出生后不久死亡。

（2）脊柱裂：是神经管缺陷中最常见的一种，由神经管后孔不闭合所致。其主要特征是背侧的脊椎弓未能融合在一起，脊膜和（或）脊髓通过未完全闭合的脊柱疝出或向外暴露。临床可见不同类型、部位和范围，可发生于颈段、胸段、腰段或骶段。如果仅有脊膜膨出，脊髓和神经成分仍处于正常位置，病情则较轻；如果脊髓和神经成分移位于囊内就可能产生神经功能障碍，出现下肢瘫痪、肌肉乏力、大小便失禁和智力发育障碍等症状。

（3）脑膨出：较为少见，是由于神经管靠延脑部位缺损所致。脑膜和（或）脑组织通过颅骨裂向外膨出，可发生于额部、鼻部、枕部等处。膨出内容物可仅有脑膜组织，亦可含有脑膜组织和不同数量的脑组织。脑膨出（encephalocele）的患儿多发生严重的神经系统症状。

3. 唇腭裂　唇裂（cleft lip，ICD－11：LA40）及腭裂（cleft palate，ICD－11：LA42），是口腔颌面部常见的先天性畸形，也是我国高发的先天畸形之一。正常情况下唇在胚胎早期由外鼻突、内鼻突和上颌突在中线融合形成，如果在此期间任何一项或几项未能融合，均会导致唇和（或）腭裂。

唇裂可在上唇或下唇处裂开，上唇裂较为多见，单侧多于双侧，左侧多于右侧。根据裂开程度可分为：Ⅰ度（裂隙只涉及红唇）、Ⅱ度（裂隙从红唇至上唇皮肤，但未达鼻底）、Ⅲ度（裂隙从红唇直达鼻底）。严重唇裂患儿可有吸吮及喂养困难。单纯性唇裂大多属于多基因遗传病，遗传度为76%。部分唇裂的同时存在着腭裂，唇裂通常经过裂开的牙槽突与腭裂相连通。二者均可表现为单侧或双侧，且发生部位可不完全相同。患儿鼻形状不正常，常有吸吮及吞咽运动困难，进入口腔的奶液常经鼻腔流出来，容易发生耳内感染。

4. 先天性脑积水　先天性脑积水（congenital hydrocephalus，ICD－11：LA04）是由于颅腔内大量脑脊液蓄积而导致脑室系统扩大为特征的先天畸形，多由脑室系统发育障碍，脑脊液分泌过多或吸收障碍或循环阻塞所致。患者头围呈进行性增大，可以在出生时就明显大于正常，也可在出生后数周或数月开始增大。患儿颅面比例失调，前囟扩大，呈紧张或隆起；颅骨缝变宽，颅骨变薄，前额突出，头皮静脉怒张，眼球多转向下方，上方的巩膜外露，称为"落日征"。先天性脑积水可由宫内感染等因素所致，也可为常染色体隐性遗传或X连锁隐性遗传。

5. 多指（趾）　多指（趾）（polydactyly，ICD－11：LB78）是我国高发的先天畸形之一，患儿手或足有一或多个额外的指（趾）或指（趾）样赘生物，可单侧或双侧。按部位可分为轴前型（桡侧或胫侧）和轴后型（尺侧或腓侧），通常轴后型较为多见。该病可独立发生，可同时合并并指（趾）或短指（趾）等畸形，亦可以是许多综合征如13-三体综合征的症状之一。单发多指（趾）畸形多为常染色体显性遗传。

第二节　出生缺陷的发生机制

胚胎自受精卵开始首先历经数次有丝分裂，形成囊胚。囊胚细胞再通过一系列运动迁移到胚胎中不同位置，形成由外胚层、中胚层和内胚层三个胚层构成的原肠胚。此后，三个胚层逐渐分化为胚胎的各种组织和器官，最终发育成为足月胎儿。发育过程高度程序化，在发育的不同时空，存在着不同组合的特定基因的表达，由此形成一个多层次、全方位的调控网络，以精确地控制发育分化过程。同时，发育过程亦可受胚胎内外多种因素的调控，这些因素的异常均可能导致出生缺陷。

一、出生缺陷的影响因素

造成出生缺陷的主要影响因素为遗传因素、环境因素或二者的相互作用。20 世纪 70 年代，美国学者 Wilson 曾对人类出生缺陷的病因进行综合分析，认为由遗传物质变异导致的出生缺陷约占 25%，由单纯环境因素引起的出生缺陷约占 10%，而多数出生缺陷则是两者相互作用的结果，约占 65%。2006 年，美国发布的《全球出生缺陷报告》提出了新的出生缺陷病因比例：遗传因素约占 40%，环境因素占 5%～10%，原因不明或两者相互作用的占 50%。

1. 遗传因素　遗传因素决定了胚胎发育过程，遗传物质的改变会引起胚胎发育异常，导致出生缺陷。引起出生缺陷的遗传因素包括基因突变和染色体畸变。

（1）基因突变：基因是发育过程中的主要调控因子，不同组合的特定基因的程序化启动与关闭，控制着器官的形成与个体发育，其突变将导致单基因遗传病、多基因遗传病等多种出生缺陷的发生。阐明出生缺陷的基因调控机制是发育遗传学研究的重要内容之一，但很多出生缺陷涉及多个基因的复杂参与，以及基因和环境之间的相互作用，研究发展较为缓慢，尚处于探明易感基因的阶段（表 16-4）。

表 16-4　部分出生缺陷的主要候选基因

疾　病	主要候选基因	基　因　定　位	编　码　产　物
唇裂±腭裂	TGF-α	2p13	转化生长因子
	MSX1	4p16	同源框蛋白
多指（趾）/并指（趾）	HOXD13	2q31	同源框蛋白
	HOXA13	7p15	同源框蛋白
尿道下裂	SRD5A2	2p23	类固醇 5α 还原酶
	AR	Xq11-12	雄激素受体
先天性多囊肾病	PKD1	16p13	多囊蛋白 1
	PKD2	4q22-23	多囊蛋白 2
隐睾	INSL3	19p13	胰岛素样因子
	SRY	Yp11	性别决定因子
	WT1	11p13	威尔姆氏肿瘤抑制因子
	HOXA10	7p15	同源框蛋白
先天性心脏病	TBX5	12q24	T 框蛋白
	NKX2-5	5q35	NK 型同源框蛋白
	GATA4	8p23	GATA 结合蛋白

（2）染色体畸变：染色体畸变包括染色体数目畸变与结构畸变。由于大多数染色体畸变会涉及多个基因的增减或位置改变，破坏了基因组平衡。因此，染色体畸变患者常表现出多器官的发育畸形、智力低下等一系列严重的临床症状（详见本书第五章）。

2. 环境因素　胚胎或胎儿在发育过程中虽然有绒毛膜、羊膜和胎盘屏障的保护，但仍会直接或间接受环境中某些因子的干扰而导致出生缺陷。影响胚胎发育的环境有三个：① 母体周围的外环境；② 母体自身的内环境，包括代谢、营养、疾病等；③ 胚胎所处的微环境，包括胎盘、胎膜、羊水等。

造成出生缺陷的环境因素主要包括物理因素、化学因素和生物因素等几个方面，其作用途径和效应机制复杂多样，但通常不具有遗传性。

（1）物理因素：胚胎发育过程中，电离辐射、高温、噪声、机械性压迫和损伤等多种物理因素均可能导致出生缺陷。

1）电离辐射：指天然和人工产生的放射性核素蜕变所发射的 α、β、γ 和 X 线，以及电子、中子等射线。有研究表明，母体宫内接受较大剂量的电离辐射，可引起胎儿生长迟缓、小头畸形、智力低下，以及出生后的肿瘤等。射线类因素会使 DNA 双链分子的断裂频率和各种错误性修复频率增加，抑制有丝分裂、杀伤细胞、改变细胞的正常迁移和彼此联系等。电离辐射的致畸作用除了与各射线的穿透力、一次性的照射强度或剂量有关外，还与照射强度和剂量的累加效应有关。

2）高温：不论何种原因引起的母体体温升高，胚胎受到高温环境的影响，都可能导致出生缺陷。流行性调查表明，孕妇妊娠早期有高烧史，后代中先天畸形尤其是神经管畸形的发生率高于正常人群。高温可干扰神经上皮细胞的正常增殖、迁移和黏着过程，使神经生长因子及其受体减少，导致神经管畸形等出生缺陷。缺陷的严重程度取决于温度升高的程度以及持续时间等因素。

3）噪声：接触强烈噪声会对胎儿产生许多不良的影响，噪声越大，频率越高，对胎儿的危害就越大。噪声能对机体细胞分裂和 DNA 合成造成不良影响，使染色体结构畸变率明显增加；噪声可以损害胎儿的听觉发育，引起内耳损伤，甚至使脑细胞发育萎缩、脑细胞死亡等。同时，噪声还可以引起子宫及胎盘缺血，导致胎儿缺氧和发育障碍。

4）机械性压迫和损伤：外环境中的机械因素一般不会损伤胎儿，但在妊娠最后 10 周，胎儿体形比较大，宫内活动空间较小，较容易受到机械性压迫和损伤。如羊膜破裂可出现羊膜索综合征，表现为四肢的压缩和切断；子宫等异常的压迫或胎儿强制性体位，可导致斜颈、足内翻等。受压变形较轻的部位出生后有逐渐自然恢复的可能，但受到严重损伤者可终身致残或导致死亡。

（2）化学因素：重金属、药物、农药、有机溶剂等化学物质均可能导致出生缺陷，随着工业的高速发展，环境污染日益严重，各类化学致畸原对出生缺陷的影响越来越大。绝大多数致畸原具有诱发畸形或发育异常的阈作用剂量，它们引起的胚胎发育异常基本符合剂量—效应关系，在一定剂量范围内，胚胎毒性效应随剂量加大而成正比增加。

1）重金属：主要包括汞、铅、镉等重金属。重金属汞可通过胎盘，与胚胎细胞中核酸结合，延迟细胞分裂和成熟，从而影响胚胎或胎儿的发育。动物实验和人群调查表明，铅对体细胞和生殖细胞的 DNA 和染色体均具有损伤作用，并可损伤细胞的纺锤体，影响细胞分裂；同时，铅在神经细胞中影响三磷酸腺苷酶和腺苷酸环化酶的活力，导致能量减少，引起神经细胞功能损害甚至死亡，从而导致胎儿畸形。

2）药物：由于胎盘特殊的生理构造，大部分药物可以通过不同形式进入胎儿体内，从而对胎儿的生长发育产生影响。20 世纪 60 年代，欧洲的"反应停"事件造成了 30 多个国家和地区短肢畸形患儿的出生，是服用药物造成出生缺陷最典型的例子。目前已知多数抗癌、抗惊厥药物，包括甲氨蝶呤、氨蝶呤、白消安、苯妥英钠、三甲双酮等，可对胎儿产生致畸作用。胚胎细胞对抗肿瘤药物比成熟分化的细胞更为敏感，因此，大多数抗肿瘤药物在较低剂量时就能对胚胎产生较大的损害。抗生素中如链霉素、四环素、庆大霉素等均有一定的致畸作用。此外，孕妇在妊娠早期较长时间使用性激素，可致胎儿生殖系统畸形；某些抗凝血药物，如肝素、华法林等也能导致胎儿畸形。

美国食品药品监督管理局将妊娠期用药分为五类，以对孕妇的临床药物使用提供指导。A 类：人群资料中无发育毒性证据，动物实验阴性，对胚胎影响的可能性很小，可用于孕妇。B 类：动物实验无致畸证据，缺乏可靠的人群资料；或动物实验有阳性反应，但无人群研究的证据，慎用于孕妇。C 类：动物致畸实验阳性，缺乏可靠的人群资料或同时缺乏动物和人群研究资料，应权衡利弊，必要时可用。D 类：有对人类产生致畸作用的证据，但尽管如此，它对孕妇的益处仍然可以接受（利大于弊），若临床非常需要如在挽救孕妇生命，在无其他替代种类时可用于孕妇，需特别慎用。X 类：人类和动物资料均显示具有明显的致畸作用，致畸危害权衡重于任何治疗作用（弊大于利），孕妇和育龄妇女禁忌使用。总体来说，药物对胎儿的致畸影响，取决于药物的性质、剂量、持续的时间等多重因素。

3）农药：根据美国环保局的报告，在已登记农药的 1 500 种活性成分中，约 1/3 有胚胎毒性，1/4 可致畸。例如，有机磷农药可以通过胎盘屏障直接作用于胚胎组织，或者通过抑制胎盘中脂酶的活性，使胎儿产生肢体畸形等出生缺陷；有机氯农药脂溶性大，可以通过胎盘到达胎儿体内，并有明显的蓄积作用，从而造成足内翻、先天性髋关节脱位等出生缺陷。

4）有机溶剂：主要包括苯类物质、二硫化碳、麻醉剂等。有研究表明，无论父亲还是母亲的职业与有机溶剂暴露有关，都将增加后代无脑儿的发病风险；孕妇定期吸入甲苯会导致胎儿畸形，其畸形表现与胎儿酒精综合征相似；二硫化碳引起的出生缺陷主要以先天性心脏病、中枢神经系统缺陷和腹腔缺陷为主。

（3）生物因素：妊娠期间母体感染的微生物，可以通过胎盘、羊水引起胎儿宫内感染，导致流产、早产、死胎、先天畸形、胎儿生长受限。这些微生物主要包括巨细胞病毒、风疹病毒、疱疹病毒、梅毒螺旋体和弓形虫等。巨细胞病毒感染胚胎时，可导致宿主细胞凋亡、大量细胞死亡以及处于 S 期和 M 期细胞的阻滞，细胞出现染色体数目或结构的改变，从而导致胚胎生长发育异常；风疹病毒通过胎盘感染胎儿后，可破坏细胞的有丝分裂，干扰组织器官的生长发育，从而导致自发流产、死产或先天性白内障、心脏畸形等严重的出生缺陷。

（4）母亲疾病及营养等其他因素：母亲疾病对胎儿的影响已经得到较为明确的证实，如患有苯丙酮尿症的孕妇，由于血中苯丙氨酸水平高，所生婴儿常有智力发育不良、小头畸形等；孕妇患有糖尿病可导致子代发生心脏缺陷、小头畸形、肾积水等。

预防出生缺陷的干预性研究发现：如果孕妇的热量和蛋白质供给严重不足，会影响宫内胎儿的生长发育，尤其是脑的发育，胎儿生长受限将会导致出生缺陷的发生。母亲营养不良对后代的影响可能取决于妊娠的某个特定时期，而这个时期正是胎儿发育过程的关键时间窗。近年来，胎儿神经管缺陷与母体叶酸水平的关系日趋明确，母体叶酸的缺乏是导致胎儿神经管缺陷的高危因素。有研究表明，从孕前期至孕早期，每日服用小剂量（0.4 mg）叶酸增补剂，在北方高发地区可以预防85%的神经管缺陷，在南方低发地区也可以预防40%的神经管缺陷。

此外，一些不良生活方式，如吸烟、酗酒等均有可能导致胎儿生长受限，引起出生缺陷。

3. 遗传因素和环境因素的相互作用　在出生缺陷的病因学调查中，多数出生缺陷仍然是遗传和环境两种因素结合后相互影响、共同作用所产生的结果。

一方面，当遗传因素起决定作用时，常是因为环境因素诱发了基因突变或染色体畸变，即环境致畸因子通过影响或改变遗传构成，或干扰、破坏遗传物质正常的时空表达，从而形成了各种难以逆转的出生缺陷。

另一方面，当环境因素起决定作用时，缺陷的发生也常与胚胎和母体的遗传背景有关。在使用链霉素的孕妇中，仅有少数新生儿有第八对脑神经的损害，这说明胚胎的基因型将决定和影响胚胎对环境致畸因子的易感程度。化学致畸剂的吸收、代谢、解毒、排泄等过程是通过体内一系列的酶和转运蛋白完成的，这些蛋白质编码基因的多态性可导致致畸剂易感性的个体差异。因此，出生缺陷的表现类型和发生频率，受胚胎或母体基因的调控，并且与基因和环境致畸原之间的相互作用方式有关。

二、出生缺陷的致畸敏感期

出生缺陷的产生除了决定于致畸因子的性质和胚胎的遗传构成等因素外，还决定于胚胎受致畸因子作用时所处的发育时期，即胚胎在不同发育时期对致畸因子的敏感性不同。致畸原作用于不同发育时期的胚胎不仅引起反应程度不同，而且所累及的器官和发生的畸形类型也有很大的差别。例如在妊娠第 5~10 周感染风疹病毒，会引起心脏畸形；而在第 4~6 个月时感染则会引起中枢神经系统的异常。因此，了解畸形发生的敏感期，是对畸形做出正确诊断、处理和预防的基础所在。

受精后第 1~2 周是一个非畸形易发期，此时胚胎处于细胞分裂增殖期，受致畸因子作用后将出现两种情况：一是仅有少量细胞被致畸因素影响，其余细胞正常分裂增生，代偿力强，胚胎正常发育，不发生畸形；二是致畸因子作用强，胚胎受损死亡而导致流产，据统计约有50%的胚胎在这个时期死亡。总体来说，这一时期表现出"全"或"无"的现象。

受精后第 3~8 周称为致畸敏感期，此期胚胎细胞分裂繁殖旺盛，分化明显，器官多数原基分化出现，胚体形成，对致畸因子最为敏感，最易受到影响而发生器官形态的异常。不同器官由于分化和形态发生时间的不同，各有自己的畸形敏感期，同一种致畸因子作用于不同时期可产生不同器官的畸形。此外，由于各器官系统的敏感期有交叉，故可出现多种畸形并存的情况。

从受精第9周开始直至胎儿出生，初步形成的各器官进行组织和功能的分化，功能处于逐步完善状态。此期受致畸因子作用后易出现器官的功能障碍，出现组织和功能水平的异常。此外，这一时期虽不是致畸敏感期，仍能引起少数器官发生畸形，如神经系统和外生殖器官的异常（图16-1）。

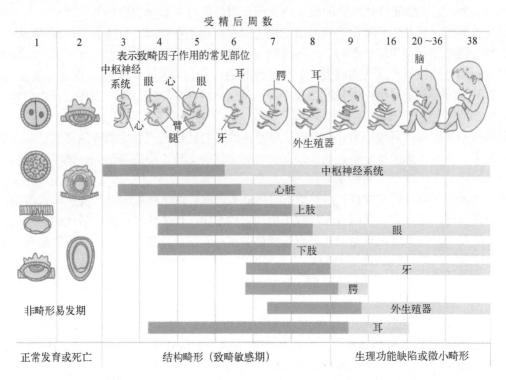

图16-1 胚胎发育时期与畸形发生的关系示意图（引自中国出生缺陷图谱，2008）

深蓝线：畸形易发期，可发生严重畸形；浅蓝线：可发生功能缺陷和其他非严重畸形

三、出生缺陷的发生

出生缺陷的发生受上述多种因素的调控，判断某一致畸因素对胚胎或胎儿是否造成损害，应从致畸因子的作用机制、接触剂量、接触致畸剂时的胎龄、各组织对致畸剂的致畸倾向、与其他物质的联合作用以及母亲和胎儿的基因型等多个方面进行全面分析，才能客观评价。

致畸因子的作用机制复杂多样。例如：① 某些致畸因子可诱发生殖细胞或胚胎细胞的基因突变或染色体畸变，以致DNA结构和功能受损，造成胚胎正常发育障碍，导致出生缺陷。② 某些致畸因子对细胞基因复制、转录、翻译或细胞分裂等过程造成干扰，影响细胞的增殖，引起某些组织细胞死亡，即表现出细胞毒性作用，从而引发出生缺陷。③ 某些致畸因子干扰细胞分化过程中的某一特定阶段、步骤或环节，影响胚胎正常发育，从而引起出生缺陷。如除草醚的立体结构与甲状腺素相似，可干扰甲状腺素功能，引起心脏、膈、肾畸形和肺发育不全等。④ 母体缺乏某种必需的营养素（如叶酸等）、受到某些重要营养素拮抗物的作用、母体营养失调（如蛋白质供给不足）、营养素由母体至胚胎的转运受阻等因素都可能破坏母体及胎盘的稳态，造成胚胎死亡、畸形或生长迟缓。

出生缺陷的发生是胚胎发育过程紊乱的结果，从细胞水平来说，这种紊乱体现于胚胎发育过程中细胞生长、增殖、细胞分化、形态发生、细胞迁移、黏着、类聚、相互识别或细胞凋亡等事件的异常。其发生机制通常可分为以下几类。

（1）迁移异常：器官形成过程中有细胞迁移和器官定位的变化，这些过程受阻就会导致畸形，如睾丸不下降至阴囊就形成隐睾。

（2）形成过程受阻：器官形成中有很多形态变化过程，若其中某一步骤受阻则可导致相应的畸形，如前、后神经孔未闭合会造成神经管缺陷。

（3）诱导作用异常：胚胎发生过程中存在诱导和被诱导的关系。如脊索诱导神经管的发生，若同时出现两个脊索就可诱导出两个神经管，形成双头畸形。

（4）吸收不全：胚胎发育过程中，有一些结构形成后会经历一个再吸收的过程，如细胞凋亡可以使不该存在的结构消亡。并指（趾）、肛门闭锁、食管闭锁等都是由于再吸收不全而引起的畸形。

（5）发育滞留：由于组织分化紊乱而引起的一类畸形，发生时间较晚。如结肠发育期间，如果肌间神经节细胞未及时分化出来，结肠不蠕动，将导致结肠极度膨大，形成巨结肠。

第三节　出生缺陷的监测与发生现状

一、出生缺陷的监测

出生缺陷监测是连续、系统地对人群中所发生的出生缺陷有关资料进行收集、整理、分析和利用的过程。其目的在于及时发现致畸因素，提出干预措施，为政府决策、公共卫生干预及临床诊治工作提供基础性数据，从而降低出生缺陷的发生率。

国际上最初的出生缺陷监测系统是20世纪60年代"反应停"事件后，于1964年在英格兰、威尔士和瑞典建立。此后，美国、加拿大、丹麦等许多国家相继建立了各自的出生缺陷监测系统。但这一时期，各国的监测系统尚处于各自孤立状态，并无信息的交换。1974年6月，10个已建立了出生缺陷监测系统的国家代表、WHO和其他基金组织的代表在赫尔辛基召开了第一次国际出生缺陷监测工作会议，会议决定成立"国际出生缺陷监测情报交换所"，开始常规交换有关出生缺陷发生的信息。2003年，"国际出生缺陷监测情报交换所"更名为"国际出生缺陷监测与研究情报交换所"（The International Clearinghouse for Birth Defects Surveillance and Research，ICBDSR），截至2016年11月，该所在全世界范围内已有44位成员。2004年，欧洲和美国通过研究推出《出生缺陷监测指南》，为出生缺陷监测系统的监测方法统一、监测过程程序化、监测指标标准化等提供了技术支持。

我国的出生缺陷监测工作起步于20世纪80年代。1986年，卫生部（现国家卫生健康委员会）组织在全国范围内进行了为期一年的出生缺陷监测，第一次获得了我国关于出生缺陷率的资料。1989年，"中国出生缺陷监测中心"成立，组织进行全国出生缺陷的动态监测。到目前为止，我国建立了以医院为基础、监测期为孕满28周至出生后7天的出生缺陷监测系统，形成了覆盖全国各省（自治区、直辖市）的监测网络，建立了出生缺陷数据库和出生缺陷图片库，基本掌握了我国主要出生缺陷发生的时空、人群和种类近30年的变化趋势。

尽管出生缺陷所包含的疾病种类繁多，但国际上在监测中仍将先天畸形作为出生缺陷监测的最主要内容。各国、各地区监测部门根据各自情况，制定出适宜本国、本地区的出生监测项目和内容。截至2015年，世界各国常规监测的出生缺陷病种约为35种，我国重点监测23类常见的结构畸形、染色体异常（表16-5）及少部分遗传代谢性疾病（如苯丙酮尿症和先天性甲状腺功能低下症等）。

表16-5　我国重点监测的结构畸形及染色体异常病种

出 生 缺 陷			
无脑畸形	唇裂合并腭裂	膀胱外翻	脐膨出
脊柱裂	小耳/无耳	马蹄内翻足	腹裂

续表

出　生　缺　陷			
脑膨出	外耳其他畸形	多指（趾）	连体双胎
先天性脑积水	食管闭锁或狭窄	并指（趾）	先天性心脏病
腭裂	直肠肛门闭锁或狭窄	肢体短缩	唐氏综合征
唇裂	尿道下裂	先天性膈疝	

二、出生缺陷的发生现状

2006 年美国发布的《全球出生缺陷报告》中估计：全球每年新增加出生缺陷人数约 800 万，每年有 330 多万 5 岁以下的儿童死于出生缺陷，有 320 万儿童终身残疾。《2008 年世界卫生统计》中指出：世界有大约 26 万名新生儿死于先天性异常，约占所有新生儿死亡的 7%。据 WHO 估计，全球低收入国家的出生缺陷发生率为 6.42%，中等收入国家为 5.57%，高收入国家为 4.72%。国际出生缺陷监测与研究情报交换所的《2013 年年度报告》中显示：先天性心脏病、尿道闭锁/狭窄、先天性脑积水为这一时期全球发生频率最高的畸形。这些数据仅主要反映了出生时临床明显可辨认的出生缺陷发生水平，而在不良环境和母体异常因素的影响下，胚胎可在整体、器官、细胞、分子等水平发生一系列改变，虽然有的改变并未造成可见的形态畸形，却能给出生后个体的健康问题埋下隐患，引起器官或组织的功能异常等。由此可见，出生缺陷的发生现状远不容乐观。

我国是人口大国，也是出生缺陷高发国家。《中国出生缺陷防治报告（2012）》中显示：我国的出生缺陷发生率在 5.6% 左右，每年新增出生缺陷数约 90 万例，并呈逐年上升趋势。出生缺陷患儿中约 30% 在 5 岁前死亡、40% 终身残疾、30% 可以治愈或纠正。全国出生缺陷监测数据表明：1996～2019 年，先天性心脏病、多指（趾）、总唇裂、脑积水等疾病在我国围产儿畸形中高发（表 16-6）。先天性心脏病、多指（趾）的发生率总体呈上升趋势，总唇裂、神经管缺陷、脑积水的发生率呈下降趋势，马蹄内翻和尿道下裂的发生率呈波动态势。

表 16-6　中国围产期出生缺陷发生率（1/万）顺位

顺位	1996 年	2000 年	2005 年	2010 年	2015 年	2019 年
1	总唇裂 (14.50)	总唇裂 (14.07)	先天性心脏病 (23.96)	先天性心脏病 (32.74)	先天性心脏病 (66.51)	先天性心脏病 (126.62)
2	神经管缺陷 (13.60)	多指（趾） (12.45)	多指（趾） (14.66)	多指（趾） (16.39)	多指（趾） (18.07)	多指（趾） (22.29)
3	多指（趾） (9.20)	神经管缺陷 (11.96)	总唇裂 (13.73)	总唇裂 (12.78)	总唇裂 (7.41)	并指（趾） (7.66)
4	脑积水 (6.50)	先天性心脏病 (11.40)	神经管缺陷 (8.84)	脑积水 (6.02)	马蹄内翻 (6.20)	尿道下裂 (6.25)
5	先天性心脏病 (6.20)	脑积水 (7.10)	脑积水 (7.52)	神经管缺陷 (5.74)	脑积水 (5.30)	马蹄内翻 (5.60)
6	肢体短缩 (5.21)	肢体短缩 (5.79)	肢体短缩 (5.76)	马蹄内翻 (5.08)	并指（趾） (5.18)	总唇裂 (4.68)
7	马蹄内翻 (4.69)	马蹄内翻 (4.97)	尿道下裂 (5.24)	尿道下裂 (4.87)	尿道下裂 (5.10)	小耳 (3.55)
8	尿道下裂 (3.08)	尿道下裂 (4.07)	马蹄内翻 (5.06)	并指（趾） (4.81)	小耳 (3.03)	腭裂 (3.32)

续表

顺位	1996 年	2000 年	2005 年	2010 年	2015 年	2019 年
9	并指（趾）(3.08)	并指（趾）(3.95)	并指（趾）(4.94)	肢体短缩 (4.74)	直肠肛门闭锁或狭窄 (2.89)	直肠肛门闭锁或狭窄 (2.98)
10	小耳 (2.86)	直肠肛门闭锁或狭窄 (3.43)	小耳 (3.60)	小耳 (3.09)	肢体短缩 (2.86)	脑积水 (2.93)

数据来源：http：//www.mchscn.cn 中国妇幼健康监测网站。

第四节 出生缺陷的预防

出生缺陷已成为一个全球性的健康问题，一方面造成胎儿或婴儿的死亡，另一方面导致大量的儿童患病和长期残疾。因此，采取有效措施预防出生缺陷，对于出生人口素质的提高及未来人口健康的促进都会产生重要而深远的影响。这是一项极为复杂的系统工程，涉及出生缺陷预防的有效性、可行性及可支持性等多方面的问题，需要政府、社会及家庭的共同努力。

一、出生缺陷的预防策略

随着人类医学的发展，对出生缺陷的认识也在逐步深入，相关的基础性和应用性研究为出生缺陷的预防提供了理论指导。WHO 针对出生缺陷的预防和控制，提出了三级预防的概念。

1. 一级预防 又称病因预防，旨在防止出生缺陷的发生。其主要策略集中于以下几个方面：① 通过对公众、医务人员、决策制定者、媒体和其他相关人员广泛开展出生缺陷防治的健康教育和健康促进，建立不同地区的健康教育干预模式，提高出生缺陷干预措施的知晓率。② 提倡妇女选择最佳生育年龄妊娠，减少 35 岁以上高龄妇女怀孕比例和无计划怀孕比例，从而降低由此所引发的出生缺陷问题。③ 推广孕前及孕早期合理保健，包括合理营养、避免感染、谨慎用药、避免接触各类有害因子、改正不良的生活行为习惯等。④ 推广增补小剂量叶酸预防神经管缺陷的措施。⑤ 开展孕前筛查，以确认胎儿将来的患病风险。⑥ 对有遗传病或出生缺陷家族史的人群开展孕前遗传咨询，帮助制订合理的婚姻和生育计划。⑦ 控制妇女慢性疾病和感染，以防止由此引起的出生缺陷。

2. 二级预防 又称产前干预，是对一级预防的补充。其具体策略为：① 对孕早期疑有接触不良因素或后代有某些遗传病患病风险的妇女，在孕期采取产前筛查和产前诊断措施，发现胎儿异常，及时终止妊娠，减少严重出生缺陷儿的出生。常用的产前诊断方法有超声检查、绒毛膜取样术、羊膜腔穿刺术、脐静脉穿刺术、无创 DNA 产前诊断等。② 对某些疾病开展相应的手术或非手术宫内治疗，如给孕妇服用洋地黄以治疗胎儿心动过速；对先天性膈疝胎儿行宫内外科手术等。

3. 三级预防 又称出生后干预，对出生后的婴儿进行早诊断和早治疗，从而提高患儿的生活质量，减少致残率，促进健康。主要策略包括对某些疾病（如苯丙酮尿症、先天性甲状腺功能低下、葡萄糖-6-磷酸脱氢酶缺乏症、先天性肾上腺皮质增生症等）的新生儿筛查，早期诊断，及时地内外科治疗和康复等。

二、出生缺陷的预防措施

由于存在社会经济的差异和传统文化背景的影响，世界各国采取的具体预防措施不尽相同。有的国家由于宗教信仰的原因，将出生缺陷预防的重点放在一级预防上，对产前诊断等二级预防措施探讨不多；而有的国家的工作重点则是产前筛查、产前诊断、新生儿筛查及以后的随访和干预等措施。并没有一个标准能适合所有的国家或地区，一个系统全面的出生缺陷预防和控制体系，需要各国政府、医学、伦理及公共卫生方面的专家进行不断地探索。

20世纪90年代以来，我国开始把加强出生缺陷防治作为重要的任务目标来实施，1994年10月全国人大常委会审议通过了《母婴保健法》，将出生缺陷三级预防纳入了法制化管理轨道。此后颁布的《中国妇女发展纲要》和《中国儿童发展纲要》，2018年8月20日印发《全国出生缺陷综合防治方案》，使出生缺陷防治工作实现了有法可依。从2015年起，每年的9月12日定为"中国预防出生缺陷日"。

《中国儿童发展纲要（2011—2020年）》中指出：要完善出生缺陷防治体系，落实出生缺陷三级防治措施，建立健全产前诊断网络，提高孕期出生缺陷发现率。开展新生儿疾病筛查、诊断和治疗，先天性甲状腺功能减低症、新生儿苯丙酮尿症等遗传代谢性疾病筛查率达到80%以上，新生儿听力筛查率达到60%以上，提高确诊病例治疗率和康复率。加大出生缺陷防治知识宣传力度，提高目标人群出生缺陷防治知识知晓率。

目前，我国出生缺陷预防已初步形成了政府主导、部门合作、社会参与的出生缺陷防治工作格局；逐步健全了包括妇幼保健机构、综合医院、妇女儿童专科医院、基层医疗卫生机构、相关科研院所等在内的出生缺陷综合防治体系；在加强常规孕产妇保健和儿童保健的基础上，针对性地开展婚前医学检查、产前筛查、产前诊断、新生儿疾病筛查、患儿治疗康复等出生缺陷防治服务。采取的主要出生缺陷预防措施为：① 广泛开展一级防治，减少出生缺陷的发生。大力开展社会宣传和健康教育，继续免费增补叶酸以预防神经管缺陷。推广免费婚前医学检查，开展婚前保健和咨询指导，规范孕前咨询和孕前、孕早期医疗保健服务。加强女职工劳动保护，避免准备怀孕和孕期妇女接触有毒有害物质和放射线。② 规范开展二级防治，减少严重出生缺陷儿出生。③ 深入开展三级防治，减少先天残疾的发生。推进新生儿疾病筛查，逐步提高新生儿遗传代谢性疾病筛查率和新生儿听力筛查率，加强确诊病例的及时治疗和干预。如对苯丙酮尿症和先天性甲状腺功能低下症患儿进行饮食和药物治疗；对先天性听力障碍患儿进行手术和听力矫正；对唇裂、腭裂、尿道下裂、马蹄内翻足、部分先天性心脏病患儿进行手术治疗等。④ 加强监督管理，规范防治服务。加强出生缺陷防治相关机构和人员管理，定期公布经批准开展产前诊断等专项技术的医疗机构名单。加强对医学检验实验室开展产前筛查、新生儿疾病筛查等服务的行业监管。

近年来，我国政府先后组织实施了一系列出生缺陷预防的重大公共卫生服务项目：① 自2009年起在全国实施增补叶酸预防神经管缺陷项目，免费为农村妇女在孕前3个月至孕早期3个月每日补服叶酸；② 自2010年启动国家免费孕前优生健康检查项目，为农村计划怀孕夫妇免费提供健康教育、健康检查、风险评估、咨询指导等19项孕前优生服务，目前已在全国所有县、市、区普遍开展；③ 自2012年起在全国21个省200个县实施贫困地区新生儿疾病筛查试点项目，为新生儿免费提供听力障碍、先天性甲状腺功能减低症、苯丙酮尿症等筛查；④ 自2012年起在7个地中海贫血高发省份实施地中海贫血防控试点项目，免费为夫妇提供地中海贫血初筛、基因检测和产前诊断服务。这些项目的实施为遏制出生缺陷的发生发挥了极为重要的作用，监测数据显示，2012年、2013年全国围产儿出生缺陷发生率分别为145.64/万和145.06/万，比2011年的153.23/万降低了0.7和0.8个千分点。其中，神经管缺陷发生率由1996年的13.59/万下降到2013年的3.37/万，出生缺陷综合防治初见成效，神经管畸形单病种发生率明显降低。

为进一步提高我国出生缺陷防控水平，促进出生缺陷预防与控制领域的学术交流与合作，自2012年起，每年召开一次中国出生缺陷防控论坛。中国出生缺陷干预救助基金会以"减少出生缺陷人口比率，促进出生缺陷患者康复，提高救助对象生活质量"为宗旨，在全国31个省（区、市）组织实施了以"从生命起点关注民生"为主题的多项出生缺陷干预救助项目，检测新生儿218万例，救助出生缺陷患儿41 306名，为提升出生人口素质等方面发挥了应有作用。

《全国出生缺陷综合防治方案》是国家为了深入贯彻党的十九大和全国卫生与健康大会精神，落实国家"十三五"规划纲要和《"健康中国2030"规划纲要》，全面加强出生缺陷综合防治工作，由国家卫生健康委员会组织研究制定。该方案的目标为：到2022年，出生缺陷防治知识知晓率达到80%，婚前医学检查率达到65%，孕前优生健康检查率达到80%，产前筛查率达到70%；新生儿遗传代谢性疾病筛查率达到

98%，新生儿听力筛查率达到90%，确诊病例治疗率均达到80%。先天性心脏病、唐氏综合征、耳聋、神经管缺陷、地中海贫血等严重出生缺陷得到有效控制。

本章小结

　　出生缺陷是指婴儿出生前发生的身体结构、功能或代谢等方面异常的统称，通常包括先天畸形、染色体异常、遗传代谢性疾病、功能异常如盲、聋和智力障碍等，涉及疾病种类繁多。出生缺陷的发生受多种因素调控，可由染色体畸变、基因突变等遗传因素引起；可由物理因素、化学因素、生物因素等环境因素引起；亦可由遗传因素和环境因素交互作用或其他不明原因所导致，并受当时胚胎所处的发育时期等其他因素的影响，其发生机制复杂多样。

　　作为发育遗传学研究的重要内容之一，世界各国对出生缺陷进行了广泛的监测、病因学调查和相关的实验研究。在此基础上针对可能导致出生缺陷的各种因素，采用病因预防、产前干预、出生后干预三级预防策略来预防出生缺陷，以有效降低出生缺陷的发生率，从而提高出生人口素质、促进未来人口健康。

【思考题】

（1）什么是出生缺陷？临床上出生缺陷是如何分类的？

（2）对出生缺陷的主要影响因素应怎样综合评价？

（3）出生缺陷的三级预防策略是什么，如何具体实施？

（李锡花　卫荣华）

第十七章

遗 传 病 诊 断

医学遗传学的基本知识应用于临床实践，主要体现在遗传病的诊断、治疗、咨询及预防等方面，其中遗传病诊断是基础。相较于常见疾病的临床诊断，遗传病诊断的特殊性在于需要运用细胞与分子遗传学的技术方法，在实验室中对患者及其家系成员的染色体或基因进行检测，进而为遗传病的确诊提供病因依据。

第一节　遗传病的临床诊断

个体生殖源性遗传异常具有全身性、终身性与垂直传递的特点。遗传病诊断的对象包括遗传病家系中的患者与无症状的高风险个体，诊断的时期可早到受精卵裂殖期。根据临床目的，遗传病的临床诊断可以分为：临症诊断（symptomatic diagnosis）、症状前诊断（presymptomatic diagnosis）与产前诊断（prenatal diagnosis），分述如下。

一、临症诊断

在遗传病家系中，对已出现症状体征的个体所进行的医学诊断均称为临症诊断。临症诊断遵循一般疾病的诊断原则，而且以染色体或基因检测的结果作为确诊的重要依据。

（一）病史、症状与体征

遗传异常具有先天性的特点，一些严重的染色体病与单基因病在胎儿期、新生儿期或婴儿期就表现出明显的症状体征。而更多的遗传病患者就诊时，通常其疾病表现已有相当长的一段时期，这主要是源于两个基本原因：其一，许多遗传病起病比较隐匿，症状体征随着生长发育而逐渐显现，因此早期难以发现。在病史询问中患者或家系成员往往将发病归咎于如外伤等偶发事件，这需要加以鉴别；其二，一些迟发的遗传病在青年期，甚至成年后才会起病，至较明显影响生活工作时就诊，通过病史询问可清楚地了解到其病情逐渐加重的过程。这两类患者的病史采集在诊断中是至关重要的。

染色体病由于涉及较多基因的缺失或重复，临床上往往表现为同时累及多个组织器官的综合征，包括：特殊面容、异常皮纹、先天畸形、生长发育迟缓、智力低下、性发育异常以及不育等表现。单基因病的临床表现通常比较单一且具有更明显的特点，如地中海贫血（thalassemia）以溶血性贫血为主要表现，进行性肌营养不良以进行性肌无力、肌萎缩为主要表现，血友病（hemophilia）以出血倾向为主要表现等。但由于基因的多效性，单基因病也可能出现临床综合征，如溶酶体贮积症，不仅可导致智力低下，还可能会引起生长发育迟缓等。

（二）家族史

一些常见的多基因病可能有家族聚集现象，其主要是由于多基因背景下的遗传易感性（susceptibility）

所致。而单基因遗传病是单一致病基因的垂直传递，严格遵循孟德尔遗传定律，家系中可能出现两个或两个以上患者，因此在单基因遗传病诊断中，家族史的调查是其显著的特点，是该类疾病诊断的重要辅助证据。

以系谱图（pedigree diagram）为基础进行系谱分析是单基因病家族史调查的一个重要内容，其主要作用是判断疾病的遗传方式，以区分表型相似的遗传病。系谱分析时应注意：① 系谱信息的完整性与可靠性；② 以先证者为核心成员分析系谱特点；③ 在一些常染色体显性遗传病中，存在外显不全与延迟显性等情况，前者终身不发病，后者或许在家系患者就诊时还未发病，因此在系谱上可能出现隔代等不规则显性现象；④ 近亲婚配夫妻后代常染色体隐性遗传病的发生风险远高于随机婚配夫妻，因此当怀疑常染色体隐性遗传病时，应着重询问并标注双亲有无近亲婚配现象；⑤ 小家系中仅有一个患者时，可优先考虑常染色体隐性或 X 连锁隐性遗传，但不能排除外显不全或新发突变导致显性遗传病的可能。

（三）一般检查

遗传病的一般性检查涉及目前临床大部分的检查手段，包括血清学检查、生化检查、影像学检查、电生理检查及病理检查等。

在单基因遗传病中，致病基因往往编码一些重要的结构蛋白或生物酶，通过对这些蛋白质或其复合体的数量或活性进行实验室检测，可以为遗传病的诊断提供重要的功能依据。如地中海贫血患者的血常规检查可以发现血红蛋白含量低于正常范围下限，血红蛋白电泳可以发现血红蛋白比例的显著变化或异常血红蛋白条带。再如 X 连锁隐性遗传的甲型血友病（hemophilia A），最具有诊断价值的实验室指标之一就是 F Ⅷ活性显著降低。

临床生化检查在遗传病诊断中起着非常重要的作用，尤其在目前已发现的数百种遗传代谢性疾病中，多数是由于单基因突变导致生物酶的数量或功能缺陷。因此通过生化检查了解相关酶或中间代谢产物的变化，可以为遗传病后续的基因检查提供关键性指引。

神经系统遗传病的遗传异质性强，症状体征交叉程度高，鉴别诊断困难。因此在诊断中经常会进行影像学检查、电生理及病理检查以区分不同种类的疾病。如常染色体显性遗传病小脑脊髓性共济失调（spinocerebellar ataxia，SCA）在 CT 检查中多可发现小脑萎缩；进行性肌营养不良症患者肌电图检查可提示肌源性损伤，脊肌萎缩症则提示神经源性损伤；中央核肌病在病理检查中可见中央核纤维显著增多、大而圆的核位于肌纤维中央等特征性改变。

（四）遗传学检查

1. 染色体病　染色体是基因的载体，染色体数目与结构的畸变可以显著改变基因数量或破坏基因结构，进而导致染色体病的发生，以染色体为对象的细胞遗传学检查与细胞分子细胞遗传学检查是染色体病最重要的确诊依据。染色体检查的指征主要包括：① 智力低下、生长发育迟缓或其他先天畸形者；② 原发性闭经和女性不育症患者；③ 无精症男性和男性不育症患者；④ 原因不明的智力低下伴大耳、大睾丸和（或）多动症者；⑤ 两性畸形患者；⑥ 多发性流产妇女及其丈夫；⑦ 家族中已有染色体异常或先天畸形个体；⑧ 疑为先天愚型的患儿及其父母；⑨ 35 岁以上的高龄孕妇（产前诊断）。

2. 基因组病　随着对人类基因组认识的不断深入，基因组微小结构异常与疾病的关系日益受到重视，进而逐步明晰出一类新的遗传病，即基因组病（genomic disorder）。其最早由 Lupski 在 1998 年提出，是指由于人类基因组重排导致基因的缺失或重复而引起的一类疾病。从遗传基础看，虽然该类疾病仍然是染色体结构畸变所致，但这种微小的畸变所累及的基因通常较少且难以在显微镜下被观察到，故而这类疾病被冠以基因组病的名称。目前对该类疾病的检查主要采用细胞基因组微阵列分析（cytogenomic microarray analysis，CMA）的方法。其应用指征主要包括：① 智力低下与生长发育迟缓；② 自闭症；③ 多发先天性畸形。

3. 单基因病　探知单一基因的致病性变异可以从病因水平对这类疾病进行确诊。从 20 世纪 70 年代基因诊断诞生至今，分子遗传学技术有了长足的发展，尤其在近 10 年里，以基因测序为代表的实验室检测技术已基本能覆盖基因内缺失、重复、插入及单碱基置换等各种变异，明显提高了基因变异的检出率。由于单基因病致病基因数量大、基因变异类型多、变异范围广泛及遗传异质性等因素，基因诊断从诞生之初就体现出家族化与个体化的特点，这也正是单基因病基因诊断的复杂之处。

（五）遗传变异与疾病表型的相关性分析

1. **染色体病**　将遗传学检查中发现的异常染色体核型与临床表现联系起来是染色体病诊断的重要环节。一般而言，染色体数目异常导致的染色体病，通过染色体检查最容易获得诊断，如唐氏综合征、18-三体综合征、特纳综合征及克兰费尔特综合征等；其次是染色体部分缺失，由于常染色体单体往往难以存活，因此临床上更多发现的是染色体部分缺失，当缺失发生在基因比较密集的区域时，其与临床表现的关系比较容易确定。然而，染色体部分重复或片段增加的表型效应有时难以确定，一个有效的办法是了解该异常核型是否在其他类似患者中也有发现，以及患者的一级亲属中健康者是否存在该核型。如在患者中重复出现，可以认为是核型与表型相互关联的重要证据。反之，则应尽量排除染色体多态性的可能。可以对患者亲属进行染色体分析，如发现相似核型，则有可能是多态变化，如未发现类似核型，则需考虑染色体畸变。以往认为一些较常见的染色体结构变异属于多态现象，如9号染色体臂间倒位，在近年的研究中发现有部分倒位可能是致病的，这取决于染色体断裂点的位置。因此，对这类携带倒位染色体的患者，应对染色体断点进行更详细的分析。

2. **基因组病**　基因组结构异常往往同时累及到多个相邻的基因，因此分析其与疾病表型的关系是比较困难的。对CMA检测发现的基因组变异的性质判断主要包括：① 是否有其他类似表现的患者也具有相似变异；② 变异的大小及累及的基因数量；③ 被累及的基因是否有剂量敏感性特点及其功能是否与疾病表型有关联。目前已明确的基因组病主要包括了各种染色体微缺失/微重复综合征。

3. **单基因病**　在实验室中检出基因变异只是基因诊断的第一步，更重要的是通过分析变异基因型与疾病表型的关系，在所发现的变异中找出致病性变异。变异性质的辨析是一个循证的过程，涉及生物信息学分析、家系分析及功能预测与分析等。简述如下。

（1）生物信息学分析：群体大数据是生物信息学分析的基础，随着医学遗传学的发展，越来越多的人类基因组变异数据及其临床相关性数据被积累与总结，逐渐建立起大量的共享数据库，为基因变异的性质判断提供了良好的基础。① 群体数据库。我们使用这类数据的主要目的是了解患者的基因变异在大群体中的分布频率。主要的数据库包括：外显子组整合联合（exome aggregation consortium，ExAC）数据库，外显子组变异服务器（exome variant server），千人基因组计划数据库，NCBI dbSNP（database of single nuleotide polymorphisms）数据库，NCBI dbVar（database of genomic structural variation）数据库。② 疾病数据库。我们使用这类数据的主要目的是了解疾病表型相关的基因变异。主要的数据库包括：人类基因突变数据库（human gene mutation database，HGMD），NCBI ClinVar数据库，OMIM数据库，人类基因组变异协会数据库（human genome variation society，HGVS），位点特异性突变数据库（locus-specific mutation database）。③ 科学与医学文献。作用是了解患者的变异是否曾经被公开报道，即变异与疾病的潜在相关性是否具有重复性。文献阅读时要着重关注的是文献中变异携带者的临床表型是否与受检者相似，以及文献中变异携带者的家系情况等信息。

（2）家系分析：获得充分的家系信息在基因变异的性质判断中至关重要。由于遗传异常的可传递性，有亲缘关系的家系成员共同构成了一个核心群体，可以为基因变异与疾病表型的关系提供重要的信息。① 基因型与表型共分离。家系内显性的致病性变异往往可以观察到家系中凡携带该变异的成员均为患者，而非携带者均无相应的临床表现。对常染色体的隐性致病变异而言，患者的两个等位基因均应携带功能性变异，并分别来自无症状双亲。② 变异来源。如患者的基因变异确认非源自表型正常的双亲，是患者新发生的遗传改变，则对其致病性构成较强的支撑。

（3）功能预测与分析：基因变异对基因及其产物的有害效应是变异致病性的一个有力证据。① 由于不同种族及地域分布群体的基因库在遗传上的相对独立性，较多基因变异的群体频率可能存在差异，甚至出现人群特异性的变异位点，这是造成所发现的变异在数据库中缺乏信息的重要原因之一。针对这类变异，其性质预测还需要借鉴各种计算机模型。模型预测工具如 MutationAssessor、SIFT、MutationTaster、PolyPhen-2 及 PROVEAN 等可以了解错义变异对蛋白的结构及功能的潜在影响，以及变异位点氨基酸序列进化的保守性。这些工具对错义变异致病性预测的准确度只能达到 65%~80%。模型预测工具如 GeneSplicer、Human Splicing Finder 及 MaxEntScan 等可以了解剪切位点变异对 mRNA 剪切的潜在影响。这些工具预测的灵敏度可达到 90%~100%，特异性可达到 60%~80%。② 被纳入考虑的体内与体外的功能数据需来自实验室里被验证、可重复及稳定的实验结果。在判断该类数据的效力时应注意功能实验的生物学环境以及功能实验的覆盖度。

二、症状前诊断

症状前诊断是对延迟显性遗传病家系中的患病高风险个体在症状出现前进行的基因诊断。进行症状前诊断最重要的前提条件是家系患者有明确的临床诊断，并且基因的致病性变异已被证实。

目前临床上申请症状前诊断的目的主要包括：① 职业选择。由于延迟显性遗传病多集中于神经系统，如常染色体显性遗传性小脑脊髓性共济失调与亨廷顿病，一旦发病，进行性加重会严重影响患者的工作能力，因此早期发现有利于提前做好职业规划。② 早预防早治疗。有少数延迟显性遗传病可以对症治疗，如家族性多发性结肠息肉（familial adenomatous polyposis，FAP），未经治疗结肠息肉转变为结肠癌的平均年龄是 39 岁，因此症状前诊断可以帮助受检者了解是否携带致病突变，并及早做出医疗安排，避免恶性肿瘤的侵害。③ 避免患者出生。这是症状前诊断最重要的医学目的之一，尤其是神经系统延迟显性遗传病，虽然发病较晚，但逐渐加重以致生活难以自理，亦属于严重致残遗传病之列，因此对家系高风险个体进行的诊断，有利于提前做好生育的医学安排。

症状前诊断在延迟显性的严重遗传病中既是必要的，也是可行的。但需要强调的是，症状前诊断存在一些医学伦理问题，尤其对未成年人的诊断值得商榷，根据有益无害的原则，未成年人如无明确社会或医学原因，不宜进行症状前诊断，以免产生一些消极的社会与家庭因素，影响未成年人的健康成长。

三、产前诊断

产前诊断是避免严重遗传病患者出生的有效手段，是遗传病预防的重要环节。它是通过对羊水、绒毛及脐血等标本中胎儿细胞的染色体、基因组或单一基因进行遗传学检查，以判断胎儿是否会罹患遗传性疾病的诊断方法。

染色体病的产前诊断指征主要包括：① 夫妻之一有染色体畸变或染色体平衡易位；② 夫妻核型正常，但曾生育染色体病患儿；③ 夫妻核型正常，但原因不明反复流产死胎；④ 35 岁以上高龄孕妇；⑤ 产前筛查提示出生缺陷高风险的孕妇。

基因组病的产前诊断指征主要包括：① 曾生育基因组病患儿；② 孕期检查提示胎儿发育异常。基因组病多为散发，患者双亲一般无外周血基因组结构异常，但不能完全排除双亲存在生殖细胞基因组异常的嵌合情况，故而仍可进行产前诊断。

单基因病的产前诊断前提条件包括：① 严重致死、致残、致愚的疾病；② 家系中先证者临床诊断明确，基因致病性变异已探明，且胎儿有患病风险。

产前诊断并非仅仅是实验室基因检查，而是一个涉及多方，包括申请者家系成员、临床专科医生、实验室技术人员及医学遗传学专家的多环节过程，以单基因病的产前诊断为例，整个产前诊断流程可分为几个阶段：① 判断家系中患者临床诊断的准确性。通过患者临床表现，结合各种实验室检查，能够做出准确的临床诊断才可进入下一步。② 根据临床诊断进行致病基因分析，明确患者基因变异位点与性质后可进入下一步。③ 判断患者疾病的严重性。原则上较严重的遗传病才有必要进行产前的干预，而是否适合于产前诊断并不完全取决于病种，其涉及两个基本因素，其一，基因本身的重要性，其二，基因突变对基因功能的影响程度。如进行性肌营养不良症中，杜氏与贝氏肌营养不良症有共同的致病基因，但前者非常严重，需要产前诊断，而贝氏肌营养不良症则比较轻微。再如甲型血友病，重型患者致残致死率较高，需终身治疗，而轻型患者基本不影响生活工作。④ 提示产前诊断风险，申请者自愿进行产前诊断。⑤ 产前基因诊断的实验室工作部分。产前诊断往往需要对先证者与家系其他核心成员进行共同分析，以了解突变基因或风险染色体的传递情况，如双亲之一为常染色体显性遗传病患者，可直接进行胎儿的基因检查；如为常染色体隐性遗传病，确定夫妻双方为致病基因携带者后，可进行胎儿基因检查；如为 X 连锁隐性遗传病，确定母亲为致病基因携带者后，方可进行胎儿基因检查。⑥ 在遗传咨询中对申请者解释产前诊断结果及面临的风险，由申请者自行决定胎儿的去留。

产前诊断是一个高风险的医疗行为，尤其是单基因病的靶向产前诊断，都是通过检测家系中已知基因变异的传递判断胎儿状况，而非对胎儿基因的所有序列进行分析，因此无法发现新产生的突变（*de novo*），理论上难以完全避免患儿的出生。虽然遗传病的产前诊断已有一套严格的程序，但也无法完全消除诊断技术的局限与从业人员人为差错所带来的风险，因此遗传病的产前诊断从来就与遗传咨询密不可分，必须对产前诊断申请者进行详细的遗传咨询，以提示诊断的风险，并为其决定提供正确的遗传学依据。

第二节　临床遗传学检测

遗传病的发生源于个体遗传物质的致病性变异，通过遗传学检测寻找与发现这些变异，能为遗传病的临床诊断提供确诊依据。本节分别简要介绍染色体病、基因组病与单基因病的临床遗传学检测。

一、染色体病

从非显带染色体到显带染色体的制备，染色体检测技术的进步已使不同的染色体能够得到准确地区分，并大大提高了对染色体数目与结构畸变的辨识率。

1. 常规染色体检查　临床最常用的是 G 显带技术，该技术可以准确计数各染色体的数目，发现较明显的结构异常。此外，还有 10 余种染色体显带技术，其中可显示染色体不同结构区的 T 显带（端粒）、C 显带（着丝粒）及 N 显带（核仁组织区）等也时有应用。

2. 高分辨染色体检查　利用同步化细胞周期的方法，获得较多同时处于细胞分裂晚前期或早中期的细胞，进行染色体显带后，其带纹数量远大于细胞分裂中期染色体，从而进一步提高了染色体结构畸变的检出率。高分辨染色体显带技术的技术要求较常规显带技术更高，因此通常用于常规染色体显带技术发现可疑染色体畸变的精确核型确定。

3. 荧光原位杂交检测　将荧光素标记的 DNA 探针与载玻片上细胞中的染色体 DNA 进行杂交，通过计数杂交信号的数量与位置分析染色体或靶点的数目。荧光原位杂交（fluorescence in situ hybridization, FISH）检测的主要优势在于：① 采用分布于不同染色体的不同荧光标记的探针，可以快速识别多种临床常见的常染色体与性染色体数目异常；② 在复杂的染色体易位检查中，可以较好地确定易位染色体片段的来源；③ 通过荧光信号识别染色体，增加了可观察的细胞数，有利于嵌合体的发现与分析。在临床工作，首选常规 G 显带分析，以获得染色体组全貌。在发现特定染色体异常，尤其是结构改变时，可进一步利用染色体 FISH 核型以判断与表型的关系。在一些特殊的情况下，如产前诊断中靶向检查如 21、18、13、X 及 Y 等染色体时，或羊水细胞培养失败时，可直接采用 FISH 检测的方法。

二、基因组病

细胞分子杂交技术的出现使发现与诊断基因组结构重排及其导致的遗传病成为可能，其打通了染色体病与单基因病之间的联系。

1. 比较基因组杂交（CGH）检测 通过与细胞分裂中期染色体杂交，计算出 DNA 的缺失与重复，同时在染色体上进行定位。近年来，随着基因芯片技术的发展，待检测的基因组 DNA 的杂交对象已转移到固定特殊 DNA 片段的微阵列芯片上，因此称为 array CGH。目前，高密度的 SNP 芯片已经可以发现小至 5 kb 的基因组缺失/重复。这类技术统称为细胞基因组微阵列分析（CMA），随着 CMA 技术的成熟与检测成本的下降，其已成为目前基因组病检测的最重要手段。但是，CMA 技术有其不足，最突出的是难以检出染色体平衡易位与嵌合体，这还有待于该技术的进一步改进与发展。

2. 拷贝数变异测序检测 拷贝数变异测序检测（copy number variant-sequencing, CNV-seq）是一种基于 NGS 技术的基因组 CNV 测序，采用 NGS 技术对样本 DNA 进行低深度全基因组测序，将测序结果与人类基因组碱基序列进行比对，通过生物信息分析以筛选患者临床相关的染色体变异，可一次性分析 23 对染色体非整倍体以及 100 kb 以上的微缺失/重复变异。本检测不能检测染色体平衡易位、倒位、<10% 的嵌合体、单亲二倍体以及基因点突变，不适用于长度低于 100 kb 的染色体微缺失/重复变异。

3. 多重探针连接依赖性扩增多重探针连接依赖性扩增（multiplex ligation-dependent probe amplification, MLPA） 对基因组变异区多个位点同时进行 PCR 扩增，计算各位点的相对起始拷贝数，通过比较患者与正常对照缺失/重复区内位点的拷贝数，判断是否存在基因组微小片段的缺失/重复。适用于已知的染色体微缺失/重复综合征（microdeletion/microduplication syndrome）与染色体亚端粒缺失诊断等，是目前针对已知的染色体微缺失/重复最可靠的遗传检测方法之一。

三、单基因病

根据致病基因的结构特点与突变谱，实验室基因检测的重点集中在确定检测策略与选择分子生物学检测技术两个方面。下面分别予以介绍。

（一）基因检测策略

单基因病致病基因的变异大都有其自身的特点，如常染色体显性成人型多囊肾病，其致病基因异常主要以单碱基变异为主，且缺乏变异热点，而地中海贫血虽然也以点变异为主，但通过对少数变异热点的分析，可以发现 90% 以上患者的致病变异。再如脊髓性肌萎缩（spinal muscular atrophy, SMA）以基因拷贝变化为主，95% 以上患者可以发现致病基因的纯合缺失，而进行性肌营养不良症则有近 2/3 患者可以见到基因内大片段缺失或重复。因此，首先需要解决的问题是选择合适的检测策略。

1. 直接与间接基因检测

（1）直接基因检测：指利用分子生物学的技术与方法对遗传病患者的致病基因直接进行分析，确定基因致病变异以达到基因诊断的目的。随着高通量测序技术的出现与应用，目前直接基因检测已成为基因检测的主要策略与手段。

（2）间接基因检测：指不直接分析致病基因的变异，而是通过确定基因内或基因两侧一些遗传多态位点的基因型，利用基因连锁分析获得家系中野生型与变异型等位基因单倍型（haplotype）的信息，根据单倍型对二者进行区分，进而了解受检者是否获得变异等位基因的一种诊断方法。间接基因检测的指征包括：致病基因明确的单基因病，家系中有健在的经临床诊断的遗传病患者，致病基因较大，采取直接检测耗时长且成本高昂，以及直接基因检测未能发现致病变异。

间接基因检测的一个重要方面是遗传多态位点的选择，通常有两类多态可以选用。其一，单核苷酸多态性（SNP），该类多态位点数量庞大，并且较多可以利用限制性片段长度多态性（restriction fragment length polymorphism, RFLP）分析方便地确定基因型，而缺点是这些位点多见二态变化，明显地限制了其多态信息量，因此往往需要使用较多的 SNP 位点检测才能区分家系中的野生型与变异型等位基因；其二，短串联重复序列（STR），这类位点虽然数量远少于 SNP 位点，但由于每个位点根据基序重复次数的差异，往往存在较多的等位基因，因此多态信息量远大于 SNP 位点，区分家系野生与变异基因所需的 STR 位点数也大大少于 SNP 位点。基于这些特点，目前间接基因检测多首选 STR 位点。在这类位点中，二核苷酸重复的 STR 位点数量大于三核苷酸重复或四核苷酸重复，因此前者更常见于间接基因检测中。

间接基因检测虽然不能探知基因的致病变异点，但可以确定家系中特定个体是否携带致病等位基因，这涉及两个重要的理论点，即遗传多态与基因连锁分析，前者要求所选多态位点有较高的信息量，才能达到较高的诊断率。后者是获得与未知变异连锁不平衡而共同传递的单倍型，进而通过单倍型的传递来判断致病变异传递的过程。

（3）两种基因检测方法的比较与联合应用：间接与直接基因检测有着非常明显的差异，其一，直接检测的对象主要是家系中的患者，目的是获知致病变异点，明确患者的临床诊断。而间接检测的对象主要是家系中的患病高风险个体，家系中的患者则必须有确定的临床诊断，以定义家系中的致病基因的单倍型，因此间接基因检测多用于单基因病的产前诊断；其二，直接检测有机会获知具体的致病性变异，无论在临症诊断、症状前诊断还是产前诊断中都可以得到比较明确的结果，因此在基因诊断中应尽量首选直接诊断。而间接检测成本较低，耗时较少，其应用于遗传异质性疾病的诊断中有难以替代的优势。

与此同时，两种检测方法各有缺点与不足，直接检测虽然有机会获得变异点信息，但当面对一些新发现的错义变异时，难以在短时间内确定基因型与表型的关系，给临床诊断带来一些不确定因素。而间接检测面临的最大问题是生殖细胞减数分裂时发生基因内交换重组，使 STR 单倍型与致病变异点的连锁传递关系遭到破坏，如不能及时被发现，则可能直接导致错误的诊断结果。由于间接检测通常应用于大基因的分析，而后者也正有更多的机会发生基因重组，因此这也是在诊断中应尽量选用基因内分布比较均匀的 STR 位点的缘故，这样有利于及时发现基因重组。近 10 年来，随着分子生物学技术的突飞猛进，高通量测序技术的出现与应用为直接检测奠定了坚实的技术基础。从总的趋势看，直接检测致病性变异始终是单基因病基因检测的目标。

尽管两种诊断方法存在较大差异，但在实际工作中仍有联合应用的例子。如在成人型多囊肾病（autosomal dominant polycystic kidney disease，ADPKD）的诊断中，已明确有两个基因 PKD1 与 PKD2 的变异均可单独致病，其中前者可解释约 85% 的患者发病原因，后者的变异见于 15% 的患者。作为常染色体显性遗传病，这类家系往往可以见到两个或两个以上的患者，因此在基因诊断中，可以先采用间接检测的方法，通过连锁分析初步确定家系的致病基因，然后对该基因进行直接的基因检测。联合应用直接与间接基因检测的另一种情况是，当致病基因较大，而且检出的变异点较多，一时难以明确致病性变异点时，可以辅以间接检测的方法，以快速区分家系致病基因，为其他高风险家系成员的诊断或产前诊断提供依据。

2. 已知与未知变异检测

（1）已知变异检测：这是一个靶向的基因检测方法，当采用直接基因检测的策略时，通过对特定致病基因的一个或少数几个频繁出现于患者群体的致病变异进行检测，以尽可能小的成本在短时间内完成基因诊断。已知变异检测的有效性取决于这些热点变异在患者群体中出现的频率。该检测方法适用于致病基因变异点比较单一的遗传病。

（2）未知变异检测：当致病基因缺乏明显的致病性变异热点，或者患者被证实未发生已知的常见变异时，在直接基因检测中采取未知变异检测策略。这类检测主要在基因功能区的数量有限，预计能够在临床允许的时间与成本范围内完成诊断时采用。

在直接基因检测中已知与未知变异检测往往是相伴而行的，这种情况在单基因诊断中也经常可以见到，如 β 地中海贫血的诊断中，一般先对 10 余个已知的热点变异进行反向斑点杂交检测，如患者的变异被证实则达到诊断目的，但有 5%~10% 的患者存在其他少见变异，仅凭斑点杂交无法得到诊断，这时就需要继续采用未知变异检测策略，在整个基因范围内寻找致病变异点。由于已知与未知变异检测的差异，在阅读基因检测报告时，首先应清楚其采用的策略。当报告的结果基于已知变异检测技术，则未发现变异并不能排除被检测基因的异常。当报告的结果基于未知变异检测技术，如未发现变异则可适当考虑其他基因的问题。

（二）基因检测技术

1. **聚合酶链反应-限制性片段长度多态性检测** 聚合酶链反应-限制性片段长度多态性检测（PCR-restriction fragment length polymorphism，PCR－RFLP）是最常见的已知变异检测技术，当变异使特定限制性核酸内切酶的酶切位点出现或消失时，可采用该技术。根据限制酶酶切变异型与野生型位点所产生的酶切片段的数量与长度的差异，可以区分两种等位基因。如血红蛋白病中镰状细胞贫血症，所有患者均是由于β珠蛋白基因第六位密码子变异所致（CAG>CTG），该A>T的变异改变了限制性内切酶 Mst Ⅱ 的酶切位点，使变异等位基因不能被酶切。设计一对引物对该变异位点进行 PCR 扩增，使用 Mst Ⅱ 酶切扩增片段后电泳检测，根据变异纯合子、杂合子与野生纯合子酶切片段的差异，可以比较容易地区分患者、携带者与正常个体，从而达到基因检测的目的。

2. **聚合酶链反应-单链构象多态性检测** 聚合酶链反应-单链构象多态性检测（PCR-single strand conformation polymorphism，PCR－SSCP）曾被广泛应用于未知变异筛查，这种检测只能提示变异的存在，不能证实变异的位置与性质，必须与其他检测手段如 Sanger 测序并用，因此只是一种变异筛查的技术。近年来，随着具有更高电泳分辨率的毛细管技术的普及，PCR－SSCP 对突变的检出率有明显提高。其基本原理是单链 DNA 在电泳介质中的迁移率不仅与碱基数量相关，而且受到单链的二级结构影响，一个碱基的差异也可能使单链 DNA 二级结构变化而改变迁移率。在变异筛查中，PCR 扩增检测的 DNA 序列，将 PCR 产物变性成单链 DNA 后，通过比较野生型单链片段与可疑变异型单链片段的迁移率，可以提示后者是否存在碱基变异。

3. **聚合酶链反应-高分辨熔点曲线分析** 聚合酶链反应-高分辨熔点曲线分析（PCR-high-resolution melting analysis，PCR－HRM）主要用于未知变异筛查。HRM 技术是近年来发展起来的核酸分析技术，在基因变异筛查中具有较高的便捷性、灵敏度与特异性，并且检测成本较低，耗时较少，在临床中逐渐得到较多的使用。其基本原理是：不同双链 DNA 分子的 GC 含量与分布不同，在加热变性时会有独特的熔解特点，而后者可以通过 DNA 分子缓慢变温的过程中饱和荧光染料荧光值的变化而得到具体显现。当 PCR 扩增片段中存在变异时，变异片段与野生片段熔解曲线的形状和位置存在差异，由此可以提示变异的存在，并通过 Sanger 测序确认。

4. **Sanger 测序** Sanger 测序（Sanger sequencing）是确定基因碱基序列的金标准，适用于已知与未知变异检测。近年来，随着测序技术的快速发展，Sanger 测序的成本不断降低，为直接基因检测提供了强有力的技术支持。Sanger 双脱氧终止法的基本原理是：每一次测序由四个单独的 PCR 反应构成，每个反应含有四种脱氧核苷酸与一定量的特定双脱氧核苷酸（dNTPs+ddNTP）。由于 ddNTP 缺乏延伸所需要的 3－OH 基团，使每个反应中掺入 ddNTP 的寡核苷酸选择性地在 G、A、T 或 C 处终止，终止点由反应中相应的双脱氧核苷酸而定，而其他掺入 dNTP 的寡核苷酸继续延伸。最后得到一组链终止产物。它们具有共同的起始点，但终止在不同的核苷酸上，通过高分辨率毛细管电泳分离大小不同的片段并通过荧光标记识别片段末尾碱基，从而获得片段碱基排列顺序。

5. **高通量测序技术** 高通量测序技术（high-throughput sequencing）又称为下一代测序技术（Next-generation sequencing，NGS），是近年来发展起来的一种大规模平行测序的核酸检测技术，在未知变异检测中已得到广泛应用。该技术的基本步骤包括 DNA 文库的准备与捕捉，芯片平台的高通量测序与数据的分析报告。测序质量主要取决于基因捕捉的效率、测序深度及覆盖度等关键指标。高通量测序技术是测序技术发展的里程碑，其促成了单基因病临床诊断模式的改变。既往从临床拟诊-靶向基因检测-临床确诊/排除诊断的模式开始向症状诊断-基因检测-临床诊断转变，尤其在表型重叠或相似遗传病的鉴别以及遗传 CNV 异质性疾病的病因诊断中发挥着不可或缺的作用。该技术的适用范围包括单碱基、小缺失及小插入等变异，高质量的测序可发现较大的纯合缺失或插入。但对杂合性大片段、动态突变及复杂重组等改变的识别率较低。

6. **多重连接探针扩增技术** 多重连接探针扩增技术（multiplex ligation-dependent probe amplification，MLPA）适用于未知基因缺失与重复的检测。MLPA 技术出现 10 年来，以其独特的技术优势很快在基因缺失与重复的检测中崭露头角，并已应用于一些以缺失或重复为主要变异类型的遗传病基因诊断中。其基本原理是：针对基因内每个待检区域设计一对 DNA 探针，每条探针主要包含杂交序列与引物结合序列，每个待检区域两条探针与模板杂交后仅间隔 1 bp 的距离。在检测时，当待检序列完整时，DNA 连接酶先将两条杂交在模板上的探针连接为一个整体，随后一对引物结合在探针引物结合区，对连接后的探针进行 PCR 扩增，进而通过有无扩增产物判断模板是否存在缺失，即如有缺失，则两条探针无法与模板杂交，就不会被连接而产生 PCR 模板，所以无 PCR 产物。由于该技术中探针上 PCR 引物结合序列系人为引入，因此当需要同时对基因内数十个位点进行检测时，可以在每个位点对应的探针上预留相同的 PCR 引物结合序列，这样就可以实现一对引物在一个 PCR 反应中同时扩增数十个位点的探针连接产物，因此，该技术实现了高通量的缺失检测，如 DMD 基因缺失诊断中，利用 MLPA 技术分两次检测可以同时对该基因 79 个外显子进行缺失分析。不仅如此，该技术所具有的相对定量能力，还能对基因的重复进行判断。

第三节　遗传病诊断的现状与展望

作为一类广泛分布于临床各科的疾病，遗传病对于临床医师来说并不陌生，大多数常见遗传病以其特征性的临床表现，辅以各种临床检查可以获得比较明确的临床诊断。近 10 年来，随着 HGP 的完成，为遗传病病因研究奠定了坚实的基础，越来越多的遗传病致病基因被定位克隆。与此同时，人类疾病基因组研究使遗传病突变谱得到极大的丰富与完善，积累了大量的基因组突变核型/基因型与疾病表型的相关性资料，显著提高了各类遗传病诊断的准确性与时效性，有力地推动了遗传病诊疗与预防工作的开展。随着对人类疾病遗传病因认识的不断加深，基因组病、遗传性肿瘤及线粒体遗传病诊断也逐渐被纳入其中。

然而，也应该看到，在遗传病诊断工作中还存在一些问题，其中比较突出的有三个，其一，临床专科医师对遗传病病因了解有限，不能较好地理解遗传检测结果，而进行遗传检测的实验室则往往更专注于遗传检测过程与结果。医疗实践中两个重要的主体在基因组变异与疾病表型二者之间各执一头，降低了基因诊断率，影响了病患的就医体验；其二，单基因病病种多，遗传异质性强，变异类型复杂，导致一些疾病诊断率偏低；其三，缺乏商业化的遗传检测试剂，没有规范统一的质量控制措施，在一定程度上制约了临床遗传病检查的发展。

虽然单一遗传病的发病率较低，但我国人口基数大，遗传病患者人数达数千万，及时准确地遗传病诊断不仅可以显著地减少患者及其家庭就医的成本，通过早干预早治疗还能延缓疾病的发生发展。更为重要的是，遗传病诊断是预防遗传缺陷垂直传递必经的步骤，是防止遗传病再发的基础。我国遗传病诊断的水平与国外发达国家相比还有一定的差距，展望今后的发展，最重要的是逐步构建起遗传病诊断的完整框架，由临床遗传学专家充当临床专科医师与实验室之间的桥梁，一方面与实验室人员共同制定患者实验室检查的个体化程序，另一方面向临床医师提供突变与疾病表型相关的证据信息，并指导遗传病的预防。其次，密切跟踪遗传病研究的进展，及时更新实验室检查技术，提高染色体检查精度，逐步以直接基因诊断取代间接基因诊断，以全基因组的突变检测取代靶向基因诊断，不断提高基因组突变的检出率，为病患提供高质量的遗传检测服务。

本章小结

根据临床目的，遗传病的诊断可分为临症诊断、症状前诊断与产前诊断，其中临症诊断是遗传病诊疗与预防的基础。在遗传病诊断中，遗传学检测可以为疾病确诊提供病因证据。染色体病主要通过染色体检查获得病因诊断，利用（细胞）分子遗传学检测可以获知基因组病与单基因病的遗传病因。基因诊断包括实验室基因检测与基因变异致病性分析两个步骤，实验室基因检测可采用直接或间接的基因分析策略，确定基因变异的致病性需要利用生物信息学、家系与功能分析等方面的证据。遗传病诊断的最终目的是明确染色体畸变、基因组结构变异或单基因变异与疾病的关系，为临床诊疗与预防遗传病再发提供遗传学依据。

【思考题】

（1）在我国南方，地中海贫血是一种常见的常染色体隐性遗传病，试述该病临症诊断的要点以及进行产前诊断应该具备的条件。

（2）进行性肌营养不良症是最常见的神经肌肉系统严重遗传病之一，以该病为例比较直接基因诊断与间接基因诊断的异同。

（3）甲型血友病致病基因 *F8* 的突变谱显示，大部分致病性变异属于错义突变，且缺乏突变热点。现有一个该病家系，基因分析后仅发现一个错义突变，试述如何初步确定其性质。

（杨　元）

第十八章

遗 传 病 治 疗

遗传病的治疗是对遗传病患者采取一定的措施以纠正或改善机体的病理性状的医学行为。治疗时间可分为宫内治疗（产前治疗）、症状前治疗、现症患者治疗。近年来，随着分子生物技术在医学中广泛运用，人们对遗传病发病机制的认识逐渐深入，遗传病的治疗手段从传统的药物治疗、饮食治疗、手术治疗等，跨入了基因治疗，为根治遗传病带来了希望。

第一节 手 术 治 疗

遗传病发展到出现临床症状，某些器官组织已出现损伤，应进行手术治疗，对病损器官进行切除、修补或替换，有效改善某些遗传病的症状，较快减轻患者痛苦。其主要手段包括手术矫正及组织器官移植。

一、手术矫正

外科手术矫正是手术治疗中的主要手段。对遗传病所造成的畸形可用手术进行矫正、修补或切除，例如对性别畸形、骨骼畸形、先天性心脏病等可进行手术矫正，对唇裂、腭裂、先天性幽门狭窄、脐疝、腹股沟疝等可进行手术修补，对多指（趾）、遗传性球形红细胞增多症患者的脾脏、强直性肌营养不良患者的白内障等可进行手术切除。

近几年对某些遗传病胎儿可施行产前的宫内外科手术矫正。如胎儿脑积水通过塑料导管将过多的脑积液引流至羊膜腔；先天性尿道狭窄可宫内取出胎儿，进行尿道修复手术后再放回子宫继续发育。目前，射频消融术、微创手术在遗传性心血管疾病、先天性会厌囊肿等方面也广泛应用。

二、组织器官移植

对某些遗传性疾病采用细胞、组织和器官移植，也能获得较好的疗效。目前在干细胞移植、胎肝、胎脑、肾脏、脾脏、骨髓、胸腺、角膜等方面已取得明显效果。例如，造血干细胞治疗血液系统疾病、神经干细胞移植治疗帕金森病；对家族性多囊肾、遗传性肾炎、先天性肾病综合征和淀粉样变性等十多种遗传病进行肾移植；对重型地中海贫血及某些免疫缺陷患者实行骨髓移植；对遗传性角膜萎缩实行角膜移植术；肝移植治疗 α_1-抗胰蛋白酶缺乏症，成纤维细胞移植治疗黏多糖病等。

第二节　药 物 治 疗

药物治疗可对出生前、症状前、现症患者进行治疗。药物治疗的原则是补其所缺、去其所余。

一、出生前治疗

产前诊断确诊为患病胎儿后，给孕妇服药，可通过胎盘治疗胎儿。例如，先天性非溶血性黄疸胎儿，在分娩前母亲服用少量苯巴比妥；先天性肾上腺皮质增生症，给孕妇服用肾上腺皮质激素、洋地黄；确诊为维生素 B_2 依赖型癫痫的胎儿，给孕妇服用维生素 B_2；产前检查发现羊水中甲基丙二酸含量增高，提示胎儿可能患甲基丙二酸尿症，在出生前给母体注射大量的维生素 B_{12}；羊水中 T_3 增高，胎儿可能患甲状腺功能低下，给孕妇服用甲状腺素等均为出生前治疗。

二、症状前治疗

某些遗传病患者要发育到某一年龄阶段才会表现出症状，对这类遗传病患者，如能通过筛查在症状出现前做出诊断，及早采用症状前药物治疗，可以预防遗传病的病症发生而达到治疗的效果。例如，甲状腺功能低下给予甲状腺素终身服用；苯丙酮尿症、枫糖尿病、同型胱氨酸尿症或半乳糖血症等遗传病，若通过筛查，在症状前诊断，及时治疗，可获得理想疗效。

三、现症患者治疗

根据遗传病类型、发病机制的差异可分别采用酶替代治疗、激素替代治疗、维生素治疗等。

（一）酶替代治疗

由于基因突变造成酶的缺失或活性降低的遗传代谢病可用酶替代治疗，包括间接替代和直接替代。间接替代有酶诱导、引入旁路酶代谢，如新生儿非溶血性高胆红素 I 型，患者肝细胞内缺乏葡萄糖醛酸尿苷转移酶，胆红素在血中滞留导致黄疸、消化不良等症状，可用苯巴比妥、尼可刹米等药物诱导肝细胞光面内质网合成该酶进行治疗；重组苯丙氨酸裂解酶可将苯丙氨酸转化为氨和反肉桂酸，启动旁路代谢治疗苯丙酮尿症。有些遗传病由于机体不能形成必需的代谢产物（酶等）可直接补充替代。如先天性无丙种球蛋白血症患者可给予丙种球蛋白制剂；乳清酸尿症患者可给予尿苷治疗。目前已批准直接替代治疗的有黏多糖贮积症 I、黏多糖贮积症 II 型、法布里（Fabry）病、溶酶体酸性脂肪酶缺乏症等。

对于因酶促反应和转运障碍导致体内储积过多代谢产物的患者，可用各种理化方法或药物"去其所余"。主要方法如下：一是应用螯合剂。如肝豆状核变性，可用青霉胺与铜离子形成螯合物的原理，给患者服用青霉胺，可除去患者体内细胞中堆积的铜离子；β 地中海贫血患者因长期输血易导致含铁血黄素沉积，可用去铁胺 B 与铁蛋白形成螯合物除去多余的铁。二是应用促排泄剂。如用尿酸氧化酶治疗原发性痛风、用考来烯胺促进胆固醇转化治疗家族性高胆固醇血症等。三是应用代谢抑制剂。如别嘌呤醇、非布索坦抑制黄嘌呤氧化酶，减少尿酸形成；安妥明抑制肝内合成和释放甘油酯，可治疗高脂蛋白血症 III 型。另外，改变代谢途径（二氯乙酸治疗遗传性乳酸酸中毒）、净化血液减少血中底物蓄积（尼替西农治疗酪氨酸血症 I 型）、用脂质体或受体介导纯化酶进入靶组织亚细胞部位也可"去其所余"。

（二）激素替代治疗

患者体内缺失特定激素时可用激素治疗。例如先天性卵巢发育不全可补充雌激素，先天性睾丸发育不全可早期使用睾酮，先天性肾上腺增生可用类固醇激素治疗，垂体性侏儒可用生长素治疗等。

（三）维生素治疗

维生素作为酶促反应需要的特殊辅助因子可纠正代谢异常。如用维生素 D 治疗家族性低磷酸盐血症，用维生素 E 治疗遗传性皮肤-关节异常综合征，用叶酸治疗先天性叶酸吸收不良和同型胱氨酸尿症等。

第三节 饮 食 治 疗

饮食治疗遗传病的原则是"禁其所忌"。对因缺乏酶而造成的底物或中间产物堆积的遗传代谢病，可采用特殊的食谱或辅以相应的药物，来控制底物或中间产物的堆积。如单纯型甲基丙二酸尿症应限制缬氨酸、异亮氨酸、苏氨酸、蛋氨酸摄入，戊二酸尿症 I 型应限制赖氨酸、色氨酸摄入。

饮食治疗开始的时间越早越好。对产前诊断确诊的遗传病胎儿，有些可以在母亲怀孕期间进行饮食治疗。例如对确诊为半乳糖血症的患胎，在孕期中的饮食须限制乳糖和半乳糖的摄入，改以其他水解蛋白，胎儿出生后禁用人乳和乳品，可使患儿正常发育。

对于现症患者的饮食治疗，可根据所患遗传病类型采用特殊的食谱并辅以相应的药物阻止病情发展。目前，对一些遗传病比较清楚的饮食治疗策略如下（表 18-1）。

表 18-1 对部分遗传病比较清楚的饮食治疗方案

疾病类型	须限制的食物	须补充的食物或药物	疾病类型	须限制的食物	须补充的食物或药物
苯丙酮尿症	苯丙氨酸	BH4，5-HT	酪氨酸血症	酪氨酸、苯丙氨酸	维生素 D
同型胱氨酸尿症	甲硫氨酸	胱氨酸、维生素 B 等	枫糖尿病	亮氨酸、异亮氨酸、缬氨酸	硫胺素
组氨酸血症	组氨酸	低组氨酸蛋白	高甘氨酸血症	甘氨酸、丝氨酸	维生素、无甘氨酸、丝氨酸蛋白
高缬氨酸血症	缬氨酸	无缬氨酸蛋白	高脯氨酸血症	脯氨酸	无脯氨酸蛋白
高赖氨酸血症	赖氨酸	无赖氨酸蛋白	高氨血症	高蛋白食物	精氨酸、枸橼酸
半乳糖血症	半乳糖	—	G6PD 缺乏症	蚕豆、相关禁用药物等	—
乳糖不耐受症	乳糖	—	乳糖酶缺乏症	乳糖	β 半乳糖苷酶
双糖酶缺乏症	乳糖、蔗糖等	—	单糖吸收不良	单糖、半乳糖	果糖
高胆固醇血症	高胆固醇食物	降胆固醇药物	高脂血症	胆固醇	降血脂药物
先天性肾上腺皮质增生症	—	可的松	家族性甲状腺肿	—	甲状腺制剂
肝豆状核变性	铜	D 青霉胺、二巯基丙醇	原发性血色病	铁	去铁敏等
肾性尿崩症	食盐	水	维生素 D 依赖性佝偻病	—	钙

第四节 基 因 治 疗

基因治疗（gene therapy）是运用细胞和分子生物技术，将正常基因转移到患者细胞内，以替代或补偿缺陷基因功能，或调节基因表达，使细胞恢复正常功能，从而达到治疗遗传病的目的。随着基因治疗新方法的建立和应用范围的扩大，基因治疗的概念也在逐渐更新。目前，基因治疗统称为基于改变细胞遗传物质所进行的医学干预，包括了 DNA、RNA 水平所采取的各种疾病治疗措施和技术。

基因治疗是一种难度较大的疾病治疗技术，目前仍处在不断发展和不断进步的探索阶段，主要用于无其他方法治疗的疾病或终末期疾病，包括遗传性疾病、肿瘤、感染性疾病、免疫系统疾病等。1990 年，美国对重型联合免疫缺陷进行了首次基因治疗，获得了极大成功，证实了基因治疗的可行性。2004 年 1 月 20 日，我国批准了人类 p53 重组腺病毒注射液的上市。目前，世界上至少获批上市了 6 种基因治疗药物。

一、基因治疗的策略

基因治疗的策略选择需要根据各种疾病的发病机制、分子基础和实施条件等具体情况综合考虑。一种基因治疗策略很难适用于各种疾病的治疗，针对缺陷基因的情况，基因治疗可采取不同的策略，包括基因替代或增强、基因修正、基因抑制或失活、靶细胞定向灭活等。

（一）基因替代或增强

基因替代或增强（gene replace or augmentation）是用正常基因插入基因组非特异位点从而取代缺陷基因，或增强正常基因产物恢复正常表型。这是目前较为常用的基因治疗策略，基因增强最适宜隐性单基因疾病的治疗。该策略是非定点导入外源正常基因，补偿缺陷基因表达的不足，而原有的缺陷基因并未除去。适用于基因缺失或功能缺陷等遗传性疾病。目前技术较成熟，通常的做法是在体外培养条件下，以基因转移技术将外源性的目的基因导入患者的某种细胞中，让其增殖，然后再输回患者体内，通过转基因细胞表达导入的正常基因，以纠正或弥补缺陷基因，从而使疾病得以治疗。如用正常凝血因子Ⅷ、Ⅸ基因补偿变异 FVIII、FIX 基因治疗甲、乙型血友病。目前基因治疗中，外源目的基因的安全转移和高效正确表达是两大关键，但外源基因向靶细胞基因组的随机插入有可能造成新的基因突变。

（二）基因修正

基因修正（gene correction）是指通过同源重组，用正常基因置换异常基因。这种原位修正不影响缺损基因以外的任何序列，是最理想的治疗策略。基因修正可在不同水平上进行，在基因水平上，利用同源重组进行靶向定位修正；在 RNA 水平上，可通过治疗性的核糖酶或 RNA 编辑来进行。

（三）基因失活

基因失活（gene inactivation）是指通过基因编辑等手段封闭疾病相关基因，阻止基因产物的形成。适用于基因突变产生异常蛋白或基因过量表达而导致的遗传病，如单基因显性遗传病、肿瘤、病毒性疾病等。基因失活可采用多种不同方法在 DNA、RNA 和蛋白质等不同水平阻碍基因的表达。等位基因特异性表达抑制也可以治疗某些显性负效应疾病。

（四）靶细胞定向灭活

靶细胞定向灭活（targeted killing of specific cell）是肿瘤基因治疗最流行的策略和方法。通过基因修饰、基因编辑，将基因引入靶细胞，表达后导致细胞死亡。一是直接杀死细胞。如插入的基因表达可产生致死性毒性（自杀基因）；或编码药物前体的基因转入细胞后使细胞处于致敏态，从而被后继药物杀灭；或选择裂解性生长的病毒杀灭靶细胞等。二是间接杀死细胞。如通过免疫刺激基因来激活或增强靶细胞的免疫反应，从而吞噬或杀灭肿瘤细胞等。

二、基因治疗的类型

基因治疗根据外源基因所导入的细胞类型不同，将基因治疗分为生殖细胞基因治疗（germ cell gene therapy）和体细胞基因治疗（somatic cell gene therapy）。

1. **生殖细胞基因治疗**　是针对患者的生殖细胞（精细胞、卵细胞、早期胚胎）进行基因治疗，使其后代发育成正常个体并世代传递。这种方法的优点是可以从根本上解决后代的遗传缺陷问题，缺点是只适用于排卵周期短而次数多的动物，而且受精卵易受显微注射和基因转移手术的严重损伤，难以发育成幼体，同时生殖细胞的基因转移还涉及伦理学问题，因此现在一般不考虑人类的生殖细胞基因治疗。

2. **体细胞基因治疗**　目前主要是转基因治疗，即将正常的外源基因导入受体细胞，并且随机整合到核DNA中进行表达，以补偿异常基因的功能缺陷。这种方法易于成功，但可能会由于外源基因的随机插入而产生新的突变。体细胞基因治疗不必矫正所有的体细胞，只需集中于该基因特定表达的体细胞。目前基因的导入有两种方式：一是直接移植，即通过肌肉注射、喷雾等方法将外源基因直接注入患者靶组织中，使其进入相应的靶细胞并进行表达。此法不需使用载体，但导入效率低。二是间接移植，即取患者的靶细胞进行离体培养，利用基因转移载体将正常的外源基因（目的基因）导入到离体培养的细胞中，待外源基因正常表达后，再将基因修饰后的离体培养细胞回输入患者体内，使带有外源正常基因的细胞表达特定的基因产物，达到治疗的目的。

随着基因编辑技术的迅猛发展，通过动物疾病模型试验不断研究，相信基因编辑技术在人类遗传病治疗中将发挥重要作用。

三、基因治疗的常规方法

基因治疗的常规方法步骤主要包括：目的基因的选择与制备、合适靶细胞的选择、表达载体的选择与构建、目的基因的转移。基因治疗的关键在于将治疗基因引入到靶细胞内高效表达并没有不良反应。

（一）目的基因的选择与制备

目的基因可以是与缺陷基因相对应的特定正常基因，也可以是与缺陷基因无关但有治疗意义的基因（如细胞因子基因等）。

选择目的基因应遵循的原则：该基因已被克隆；清楚该基因的调控机制；可在体外安全有效操作；在受体细胞内能够完整地、稳定地整合并能适时适量表达；表达水平必须能够严格控制。此外，还要求目的基因导入细胞后，无论是整合在染色体上或是游离在细胞质中，都应能稳定地随细胞分裂而复制，这是导入目的基因后能否奏效的重要基础。

获得目的基因可通过以下几种途径：从染色体 DNA 中分离；人工合成；从 mRNA 合成 cDNA；从基因组文库中分离。

（二）合适靶细胞的选择

靶细胞是指接受目的基因的细胞。实现基因治疗要从患者体内取出细胞，经体外培养、目的基因的转移并确定该基因稳定表达后，重新回输入患者体内产生治疗效应。因此，基因治疗中选择什么样的靶细胞是基因治疗成败的一个关键因素。

选择靶细胞的条件是：具有外源基因表达的组织特异性，基因导入靶细胞后不会被关闭；细胞有增殖优势且生命周期长，最好可延续至患者整个生命期；易于受外源基因的转化；取材容易、方便、耐受处理，经转化和一定时间培养后输回体内仍能成活。目前使用较多的是骨髓干细胞、皮肤成纤维细胞、肝细胞、血管内皮细胞等。骨髓细胞可满足以上所有条件，而且是多种细胞的前体，因此是一种理想和常用的靶细胞，可用于治疗血液系统疾病，缺点是细胞分化后基因可能关闭。此外，成纤维细胞易获取、易培养，植入患者体内方便而且不分化。肝细胞虽取材不易，但对于肝病治疗和研究有特殊价值。淋巴细胞易获取、易培养、易植入，也是基因治疗的常用靶细胞。

（三）表达载体的选择与构建

载体是将治疗的基因运送至靶细胞的传递系统。可分为病毒源性（如腺病毒、反转录病毒、慢病毒等）和非病毒源性（如脂质体）。选择载体需要考虑的因素包括：① 载体携带基因大小；② 载体的纯度和浓度（病毒滴度）；③ 转导效率；④ 对增殖期和静止期细胞的感染能力；⑤ 转基因表达的期限；⑥ 整合到宿主细胞基因组的能力；⑦ 转染细胞类型的特异性或靶位点传递的精确度；⑧ 载体毒性和免疫原性等。

（四）目的基因的转移

基因转移（gene transfer）是指将外源基因安全有效地转移到靶细胞内，这是基因治疗的关键步骤。目的基因转移的方法有以下几种。

1. **物理法** ① 电穿孔法（electroporation），将靶细胞置于高压脉冲电场中，通过电击使细胞产生可逆性的穿孔，周围基质中的 DNA 可借此渗进细胞。但这种方法有时也会使细胞受到损伤。② 显微注射法（microinjection），用显微技术向细胞核内直接注射外源基因，此法一次只能注射一个细胞，工作费力耗时。

2. **化学法** 应用磷酸钙沉淀法改变细胞膜通透性，以加强细胞从培养液中摄取外源 DNA，但此法转移效率低。

3. **载体介导基因转移法**（vector mediated gene transfer） 常用载体分为病毒载体（viral vector）和非病毒载体（nonviral vector）两大类。

（1）病毒载体

1）逆转录病毒载体：逆转录病毒可在感染细胞内将其 RNA 反转录为 DNA。用作载体时，去除病毒基因组中的蛋白质编码序列，代之以外源基因，并插入到病毒基因组两端序列之间，转移进入宿主细胞。逆转录病毒载体可感染大量细胞、转染效率高、持续稳定表达。但容量小，只能容纳 8~10 kb 的外源基因片段；病毒整合到 DNA 后，有引起插入突变和激活癌基因的可能；宿主范围有限，只感染增殖细胞，使肿瘤细胞成为天然靶细胞。

2）腺病毒载体：是一种线性双链 DNA 病毒，可容纳外源基因 30~35 kb，可感染非分裂期细胞，易于纯化浓缩。缺点是腺病毒载体不能发生整合，外源基因表达短暂；构建载体复杂，缺乏靶向性；可与其他血清型腺病毒重组产生完整的腺病毒，可能有致病性。

3）单纯疱疹病毒载体：疱疹病毒的基因组都是大型线性 DNA，具有嗜神经性，适于中枢神经系统靶向导入外源基因；能感染多种细胞；载体容量很大，可以同时装载多个目的基因。

4）腺相关病毒载体：腺相关病毒是单链 DNA 病毒，能感染分裂和非分裂细胞，能将外源基因定点整合至宿主细胞上，因而具有一般病毒载体所不具有的特性。其生物安全性高，宿主范围广泛，可以介导长期的基因表达，被认为是最有希望的病毒载体系统之一，但转染能力不如腺病毒、易污染、容量小。

（2）非病毒载体 非病毒载体具有简单、高产、低免疫原性等优点，但它也存在低转染效率、低基因表达的不足。目前主要的非病毒载体有裸 DNA、阳离子脂质体、阳离子多聚体等。

四、基因治疗的其他技术

除了上述基因治疗的方法之外，基因治疗的技术还包括 RNA 治疗技术、外源基因表达调控技术、基因编辑技术等。

（一）RNA 治疗技术

将 mRNA 作为治疗目标，通过碱基互补配对的原则，采用 RNAi、反义寡核苷酸、空间位阻寡核苷酸等方法，对靶向 RNA 进行调控，使之产生不同的效应和结果，达到现有药物无法实现的治疗效果。

1. **反义核酸技术** 是应用碱基互补的核苷酸单链可形成同源或异源双链的原理，人工合成与目的基因碱基序列互补的反义 RNA（或 DNA），与特异的 mRNA 互补结合，阻止 mRNA 与核糖体的结合，从而阻断基因的表达。或激活核糖核酸酶 H，降解靶向 mRNA，减少基因表达产物。目前，不断补充反义核酸费用高而且麻烦，其临床应用受到局限。若选择功能强大的启动子，构建真核表达载体，可在细胞内源源不断地转录产生反义片段，是一种较好的反义治疗途径。

2. RNA 干扰　细胞中导入外源性 dsRNA 时，产生干扰小 RNA（small interfering RNA，siRNA），与多种核酸酶组成 RNA 诱导沉默复合物（RNA-induced silencing complex，RISC），激活的 RISC 通过碱基配对与细胞内核酸酶作用，高效特异性降解同源序列，而导致基因表达沉默。RNAi 技术可以特异性沉默特定基因的表达，被认为是一种特异、高效、经济地使基因表达受抑的技术手段，为基因治疗研究提供了新的方法。2018 年 8 月，RNA 干扰药物 Patisiran 批准上市，用于治疗遗传性转甲状腺淀粉样多发性神经病变（hereditary transthyretin amyloidosis，hATTR），其他 RNA 干扰药物也在临床试验中。

3. 空间位阻寡核苷酸技术　通过对寡核苷酸侧链的化学修饰，改变核糖核酸酶 H 的 mRNA 降解作用，产生单纯空间位阻效应，调节基因表达。空间位阻寡核苷酸能指导 mRNA 成熟过程中的选择性剪切，适用于某些遗传病的治疗。例如 DMD 的基因治疗，就是通过阻断封闭缺失突变引起的错误剪接点，利用外显子跳跃的方法，使剪接跳过几个外显子后转向另一剪接位点，产生一个略短但功能正常的表达产物，达到治疗目的。

（二）外源基因表达调控技术

对外源基因的表达调控，是基因治疗的艰巨任务。不同的基因对表达调控的精细度要求不同，例如，凝血因子Ⅷ产生治疗效果的表达范围很广，只要达到正常的 5% 水平就有显著疗效。但激素类蛋白的表达就需要在时间和表达量上进行精确调控。因外源基因的表达调控不仅需要调控表达水平，更重要的是出现毒副反应时能及时关闭基因，终止或减少毒副作用，增加治疗安全性。目前研究和应用最广泛、最深入的是四环素诱导调节表达系统。改进后的四环素诱导调节表达系统在临床测试中没有毒性，安全性很高，在人类神经退行性病变如帕金森病的动物模型中取得较好疗效。除此之外，目前还有米非司酮和脱皮激素为基础的诱导调节表达系统。

（三）基因编辑技术

由于常规基因治疗方案存在机体对载体产生免疫应答反应等问题，研究人员开始进行基因编辑技术的探索，1996 年人们设计出经基因工程改造的锌指核酸酶（zinc finger nuclease，ZFN），2005 年 ZFN 技术首次在培养细胞中实现基因打靶，2009 年破译转录激活蛋白（TALE）结合 DNA 序列机制效应子，2010 年设计出 TALE，2011 年利用转录激活因子样效应物核酸酶（transcription activator-like effector nuclease，TALEN）在人类细胞进行基因编辑，2012 年设计出经基因工程改造的规律成簇的间隔短回文重复（CRISPR）/Cas9 系统，2013 年利用 CRISPR/Cas9 系统编辑哺乳动物基因组，2016 年出现单碱基编辑系统（base editing，BE），2019 年报道先导编辑系统（prime editing，PE），实现 12 种碱基替换。这些基因编辑技术各有利弊（表 18-2）。

表 18-2　不同基因编辑技术比较

基因编辑技术名称	优　点	缺　点
ZFN	蛋白小，靶向传递基因效率高	成功率低、毒性大、费时、费用高
TALEN	特异性高、精准识别	易脱靶、有免疫反应、费时、费用高
CRISPR/Cas9	应用广、效率高、操作简便	有序列依赖性、有脱靶、同源重组率低
BE	脱靶率降低	无法敲除、敲入，有非靶向编辑
PE	可敲除、敲入，无外源 DNA 模板	脱靶率待验证、稳定性未知

目前基因编辑技术临床前研究已广泛开展，如利用 ZFNs 技术敲除 CCR5 基因使艾滋病患者 CD4$^+$T 细胞抗 HIV 病毒；使用 CRISPR/Cas9 技术临床试验治疗 β-地中海贫血和遗传性视网膜衰退疾病 LAC10 等。

五、基因治疗的运用

自 1990 年 5 月 NIH 和重组 DNA 顾问委员会（recombinant DNA advisory committee，RAC）批准了美国第一例基因治疗临床试验（ADA‐SCID）以来，许多国家也相继批准了基因治疗的临床试验。已批准上市基因治疗药物见表 18‐3。

表 18‐3 批准上市基因治疗药物概况

药 物 名 称	批 准 年 份	批 准 机 构	治疗主要疾病
Glybera	2012	EMA	原发性高脂蛋白血症 I 型（LPLD）
Strimvelis	2016	EMA	重症联合免疫缺陷（ADA‐SCID）
Luxturna	2017	FDA	先天性黑蒙症 RPE65（LCA2）
Kymriah	2017	FDA	急性淋巴白血病（ALL）
Patisiran	2018	EMA、FDA	遗传性转甲状腺素样蛋白淀粉样变性（hATTR）
Zolgensma	2019	FDA	脊髓性肌萎缩症（SMA）
Zynteglo	2019	EMA	重型 β‐地中海贫血（TDT）

截至 2017 年 11 月，全世界共已批准 2 597 例基因治疗临床试验（图 18‐1）。范围从单基因遗传病扩展到多个病种，主要有恶性肿瘤（占全部基因治疗临床试验方案的 65%）；单基因遗传病（11.1%）；传染性疾病（7%）；心血管疾病（6.9%）；其他病（10%）。从国别看，以美国、英国、德国开展较多。上述试验绝大部分是 I 期和 II 期临床试验，占 77.7%。从已批准的临床试验数看，近年来临床 III 期试验的数量在不断增加，其占总数的比例由截至 2004 年的 1.6% 增长至截至 2017 年 11 月的 3.8%。这说明，随着研究的不断发展，基因治疗的大规模临床应用已经逐步趋近。以下简单介绍几种疾病和肿瘤基因治疗的应用情况：

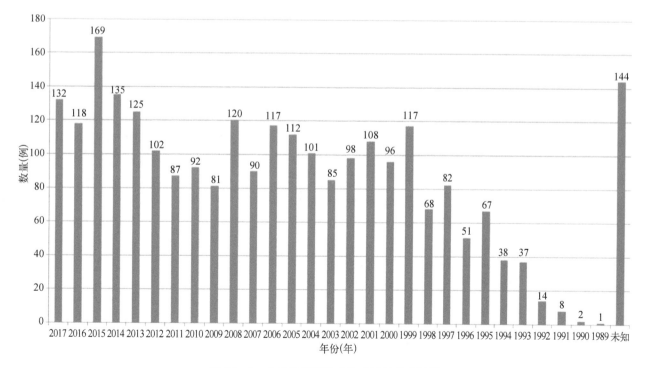

图 18‐1 全世界基因治疗临床试验批准数目

（一）免疫缺陷病

X 连锁严重联合免疫缺陷病（X-linked severe combined immunodeficiency，X－SCID）是一种细胞和体液免疫缺陷的 X 连锁的单基因遗传病，是由于白细胞介素-2 受体 γ 链（IL－2 receptor gamma chain，*IL*－2RG）基因突变所致。常规的治疗方法是在出现严重致命性感染前进行造血干细胞（hematopoietic stem cell，HSC）移植，但由于 HSC 配型困难，应用受到了限制。1990 年以来，对 18 例 X－SCID 患儿进行了基因治疗。分别抽取骨髓 30~150 ml，分离 CD34+骨髓 HSC，用携带有正常 IL－2RG 基因的重组缺陷性莫洛尼鼠类白血病病毒作为载体转染 CD34+HSC，进行自体 HSC 移植。初始 T 细胞、T 细胞抗原受体游离基因及正常大小胸腺的出现均表明胸腺的结构和功能得到重建。患儿的体液和细胞免疫得到了重建，并且根除难治性感染，已经能正常生活。目前已批准该基因治疗药物 Strimvelis 上市，同时，维斯科特-奥尔德里奇综合征（Wiskott-Aldrich syndrome，WAS）、慢性肉芽肿病（chronic granulomatous disease，CGD）的基因治疗也正在进行临床试验。

（二）β-地中海贫血

β-地中海贫血是一种遗传性溶血性贫血。重型 β-地贫需要靠输血维持生命，但这并不能从根本上治愈，反而加大铁负荷以至于患者出现铁色素沉着症、青春期发育迟缓以及心脏、肝脏和内分泌功能异常。异基因造血干细胞移植是目前唯一能治愈 β-地贫的治疗手段，但由于供者来源困难、移植失败、移植相关并发症以及高昂的医疗费用等原因，限制了移植技术的临床普及应用。因此，该病的基因治疗成为重要研究方向。

采用转基因方法，可以纠正重型 β-地中海贫血患者骨髓造血干细胞的突变基因，并恢复其红细胞生成功能。Roselli 等进行的临床前研究纳入了 44 例重型或中间型 β-地中海贫血患者，先从患者骨髓中提取 CD34 阳性造血干细胞，用含有正常 β-珠蛋白基因的慢病毒载体进行基因转染，然后培养 14 天，同时用细胞因子进行刺激。经上述处理，患者细胞中能产生正常血红蛋白的细胞比例与正常对照者相近（44.6% 对 53.8%），其 β-珠蛋白水平亦显著升高（$P<0.05$）。转染后的患者细胞克服了红系成熟停滞，向正常红细胞分化。另法国、美国、意大利等国也已成功为 β-地中海贫血症男性患者实施了基因治疗，患者在接受基因治疗后自身生成正常红细胞的能力逐渐上升，一年后就不再需要输血了，目前已批准该基因治疗药物 Zynteglo 上市。

（三）血友病 B

血友病 B 临床主要依靠蛋白质凝血因子Ⅸ替代治疗，即输血或注射凝血酶原复合物等，但可能引发严重的输血反应、血栓形成和栓塞等，而基因治疗可望根治血友病。

中国和美国分别于 1991 年和 1999 年开展了血友病 B 基因治疗临床试验。最初是用逆转录病毒载体（HBSF－FIX）携带人Ⅸ因子 cDNA，转染血友病 B 患者皮肤成纤维细胞，并用胶原包埋细胞直接注射到 2 例血友病 B 患者的皮下。治疗后患者体内 FIX 浓度从 70 μg/L~130 μg/L 上升到 240 μg/L~280 μg/L，220 μg/L 的水平维持了 6 个月，临床症状得到改善。现阶段则是选用一种转基因腺相关病毒载体（AAV）—Coagulin-B（TM）将凝血因子Ⅸ转导入人体的肌细胞或者肝脏细胞，进而在人体内持续产生大量Ⅸ因子（达到正常人体Ⅸ因子含量的 1% 以上），从而达到治疗的目的。Coagulin-B（TM）转基因载体在患者体内具有良好的安全性和耐受性，在小、中剂量给药的患者身上未出现任何毒副作用，并且这是第一次通过转基因治疗在人体内长时间地表达凝血因子。在参加试验的 7 个患者中，有 6 位患者体内的肌细胞持续地表达出了凝血Ⅸ因子，其中两位患者的病情稳定期长达一年半左右。

（四）脊髓性肌萎缩、帕金森病等疾病的基因治疗

SMA 是由于运动神经元生存蛋白 1（recombinant survival motor neuron protein 1，SMN1）基因缺失或突变引起运动障碍，通过静脉注射 AAV9 载体携带的 SMN1 基因，15 例患者临床试验证明效果良好，目前已

批准该基因治疗药物 Zolgensma 上市。

帕金森病是一种常见于中老年的神经系统变性疾病，多在 60 岁以后发病。在临床上，许多患者被给予多巴胺前体药物左旋多巴治疗以改善他们的运动障碍，但患者逐渐会丧失对左旋多巴的敏感性，同时存在药物副作用的问题，而基因治疗有望治疗帕金森病。

2011 年，美国神经病学家 Andrew Feigin 和 Michael Kaplitt 针对 45 位年龄在 30~75 岁的帕金森病患者进行了基因治疗，他们利用腺相关病毒载体 AAV2 将谷氨酸脱羧酶（glutamic acid decarboxylase，GAD）的基因导入一半数量患者的下丘脑核团中。GAD 是神经递质 GABA 代谢的限速酶。携带 GAD 基因的病毒在患者大脑中表达了一种称为 GABA 的抑制性神经递质。而另一部分患者则接受了脑深部电刺激治疗（deep brain stimulation，DBS），通过电流来"沉默"同一区域的神经元。在给予治疗 6 个月之后，Feigin 研究小组对两组患者进行了包括步态、姿势、手及手指运动等指标的标准化评估。研究人员发现 23.1% 的基因治疗患者显示了症状改善，而接受脑深部电刺激手术治疗的患者症状获得改善的则仅为 12.7%。

（五）肿瘤的基因治疗

由于恶性肿瘤发病率与死亡率高、目前缺乏有效的治疗方法而成为基因治疗的首选对象。目前肿瘤基因治疗主要有三类。

1. 免疫治疗　即通过增强患者的免疫功能来杀灭和清除肿瘤细胞。现在最常用的是创建重组肿瘤疫苗，即通过激发和修复患者的免疫系统去识别肿瘤细胞。主要有三种方法，一是将患者自身的肿瘤组织、肿瘤细胞系的肿瘤细胞在体外培养，然后通过基因工程转入一个或多个基因，经体外培养后裂解细胞，将细胞内容物及碎片与疫苗混合，确认功能后免疫患者。二是体内直接转基因，转移的基因主要是细胞因子等，一旦转移成功，基因的表达产物使细胞暴露给免疫系统，刺激机体的免疫反应和抗肿瘤抗体的产生。三是改变患者的免疫系统，增加对肿瘤细胞的敏感性。例如从患者血循环或骨髓中收集淋巴细胞，在体外直接与患者肿瘤细胞碎片混合培养，或转入肿瘤抗原基因等操作，将改造了的淋巴细胞回输患者体内，可识别体内肿瘤细胞并产生免疫反应，从而杀死和清除残存的肿瘤细胞。肿瘤 CAR-T 治疗即是通过基因修饰技术，将带有特异性抗原识别结构域及 T 细胞激活信号的遗传物质转入 T 细胞，使 T 细胞直接与肿瘤细胞表面的特异性抗原相结合而被激活，通过释放穿孔素、颗粒酶素 B 等直接杀伤肿瘤细胞，同时还通过释放细胞因子募集人体内源性免疫细胞杀伤肿瘤细胞，从而达到治疗肿瘤的目的，而且还可形成免疫记忆 T 细胞，从而获得特异性的抗肿瘤长效机制。

2. 溶瘤治疗　即利用溶瘤载体去破坏肿瘤细胞。溶瘤载体是一种重组病毒，可以靶向破坏肿瘤细胞而不影响机体的其他部分，溶瘤载体感染肿瘤细胞后，通过病毒增殖和细胞毒性蛋白的表达来裂解和诱导细胞的死亡。目前，牛痘病毒、腺病毒、单纯疱疹病毒、反转录病毒等已构建溶瘤载体。最引人注目的溶瘤治疗是 ONYX-015 腺病毒治疗，ONYX-015 是缺少 E1B-55kd 病毒蛋白的腺病毒，当缺少 E1B-55kd 蛋白时，病毒不能在带有正常 p53 蛋白的细胞中复制。因肿瘤细胞常常存在 p53 的突变，从而容许 ONYX-015 病毒复制并裂解细胞，而表达正常 p53 蛋白的周围组织细胞则限制病毒复制。故 ONYX-015 病毒是一个条件复制型病毒，在基因治疗的临床试验中产生了很好的疗效，若将溶瘤病毒与化疗结合，效果将更好，目前已进入临床 III 期试验。

3. 基因转移治疗　基因转移根据目的不同而选用不同功能的基因，包括自杀基因、抑制血管生成基因、细胞增殖停滞基因等。例如，导入一种 HSVtK 基因（单纯疱疹病毒的胸腺嘧啶激酶基因），在有抗疱疹药物更昔洛韦（ganciclovir，GCV）存在时，会引起细胞中的 DNA 聚合酶被抑制，导致肿瘤细胞死亡。并且这种敏感性基因转移还有一个特点，即 GCV 杀死能表达 HSVtK 基因的肿瘤细胞的同时，还会杀死邻近未导入此基因的细胞，这种现象被戏称为旁观者效应（onlooker effect），这种效应被估计是由于药物毒素 GCV-TP 能通过细胞之间的间隙连接扩散造成的。目前，有些研究者正利用这种特点，采取将一部分转移了 HSVtK 基因的肿瘤细胞经过照射后，再输入肿瘤中，以求破坏和清除所有的肿瘤细胞。目前已在卵巢癌和脑癌等肿瘤中开展这种试验。另外还有用 TNFerade 治疗胰腺癌，让肿瘤坏死因子基因（TNF）具有肿瘤靶向性，设计由射线诱导启动子来调控基因表达，采用肿瘤内注射方法，患者注射 TNFerade 后，对肿瘤进行放射治疗，放射的同时激活 TNF 的表达，加速肿瘤细胞及环绕细胞的死亡，取得较好疗效。

六、基因治疗存在的问题

虽然常规基因治疗技术、基因编辑技术近年来有很大发展，但目前尚存在许多问题。

（一）稳定持续表达问题

目前在动物实验和人的临床治疗中，基因被导入靶细胞后，通常不能持续稳定表达，有的甚至不表达；靶细胞在复制时，新基因可能被丢失。这可能因为：靶细胞寿命短；形成不正确的信使 RNA；基因表达的调控因素复杂；基因转录系统不稳定等。现已有许多实验室正在研究寿命较长的靶细胞，如造血干细胞和骨髓前体细胞。

（二）安全性问题

应用病毒载体进行基因治疗的安全性引起广泛重视，主要应注意预防下列问题的发生：感染、有益基因的丢失、诱发癌变、使机体产生免疫反应、排斥携带基因的病毒或靶细胞，给进一步治疗造成困难。同时，基因编辑也存在脱靶问题。

（三）导入基因的高效表达问题

目前的技术进展要做到外源性基因的导入和在靶细胞中表达并不十分困难，但要使基因表达接近或达到正常生理水平却很不容易。因此当前对体细胞基因治疗的研究重点是放在对基因表达调控上，从两个方面来提高表达水平：① 定点插入目的基因，即基因打靶。一般认为外源基因整合到靶细胞染色体上是随机的，如果对目的基因进行修饰，使病毒载体含有与靶位点同源的核苷酸序列，则将提高外源目的基因插入靶细胞缺损基因位点的准确性，这是保证修复基因正常表达的重要环节；② 将目的基因连接强有力的启动子，能显著提高表达水平。目前不少实验室正在研究将高效的启动子构建入逆转录病毒载体。

基因编辑不存在基因导入问题，但编辑后持续表达检测报道目前较少。

（四）伦理问题

基因治疗的对象主要是人类，现阶段进行的基因治疗多数是临床实验性治疗，其后果及安全性我们现在无法预测；加之它涉及宗教，包括某些特殊的伦理道德观念和公众关注的问题，因此基因治疗需要遵守伦理道德原则和完善法律法规。

尽管目前基因治疗成功率仍然不令人满意，长期疗效难以确定，安全性、可靠性及伦理等方面也存在问题，但是临床基因治疗的成功范例，仍将激励学者们进一步加强这一领域的基础、临床及相应策略的研究。当前，全世界已批准上市 6 种基因治疗药物，相信未来伴随基因编辑、基因转移、DNA 重组、基因克隆和表达等技术的迅猛发展，基因治疗将成为人类攻克疾病的一种常规治疗手段。

━━━━━━━━ **本章小结** ━━━━━━━━

遗传病的治疗时间可分为官内治疗（产前治疗）、症状前治疗、现症患者治疗。治疗手段包括药物治疗、饮食治疗、手术治疗、基因治疗等。药物治疗的原则是补其所缺、去其所余。饮食治疗遗传病的原则是"禁其所忌"。对现症患者的饮食治疗，可根据所患遗传病类型采用特殊的食谱并辅以相应的药物阻止病情发展。手术治疗，对病损器官进行切除、修补或替换，有效改善某些遗传病的症状，较快减轻患者痛苦。

基因治疗是通过载体介导，将遗传物质（基因）转移到细胞内，用以纠正基因缺陷，使细胞恢复正常功能的一种治疗手段。基因治疗的策略需要根据各种疾病的发病机制、分子基础、具体情况和实施条件等综合考虑。基因治疗的方法步骤包括目的基因的选择与制备、合适靶细胞的选择、表达载体的选择与构建、目的基因的转移。基因治疗的临床技术还包括 RNA 治疗技术、外源基因表达调控技术、基因编辑技术等。基因治疗的临床运用在多种疾病中已获得成功，适用范围已从遗传病的治疗，扩展到对肿瘤、免疫缺陷病、心血管病、老年退行性病变以及感染性疾病治疗的探索。现阶段进行的基因治疗多数是临床实验性治疗，成功率和长期疗效难以确定，同时存在安全性等问题。

【思考题】

(1) 遗传病的治疗手段包括哪些？药物治疗与饮食治疗有哪些需要注意的治疗原则？

(2) 何谓基因治疗？简要说明基因治疗的策略和方法。

(3) 举例说明基因治疗在临床上的运用和最新进展。

（蔡晓明）

第十九章

遗 传 病 预 防

据统计，我国出生缺陷总发生率约为 5.6%，遗传病是出生缺陷主要原因。大多数遗传病目前尚无有效治疗措施，有的即使能治疗，也由于费用昂贵难于普遍施行。因此，积极开展遗传病的预防，降低遗传病患儿的出生率，减少患者家庭及社会的压力，改进健康水平具有重要的现实意义。遗传病的预防主要从遗传病的普查、遗传咨询、遗传筛查、产前诊断等方面开展工作。

第一节 遗传病的普查

要预防遗传病的发生，首先应对某一地区的遗传病进行抽样调查，以明确该地区遗传病的种类、遗传方式、分布特点、患者数量、危害程度等基本情况，并根据调查的数据计算出不同种类遗传病的发病率、携带者频率、突变率等。

遗传病的普查是一项多学科的综合性调查研究，应由医学遗传学工作者和临床各科医师共同参与进行，在此基础上，建立三级普查组织系统：一级组织主要由基层医务人员组成，二级组织为专业普查队，三级组织为专家组。普查的选点要有代表性，每一个调查点应包括该地区总人口的 1‰~1%，至少包括 10 万人，并且应涵盖城市、农村、山区等不同区域的人群，以避免人为的选点误差。普查时首先要设计简明方便的遗传筛查表，其次制定明确统一的诊断标准，最大限度地保证普查资料的一致性和可靠性。并对遗传病患者进行详细的登记，以便进一步观察、研究与生育指导。登记内容主要包括以下几方面。

（1）患者的病情资料和检出的主要依据：病情资料包括姓名、性别、年龄、民族、籍贯、职业、现住址等；所患疾病名称、发病年龄、病情演变情况、现受累的器官和程度；检出依据主要包括面貌和体征、感觉和运动能力、语言障碍、智力水平、行为以及其他方面的变化及实验检查结果等。

（2）患者的发育史：包括出生时体重身长，出生时父母年龄、胎次、分娩方式、产程是否顺利；母亲妊娠期是否有烟酒嗜好或服药、感染、射线接触史；婴儿期和儿童期是否有发育障碍等。

（3）婚姻和生育史：包括配偶年龄、民族、籍贯、职业、健康状况，结婚年龄、妊娠和生育次数、子女数和健康状况；是否有过自发或人工流产、死产、早产。如果有过多次婚姻经历，均应按以上各项进行记录。

（4）亲属病情资料：包括父母年龄、职业、是否近亲婚配；同胞数、婚育及子女健康状况；亲属所患疾病状况等。

（5）绘制系谱：根据上述全面翔实的调查登记记录，对患者的家系绘制系谱图。

第二节 遗 传 咨 询

遗传咨询（genetic counseling）是通过与遗传病患者或其家属的商谈交流，回答其关于遗传病的发生原因、再发风险和防治等方面问题的过程。在这一过程中，对咨询者所涉遗传病进行全面遗传分析，估计亲属中该病的再发风险，提出可以选择的诊断、预防、治疗处理方案，供咨询者参考。通过遗传咨询，为患者及其家庭提供病情、病因相关信息，减轻他们身体负担和心理压力，协助制定正确的预防和治疗措施，减少遗传病患儿的出生，从而降低群体中遗传病的发病率，在遗传病预防中具有十分重要的意义。

一、遗传咨询的对象

一个人在婚姻或生育方面遇到问题，意识到可能面临遗传病的潜在风险，或者本人或其子女已患遗传病，都应该进行遗传咨询。通常需要进行遗传咨询的情况包括：① 夫妇之一患有遗传病或有遗传病家族史；② 生育过遗传病或先天畸形患儿；③ 具有不明原因的不孕不育史、复发性流产史和死胎史；④ 一方已知或可能是遗传病致病基因携带者、或染色体平衡易位携带者；⑤ 携带者筛查、产前筛查、新生儿筛查结果阳性或高风险者；⑥ 35 岁以上的高龄孕妇；⑦ 近亲婚配的夫妇；⑧ 有环境有害因素接触史或孕期用药史；⑨ 胚胎植入前诊断的夫妇；⑩ 肿瘤和遗传因素明显的常见病。

二、遗传咨询的步骤

遗传咨询的全过程是复杂的，一般需要通过多次反复的调查分析，才能回答咨询者提出的有关遗传病诊断、再发风险、预后和治疗等各种问题，并对处理方法作出合适的抉择。有时还需要对咨询者进行随访，以了解咨询效果，改进工作。遗传咨询的步骤不是一成不变的，对不同的病例，在不同条件下可有不同的遗传咨询方案。一般按照以下几个步骤进行。

（一）明确诊断

正确的诊断结果对遗传咨询至关重要，是正确咨询的前提。遗传咨询中询问病史，家族史，体格检查及必要的实验室检查至关重要。通过询问家族史，搜集先证者家庭成员的发病情况，绘制出一份准确完整的系谱图。在收集家庭成员的发病情况时，应耐心向咨询者说明获得完整、全面、真实的资料对正确诊断、治疗和预防的重要性，说服他们尽量配合以提供全面的、准确无误的资料。对那些由于先证者患了严重遗传病而心情抑郁或者不愿公开家庭隐私的患者或其家属，应先消除其思想顾虑。同时家系调查时不应满足于亲属的回顾性口述，必要时对家族中相关成员作一些补充检查。有了准确全面的系谱图，就可以根据系谱特征来判断先证者所患的遗传病属于哪一种遗传方式。

但由于现代家庭小型化，难以收集典型的家族史，加之很多遗传病是新发变异所致。对疾病遗传方式的判断依赖于遗传学检查。遗传学检查是遗传病诊断的重要环节。在掌握各种遗传学检测技术适用范围和局限性的基础上，选择合适的遗传学检查技术非常重要。如染色体分析等细胞遗传学检查、生物化学以及基因分析等，明确诊断所患疾病究竟是何种疾病。有些遗传病的病种很罕见，还应查阅医学文献，与临床专科医师、医学遗传学专家协同合作，才有可能对疾病作出诊断。

（二）评估风险

遗传方式确定后，利用遗传学原理对家系中有关成员进行分析，确定其基因型，估计遗传病在家系中的再发风险（详见后面内容），为遗传咨询提供依据。再发风险又称复发风险，是指患者所患的遗传病在家系家属中再次出现的概率，一般用百分率（%）或比例（1/2、1/4……）来表示。再发风险的估计是遗传咨询的核心内容，也是遗传咨询有别于一般医疗门诊的主要特色。在遗传咨询中可根据遗传病的发病风险和病情严重程度对咨询者进行生育指导。

（三）提出对策和措施

分析清楚了患者及其家庭的疾病情况，并估算出了再发风险率之后，需要针对咨询者的问题，与咨询者共同商讨对策，并提出应对措施，供其参考与选择。应特别强调尊重患者的知情权与自主权。应就疾病的诊断方法、再发风险、病程、预后等向患者进行解释，向咨询者提供尽可能多的、科学的信息。各种信息的提供都应该是启发式的、有影响力和负责的，由咨询者自己做出决定，不帮助、不暗示他们选择对策，不就他们所做的决定进行任何评价。

在婚前咨询中，男女双方为相同常染色体隐性遗传病致病变异携带者。告知双方的后代患遗传病的风险为25%。可以通过产前诊断或胚胎植入前诊断预防该病。如果选择分手，各自再与其他正常人婚配，虽然该病的发病风险降低，但其配偶也有必要针对性地携带者筛查。

对于近亲婚配，我国婚姻法明确规定，直系血亲或三代以内的旁系血亲之间禁止结婚，这是因为除了常染色体隐性遗传病与近亲婚配有密切关系外，一些多基因病如精神分裂症、糖尿病、脊柱裂等患者的家庭成员，如果进行近亲婚配，则其子女患病的风险较非近亲为高，而且近亲婚配的流产率、新生儿和婴幼儿死亡率均有所增加。对于我国婚姻法及优生法规中带有强制性的条例，可详细告知法律法规的具体内容，并提醒违反强制性条例的可能后果。

对一些危害严重、致残的遗传病，目前尚无有效疗法，也不能进行产前诊断，再次生育时的复发风险很高。应充分告知冒险生育的后果，告知可以选择采用第三方的精子或卵子，通过辅助生殖技术受孕，可降低后代患病风险。选择不再生育或领养孩子也是可选的方法。

（四）随访和扩大咨询

为了求证咨询者提供信息的可靠性，观察遗传咨询的效果和总结经验教训，有时需要对咨询者进行随访。有些咨询者对咨询医生提供的资料并无恰当的理解，回家后与亲属商议时产生了意见分歧，无法对未来的婚育计划作出明确的决定，这时咨询医生必须利用随访机会，进行耐心解释。如有需要和可能，还要进行扩大的家庭遗传咨询（expanded familial genetic counseling），在扩大的家庭成员中，就相关遗传病的传递规律、有效防治方法等方面，进行指导，同时进一步调查确认其他家庭成员是否患有遗传病，特别是查明家庭中的携带者，这将会更有效地预防遗传病在整个家族中的发生。

三、遗传病再发风险评估

由于各类遗传病在发病过程中遵循不同的遗传规律，因此在再发风险的估计时选择不同的原则。

（一）单基因遗传病再发风险的估计

1. 亲代基因型已确定者　如果夫妇二人的基因型由已知情况可以确定，则子女的发病风险可根据遗传方式，按孟德尔遗传定律加以推算。

（1）常染色体显性遗传病：当夫妇一方患病时，子代再发风险为1/2；在外显不全时，子代的再发风险为1/2乘以外显率；夫妇双方均为患者时，子代再发风险为3/4。患者正常同胞（除外显不全和延迟显性外）的子女一般不会患病。

（2）常染色体隐性遗传病：此类疾病患者的基因型一定是隐性纯合子，其父母往往是表型正常的杂合子（携带者），因此，他们再生子女的发病风险是1/4，3/4为正常个体，但在正常个体中有2/3是携带者。如果夫妇一方为患者，另一方为携带者时，子代再发风险为1/2，携带者的概率也是1/2。如果夫妇一方为患者，另一方未携带，后代不会出现患者，但都是携带者。常染色体隐性遗传病还表现出近亲婚配子女发病率明显升高的特点。

（3）X连锁显性遗传病：此类疾病的发病率男女有所差别，因为男性是半合子，他的Y染色体只传给儿子，X染色体传给女儿，因此，当父亲是患者，母亲正常时，儿子全部正常，女儿全部是杂合子患者。如果母亲是杂合子患者，而父亲正常，其儿女各有1/2发病风险。当夫妇双方均为患者时，女儿全部患病，而儿子只有1/2的发病风险。

（4）X连锁隐性遗传病：此类疾病女性患者是隐性纯合子，男性患者为半合子。当父亲为患者，母亲正常时，女儿全部为杂合子（携带者），儿子全部正常。当母亲是患者，父亲正常时，儿子全部发病，女儿全为杂合子（携带者）。若母亲为携带者，父亲正常，则儿子发病风险为 1/2，女儿正常，但有 1/2 概率为携带者。如父亲为患者，母亲为携带者，其儿女发病风险均为 1/2。

2. 亲代基因型未能确定者　如果单基因病夫妇双方或一方的基因型根据家系所提供的信息不能肯定，而家系中又提供了其他信息，如正常子女数、个体年龄、疾病的外显率、实验室检查的有关数据等，这些信息都可否定或确定带有某种基因的可能性，这时估计子代发病风险要运用贝叶斯（Bayes）逆概率定理，计算出后代的发病风险。

（1）贝叶斯逆概率定理：贝叶斯逆概率定理是 Bayes 于 1963 年提出的一种确认两种相互排斥事件相对概率的理论，1975 年，Murphy 和 Chase 开始把它应用在遗传咨询中，80 年代以后成为国际上估计单基因病再发风险和携带者风险的通用方法。运用贝叶斯逆概率定理时，首先要确定前概率和条件概率，在此基础上计算出联合概率和后概率，从而得出子代发病的风险率。在特定的遗传情况下，要把基因型不能确定者的各种可能的基因型均考虑在内，因此，由它推算出的发病风险比仅根据孟德尔遗传定律计算出的结果要精确得多。贝叶斯逆概率定理中涉及的概念有前概率（prior probability）、条件概率（conditional probability）、联合概率（joint probability）、后概率（posterior probability）。

1）前概率：列出相关成员可能有的基因型，按有关遗传病的遗传方式，根据孟德尔遗传定律得出的各基因型的理论概率。例如常染色体显性遗传病中，患者子女是杂合子（Aa）的概率为 1/2，是隐性纯合子（aa）的概率为 1/2，即两种可能基因型的前概率均为 1/2。

2）条件概率：由已知家庭成员的健康状况，如正常子女数、患儿数、发病年龄、实验室检查的阴性或阳性结果等，列出上述几种遗传假设下产生这种特定情况的概率。例如，一对夫妇都是常染色体隐性遗传病的携带者，则他们生一个正常孩子的概率是 3/4，假如他们连生了三个正常孩子，出现这种特定情况的条件概率就是 3/4×3/4×3/4 = 27/64。

3）联合概率：某种遗传假设下，前概率和条件概率所说明的两个事件同时发生的概率，即前概率和条件概率的乘积。

4）后概率：某一假设条件下的联合概率除以所有假设条件下的联合概率的总和，即联合概率的相对概率。由于后概率的计算全面考虑了特定条件提供的信息，因此它比前概率更切合实际，是进行遗传咨询的主要依据。

在医学遗传学分析中，下列两种情况需使用贝叶斯逆概率定理：第一种是常染色体显性遗传疾病，因受年龄或其他因素的影响而呈现不同的外显率时；第二种情况是某人可能为常染色体隐性或 X 连锁隐性致病基因的携带者，有几个正常子女时，估计其为携带者的可能性。以下举例来说明如何应用贝叶斯逆概率定理准确推算出各种单基因遗传病的发病风险。

（2）常染色体显性遗传病再发风险的推算：在常染色体不规则显性遗传病中，不完全的外显率将会影响患者亲属的发病风险。例如，多指（轴后Ⅰ型 A 型）为常染色体不规则显性遗传，外显率为 75%，图 19-1 是一个该病家系，Ⅱ₁表型正常，其父为该病患者，他与一个正常女性婚后，询问所生子女是否会患病？由系谱可知Ⅱ₁的基因型不能确定，因此需用贝叶斯逆概率定理来推算后代的发病风险。Ⅱ₁ 在父亲患病的情况下，可能是正常纯合子，也可能是致病基因携带者，即它可能有两种基因型（Aa 和 aa），两种基因型的前概率都是 1/2（0.5）。由于多指（轴后Ⅰ型 A 型）的外显率为 75%，即Ⅱ₁基因型是 Aa 但未发病的条件概率是 1-75% = 25%，Ⅱ₁基因型是 aa 且不发病的条件概率为 1，由此可计算出两种基因型假设下的联合概率和后概率（表 19-1）。由贝叶斯逆概率定理推算出Ⅱ₁是杂合子 Aa 的概率为 0.2，所以她后代的发病风险为 0.2×1/2×75% = 0.075。在此家系中，如果仅按遗传规律计算，Ⅱ₁ 后代的发病风险为 1/2×1/2 = 1/4（0.25），二者相比，用贝叶斯逆概率定理推算出的发病风险，因考虑了外显不全的特定情况，所以明显低于按遗传规律估计的风险值，而且，随着Ⅱ₁年龄增长如仍不发病，则后代的发病风险也越来越小。

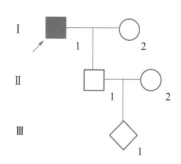

图 19-1　多指（轴后Ⅰ型 A 型）的系谱

表 19-1 多指（轴后 I 型 A 型）家系中 II₁ 是杂合子的概率

概 率	II₁ 为 Aa	II₁ 为 aa
前概率	0.5	0.5
条件概率	0.25	1
联合概率	0.5×0.25＝0.125	0.5×1＝0.5
后概率	0.125/（0.125＋0.5）＝0.2	0.5/（0.125＋0.5）＝0.8

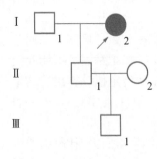

图 19-2 亨廷顿病的系谱

延迟显性遗传病患者一般为杂合子，但出生时一般表型正常，当发育到一定年龄时才发病，因此对基因型不能推定者的发病风险估计时，发病年龄就成了一个特定的条件。例如，一个 20 岁青年的祖母患亨廷顿病，父亲现年 42 岁，尚无遗传性舞蹈病症状，这位青年来咨询他本人发病风险如何？亨廷顿病为常染色体延迟显性遗传病，据调查 20 岁以前发病者占 8%，43 岁以前发病者占 64%，对此家系绘制系谱图（图 19-2），II₁ 可能带有显性致病基因但 42 岁尚未发病，其有可能已将该致病基因传给了 III₁，但由于 III₁ 才 20 岁，尚未发病，所以 II₁ 和 III₁ 是否为杂合子不能肯定。使用两次贝叶斯逆概率定理，即可算出 III₁ 带有致病基因的概率。先计算 II₁ 是杂合子的概率，由于 I₂ 的基因型已知为杂合子，II₁ 是 Aa 和 aa 的前概率均为 1/2（0.5），当 II₁ 是杂合子（Aa）时，在 43 岁时未发病的条件概率是 1－64%＝36%（0.36），当 II₁ 的基因型为 aa 时，不会发病，即 II₁ 是 aa 时的条件概率为 1，按贝叶斯逆概率定理即可算出两种假设条件下基因型的联合概率和后概率（表 19-2），有了 II₁ 杂合子的后概率，再按贝叶斯逆概率定理计算 III₁ 是杂合子的概率。按遗传 3 规律 III₁ 是杂合子（Aa）的前概率为 1/2×0.26＝0.13，III₁ 是隐性纯合子（aa）的前概率为 1－0.13＝0.87，III₁ 是杂合子（Aa）但在 20 岁未发病的条件概率是 1－8%＝92%（0.92），III₁ 是隐性纯合子（aa）未发病的条件概率是 1，按贝叶斯逆概率定理算出两种基因型的联合概率和后概率（表 19-3）。

表 19-2 亨廷顿病家系中 II₁ 是杂合子的概率

概 率	II₁ 为 Aa	II₁ 为 aa
前概率	0.5	0.5
条件概率	1－0.64＝0.36	1
联合概率	0.5×0.36＝0.18	0.5×1＝0.5
后概率	0.18/（0.18＋0.5）＝0.26	0.5/（0.18＋0.5）＝0.74

表 19-3 亨廷顿病家系中 III₁ 是杂合子的概率

概 率	III₁ 为 Aa	III₁ 为 aa
前概率	0.5×0.26＝0.13	1－0.13＝0.87
条件概率	1－0.08＝0.92	1
联合概率	0.13×0.92＝0.12	0.87×1＝0.87
后概率	0.12/（0.12＋0.87）＝0.12	0.87/（0.12＋0.87）＝0.88

由计算结果可知，III₁ 是杂合子（Aa）的概率为 0.12，即他目前的发病风险为 12%。III₁ 是杂合子（Aa）的概率也可以简化计算，即 0.5×0.26＝0.13。两种计算方法得到的风险值接近。如果随着 II₁ 和 III₁ 年龄增长仍不发病，III₁ 的发病风险也越来越小。

（3）常染色体隐性遗传病再发风险的推算：对基因型不能推定的常染色体隐性遗传和 X 连锁隐性遗传，

在进行发病风险估计时，往往条件概率要从系谱中提供的信息来确定，如正常子女个数等。

例如，苯丙酮尿症 I 型是一种常染色体隐性遗传病，图 19-3 是一个苯丙酮尿症 I 型家系的系谱，III₂ 是患者，她与其姑表哥婚后生了一个表型正常的儿子，他们再生孩子的发病风险有多大？

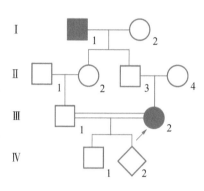

估算他们后代发病风险的关键在于要知道 III₁ 为杂合子的概率。由系谱提供的信息可知，由于 III₂ 是患者（aa），所以 II₃ 肯定是携带者，II₂ 是携带者的可能性为 1/2（兄妹之间基因相同的可能性为 1/2），因此 III₁ 的基因型有两种可能：III₁ 是携带者（Aa）的前概率为 1/2×1/2=1/4，III₁ 是显性纯合子（AA）的前概率为 1-1/4=3/4。家系中又提供了他们已生有一个正常孩子的信息。因此，如果 III₁ 是携带者（Aa），生出正常孩子的条件概率为 1/2，如果 III₁ 是显性纯合子（AA），生出正常孩子的条件概率为 1，由此求出 III₁ 是携带者（Aa）的概率为 1/7（表 19-4）。

图 19-3　一个苯丙酮尿症的系谱

表 19-4　苯丙酮尿症家系中 III₁ 是杂合子的概率

概　率	III₁ 为 Aa	III₁ 为 AA
前概率	1/4	3/4
条件概率	1/2	1
联合概率	1/4×1/2=1/8	3/4×1=3/4
后概率	1/8/（1/8+3/4）=1/7	3/4/（1/8+3/4）=6/7

由于隐性纯合患者（aa）和携带者婚后出生患儿的风险为 1/2，所以 III₁ 和 III₂ 再生孩子是苯丙酮尿症的风险为 1/7×1/2。如果他们一旦生出患儿，即可确定 III₁ 就是携带者，此时他们出生患儿的风险就上升到 1/2。

（4）X 连锁隐性遗传病再发风险的推算：例如，DMD 是一种 X 连锁隐性遗传病，图 19-4 是一个 DMD 的系谱图，系谱中，III₂ 的两个舅舅患此病，其后代发病风险如何？此家系咨询的关键是要知道 III₂ 为杂合子的概率，而此概率由 II₃ 决定。根据系谱，I₂ 肯定是携带者，II₃ 可能是携带者也可能是正常纯合体，即 II₃ 有两种可能的基因型：X^AX^A 和 X^AX^a。根据遗传规律，在不考虑其他情况的条件下，II₃ 是显性纯合子（X^AX^A）的前概率为 1/2，是携带者（X^AX^a）的前概率为 1/2。由系谱已知，她已生了三个正常的儿子，这是一个重要信息。当 II₃ 是显性纯合子（X^AX^A）时，所生子女都正常，因此三个儿子均正常的条件概率是 $1^3=1$，当 II₃ 是携带者（X^AX^a）时，每生一个正常男孩的概率为 1/2，因此三个儿子都正常的条件概率为 $(1/2)^3=1/8$。由此可计算出 II₃ 是携带者的最后概率为 1/9（表 19-5）。因此她的女儿 III₂ 是携带者的概率为 1/9×1/2=1/18，将来生育儿子的发病风险为 1/18×1/2=1/36。由上述计算可见，由于 II₃ 有三个正常儿子，因此她是携带者的概率大为降低，后代的发病风险也相应降低。

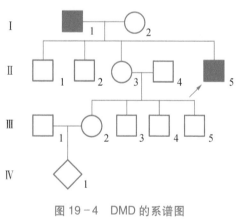

图 19-4　DMD 的系谱图

表 19-5　DMD 家系中 II₃ 是携带者的概率

概　率	II₃ 为 X^AX^a	II₃ 为 X^AX^A
前概率	1/2	1/2
条件概率	$(1/2)^3=1/8$	$1^4=1$

续表

概　率	II₃ 为 X^AX^a	II₃ 为 X^AX^A
联合概率	$1/2 \times 1/8 = 1/16$	$1/2 \times 1 = 1/2$
后概率	$1/16/(1/2+1/16) = 1/9$	$1/2/(1/2+1/16) = 8/9$

从以上几个例子可以看出，用贝叶斯逆概率定理计算发病风险时，由于考虑了家系所提供的全面的信息，因此更能反映出该家系的实际情况，通常按贝叶斯逆概率定理计算出的发病风险比仅按遗传规律计算的风险要低。

（二）多基因遗传病再发风险的估计

多基因病是遗传因素和环境因素共同作用所致，因此不能像单基因病那样直接通过孟德尔遗传定律来计算再发风险，而只能通过群体发病率、家系中患病个体的多少、病情的轻重及发病率的性别差异等方面来估计，这种估计概率称为经验概率，可利用 Edward 公式、阈值模式理论、Falconer 公式和 Smith 表格法来进行估算。

近年来，由于多基因病数学模型的建立和计算机的应用，多基因病的再发风险计算更趋准确，同时对多基因病遗传基础中的主基因的研究已取得很大进展，对于该类疾病的再发风险估算必将有较大突破。

（三）染色体病再发风险的估计

染色体病一般为散发性，其畸变主要发生在亲代生殖细胞的形成过程中，而生殖细胞的发生过程变化较大，影响因素较多，因此染色体病再发风险的估计比较困难，但在以下几种情况下可作出推算。

（1）夫妇双方核型正常，出生染色体病患儿的风险就是群体的发病率。而大多数三体综合征的发生与母亲年龄呈正相关，如果母亲年龄在 35 岁以上，则子女的再发风险将随年龄增大明显增高。

（2）如果夫妇一方为倒位携带者，根据减数分裂理论配子种类推算，则后代中 1/4 正常、1/4 为携带者，其余均由于染色体部分重复或缺失导致早期流产、死胎或畸形儿，有些倒位携带者会出现婚后不育。

（3）如果夫妇一方为相互易位携带者，根据减数分裂理论配子种类推算，后代中 1/18 正常、1/18 为易位携带者，其余均由于部分三体和部分单体导致流产、死胎或畸形儿。

（4）如果夫妇一方为非同源的罗伯逊易位携带者，根据减数分裂理论配子种类推算，其后代中有 1/6 正常、1/6 为与亲代类似的携带者，1/6 为易位型三体患者，其余为流产或死产胚胎。

（5）如果夫妇一方为同源罗伯逊易位携带者，根据减数分裂理论配子种类推算，不能生育正常的后代。

但根据减数分裂理论配子种类推算可正常生育概率不代表其实际的发生概率。对相互易位和罗氏易位携带者的配子类型研究发现，相互易位的携带者发生对位分离（产生平衡性配子）的比例为 34.4%～49.1%；而罗氏易位携带者发生对位分离的比例为 78.4%～91.2%。远远高于根据减数分裂理论配子种类推算的比例。所以在临床实践中，平衡易位携带者成功生育的概率远高于理论值。例如罗氏易位的携带者，其后代正常的比例接近 80%，远远高于根据配子种类推算的 1/3。即使是同源罗伯逊易位携带者，也不能简单地根据孟德尔分离定律作出不可能生育正常后代的结论，因为在减数分裂中每一条同源的罗伯逊易位染色体有可能分离成 2 条独立的染色体而形成带有 23 条正常染色体的配子而产生正常的后代。

四、遗传咨询中的伦理问题

（一）体察咨询者的心态

遗传咨询是与咨询者的商讨过程，但这种商讨不同于普通的门诊，而且咨询者与一般患者也有很大的不同。因此，除了应遵循一般医患之间的伦理道德原则外，还应特别关注咨询者的心态。咨询者通常包括如下几种人：① 疑为遗传病患者，要求确诊；② 已生下了一个患儿的夫妇，关心是否会再次生出患儿；③ 婚前男女，其中一方或其亲属为遗传病患者，他们关心婚后的子女是否会患病；而在一些迟发的遗传病，如亨廷顿病，Becker 肌营养不良等，还关心自身是否会发病；④ 亲属中有遗传病患者，他们关心自身及子女患病的可能性。此外，咨询者经常提出的问题还包括近亲可否结婚生育，肿瘤、精神病或其他常见病会不会遗传等。

由于遗传病的难治性和可遗传性，许多咨询者前来咨询时心存顾虑。这种心态源于：① 羞耻感。正如《遗传咨询》一书作者富尔曼等指出的那样，不少家庭对出现遗传性疾病就好像出了什么丑事，甚至像犯罪一样，想方设法隐瞒。配偶双方有时甚至为此相互指责；② 负罪感。尤其是生育了遗传病或先天畸形患儿的父母，他们认为是自己把疾病传给了子女，给他们带来了不幸。此外，还有一种对患病情况被宣扬出去的恐惧。

因此，咨询医生应体察这种心情，并设法减轻咨询者的羞耻感、负罪感和恐惧。通常的做法是：① 强调遗传病是疾病，不是性传播疾病，不必有羞耻感；② 强调不论是遗传病患者本人或是他们的父母都没有任何过错；即使致病基因确由父母传递，也是不以他们的意志为转移的；③ 它也不是一种惩罚（更不是什么因果报应），父母无须与自己的任何行为或过失联系在一起，自责或相互指责，或有任何道德或伦理方面的思想负担。

（二）遗传咨询时应遵循的原则

遗传咨询作为一种医学服务，除应体察咨询者的心态外，整个过程都应根据遗传咨询的特点贯彻医学伦理学的基本原则，包括：

（1）信任和保护隐私的原则：遗传咨询不宜在有无关人员在场的环境中进行。为个人的隐私权得到充分尊重，必要时可以与前来咨询的夫妇、亲子分别谈话。因为除了信任医生以外，咨询者可能不愿其他人，甚至自己的配偶、子女知道自己和家人的情况。因此，除尊重咨询人的隐私权，同时也应尊重有关亲属或成员的隐私权，为其保守秘密，避免为他人、单位、雇主和保险商等利用，以利于家庭的和谐与稳定。另外，由于电脑数据库存在信息安全隐患，DNA 样本的保存形式存在可索取机会，遗传信息的隐私权问题亦备受关注。

（2）自愿和知情同意的原则：遗传咨询本身应是自愿的。因此当咨询要求患者及其家系成员进行遗传学检查时，也应贯彻自愿的，即知情同意（informed consent）的原则，让患者及有关人员充分了解检查的目的与必要性，并在合乎对患者或受检人有益无害的情况下，争取他们的主动配合。未经咨询者知情同意而进行的遗传学检查是不合法的。

（3）自主决定和非指令性（non-directive）原则：遗传咨询和检查的结果有可能证实遗传病的存在，或计算出疾病的再发风险。如已证实或高度怀疑胎儿为唐氏综合征患者，此时应当向其父母详细介绍疾病的原因、后果、预后、再发风险以及产前诊断的风险率，各种可能的处理办法等。但不应代替父母作出任何处理的选择或决定，包括是否继续怀孕，是否作产前诊断，或是否人工流产等。即使提出建议，都应是非指令性的，决定权最终应属于父母。

但在医学遗传服务的内容迅猛发展时代，应该恰当处理非指导性的咨询原则和指导性咨询原则的关系。患者在遗传学方面大多数是外行，缺乏医学遗传学知识甚至是无知，患者往往不能或不敢自己决定，总是希望直接告诉他们应该怎么做。在面对复杂的遗传学服务，面对矛盾的数据及存在道德问题时，完全采用非指导性原则，会让患者不知所措。因此，可以指出关键问题，帮助患者避免错误的选择，做出正确的决策。这也是符合伦理要求，与自主权并行不悖，也符合伦理学上最基本的原则——不伤害原则。

总之，在遗传咨询过程中，应做到"亲切、畅言、守密"，有同情心和责任心，将咨询者的利益放在第一位，及时了解咨询者及其亲属对有关遗传病诊断的心理或情感上的反应，以取得咨询者及其家属的信任与合作，使交流能够顺利进行，并取得满意的效果。

第三节　遗传学筛查

在遗传普查的基础上，对已明确的遗传病可通过遗传学筛查（genetic screening）及早发现遗传病患者和致病基因携带者，以便尽早采取有效的预防或可能的治疗措施。根据筛查目的和对象的不同，遗传筛查可分为新生儿筛查、携带者筛查、产前筛查等。适合筛查的遗传病须符合下列条件：① 发病率较高；② 有致死、致残、致愚的严重后果；③ 疾病早期缺乏特殊症状或体征；④ 有较准确且经济实用的筛查方法；⑤ 筛出的疾病有治疗措施。

一、新生儿筛查

新生儿筛查（neonatal screening）是对新生儿进行某些遗传病特别是先天性代谢病进行检查，是出生后预防和治疗某些遗传病的有效措施。选择筛检的项目应考虑下列因素：① 发病率较高；② 有致死、致残、致愚的严重后果；③ 有较准确而实用的筛查方法；④ 筛出的疾病早期治疗可以取得较好疗效；⑤ 符合卫生经济学效益。我国 2009 年 6 月施行的《新生儿疾病筛查管理办法》规定：新生儿疾病筛查病种包括先天性甲状腺功能减低症、苯丙酮尿症等遗传代谢病及听力障碍。有些省市还在此基础上增加了 G6PD 缺乏症、先天性肾上腺皮质增生症、半乳糖血症等病种。新生儿遗传代谢病筛查程序包括血片采集、送检、实验室检测、阳性病例确诊和治疗。发现新生儿遗传代谢病阳性病例时，应当及时通知新生儿监护人进行确诊。新生儿听力筛查程序包括初筛、复筛、阳性病例确诊和治疗。发现新生儿疑似听力障碍的，应当及时通知新生儿监护人到新生儿听力筛查中心进行听力确诊。

1. 苯丙酮尿症筛查　苯丙酮尿症可导致智力发育异常，如能在新生儿期发现，可通过饮食控制等措施防止或减缓症状的出现和发展。筛查方法为荧光分析法、定量酶法、细菌抑制法、串联质谱法。不同实验室筛查阳性切值（cut-off）不同，各实验室依据检测方法进行切值的调整，一般大于 120 μmol/L 为筛查阳性。对可疑阳性或阳性患儿应当立即进行召回，提供进一步的确诊或鉴别诊断服务。所有高苯丙氨酸血症者均应当进行尿蝶呤谱分析、血 DHPR 活性测定，以鉴别 PAH 缺乏症和四氢生物蝶呤缺乏症。四氢生物蝶呤（tetrahydrobiopterin，BH4）负荷试验可协助诊断。

在正常蛋白质摄入情况下，血苯丙氨酸浓度持续 360 μmol/L 两次以上者均应当给予低苯丙氨酸饮食治疗，血苯丙氨酸浓度 ≤360 μmol/L 者需定期随访观察。低苯丙氨酸饮食治疗期间，如血苯丙氨酸（Phe）浓度异常，每周监测 1 次。如血 Phe 浓度在理想控制范围内，可每月监测 1~2 次。患者还需定期进行体格发育评估，在 1 岁、3 岁、6 岁时进行智能发育评估。治疗至少持续到青春发育成熟期，提倡终身治疗。对于四氢生物蝶呤缺乏症，给予四氢生物蝶呤、神经递质前质（多巴、5 - HT）等联合治疗。

2. 先天性甲状腺功能减低症筛查　本病多数是由于甲状腺发育异常所致，该病发病率高，早期治疗效果明显。患儿促甲状腺素（thyroid-stimulating hormone，TSH）水平升高而游离甲状腺素（free thyroxine，FT4）水平降低。新生儿筛查以 TSH 作为筛查指标。采用血斑滤纸的提取液以时间分辨荧光免疫分析法（time-resolved fluoroimmunoassay，TRFIA）、酶免疫荧光分析法（fluorescent-Enzyme immunoassay，FEIA）或酶联免疫吸附法（enzyme linked immunosorbent assay，ELISA）测定 TSH。TSH 浓度的阳性切值（cut-off）根据实验室及试剂盒而定，一般大于 10~20 μIU/ml 为筛查阳性。对可疑阳性或阳性患儿应当立即进行召回，提供进一步的确诊或鉴别诊断服务。血 TSH 增高，FT4 降低者，诊断为先天性甲状腺功能减低症。血 TSH 增高，FT4 正常者，诊断为高 TSH 血症。一旦明确诊断，立即甲状腺激素替代治疗，以避免或减轻脑损伤。患者需定期复查 FT4、TSH 浓度，以调整 L - T4 治疗剂量。定期进行体格发育评估，在 1 岁、3 岁、6 岁时进行智能发育评估。

3. 串联质谱技术筛查遗传代谢病　采用串联质谱技术（tandem mass spectrometry，TMS）对新生儿筛查血斑同时检测数十种氨基酸和酰基肉碱，可提示 50 余种氨基酸代谢障碍、有机酸血症及脂肪酸氧化代谢障碍等遗传代谢病（表 19-6），实现"一种实验检测多种疾病"，序号 1~38 列出的疾病为新生儿期推荐 TMS 筛查的遗传代谢病，序号 39~51 列出的疾病采用 TMS 筛查，仅有部分患者有指标异常。对新生儿筛查 TMS 高于阳性切割值的指标，应复查原标本。仍阳性者应召回新生儿复查，结合生化、负荷试验、气相色谱-质谱（GasChromatography mass spectrometry，GC/MS）进行氨基酸代谢障碍、有机酸血症和某些脂肪酸氧化缺陷病等诊断，并进行相关疾病的基因检测。

表 19-6　串联质谱新生儿遗传代谢病筛查病种

序号	疾　病　名　称	简　　称	串联质谱检测指标
1	苯丙氨酸羟化酶缺乏症	PAHD	Phe/Tyr，Phe/（Leu+Ile）
2	四氢生物蝶呤缺乏症	BH4D	Phe/Tyr，Phe/（Leu+Ile）
3	枫糖尿病	MSUD	Leu+Ile，Val，（Leu+Ile）/Phe
4	酪氨酸血症（Ⅰ、Ⅱ、Ⅲ）	TYR	SUAC，Tyr
5	高甲硫氨酸血症	MET	Met，Met/Phe
6	同型半胱氨酸血症Ⅰ型	HCY	Met，Met/Phe
7	瓜氨酸血症Ⅰ型	CIT-Ⅰ	Cit，Cit/Arg
8	瓜氨酸血症Ⅱ型（希特林蛋白缺乏症）	CIT-Ⅱ	Cit，Met，Tyr
9	精氨酰琥珀酸血症	ASA	Asa，Cit，Arg，Cit/Arg
10	精氨酸血症	ARG	Arg，Arg/Orn
11	甲基丙二酸血症（Mut，cblA，cblB）	MMA	C3，C3/C2，C3/C0，C3/C16
12	甲基丙二酸血症伴同型半胱氨酸血症	cblC，cblD	C3，C3/C2，C3/C16
13	丙酸血症	PA	C3，C3/C2
14	异戊酸血症	IVA	C5，C5/C2
15	戊二酸血症Ⅰ型	GAI	C5DC，C5DC/C8，C5-DC/C5-OH，C5DC/C0，C5DC/C3DC
16	生物素酶缺乏症	BTD	C5-OH，C3，C5-OH/C3
17	全羧化酶合成酶缺乏症	HCSD	C5-OH，C3，C5-OH/C8
18	2-甲基-3 羟基丁酰辅酶 A 脱氢酶缺乏症	2M3HBA	C5-OH，C5：1，C5-OH/C8
19	3-甲基巴豆酰辅酶 A 羧化酶缺乏症	3-MCC	C5-OH，C5-OH/C8
20	3-甲基戊烯二酰辅酶 A 水解酶缺乏症	3-MGA	C5-OH，C5-OH/C8
21	3-羟-3-甲基戊二酰辅酶 A 裂解酶缺乏症	3-HMG	C5-OH，C6DC，C5-OH/C3
22	β-酮硫解酶缺乏症	BKT	C5：1，C5-OH，C4-OH，C5-OH/C8
23	原发性肉碱缺乏症	PCD	C0（降低），C2（下降），C3（下降）
24	短链酰基辅酶 A 脱氢酶缺乏症	SCAD	C4，C4/C3，C4/C8
25	异丁酰辅酶 A 脱氢酶缺乏症	IBD	C4，C4/C2，C4/C3
26	丙二酸血症	MAL	C3DC，C3DC/C10，C5-DC/C3-DC（下降）
27	2-甲基丁酰辅酶 A 脱氢酶缺乏症	2MBAD	C5，C5/C2，C5/C3
28	2，4-二烯酰辅酶 A 脱氢酶缺乏症	DERED	C10：2
29	中链 3-酮酰基辅酶 A 硫解酶缺乏症	MCKAT	C8，C10
30	中链酰基辅酶 A 脱氢酶缺乏症	MCAD	C8，C6，C10：1，C10，C8/C2，C8/C10
31	极长链酰基辅酶 A 脱氢酶缺乏症	VLCAD	C14：1，C14：2，C14，C12：1，C12：1，C12，C14：1/C16，C14：1/C12：1
32	中链/短链-3-羟酰基辅酶 A 脱氢酶缺乏症	M/SCHAD	C4-OH，C6-OH，C4/C3，C4-OH/C16，C4-OH/C8，C4-OH/C4
33	长链-3-羟酰基辅酶 A 脱氢酶缺乏症	LCHAD	C16-OH，C18-OH，C16：1-OH，C18：1-OH，C14-OH，C18-OH/C18

序号	疾 病 名 称	简 称	串联质谱检测指标
34	多种酰基辅酶 A 脱氢酶缺乏症	MADD	C4-C18（C8，C10）
35	三功能蛋白缺乏症	TFP	C16：1-OH，C16-OH，C18-OH，C18：1-OH，C14-OH，C18-OH/C18
36	肉碱棕榈酰转移酶-Ⅰ缺乏症	CPT-Ⅰ	C0，C16（下降），C18（下降），C0/（C16+C18）
37	肉碱棕榈酰转移酶-Ⅱ缺乏症	CPT-Ⅱ	C14，C16，C18：2，C18：1，C18，C0/（C16+C18）（下降）（C16+C18：1）/C2
38	肉碱/酰基肉碱移位酶缺乏症	CACT	C14，C16，C18：2，C18：1，C18，C0/（C16+C18）（下降），（C16+C18：1）/C2
39	丙酮酸羧化酶缺乏症	PC	Cit，Glu/Cit（下降），Cit/Phe，Cit/Arg
40	氨甲酰磷酸合成酶Ⅰ缺陷症	CPSID	Cit（下降），Glu，Glu/Cit
41	鸟氨酸氨甲酰转移酶缺陷症	OTCD	Cit（下降），Glu，Glu/Cit
42	亚甲基四氢叶酸还原酶缺乏症	MTHFR	Met（下降），Met/Phe（下降）
43	高鸟氨酸血症	OAT	Orn，Orn/Cit
44	高脯氨酸血症	HP	Pro，Pro/Phe
45	母源性维生素 B_{12} 缺乏症	B12-D（mat）	C3，C3/C2，C3/C16，C3/Met
46	甲基丙二酸血症伴同型半胱氨酸血症	cblF	C3，C3/C16，C3/C2
47	甲基丙二酸血症转钴胺素受体缺陷	TcblR	C3，C3/C16，C3/C2
48	转钴胺素Ⅱ缺陷病	TCN2	C3，C3/C2
49	乙基丙二酸脑病	EE	C4，C5，C4/C3，C5/C3
50	非酮性高甘氨酸血症	NKH	Gly，Gly/Phe
51	高鸟氨酸血症-高氨血症-同型瓜氨酸血症综合征	HHHS	Orn，Orn/Arg

4. 新生儿听力测试 我国新生儿听力障碍发生率为3‰，中重度以上的占0.5‰。新生儿听功能筛查使用诱发电位技术、瞬态诱发耳声发射和畸变产物耳声发射技术。通常实行两阶段筛查：在孩子出生24小时以后出院前进行初筛，未通过者于28~42天进行复筛。仍未通过复筛的患儿在出生后3个月龄内转诊至听力障碍诊治机构接受进一步检查，包括听觉脑干诱发电位、耳声发射、声阻抗、行为测听等基本听力学测试，并进行必要的耳鼻咽喉科检查、相关影像学和实验室辅助检查。确定听力障碍程度和性质。怀疑疑有其他缺陷或全身疾病患儿，指导其到相关科室就诊。疑有遗传因素致听力障碍，到具备条件的医疗保健机构进行遗传咨询。对听力缺陷患儿的后续临床干预包括药物或手术治疗、听力补偿或重建（佩戴助听器或人工耳蜗植入），以及听觉-言语训练等。

二、携带者筛查

携带者筛查是指当某种遗传病在某一群体中有较高发病率，为了预防该病在该群体中的发生，采用经济实惠、准确可靠的方法，在群体中筛出表型正常的携带者后，对其进行风险评估和婚育指导。通常针对常染色体隐性遗传和 X 连锁隐性遗传疾病基因携带者。早期的携带者筛查，主要针对特定种族和地域的人群进行。例如，德裔犹太人神经节苷脂贮积症，北美及欧洲白人的囊性纤维变性，地中海沿岸国家、东南亚及我国南方的地中海贫血进行筛查。

人群的携带者筛查可以通过表型筛查，如通过红细胞平均体积（mean corpuscular volume，MCV）、红细胞平均血红蛋白（mean corpuscular hemoglobin，MCH）及血红蛋白组分的定性与定量可以地中海贫血携带者的筛查方法。当表型筛查阳性时，运用分子诊断技术鉴定基因型十分重要。明确基因型可以鉴别是否为疾病基因携带者，同时也可为疾病的遗传咨询提供依据。而很多遗传病携带者无适宜的表型筛查指标，分子诊断技术可直接检测致病基因，从而检出杂合子。

目前，在我国除了南方地区广泛开展地中海贫血基因携带者筛查外。对于我国人群携带率较高的耳聋基因 GJB2、SLC26A4，SMA 致病基因及脆性 X 综合征携带者筛查也在临床中应用。随着更多的单基因病分子遗传病因学被阐明和医学遗传学检测技术的进步，使得多病种联合筛查成为可能。可筛查的疾病数量不断增加。扩展性携带者筛查（disorders；Expanded carrier screening，ECS）以高通量测序技术为主，结合其他分子遗传学检测技术，在妊娠前或妊娠早期通过检测表型正常的夫妇是否携带有常染色体隐性或 X 连锁隐性遗传病相关的基因变异，从而进行生育风险评估及指导生育决策，达到降低出生缺陷率的目的，该筛查模式不针对特定人群、种族或地域，可一次性筛查多种遗传病。总体上筛检效率更高、成本也更低。在 ECS 病种的选择上，尚没有形成统一的标准或共识。但 ECS 疾病应满足以下属性：① 疾病对生活质量有严重影响，致死、致畸、致残、致愚，需要手术或医疗干预；② 致病基因与表型关系明确，有利于遗传咨询；③ 在生命早期发病，多胎儿期、新生儿期与儿童期发病；④ 人群携带率较高；⑤ 该病可以进行产前诊断或治疗改善预后。

三、产前筛查

产前筛查（prenatal screening）是指通过简便、经济和较少创伤的检测方法，从孕妇群体中发现某些先天畸形和遗传性疾病胎儿的高危孕妇，以便进一步明确诊断。

1. 超声筛查　孕期超声检查不仅可以检查胎儿结构形态，生长发育指标，也可应用于胎儿染色体异常。产前超声异常包括了胎儿结构异常与胎儿超声软指标异常。胎儿结构异常数量越多，其患染色体病的风险越高。如胎儿有 2 个超声结构异常，胎儿患染色体病的风险约为 29%。如果结构异常有 5 个时，胎儿患染色体病的风险高达 70% 以上。常见的超声结构异常包括心脏缺陷、膈疝、颈部囊性淋巴管瘤、唇裂或腭裂、巨脑室、食管闭锁、脐膨出、胎儿水肿、前脑无裂畸形、小头畸形等。除了明显的超声结构异常外，一些超声软指标，包括颈后透明带（nuchal translucency，NT）增厚、鼻骨缺失或发育不良、脑室增宽、脉络丛囊肿、心脏内强回声、肠管强回声、股骨短、单脐动脉。这些超声软指标不是病理性超声异常，并不影响胎儿生长发育。但在染色体异常胎儿中检出率较高。因此，孕期检出胎儿超声软指标提示胎儿染色体异常风险增高，且软指标越多，风险越高。因此，产前超声发现胎儿结构异常或软指标异常，常常会建议进行无创 DNA 检测或侵入性产前诊断，并提供遗传咨询。

2. 血清学产前筛查　血清学筛查是指抽取孕妇外周血，通过检测孕妇血清中生化标记物，结合孕妇年龄、孕周、体重等相关因素，计算出胎儿患有 18 -三体综合征、唐氏综合征及开放性神经管畸形的风险。血清学筛查采用多个血清标记物联合筛查，可以采用孕早期筛查、孕中期筛查、孕早中期联合筛查的模式。孕早期筛查的时限为孕 $9 \sim 13^{+6}$ 周，采用游离人绒毛膜促性腺激素 β（freeβ - hCG）、妊娠相关血浆蛋白 A（pregnancy associated plasma protein-A，PAPP - A）、结合 NT 与孕妇年龄筛查模式。孕中期筛查的时限为 $14 \sim 20^{+6}$ 周，筛查方案主要包括二联、三联、四联筛查。二联筛查以 AFP、Freeβ-hCG 为标记物，结合孕妇年龄、孕周、体重等参数计算胎儿患唐氏综合征、18 -三体综合征与开放性神经管畸形的风险。三联筛查以 AFP、Freeβ - hCG 加非结合雌三醇（uE3）或抑制素 A（inhibin A）为筛查指标。三联筛查唐氏综合征的检出率为 69% ~ 77%。四联筛查以 AFP、Freeβ - hCG、uE3、Inhibin A 为筛查指标，四联筛查唐氏综合征的检出率约可达 92.9%。将孕早期与孕中期筛查结合有利于提高唐氏综合征的检出率。

3. 无创产前筛查（non-invasive prenatal test，NIPT）　是指相对羊膜腔穿刺术、绒毛穿刺术而言，利用孕妇外周血中胎儿的 DNA、RNA 或胎儿细胞，进行胎儿遗传病检测的非侵入性产前检测。

1997 年，香港中文大学的卢煜明教授首次发现孕妇血浆中含有胎儿游离 DNA（cell free fetal DNA，cffDNA）。这些 DNA 片段主要有两个来源：一是胎儿细胞通过胎盘渗透到母血中，被母体免疫系统破坏，胎儿 DNA 残留下来；二是胎儿细胞、胎盘滋养层细胞凋亡后，DNA 片段进入母血中。孕妇血浆中的游离 DNA 有 5% ~ 30% 来源于胎儿，这些片段长度在 150 bp 左右，最早在孕 4 周即可存在于母体血浆中，并且半衰期较短，分娩后约 2 小时即无法检出。这一特点使上一胎儿的 DNA 不会影响到下一胎儿的检测。运用高通量测序技术以及生物信息学数据分析，可计算出胎儿为非整倍体异常的风险度。该方法对唐氏综合征、18-三体综合征、13-三体综合征检出率分别为 99.14%、98.06%、100.00%。阳性预测值（positive predictive value，PPV）分别约为 94.5%、82.1%、42.2%。而对性染色体非整倍体（sex chromosome aneuploidy，SCA）染色体微缺失/微重复综合征（microdeletions/duplication syndromes，MMS）准确度相对较低。SCA 检测的 PPV 为 10.5%~82.9%。MMS 检测的 PPV 为 18.8%~92.9%。因此，该方法是唐氏综合征、18-三体综合征、13-三体综合征筛查最敏感的技术，被定义为高精度的产前筛查。所有 NIPT 筛查为高风险的孕妇都需进行介入性产前诊断以确诊。

第四节　产前诊断

产前诊断（prenatal diagnosis）又称宫内诊断或出生前诊断，是对胚胎或胎儿在出生前是否患有某种遗传病或先天畸形作出准确的诊断。随着胎儿医学的发展，对某些胎儿疾病在出生前治疗已经成为可能。产前诊断除了正确诊断胎儿疾病，对疾病严重程度、预后评估也是产前诊断的重要内容。产前诊断的目的主要包括以下几个方面：① 使具有生育出生缺陷患儿风险的父母知道胎儿是否患病，获得知情选择的权利；② 减少患者及家属焦虑，特别是高危人群；③ 使夫妇做好即将生育一个有遗传病患儿的心理准备及相关妊娠处理和产后护理；④ 对患病胎儿进行产前治疗。

广义的产前诊断包括了侵入性产前诊断与非侵入性产前诊断。侵入性产前诊断指采用绒毛活检、羊膜腔穿刺、脐静脉穿刺或胎儿组织活检等方法直接获取胎儿组织。进行细胞遗传学、生化酶学或分子遗传学等检测。非侵入性产前诊断。是指采用超声、核磁共振等影像学技术、从母体外周血分离胎儿细胞或胎儿游离 DNA 及从宫颈脱落细胞中分离滋养层细胞进行检测。狭义的产前诊断主要指侵入性产前诊断，本节主要介绍侵入性产前诊断。

一、产前诊断的对象

产前诊断的指征主要包括：① 夫妇双方之一为染色体平衡易位、倒位或插入携带者；② 夫妇为隐性致病基因携带者、夫妇一方是显性遗传病患者或曾生育过单基因病患儿；③ 产前筛查提示胎儿染色体疾病或单基因病高风险；④ 夫妇曾生育过智力低下、发育迟缓或器官畸形的患儿；⑤ 孕早期接触过可能导致胎儿先天缺陷物质的；⑥ 孕妇年龄超过 35 周岁；⑦ 产前影像学检查提示胎儿发育异常或者胎儿有可疑畸形的。

二、侵入性产前诊断技术及其应用

侵入性产前诊断直接获取胎儿的组织，并以其为材料进行细胞遗传学检查、生化分析、分子诊断等，判断胎儿是否患有遗传病。仍然是确诊胎儿遗传病的"金标准"。

（一）绒毛活检

绒毛活检（chorionic villus sampling，CVS）根据取材途径分为经腹 CVS（transabdominal CVS，TA-CVS）和经宫颈 CVS（transcervical CVS，TC-CVS）。前壁胎盘通过 TA-CVS 容易取材，而后壁胎盘或后屈子宫，经 TC-CVS 取材成功率高。由于 TC-CVS 引起宫内感染及阴道出血风险较高，容易导致孕妇心理负担。TA-CVS 较少引起感染，出血风险低。国内外多采用 TA-CVS 取样。

绒毛活检一般于妊娠 10~14 周进行，其方法是在超声引导下，用取样器经腹部或子宫颈进入子宫。针进入胎盘绒毛叶处抽取 20 mg 左右的绒毛组织（图 19-5），经处理后即可进行各项检测。这种方法的最大优点是孕早期即可作出诊断，如需进行选择性流产，能采取更简单、安全的方法终止妊娠，对孕妇造成的损伤和痛苦较小。但由于绒毛取样是创伤性的方法，自然会有一定的风险，取样术后至孕 28 周前的流产率为 2%~3%。目前认为 TC-CVS 与 TA-CVS 的流产率并无统计学差别。另外有研究报告指出 10 周之前的胎儿进行绒毛取样会增加胎儿肢体异常的风险。

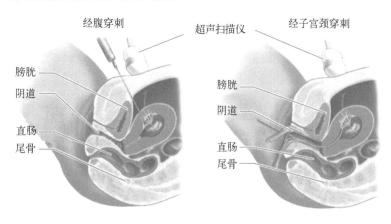

图 19-5 绒毛吸取术示意图

（二）羊膜腔穿刺术

羊膜腔穿刺（amniocentesis）亦称羊水取样，是最早开展、最常使用、安全性最高的侵入性产前诊断取材方法。羊水中有一定数量胎儿脱落细胞，多为成纤维细胞和上皮细胞，可进行染色体核型分析、酶学和蛋白质检测和提取 DNA 作基因分析。随着孕周增加，羊水中胎儿细胞增多，但活细胞比例越来少。因此，如需要进行羊水染色体核型分析，羊膜腔穿刺要求孕周在 16~22^{+6} 周。如孕周超过 24 周，羊水细胞培养较困难，培养失败风险高。近年来，不需要细胞培养的分子遗传学技术广泛应用，如 FISH、多重定量荧光聚合酶链反应（quantitative fluorescence polymerase chain reaction，QF-PCR）、MLPA、细菌人工染色体标记-磁珠分离法（bacterial artificial chromosomes-on-beads，BACs-on-beads，BoBs™）、CMA 与 CNV-seq 等技术对染色体数目异常检出率与核型分析无显著差异。CMA 与 CNV-seq 还能检出核型分析不能诊断的染色体微缺失/微重复综合征，已经取代染色体核型分析作为一线的产前诊断项目。由于这些技术所需样本较少，对细胞活性无要求，检测孕周范围相对更大，大于孕 15 周至分娩前均可羊膜腔穿刺。

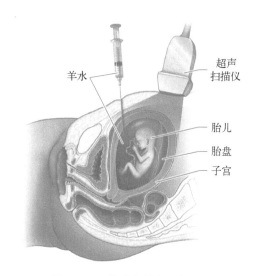

羊膜腔穿刺应在 B 超监视下进行，嘱孕妇排空膀胱，用专用穿刺针经腹壁、子宫壁进入羊膜腔，抽取淡黄色清亮的羊水 20 ml~30 ml，如果抽取失败或有母血污染，可隔一周后再行穿刺抽取羊水（图 19-6）。该方法引起流产的风险为 0.2%~0.5%，母体感染、Rh 溶血和其他妇科合并症发生率则更低。

图 19-6 羊膜穿刺术示意图

（三）脐静脉穿刺术

脐静脉穿刺术（cordocentesis）又称经皮脐静脉穿刺取血术，在妊娠 18 周至分娩前均可进行，最适穿刺孕周为 21~30 周。具体方法为：对孕妇先行 B 型超声检查，了解胎儿发育状况及羊水、胎盘、脐带状况，脐静脉直径应在 4 mm 以上，并慎重选择脐带进针部位。穿刺在 B 超引导下进针至脐静脉后抽取适量脐静脉血（图 19-7）。与孕中期羊膜腔穿刺相比，脐带穿刺术（cordocentesis）操作难度更大，流产率较高（0.5%～1%），并发症更多，但由于可直接获取纯胎血，具有以下优势：① 因脐血细胞培养仅需48小时，染色体核型分析较羊水所需时间更短，成功率更高。但近年来 CMA 与 CNV-seq 等不需要细胞培养的分子遗传学技术在临床中广泛应用，染色体分析对脐静脉穿刺的依赖大大减少。② 可直接检测胎儿血液系统疾病。如同种免疫性溶血：可直接检测血红蛋白浓度、血型分型及抗人球蛋白试验；先天性血小板减少症：血小板数目明显减少，多伴贫血。③ 宫内感染。可通过检测特异 IgM，协助诊断胎儿宫内感染。但因胎儿免疫系统发育可能尚未成熟，IgM 阴性也不能绝对排除宫内感染。

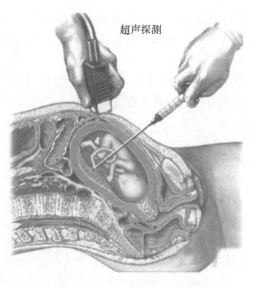

超声探测

图 19-7 脐带穿刺术示意图

（四）胎儿组织活检

绝大多数遗传病可通过绒毛、羊水、脐带血样本进行诊断。但仍有一些家系疾病遗传病因未能明确需要依靠病理学检查确诊。这是目前胎儿组织活检的主要指征。先天性代谢障碍和遗传病需要行特定组织采样，如大疱性表皮松解症、红斑鱼鳞病、白化病等遗传性皮肤病可进行皮肤活体组织检查；某些肝酶代谢障碍疾病可进行肝活体组织采样；遗传病因未明确的 DMD、线粒体病可行肌肉活体组织检查等。胎儿活体组织检查有两种方式：胎儿镜下活体组织检查和超声引导下活体组织检查。由于20周以后羊水相对浑浊，窥视困难，因此胎儿镜下活体组织检查最好在妊娠16～20周进行，而超声引导下活体组织检查可参考羊膜腔穿刺术的取材时间。胎儿活体组织检查的流产发生率较高，达4%～8%，其他如羊膜腔内出血、宫内感染等并发症的发生率也较高。

第五节　植入前遗传学检测

植入前遗传学检测（preimplantation genetic testing, PGT）是指在体外受精-胚胎移植（in vitro fertilization and embryo transfer, IVF-ET）过程中对具有遗传病风险的胚胎进行遗传学分析，选择无遗传病的胚胎移植至宫内，从而获得"正常胎儿"的技术方法。植入前遗传学检测在于把遗传病控制在胚胎发育的最早阶段，避免可能的治疗性引产给母亲带来的生理、心理伤害以及伦理问题。

1990年，英国 Handyside 等报道了世界首例经 PGT 筛选 X 连锁隐性遗传疾病的健康女婴，2年后，他们又报道了 PGT 在常染色体隐性遗传病囊性纤维变性的应用。2000年我国首例中山大学第一附属医院完成了我国首例 PGT，对血友病进行了胚胎植入前诊断。伴随胚胎培养与活检技术、高通量测序技术的发展，PGT 的临床应用范围更加广泛。

一、植入前遗传学检测的适应证

目前 PGT 主要包括非整倍体植入前遗传学检测（preimplantation genetic testing for aneuploidy, PGT-A）、染色体结构重排植入前遗传学检测（preimplantation genetic testing for chromosomal structural rearrangements, PGT-SR）与单基因遗传病植入前遗传学检测（preimplantation genetic testing for monogenic diseases, PGT-M）。

PGT-A 主要针对胚胎染色体非整倍体，如应用高通量测序技术及 CMA 检测技术，不但能检测23对染色体的非整倍体，也可以检测染色体的微缺失与微重复。PGT-A 具体的适应证为：① 女方高龄。女方年龄38岁及以上；② 不明原因反复自然流产。反复自然流产2次及以上；③ 不明原因反复种植失败。移植 3 次及以上或移植高评分卵裂期胚胎数 4~6 个或高评分囊胚 3 个及以上均失败；④ 严重畸精子症。

PGT-SR 主要针对胚胎染色体结构异常。除了可以检测染色体微缺失与微重复，还可鉴别染色体倒位、平衡易位和罗氏易位携带者。PGT-A 具体的适应证为：夫妇任一方或双方携带染色体结构异常，包括相互易位、罗氏易位、倒位、复杂易位、致病性微缺失或微重复等。

PGT-M 主要针对单基因遗传病。PGT-M 具体的适应证为：① 单基因遗传病，具有生育常染色体显性遗传、常染色体隐性遗传、X 连锁隐性遗传、X 连锁显性遗传、Y 连锁遗传等遗传病子代高风险的夫妇，且家族中的致病变异诊断明确或致病基因连锁标记明确；② 具有遗传易感性的严重疾病，夫妇任一方或双方携带有严重疾病的遗传易感基因的致病突变，如遗传性乳腺癌 BRCA1、BRCA2 致病变异；③ HLA 配型，曾生育过需要进行骨髓移植治疗的严重血液系统疾病患儿的夫妇，可以通过 PGT-M 选择生育一个和患儿 HLA 配型相同的同胞，通过从新生儿脐带血中采集造血干细胞进行移植，救治患病同胞。

二、活检方法

1. 极体活检　通过极体活检进行 PGT 可分析判定母源遗传信息。第一极体活检可在取卵后实施，也可在卵胞浆内单精子注射（intracytoplasm sperm injection，ICSI）0.5~2 小时进行。第二极体活检在 ISCI 后 8~14 小时第二极体排出后进行。在 ISCI 后 8~14 小时可同时获取第一极体和第二极体。

极体活检对于胚胎发育影响较小。另外，因极体活检是在体外受精的较早阶段进行，极体活检后可以同周期新鲜胚胎移植。但极体活检也存在一定的弊端，极体只包含来自母体的遗传信息；另外，受精后合子存在发生有丝分裂错误的可能，最重要的是并不是每一枚活检后的卵母细胞受精后都可以发育至可移植胚胎。以上均可能造成检测结果异常或诊断费用的浪费。

2. 卵裂期活检　卵裂期活检一般在授精后 66~70 小时进行，此时受精卵分裂为 6~8 个细胞，通过显微技术可取 1~2 个细胞进行分析。在卵裂期活检后，胚胎仍可继续生长发育，2~3 天成为囊胚。如能在此时间段内完成 PGT，则可实行新鲜周期移植。

卵裂期活检易于操作便于标准化。然而，活检是否会对胚胎发育潜能造成影响仍存在争议。分裂期胚胎活检减少胚胎细胞数量，可能损伤胚胎，降低胚胎发育潜能。分裂期胚胎有 40%~60% 为嵌合体，对于嵌合体胚胎，卵裂阶段单个卵裂球的检测并不能完全代表整个胚胎的遗传信息，导致漏诊和异常胚胎的移植可能性增高。

3. 囊胚活检　囊胚期活检是在授精后 5~6 天囊胚充分扩张后进行，在胚胎滋养层中抽取 5~10 个细胞。通常囊胚活检后的胚胎需立即冷冻保存，待胚胎遗传学分析完成后，择期对结果正常的胚胎进行复苏移植。与极体活检、卵裂期活检相比，囊胚期活检可供检测的细胞更多，可以更好地反映胚胎遗传信息。囊胚活检对胚胎发育的潜力影响较小，已成为目前 PGT 的主要活检方式。

三、植入前遗传学检测常用的遗传学技术

传统的 PGT 诊断方法主要有 FISH、PCR。近年来 CMA 与 NGS 等应用于胚胎的遗传学检测。

胚胎性别鉴定可以采用 PCR 技术对 Y 染色体特异序列进行检测，也可选用 FISH 技术。对于胚胎非整倍体筛查，建议采用能够同时分析所有染色体数目异常的方法。CMA 与 NGS 技术可以检测所有染色体的非整倍体和片段异常，已取代 FISH 技术。

对染色体平衡易位、罗氏易位和倒位携带者胚胎的检测，可应针对检测的目标染色体，可选择能区分正常、易位或倒位染色体 FISH 探针。但由于很多患者的 FISH 探针需要进行个体化定制，限制了 FISH 在染色体平衡易位植入前检测的应用。基于 SNP 芯片与 NGS 的核型定位（karyomapping）技术逐渐兴起，Karyomapping 能检测染色体的异常，包括多倍体、单亲二倍体、缺失与重复，并能区分染色体平衡结果携带者，阻断易位染色体向子代传递。现在已经成为 PGT-SR 主要检测技术。核型定位技术无须等待用于 PGT-SR 特定 FISH 探针的定制，是检测染色体异常的通用 PGT 方法。

对单基因遗传病胚胎检测，为避免因扩增失败、优势扩增、等位基因脱扣及样本污染等导致的误诊或诊断不明，建议 PGT－M 应同时进行致病变异位点的直接分析和遗传多态位点连锁分析。用于连锁分析的遗传多态位点可以是 STR 或者 SNP。建议选择在致病变异位点上下游 1 Mb 的范围内至少 2 个可提供遗传信息的多态位点用于连锁分析。对于性连锁遗传病还应检测提示性别的位点。采用全基因组扩增技术（Whole genome amplification，WGA）对活检样本进行扩增获得大量可供分析的产物，可采用多种方法进行致病变异位点及遗传连锁位点的分析。包括 PCR、Sanger 测序、CMA 及 NGS。这些技术方法可联合应用。如采用核型定位技术同时分析先证者、胎儿及其父母，该项技术也能用于单基因遗传病 PGT－M。由于通过构建多个 SNP 位点单倍型进行连锁分析，核型定位技术可避免等位基因脱扣（allele drop-out，ADO）发生，检测成功率可高达 95%。

2015 年，北京大学乔杰院士团队建立了基于 NGS 揭示等位基因突变的非整倍体测序与连锁分析方法（mutated allele revealed by sequencing with aneuploidy and linkage analyses，MARSALA），该方法对囊胚活检的细胞进行 MALBAC 全基因组扩增后，再通过 PCR 对目标基因的 SNV 进行扩增富集，将两种扩增产物混合后进行低深度的 NGS 检测，可同时通过 CNV 和 SNV 分别检测非整倍体和单基因疾病，并进行了基于 SNP 的连锁分析，直接的突变位点检测避免了同源重组带来的误诊。

PGT 作为一种更早期的产前诊断，给遗传病患者的生育带来了光明，但目前在技术上还面临层层挑战，包括如何安全有效地获得胚胎的遗传物质以供检测；如何克服极低样本量对诊断的准确性以及有效性的影响；如何开发适用范围更广的诊断方法等。近年来，在 Haplarithmisis 算法基础上，将 PGT－M、PGT－A 与 PGT－SR 一体化的 OnePGT 研究正在进行，利用第三代测序技术长读长的优势建立单倍型。这些如浪潮般更替的新兴技术，终将帮助人们克服各类技术瓶颈，逐步建立通用 PGT 方法的终极解决方案。

本章小结

遗传病的预防是一种减少遗传病危害、提高人口素质的主动的、积极的手段，主要包括遗传病的普查、遗传咨询、遗传筛查、产前诊断等措施。

遗传筛查能够及早发现遗传病患者和致病基因携带者，以便尽早采取有效的预防或可能的治疗措施。遗传筛查可分为群体筛查、新生儿筛查、携带者筛查、产前筛查等。遗传咨询是应用医学和遗传学的基本原理，与咨询者就某种遗传病的发生原因、遗传方式、诊断、再发风险和防治方面所面临的问题进行商谈交流的过程。遗传咨询的整个过程都应根据遗传咨询的特点贯彻医学伦理学的基本原则。产前诊断是在遗传咨询的基础上，对胚胎或胎儿在出生前是否患有某种遗传病或先天畸形作出准确的诊断。产前诊断是预防遗传病患儿出生的重要措施，其常用的取材方法有绒毛吸取术、羊膜穿刺术和脐带穿刺术；现已可利用孕妇外周血中胎儿的 DNA 或胎儿细胞进行无创产前诊断。检查方法则包括胎儿形态学特征检查、染色体分析、生物化学检查和分子生物学检查等。植入前遗传学检测是对体外受精胚胎在植入子宫前进行遗传学分析，选择没有遗传学疾患的胚胎移植入子宫从而获得正常胎儿的诊断过程。

【思考题】

（1）遗传咨询的对象有哪些？一般包括哪些步骤？咨询医师应当注意哪些问题？

（2）目前有哪些遗传病适合进行遗传筛查？产前筛查的方法有哪些，各有什么优缺点？

（3）产前诊断适应证的选择原则是什么？染色体病的产前诊断应该怎样进行？

（杨季云）

主要参考文献

陈秀洁, 2016. 儿童运动障碍和精神障碍的诊断与治疗. 第 2 版. 北京: 人民卫生出版社.

陈竺, 2019. 医学遗传学. 北京: 人民卫生出版社.

杜传书, 2014. 医学遗传学. 第 3 版. 北京: 人民卫生出版社.

刘洪珍, 2009. 人类遗传学. 第 2 版. 北京: 高等教育出版社.

罗伯特·普洛明, 约翰·C·德弗里斯, 杰拉德·E·麦克莱恩, 等, 2007. 行为遗传学（第 4 版）. 温暖, 等译. 上海: 华东师范大学出版社.

孙树汉, 2009. 遗传与疾病. 北京: 人民卫生出版社.

瓦莱丽·W·胡, 2017. 自闭症研究前沿: 诊断治疗新视野. 孔学君译. 北京: 人民卫生出版社.

张咸宁, 2019. 医学遗传学. 北京: 北京大学医学出版社.

周宏灏, 2013. 遗传药理学. 第 2 版. 北京: 科学出版社.

Evans W E, Relling M V, 1999. Pharmacogenomics: translating functional genomics into rational therapeutics. Science, 286 (5439): 487 – 491.

Kearney H M, Thorland E C, Brown K K, et al., 2011. Working Group of the American College of Medical Genetics Laboratory Quality Assurance Committee. American College of Medical Genetics standards and guidelines for interpretation and reporting of postnatal constitutional copy number variants. Genetics in Medicine, 13 (7): 680 – 685.

Langer-Safer P R, Levine M, Ward D C, 1982. Immunological method for mapping genes on Drosophila polytene chromosomes. Proceedings of the National Academy Sciences of the United States of America, 79 (14): 4381 – 4385.

Lewis R, 2018. Human genetics: concepts and applications. Twelfth edition. New York, NY: McGraw-Hill Education.

Liew M, Pryor R, Palais R, et al., 2004. Genotyping of Single-Nucleotide Polymorphisms by High-Resolution Melting of Small Amplicons. Clinical Chemistry, 50 (7): 1156 – 1164.

Relling M V, Evans W E, 2015. Pharmacogenomics in the clinic. Nature, 526 (7573): 343 – 350.

Richards S, Aziz N, Bale S, et al., 2015. ACMG Laboratory Quality Assurance Committee. . Standards and guidelines for the interpretation of sequence variants: a joint consensus recommendation of the American College of Medical Genetics and Genomics and the Association for Molecular Pathology. Genetics in Medicine, 17 (5): 405 – 424.

Schouten J P, McElgunn C J, Waaijer R, et al, 2002. Relative quantification of 40 nucleic acid sequences by multiplex ligation-dependent probe amplification. Nucleic Acids Research, 30 (12): e57.

South S T, Lee C, Lamb A N, et al., 2013. Working Group for the American College of Medical Genetics and Genomics Laboratory Quality Assurance Committee. . ACMG Standards and Guidelines for constitutional cytogenomic microarray analysis, including postnatal and prenatal applications: revision. Genetics in Medicin, 15 (11): 901 – 909.

Thompson C T, Gray J W, 1993. Cytogenetic profiling using fluorescence in situ hybridization (FISH) and comparative genomic hybridization (CGH). Journal of Cellular Biochemistry, 17G: 139 – 143.

索　引